P. Levin

Osteopathische Behandlung der Organaktivität

Peter Levin

Osteopathische Behandlung der Organaktivität

ELSEVIER

Elsevier GmbH, Bernhard-Wicki-Str. 5, 80636 München, Deutschland
Wir freuen uns über Ihr Feedback und Ihre Anregungen an kundendienst@elsevier.com

ISBN 978-3-437-55321-9
eISBN 978-3-437-09916-8

1. Auflage 2022

Wichtiger Hinweis für den Benutzer
Die medizinischen Wissenschaften unterliegen einem sehr schnellen Wissenszuwachs. Der stetige Wandel von Methoden, Wirkstoffen und Erkenntnissen ist allen an diesem Werk Beteiligten bewusst. Sowohl der Verlag als auch die Autorinnen und Autoren und alle, die an der Entstehung dieses Werkes beteiligt waren, haben große Sorgfalt darauf verwandt, dass die Angaben zu Methoden, Anweisungen, Produkten, Anwendungen oder Konzepten dem aktuellen Wissensstand zum Zeitpunkt der Fertigstellung des Werkes entsprechen.
Der Verlag kann jedoch keine Gewähr für Angaben zu Dosierung und Applikationsformen übernehmen. Es sollte stets eine unabhängige und sorgfältige Überprüfung von Diagnosen und Arzneimitteldosierungen sowie möglicher Kontraindikationen erfolgen. Jede Dosierung oder Applikation liegt in der Verantwortung der Anwenderin oder des Anwenders. Die Elsevier GmbH, die Autorinnen und Autoren und alle, die an der Entstehung des Werkes mitgewirkt haben, können keinerlei Haftung in Bezug auf jegliche Verletzung und/oder Schäden an Personen oder Eigentum, im Rahmen von Produkthaftung, Fahrlässigkeit oder anderweitig übernehmen.

Für die Vollständigkeit und Auswahl der aufgeführten Medikamente übernimmt der Verlag keine Gewähr.
Geschützte Warennamen (Warenzeichen) werden in der Regel besonders kenntlich gemacht (®). Aus dem Fehlen eines solchen Hinweises kann jedoch nicht automatisch geschlossen werden, dass es sich um einen freien Warennamen handelt.

Bibliografische Information der Deutschen Nationalbibliothek
Die Deutsche Nationalbibliothek verzeichnet diese Publikation in der Deutschen Nationalbibliografie; detaillierte bibliografische Daten sind im Internet über https://www.dnb.de abrufbar.

22 23 24 25 26 5 4 3 2 1

In ihren Veröffentlichungen verfolgt die Elsevier GmbH das Ziel, genderneutrale Formulierungen für Personengruppen zu verwenden. Um jedoch den Textfluss nicht zu stören sowie die gestalterische Freiheit nicht einzuschränken, wurden bisweilen Kompromisse eingegangen. Selbstverständlich sind **immer alle Geschlechter** gemeint.

Planung: Marko Schweizer, München
Projektmanagement: Ulrike Schmidt, München
Redaktion: Christel Hämmerle, München
Herstellung: Der Buchmacher, Arthur Lenner, Windach
Satz: Thomson Digital, Noida/Indien
Druck und Bindung: Drukarnia Dimograf Sp. z o. o., Bielsko-Biała/Polen
Umschlaggestaltung: SpieszDesign, Neu-Ulm
Titelfotografie: © Ronnie Veró Wagner, Lübeck

Aktuelle Informationen finden Sie im Internet unter **www.elsevier.de**

Vorwort

Die Osteopathie hat viele Gesichter und Handschriften. Ich hatte die Gelegenheit, mit unterschiedlichsten Kollegen zusammen zu arbeiten und habe die Chance ergriffen, in verschiedenen Ländern zu praktizieren und zu unterrichten. Der Reichtum der verschiedenen Traditionen und kreativen Einzelkämpfern gäbe ausreichend Material für ein lebenslanges Studium. Was ich in diesem Sammelsurium nicht vorfand, verstand ich als Auftrag und nahm es zum Anlass, es zu erarbeiten. Vor 30 Jahren fragte ich mich, wie wohl eine Osteopathie aussehen würde, die ein langes und wohltemperiertes Bad in der Fülle der europäischen Universitätsdiskurse der letzten 500 Jahre – seit Francis Bacon – genommen hat. Das vorliegende Buch ist eine Antwort auf diese Fragen: Welches Selbstverständnis hätte Osteopathie als manuelle Medizin, wenn dieses sich gleichermaßen durch die Naturwissenschaft des medizinisch-biologischen Körpers und die Geisteswissenschaft des erfahrbaren Leibes gebildet hätte. Wenn die großen Themen des 19. und 20. Jahrhunderts – von der Entwicklung bis zur Verkörperung, von der geweblichen Selbstregulation bis zur Kontaktregulation im therapeutischen Prozess – tiefe Spuren in ihm hinterlassen hätte? Wie hätten sich die grundlegenden Annahmen der Osteopathie verändert, wenn diese sich ernsthaft mit der Erfahrungslosigkeit szientistischer und spiritualistischer Ideologien und den sozialtechnologischen Besetzungen der Gesundheit auseinandergesetzt hätten?

Da mich die Behandlung der inneren Organe innerhalb des weiten Feldes der Osteopathie besonders interessiert, war es mir wichtig, diese Fragen im Organischen zu klären. Das Ziel war es, die differenzierten Möglichkeiten der osteopathischen Wahrnehmung der Aktivität der Gewebe und Organe mit den aktuellen Erkenntnissen der Physiologie zu verbinden. Dabei geht es einerseits darum, den Ganzheitlichkeitsanspruch der Osteopathie gegenüber den vielfachen Spaltungsangeboten zu bewahren; andererseits soll die osteopathische Ganzheitlichkeitsvorstellung an der klinischen Realität konkretisiert werden. Die Verkörperung der Ganzheit im Entwicklungsprozess ist dann ebenso relevant wie der Prozess der Interpretation der Palpationsbefunde im Kontext einer biomechanischen Krankheitslehre und im stabilen Rahmen der Gestaltung der therapeutischen Beziehung.

Osteopathie wird von jeder Generation neu erfunden – geistesgegenwärtig auf der Höhe der Zeit und auf der Basis gewachsener Erkenntnisse gemäß den Bedürfnissen und Nöten der Patienten. Mein Beitrag hier besteht darin, die klinischen Erfahrungsmöglichkeiten der Osteopathie mit der vollen Breite und Tiefe des universitären Diskurses in eine sich wechselseitig befruchtende Balance zu bringen: Bei sich und in Beziehung zu sein, die eigenen Wahrnehmungen des Leibes und der klinischen Palpation in einer Fachsprache zu reflektieren, in der die Sinnlichkeit des Heilungsprozesses bewahrt werden kann und die Ambivalenzen der Menschennatur nicht verraten werden. Das ist die Arbeit an der Osteopathie, die nötig ist, um den Anforderungen der klinischen Anwendung gerecht zu werden. Mögen die Leser hier Anregung und Mut finden, den klinischen Wirkungsbereich der Osteopathie in der kollegialen Reflexion und im experimentellen Labor zu erkunden.

Möge das Buch dazu beitragen, Beziehung und Bündnis im therapeutischen Prozess ebenso zu würdigen wie die regulatorischen Aspekte der Gewebeaktivität, die Wirksamkeit der manuellen Behandlung ebenso zu erforschen wie die Wirklichkeit der Übertragungsprozesse in der Palpation.

Hamburg, im Mai 2022
Peter Levin

Abkürzungen

A.	Arteria
AOB	Allgemeine Osteopathische Behandlung (= GOT)
a.p.	anterior/posterior
AIL	Angulus inferior lateralis
AR	Außenrotation
Art.	Articulatio, Gelenk
Artt.	Articulationes, Gelenke
AZ	Allgemeinzustand
BL	Bauchlage
BSR	Bizeps-Sehnen-Reflex
BWK	Brustwirbelkörper
BWS	Brustwirbelsäule
bzw.	beziehungsweise
C	Halswirbel, cervical
cP	chronische Polyarthritis
CP	Zerebralparese
CT	Computertomographie
DD	Differenzialdiagnose
EEG	Elektroenzephalogramm
EMG	Elektromyographie, -gramm
ERS	Extension-Rotation-Seitneigung
evtl.	eventuell
EZ	Ernährungszustand
FRS	Flexion-Rotation-Seitneigung
Ggl.	Ganglion
GOT	General Osteopathic Treatment (= AOB)
Hb	Hämoglobin
HWK	Halswirbelkörper
HWS	Halswirbelsäule
HVLA	high velocity low amplitude
IR	Innenrotation
ICR	Interkostalräume
i.v.	intravenös
inf.	inferior
IR	Innenrotation
ISG	Iliosakralgelenk
i.v.	intravenös
KHK	Koronare Herzkrankheit
KI	Kontradindikation
L	lumbal
l	Liter
L/L	links/links
L/R	links/rechts
Lig.	Ligamentum
LWS	Lendenwirbelsäule
MET	Muskel-Energie-Technik
min	Minute
M.	Musculus, Muskel, Morbus
Mm.	Musculi
N.	Nervus
Nll.	Nodi lymphatici
NSR	Neutrale Position, Seitneigung, Rotation
PBLT	point of balanced ligamentous tension
o.ä.	oder ähnlich
o.g.	oben genannt
OGTT	oraler Glukosetoleranztest
OP	Operation
OSG	oberes Sprunggelenk
paCO2	Kohlendioxidpartialdruck
paO2	Sauerstoffpartialdruck
pAVK	periphere arterielle Verschlusskrankheit
Proc.	Processus
prox.	proximal
Proc.	Processus
R/L	rechts/links
R/R	rechts/rechts
S	Sakralwirbel
s.	siehe
s.c.	subkutan
SCG	Sternoklavikulargelenk
Sek.	Sekunde(n)
SIAS	Spina iliaca anterior superior
SIPS	Spina iliaca posterior superior
s. u.	siehe unten
sup.	superior
Th	thorakal
TP	Tenderpoint
u. a.	unter anderem
u.U.	unter Umständen
V.	Vena
vgl.	vergleiche
Vv.	Venae, Venen
WK	Wirbelkörper
Wo.	Woche(n)
Z. n.	Zustand nach

Abbildungsnachweis

Der Verweis auf die jeweilige Abbildungsquelle befindet sich bei allen Abbildungen im Werk am Ende des Legendentextes in eckigen Klammern. Alle nicht besonders gekennzeichneten Grafiken und Abbildungen © Elsevier GmbH, München.

A400–190 G. Raichle, Ulm in Verbindung mit der Reihe Pflege konkret, Elsevier GmbH, Urban & Fischer Verlag, München
L141 Stefan Elsberger, Planegg
C160 T. Fujita, K. Tanaka, J. Tokunaga: Zellen und Gewebe, 1. Aufl., Gustav Fischer Verlag, Stuttgart, 1986
E521-002 Urden, L. D./ Stacy, K. M./Lough, M. E.: Critical Care Nursing. Elsevier, 9th Edition 2022
E722-004 Huether, S.; McCance, K.: Understanding Pathophysiology, 7. A. 2020, Elsevier Mosby
E1064 Fuller J.: Surgical Technology: Principles and Practice, Elsevier Saunders, 8th ed. 2022
E1062 Weinberger, S./Cockrill B./Mandel,J.: Principles of Pulmonary Medicine. Elsevier, 7th ed. 2019
E1063 Muller A./Honore L.: Ross&Wilson Pocket Reference Guide to Anatomie and Physiology. Elsevier, 1st ed. 2019
E1064 Fuller J.: Surgical Technology: Principles and Practice, Elsevier Saunders, 8th ed. 2022
G485-004 Curry RA, Prince M: SONOGRAPHY - Introduction to Normal Structure and Function, 5th edition, Elsevier Saunders, 2021
G884 Naish, J./ et al: Medical Sciences. Elsevier/ Saunders, 3. Aufl. 2019
G970 Ignatavicius, D. D./et al.: Medical-Surgical Nursing: Concepts for interprofessional collaborative care. Elsevier, 10. Aufl. 2020
G970 Ignatavicius, D. D./et al.: Medical-Surgical Nursing: Concepts for interprofessional collaborative care. Elsevier, 10. Aufl. 2020
K418 Ronnie Veró Wagner, Lübeck
L126 Dr. med. Katja Dalkowski, Erlangen
L136 Dr. Ralf Hartenstein, Karlsruhe
L143 Heike Hübner, Berlin
L157 Susanne Adler, Lübeck
L190 Gerda Raichle, Ulm
L231 Stefan Dangl, München
L295 Patrick Rebacz, Königswinter
M375 Prof. Dr. Ulrich Welsch, München
M552 Prof. Dr. med. Ertan Mayatepek
S700 Sobotta-Archiv
S700-L238 Sonja Klebe in Sobotta Atlas der Anatomie
S700-L275 Martin Hoffmann in Sobotta Atlas der Anatomie
S702-L127 Jörg Mair, Illustration, München in Sobotta Lehrbuch

Fehler gefunden?

An unsere Inhalte haben wir sehr hohe Ansprüche. Trotz aller Sorgfalt kann es jedoch passieren, dass sich ein Fehler einschleicht oder fachlich-inhaltliche Aktualisierungen notwendig geworden sind.
Sobald ein relevanter Fehler entdeckt wird, stellen wir eine Korrektur zur Verfügung. Mit diesem QR-Code gelingt der schnelle Zugriff.

https://else4.de/978-3-437-55321-9

Wir sind dankbar für jeden Hinweis, der uns hilft, dieses Werk zu verbessern. Bitte richten Sie Ihre Anregungen, Lob und Kritik an folgende E-Mail-Adresse: kundendienst@elsevier.com

Inhaltsverzeichnis

Teil A: Grundlagen der Behandlung geweblicher Aktivitätszustände

Einleitung: Entwicklungslinien der viszeralen Osteopathie

Seit 40 Jahren ist die Behandlung innerer Organe im Curriculum vieler europäischer osteopathischer Schulen verankert. Einleitend wollen wir die Entwicklungslinien der letzten Jahre benennen. So können wir verstehen, woher wir kommen, wo wir heute stehen und wohin die Reise gehen könnte.

Von der somatischen Dysfunktion zur Selbstregulation der inneren Organe

In den ersten Jahren dominierte die Übertragung der **somatischen Dysfunktion** auf die Organbehandlung das osteopathische Verständnis. So wurden die Parameter des Bewegungsapparats – Bewegung und Spannung – auf die inneren Organe angewandt. Bewegung galt als gut, als Ausdruck der Lebendigkeit, oder gar des Lebens selbst. Spannung dagegen wurde eher als problematisch und als reduzierungsbedürftig dargestellt. Organe wurden mobilisiert, um sie beweglicher zu machen; Widerstand galt als Zeichen der Dysfunktion und Entspannung als Behandlungsauftrag (Weinschenk 1982, Barral und Mercier 1988, Finet und Williams 1992).

Diese Übertragung von der somatischen Dysfunktion des Bewegungsapparates auf die inneren Organe erwies sich schnell als fragwürdig. Im Laufe der Jahre wurde immer deutlicher, dass wir für die Behandlung der inneren Organe ein organspezifischeres Verständnis brauchen. Die Organe passten nicht in die Welt des Bewegungsapparates und der somatischen Dysfunktion.

Zudem zeigte sich, dass die osteopathischen Grundannahmen über **Organbewegungen** vielfach nichtzutreffend waren. So gab es keinen Nachweis der Wichtigkeit von räumlichen Bewegungen für die Physiologie der Organe. Eine genauere Lektüre der embryologischen Literatur machte zudem deutlich, dass die Rede von embryologischen Bewegungen keiner Realität entspricht. Da es sich hier um Wachstum und Formbildung handelt, ist das Wort „Bewegung“ fehl am Platz. Gleiches gilt für die angenommenen Achsen solcher Bewegung. Solche Achsen gibt es nicht in der Physiologie der Organdynamik und sie widersprechen den Grundprinzipien des dreidimensionalen Wachstums.

Ein besonders schmerzhafter Lernprozess setzte mit der Erkenntnis ein, dass **Bewegungen** auch **kompensatorischer Natur** sein können. Diese Erfahrung wurde im Bereich des Bewegungsapparats und der Organe immer deutlicher. Damit stand das Behandlungsziel „Bewegung verbessern“ infrage. Wenn Bewegung eine Kompensation darstellt, dann müsste versucht werden, diese zu reduzieren und den Anlass der Kompensation zu finden. Kompensatorische Aktivität in der Behandlung anzuregen, führt zu einem Zerrbild: viel Rauch und Drama, aber wenig Substanz und Heilung. Bewegung als Kompensation ist ein klarer Hinweis, dass weniger Bewegung oft auch das Behandlungsziel sein muss.

Entscheidend für die weitere Entwicklung war jedoch die seit den sechziger Jahren immer stärker werdende Erkenntnis der **Selbstregulation** und **Autonomie** der **inneren Organe.** Gesunde Organe steuern ihre Ruheaktivität, und zum größten Teil auch ihre physiologische Belastungsaktivität, durch intrinsische Mechanismen. Diese, durch alle Wissenschaften und Gewebe hindurchgehende, Einsicht hat die osteopathischen Grundannahmen erschüttert. Wir waren aufgefordert die Physiologie neu zu entdecken, und diese als Leitwissenschaft gegenüber der Anatomie und Embryologie in den Vordergrund zu stellen. Die Physiologie zeigt das hohe Ausmaß intra-organischer Aktivität und Regulation. Das osteopathische Konzept konnte nicht anders als das Organ selbst, seine innere Architektur und seine Autonomie in den Fokus zu nehmen. Dadurch bekam die Umgebung des Organs ihren rechtmäßigen Platz (Levin und Seider 2003).

In den ersten Jahrzehnten hat sich die osteopathische Organbehandlung an der Organumgebung und den extrinsischen Einflüssen abgearbeitet. Die Behandlung der **organnahen Gefäße** und **vegetativen Nerven** galten lange als **viszerale Osteopathie** (Kuchera und Kuchera 1994): ebenso die Beeinflussung diese neuro-vaskulären Einflüsse über Reflexpunkte (Patriquin 2003).

So wurde lange eine Behandlung der, dem Organ äußerlichen, neuro-vaskulären Systeme ebenso als Organbehandlungen gewertet wie die Behandlung des somatischen Peritoneums, obwohl deren Einfluss auf das Organ eher undifferenziert und oft fragwürdig ist. Besonders deutlich erkennbar wurde dieses Problem aber am mangelnden Interesse für die entscheidende Gewebeschicht der Hohlorgane, der Schleimhaut. Die **Mukosa** als Alleinstellungsmerkmal der Viszera (Hohlorgane) wurde kaum beachtet. Manche Lehrbücher der viszeralen Osteopathie haben dieses Alleinstellungsmerkmal des Darmrohrs kaum erwähnt. Da ein Organ wie der Dünndarm fast aus 80 % Mukosa besteht, ist es kaum nachvollziehbar, warum die metabolische und mechanische Aktivität dieses Gewebes nicht die osteopathische Behandlung informiert (> Abb. 0.1). Die Aufgabe der letzten 20 Jahre war es, die innere Architektur und innere Regulation der Organe zu erkunden und für die osteopathische Behandlung Konsequenzen zu ziehen. Die Erkenntnisse zur Autoregulation wurden durch die Rückbesinnung auf das Studium der Physiologie komplementiert (Helsmoortel, Hirth und Levin 2002).

Merkmale der Gewebe- und Organphysiologie

Eines wird sofort beim Blick in die Gewebe- und Organphysiologie deutlich: Sie spricht v.a. über Aktivität und Aktivitätszustände, nicht nur über Funktion und gewiss nicht über Funktion-Dysfunktion als Bewegung oder Spannung (Sherrington 1946). Die Parameter der somatischen Dysfunktion kommen in der Gewebe- und Organphysiologie nur als Ausdruck unterschiedlicher Aktivitätszustände vor. Diese Einsicht hat dazu geführt, dass die viszerale Osteopathie in den letzten Jahrzehnten damit befasst war,

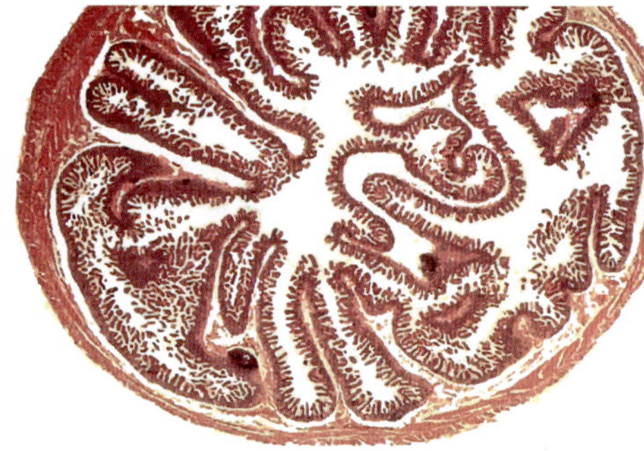

Abb. 0.1 Querschnitt durch den Dünndarm. Beachte die Dominanz der Mukosa gegenüber der Muskelschicht. [L143]

Zustände der Aktivität palpatorisch und physiologisch genauer kennenzulernen und ins manuelle Konzept zu übersetzen. Dieser Prozess ist bei Weitem nicht abgeschlossen.

Die Physiologie und Pathophysiologie sprechen zumindest von **vier verschiedenen Zuständen** und deren **Übergängen.** Diese vier Zustände sind:

- Gesunde Ruheaktivität und
- Gesunde Hyperaktivität bei Belastung und Stress,
- Kranke oder krankmachende Regulationsstarre in der Hyperaktivität, sowie
- Kranke Hypoaktivität (Erschöpfung).

In den folgenden Jahren ging es darum, diese vier Zustände der Organaktivität als **manuell-spürbare Qualitäten** herauszuarbeiten. Diese Arbeit wurde die Grundlage der Neubegründung der Organbehandlung in der Osteopathie (Helsmoortel, Hirth und Levin 2010). Die zentralen Themen der osteopathischen Forschung sind seither, die

- rhythmische Änderung der Aktivität,
- gesunde Ruhe- und Hyperaktivität,
- kranke Hyper- und Hypoaktivität,
- Erschöpfung und Erstarrung,
- Übergänge zur Pathophysiologie.

Im Gefolge dieser Neuordnung konnte die Stabilität des Organs – in Form und Position – entsprechend klinisch gewürdigt werden. Die palpable Qualität der Elastizität ist als möglicher Ausdruck dieser Stabilität zum zentralen Diagnostikum geworden. So sind Formveränderungen und Formstabilität in den letzten Jahren ins Zentrum des Interesses gerückt. Parallel dazu musste sich der Standard der Palpation verändern: Von der einhändig-zweidimensionalen zur zweihändig-dreidimensionalen Palpation der Organe.

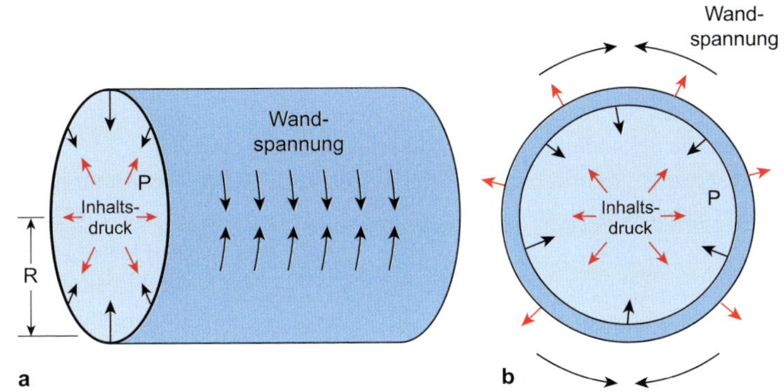

Abb. 0.2 Biomechanisches Modell für Hohlorgane und Blutorgane: Interaktion von Wand und Inhalt, Wandspannung (T) und Inhaltsdruck (P). Der Inhalt ist expansiv (zentrifugale Pfeile), die Wandspannung sorgt für eine Kompression (zentripetale Pfeile). Die Wand eines Hohlorgans (Darmrohr) enthält – im Unterschied zum Blutgefäß – auch Mukosa. Diese wirkt je nach Schwellungszustand mehr oder weniger expansiv, nach innen und außen. Daher enthält die Wandspannung sowohl expansive als auch komprimierende Aspekte. Wandspannung und Inhaltsdruck beeinflussen sich wechselseitig. [L143]

Volumendynamik und Formveränderung

Lange wurden Organbewegungen mit einer Hand erspürt und entsprechend die dreidimensional-formverändernden Aspekte der Organdynamik gegenüber den räumlichen Verlagerungen oder Rotationen vernachlässigt. Um Volumen- und Formveränderungen wahrnehmen zu können, ist die beidhändige Palpation essentiell. Die Neuentwicklung der Organbehandlung ist nur nachzuvollziehen, wenn drei-dimensionale Verformung und Volumenänderung als Bewegung im Organ erspürt wird. Das hat zu neuen Einsichten und Konzepten geführt. So werden wir immer wieder auf Balance und Widerlager von Wand und Inhalt, von expansiven und kompressiven Kräften zurückkommen (➤ Abb. 0.2). Das gilt sowohl für die Biomechanik des Hohlorgans als auch der Blutorgane. Nur die Bestimmung dessen, was Wand und was Inhalt ist, fällt unterschiedlich aus.

Da rhythmische Volumendynamik und intra-viszerale Verformung eine Folge der inneren Aktivität und Architektur des Organs sind, wurden diese sowohl diagnostisch als auch therapeutisch bedeutsam. Durch diese Verschiebungen war es nicht mehr zu vermeiden, die in der Physiologie klar definierten Unterscheidungen von intrinsischen und extrinsischen Aktivatoren, sowie von intra-viszeraler und räumlicher Bewegung, ins osteopathische Konzept zu übernehmen. Erst durch die Übernahme der klaren Begriffe und wissenschaftlichen Konzepte der Physiologie konnte die Verwirrung osteopathischer Konzepte aufgelöst werden. Die osteopathische Bestimmung von **Motilität als räumlicher Bewegung** wurde durch die, in der wissenschaftlichen Literatur allgemein übliche, Bestimmung zweier topologischer Aspekte geklärt: Wo ist die Kraft (Motor) der Bewegung und wo findet die Bewegung statt? Motilität als Bewegung ist intrinsisch-aktiviert (Kraft im Organ) und findet im Organ (Volumen- und Formdynamik) statt.

Mit der Wertschätzung lokaler Regulationsmechanismen hat sich auch das Modell der therapeutischen Beziehung verändert.

- Im **Dysfunktionsmodell** sind wissende **Therapeuten** die **Agenten der Heilung** als Wiederherstellung der Funktion. Die Hoffnung wurde geweckt, dass Osteopathie ein Teil der Ereignismedizin sein könnte, die schnelle und dramatische Erfolge durch die therapeutische Intervention gegen Dysfunktionen vorweisen kann. Diese Heilungshoffnungen konnten nicht erfüllt werden und es wurde immer deutlicher, dass das Beziehungsmodell der Ereignismedizin für die Organbehandlung ungeeignet ist.
- Die **Autonomie** der **lokalen Selbstregulation** hat zudem eine Neuorientierung der therapeutischen Beziehung in der Organbehandlung angeregt.

Osteopathische **Organbehandlung** sucht nach **Bündnispartnern** im Gewebe und in der Gestaltungskraft der Patienten. Das Organ wird dabei auch in seinem Beziehungscharakter wahrgenommen und die Gestaltung des therapeutischen Prozesses auf diesen Charakter abgestimmt. So finden wir Bündnispartner in der lokalen Autonomie des Gewebes, im Organcharakter und im therapeutischen Prozess. Die goldene Regel lautet dabei: Die Behandlung ist lokal und selbstregulativ, prozess-orientiert und patienten-zentriert, daher sicher und effektiv.

Entwicklungslinien

Die Entwicklungslinien der viszeralen Osteopathie lassen sich wie folgt zusammenfassen:

1. Von der somatischen Funktion/Dysfunktion zur geweblichen Aktivität in Ruhe und Belastung, Hyper- und Hypoaktivität
2. Vom Fokus auf die Organumgebung zum Fokus auf die innere Architektur und intrinsische Regulation des Organs
3. Von der Wertschätzung der Dynamik zur Wertschätzung der Stabilität als Voraussetzung der Dynamik.
4. Vom Fokus auf störende Widerstände zum Verständnis der entwicklungsfördernden Bedeutung von Widerständen und der klinischen Bedeutung von Instabilität als Verlusts von Widerstand
5. Vom Fokus auf räumlicher Bewegung und Spannung zum Interesse an Volumen- und Formdynamik
6. Von der einhändig-zweidimensionalen zur beidhändig-dreidimensionalen Palpation
7. Von Leben „ist" Bewegung zu einer differenzierten Einteilung der Bewegung als Ausdruck der intrinsischen Aktivität, der kompensatorischen Hyperaktivität oder der instabilen Hypoaktivität
8. Von der Idee der Ganzheitlichkeit als allseitige Verbundenheit zur Physiologie der Autonomie in Beziehung und Einbettung
9. Von der Ereignismedizin zum Bündnispartner im Gewebe und therapeutischen Prozess

Das vorliegende Lehrbuch bringt erstmals die Entwicklungslinien der letzten Jahre in einer kohärenten, handhabbaren und konzeptuell durchgearbeiteten Form auf den Punkt.

KAPITEL

1 Organe manuell und ganzheitlich behandeln

1.1 Welt der Organe

Wer die inneren Organe noch nicht zum eigenen Freundeskreis zählt, wird sich fragen, woran die eigenen Freunde überhaupt zu erkennen sind. Wir alle haben Organe in uns, trotzdem ist die Begegnung mit ihnen nicht unbedingt selbstverständlich. Auch wenn wir das Gehirn zum Denken und zum Lesen dieser Zeilen brauchen, wissen wir doch von seiner Existenz und seiner Form meist nur über Abbildungen in Büchern oder anderen vermittelnden Medien; nur wenige machen die Erfahrung der Chirurgie am eigenen Leib oder am Körper der anderen. Manche Organe brauchen für die Vermittlung lediglich einen guten Koch. Leber und Nieren gehören für jene, die Fleisch essen, ebenso zu den Leckerbissen wie eine Zunge oder ein Steak.

Unser Inneres ist belebt und bewohnt von vielen Organen und wenn wir mit ihnen therapeutisch arbeiten wollen, müssen wir sie kennenlernen und sie als Bündnispartner im therapeutischen Prozess gewinnen. Dazu müssen wir ihre individuellen Eigenarten beachten und herausfinden, in welcher Sprache sie kommunizieren.

GUT ZU WISSEN

Es geht darum, die Welt der Organe kennenzulernen – von ihren kommunikativen Fähigkeiten über ihre Regulation bis hin zur verkörperten Aktivität. Erst dann ist die Basis für eine ganzheitliche Behandlung im Rahmen der manuell arbeitenden Osteopathie gegeben.

1.1.1 Kommunizierte Aktivität

Organe **kommunizieren** ihre **Aktivität.** Das Herz klopft, der Magen grummelt, die Harnblase drückt und der Darm produziert Geräusche und Stuhlgang. Wir erkennen Organe insbesondere an ihren unterschiedlichen Verhaltensweisen. Meist spüren wir aber unsere Organaktivitäten nicht, und die Regeln des sozialen Umgangs erlauben auch nicht, dass sich jedes Organ ungehemmt ausdrücken darf. Trotzdem spüren wir bei Aufregung wie unser Herz schlägt und unser Darm krampft. Wenn wir eine Lungenentzündung haben, können die Bewegungen der Lungen schmerzhaft sein; und der Husten, der bei einer Bronchitis die Lunge reinigen soll, stört uns sehr.

Eines scheint aber vielen Organen gemeinsam zu sein: Ihre Aktivität ändert sich rhythmisch. **Organe** haben **Rhythmus!** Diesen Rhythmus wahrnehmen zu lernen ist eines der höchsten Ziele in der Behandlung. Veränderungen der rhythmischen Organaktivität gilt es zu verstehen und klinisch zu deuten. Für Kinder und Organe gilt: Wir lernen sie durch ihr Verhalten kennen. In manchen extremen Fällen zeigt sich die Form eines Organs auch an der Oberfläche. Daher dürfen wir die inneren Organe mit Walen vergleichen. Diese verbringen die meiste Zeit ihres Lebens in den Tiefen des Meeres. Ab und an tauchen sie auf, zeigen sich an der Oberfläche, um sich von uns bestaunen zu lassen. Nach einer viel zu großen Mahlzeit wölbt sich manchmal der Magen im Oberbauch so sehr an die Oberfläche, dass wir seine Form sehen können. Bei sehr dünnen Menschen sind manchmal einzelne Darmschlingen und deren Peristaltik zu erkennen. Weniger geschätzt, aber dennoch ein organischer Anblick, ist ein müder und instabil gewordener Dünndarm, der sich nach vorne unten wölbt.

Wer mit den inneren Organen therapeutisch arbeiten will, kommt nicht umhin, sie zu Freunden zu machen und in jeder Form und Lebenslage einen **guten Umgang** mit ihnen zu pflegen. Nicht allen ist ein konfliktfreies und gesundes Zusammenleben mit den eigenen Organen vergönnt. Daher dürfen wir nicht so naiv sein und unterstellen, dass das Leben im Inneren immerzu eitel Sonnenschein ist. Realistischer ist es anzunehmen, dass das Zusammenleben der Organe zwar von Solidarität geprägt ist, in Konfliktsituationen aber auch Egoismus und Gemeinheit ganz normale Erscheinungsformen sind.

GUT ZU WISSEN

In der therapeutischen Arbeit geht es allerdings nicht um eine moralische Bewertung des Organverhaltens, sondern um die Frage, ob ein Organ Hilfe braucht, und welche Art der Hilfe es annehmen kann. Es geht darum das Organ zu verstehen, nicht darum es zu moralisieren.

1.1.2 Gemeinsamkeiten und Unterschiede

Schnell zeigt sich, dass schon die Rede von „den Organen" zu ungenau ist. Die inneren Organe sind so unterschiedlich in ihrem Charakter und in ihrer Lebensweise, dass wir die organ-betreffenden Fragen differenzieren müssen. Wir werden daher nach Gemeinsamkeiten der Organe suchen und gleichzeitig ihre Unterschiedlichkeit betonen. Der Dünndarm als klassisches Hohlorgan und Darmrohr drückt Gesundheit und Krankheit anders aus als eine blutgefüllte Leber oder ein elektrisch aktives Gehirn. Während der Darm sich durch peristaltische Bewegungen äußert, zeigt sich der Zustand der Leber an ihrer Blutfülle. Gesundheit und Krankheit eines elektrischen Organs wie des Gehirns wird sich in Veränderungen der elektrischen Oszillationen äußern. Daher werden wir die verschiedenen Organe und ihren jeweiligen Charakter beschreiben und demgemäß die Frage nach dem Was, dem Wie und dem Wann der Behandlung beantworten.

Mechanischer Ausdruck der Organe

Während die einzelnen Organe ihre Fähigkeiten auf vielfältige Weise ausdrücken, ist für die manuelle Arbeit der **mechanische Ausdruck** von besonderem Interesse. Diese Eingrenzung oder erzwungene Gemeinsamkeit der Organe hat nur damit zu tun, dass mechanische Veränderungen leicht erspürt werden können. Auch wenn in der Leber alle möglichen biochemischen Prozesse ablaufen, mit unseren Händen werden wir (nur) den mechanischen Effekt dieser Prozesse spüren.

Wir können in einem Weitwinkelblick auf die Gewebeaktivität sagen, dass allen Aspekten der Aktivität eine passende Medizin gegenübersteht: der bio-chemischen Aktivität die bio-chemisch agierende Medizin, der genetischen Aktivität die genetische agierende Medizin, der elektro-magnetischen Aktivität die elektro-magnetisch agierende Medizin, – so dann auch der mechanischen Aktivität die mechanisch agierende Medizin. Je nach Gewebe oder Erkrankung, Forschungsstand und historischem Paradigma überwiegt die eine oder andere Medizinform.

Im 20. Jahrhundert wurde das neurologische Paradigma vom hormonellen abgelöst, um vom Siegeszug der genetischen Medizin überrollt zu werden. Insgesamt ist – neben der Chirurgie, die immer wichtig war – die biochemische sowie die mit Strahlung und genetischer Information agierende Medizin das zurzeit dominante Handlungsfeld der Medizin. Daneben gibt es neue Entwicklungen insbesondere in der Behandlung der neuronalen Aktivität komplexer Systeme. Hier werden Behandlungsansätze entwickelt, die mit Frequenzen und Lichtimpulsen (Laser-Therapie) versuchen, die Oszillationsmuster zu beeinflussen. Auch zeichnet sich eine dem informationellen Zeitalter entsprechende Medizin ab, die den Aspekt der Information in den Mittelpunkt des Denkens und

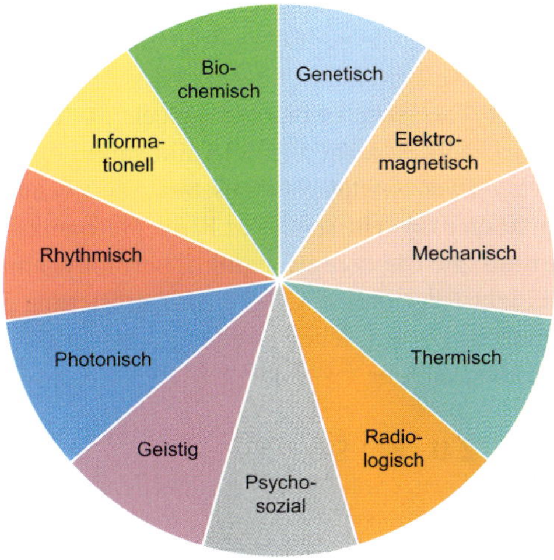

Abb. 1.1 Verschiedene Aspekte der Gewebeaktivität. Ihnen wäre jeweils eine entsprechende Medizin zugeordnet: bio-chemisch, genetisch, elektro-magnetisch, mechanisch, thermisch, radiologisch, psycho-sozial, geistig, photonisch, rhythmisch, informationell. [L143]

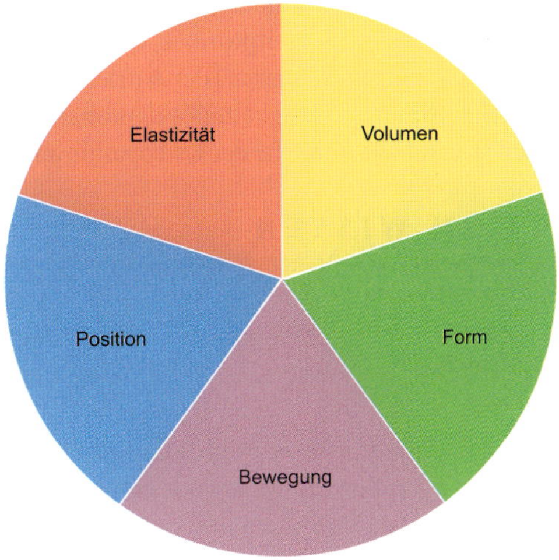

Abb. 1.2 Das Tortenstück mechanisch agierenden Medizin, darin die Osteopathie und alle fünf Qualitäten: Elastizität, Volumen, Form, Bewegung, Position. [L143]

Handelns stellt. Noch ist nicht abzusehen, was alles in der Medizin mit „Information" gemeint sein könnte und welche Träger dafür in Frage kommen. Die lange gültige Annahme, dass nur „genetische Informationsspeicher" relevant sind, scheint nicht die letzte Antwort zu sein.

In all den Verschiebungen des Medizinparadigmas hat die **mechanisch agierende Medizin** ihre Berechtigung nie verloren, da ein Aspekt der geweblichen Aktivität nun mal mechanisch ist. Der Kreis oder Kuchen in ➤ Abb. 1.1 zeigt die verschiedenen Aspekte der Gewebsaktivität. Ihnen wäre dann eine entsprechende Medizin zugeordnet. Ein Teil des Kuchens ist die mechanisch agierende Medizin. In diesem Tortenstück nimmt die Osteopathie ihren Platz ein. Unserer Aufgabe ist es, sie zu einem unersetzlichen Leckerbissen in diesem Ausschnitt zu entwickeln.

Die zumindest zum Teil berechtigte Unterstellung der ganzheitlichen Medizin geht davon aus, dass alle Aktivitäten miteinander verknüpft sind, sich ineinander übersetzen lassen, oder gar simultan ablaufen und klinisch ähnliche Aktivitätszustände ausdrücken. Diese Annahme bringt die **biologische Basis** der **Osteopathie** zum Ausdruck. Immer wieder verwiesen wir daher auf die Auswirkungen der mechanischen Reize auf andere Bereiche; insbesondere auf den lokalen Stoffwechsel, die neuronale und hormonelle Aktivität des behandelten Gewebes.

Wenn wir nun das Tortenstück der mechanischen Medizin genauer untersuchen, zeigt sich deutlich, dass innerhalb dieses **Medizinparadigmas** eine **Verengung** stattgefunden hat. Aus dem großen Fundus der mechanischen Aktivität der Gewebe (➤ Abb. 1.2) haben vielen Formen der manuellen Medizin nur einen Aspekt herausgegriffen: Bewegung. Das kann passen, ist aber oft zu wenig und zuweilen auch ein unwichtiger Aspekt.

GUT ZU WISSEN

Wir werden hier, soweit das betreffende Organ das zulässt, immer fünf mechanische Qualitäten entwickeln: Elastizität, Volumen, Form, Bewegung, Position.

Aktivitätszustände der Organe als Neubegründung der Osteopathie

Organe sind eine eigene Welt, die es sich lohnt zu ergründen. Sie beugen sich nicht der Übertragung von Weisheiten aus anderen Gebieten. Die inneren Organe waren die ersten, die dem osteopathischen Funktionsbegriff Grenzen aufgezeigt haben. Insofern steht die Behandlung der Aktivitätszustände der Organe exemplarisch für eine Neubegründung der Osteopathie. Die Verschiebungen und Schleifprozesse, die wir an den Organen – aber auch am Beispiel der Aufrichtung und anderen komplexen Fähigkeiten – demonstrieren, wirken sich auf alle Bereiche der Osteopathie aus.

GUT ZU WISSEN

Physiologie und nicht Anatomie ist die Leitwissenschaft der Osteopathie; die Beschreibung von Aktivitätszuständen ist unser Bezugspunkt und nicht das Modell von Funktion und Dysfunktion.

Über ein Jahrhundert hinweg wurde diese somatische Dysfunktion am Bewegungsapparat entwickelt und auf das kraniosakrale System und die Organe übertragen. Heute können wir klar erkennen, dass dieser Übertrag zu keiner realistischen Klinik geführt hat. Die letzten Jahrzehnte haben zudem gezeigt, dass diese Konzepte zu einem Entwicklungshindernis geworden sind. Die inneren Organe sind Kronzeugen für die Notwendigkeit, diese Hindernisse zu überwinden.

Das Ziel der Behandlung von Organen ist die gewebliche Aktivität. **Aktivitätszustände** zu **verstehen,** zu **palpieren** und wenn nötig zu behandeln, ist der Kern der Osteopathie. Insofern Osteopathie eine Form der manuellen Therapie ausmacht wird es im Folgenden immer wieder darum gehen, die manuell spürbaren Aktivitätszustände in den Vordergrund zu rücken.

1.2 Mechanik lebendiger Gewebe

Die Mechanik lebendiger Gewebe wird als **Biomechanik** bezeichnet. „Bio" bezieht sich auf Lebendiges und Organisches, in Abgrenzung zum Anorganischen. Im Bereich der Humanmedizin klingen Aspekte des lebendigen Menschseins an: Selbstregulation, Kommunikation, Umweltbezogenheit, Einbettung, Anpassungsfähigkeit, Stoffwechsel, Wachstum, Triebhaftigkeit, Selbstreproduktion, Sterblichkeit, Bezug auf Zeit und Raum.

Beziehen wir die Mechanik auf den lebendigen Menschen, geht es um Kräfte und Bewegungen im Organismus; sind Formstabilität und Metamorphose, Momentum und Richtungsorganisation die wichtigen Themen der biomechanischen Erkundung.

Da Kräfte nicht nur in Biodynamik resultieren, ist Biostatik ebenso in der Biomechanik eingeschlossen. Biomechanik ist nicht mit Determinismus oder der Mechanik von Newton gleichzusetzen. Die **Mechanik lebendiger Gewebe** schließt z.B. die Mechanik von Newton, die Quantenmechanik, Thermodynamik, Flüssigkeitsdynamik ein. Für die Identifizierung der Biomechanik mit dem Bewegungsapparat gibt es keine Begründung.

GUT ZU WISSEN

Im vaskulären, viszeralen und respiratorischen System drückt sich Mechanik über die uns klinisch interessierenden, spürbaren Qualitäten aus: Elastizität, Stabilität in Form und Position, Druck, intrinsische und räumliche Bewegung, Volumendynamik und Flüssigkeitsbewegung, Rhythmizität.

Die Realisierung einer ernstzunehmenden und konsequent wahrgenommenen Biomechanik mündet in eine **biomechanische Krankheitslehre.** Die biomechanische Krankheitslehre kann den Weg vom Befund zur Behandlung, von der Indikation zur Verlaufskontrolle und von der Behandlungserlaubnis zur erfolgsorientierten Behandlung möglichen. Erst die Wahrnehmung der lokalen Änderung im Gewebe und die Überprüfung der Auswirkung der Behandlung auf die ganzheitliche Reaktionsbereitschaft des Körpers, erlaubt es uns, ein Versprechen der Osteopathie einzulösen – die ganzheitliche, wirksame und heilsame Behandlung.

1.2.1 Von den drei B's: Berührung, Beziehung Biomechanik

Organe zu behandeln, das bedeutet und erfordert, diese – im vollen Kontext ihrer Eigenheiten und Lebenszusammenhänge mit anderen Organen und intrakorporalen Systemen sowie in ihrer Kommunikation mit der Umwelt – ganzheitlich zu behandeln. Ganzheitlichkeit ist ein hohes Ziel. Wirklich ganzheitlich sind unsere Patienten, die Therapie hinkt dem hinterher. Ganzheitlich ist eine permanente Anstrengung, der wir uns unterwerfen. Wir legen die Latte hoch, damit wir sie sehen und nach ihr streben können. Dazu brauchen wir einerseits umsetzbare Bilder und

Tab. 1.1 Vier Schritten einer Organ-Osteopathie

1. **Spürbare, palpable Qualitäten:** Elastizität, Volumen und Druck, Form und Position, Bewegung und Rhythmus, Spannung und Anspannung
2. **Aktivitätszustände:** Ruhe- und Belastungsaktivität, Hyper- und Hypoaktivität, Kompensation, Adaptation
3. **Regulationszusammenhänge:** Atmung, Verdauung, Wachstum, Erneuerung, Aufrichtung, Temperaturregulation, Wach-Schlaf-Rhythmus, Kommunikation
4. **Verkörperte Aktivität**: Atmen, Verdauen, Verstoffwechseln und Umformen, Kommunizieren, Sich-Aufrichten, Bei-sich und In-der-Welt-Sein

Metaphern, um ihrer Komplexität gerecht zu werden; andererseits konkrete Ausarbeitungen.

Hier kommen wir immer wieder auf drei **Konkretisierungen** der **Ganzheitlichkeit** zurück:

1. Drei B's: Berührung, Beziehung Biomechanik
2. Weg von den spürbaren Qualitäten, über deren Deutung als regulierte Aktivitätszustände bis zur verkörperten Organaktivität.
3. Sensomotorische Entwicklung.

Es gibt kein schöneres Beispiel für die verkörperte Ganzheitlichkeit aller System und Aspekte des Menschseins in Aktion als die Entwicklung von Kindern, insbesondere die sensomotorische Entwicklung der ersten Lebensjahre. Daher werden wir immer wieder von ihr lernen und auf sie Bezug nehmen.

Die drei B's fungieren als Erinnerungsstütze der unteren Grenze der Komplexität. Alle Organe und Gewebe werden wir zumindest unter dem Gesichtspunkt der therapeutischen Berührung und therapeutischen Beziehung sowie der klinischen Biomechanik behandeln. Weniger Komplexität tut den Patienten nicht gut.

1.2.2 Organbehandlung in vier Schritten

Die Schritte von der Wahrnehmung der spürbaren Qualitäten, deren Regulation in Aktivitätszuständen bis zur Verkörperung lösen ein Versprechen der ganzheitlichen Medizin ein, den medizinischen Körper ernst zu nehmen, aber nicht dessen Grenzen stecken zu bleiben. Mit dem Verständnis der verkörperten, erfahrungskonstitutiven Funktion sind wir bereit für die notwendige Balancierung der Osteopathie zwischen einer Naturwissenschaft des medizinischen Körpers und der Humanwissenschaft der mitgeteilten Leiblichkeit.

Um aber im klinischen Vorgehen uns nicht in wolkige Floskeln zu flüchten, haben wir die zugrundeliegenden Wahrnehmungs- und Denkprozesse strukturiert. Diese Struktur stützt sich auf die europäische Universitätserfahrung und Wissenschaftssprache seit der Renaissance und auf den englischen Empirismus. Darauf aufbauend schlagen wir vor, die osteopathische Behandlung der Organe in vier Schritten zu entwickeln:

1. Spürbare Qualitäten
2. Aktivitätszustände
3. Regulationszusammenhänge
4. Verkörperte Aktivität

Die folgenden Kapitel entfalten diese vier Schritte und sie sind die Hintergrundstruktur der Organkapitel ➤ Tab. 1.1 hält diese Hintergrundstruktur auf einen Blick fest.

KAPITEL

2 Klinische Fragestellung in der Organbehandlung

2.1 Spürbar und verstehbar: drei Ebenen der Organaktivität

Das klinische Vorgehen der Osteopathie zielt darauf ab, herauszufinden, ob Organe die normalen Wechsel von Ruheaktivität zu Hyperaktivität regulieren können. Organe, die nicht fähig sind, Anstrengung (Hyperaktivität) über einen längeren Zeitraum auszuhalten, werden schnell überfordert und es gelingt ihnen nicht, ihre Aufgabe zu erfüllen. Organe, die nicht fähig sind, aus der Hyperaktivität wieder regulativ in die weniger energieintensive Ruheaktivität zu wechseln, sind gefährdet, sich in der Überlastung zu erschöpfen (Hypoaktivität).

Die Aktivität eines Organs ist die Summe der Aktivitäten aller Geweben und Zellen. Um die klinischen Anzeichen einer **nicht mehr regulierbaren Hyperaktivität** und einer **erschöpften Hypoaktivität** zu verstehen und zu behandeln, müssen wir immer wieder zwischen verschiedenen Ebenen der Organisation hin und her springen. Zum einen geht es darum, in Erfahrung zu bringen, wie sich die gesamte Aktivität eines Organs in Form und Position sowie Elastizität, Volumen und Bewegung ausdrückt. Diesen Gesamtausdruck der Aktivität können wir manuell erspüren; verstehen können wir ihn aber nur, wenn wir zum anderen die unterschiedlichen Zellen und deren Organisation als Gewebe einbeziehen.

Verstehen und erklären, ist nicht immer mit erspüren und palpieren identisch. Beide Prozesse sind wichtig, und wir wollen möglichst transparent anzeigen, ob wir uns gerade auf den spürbaren und behandelbaren Gesamtausdruck oder auf versteh- und rekonstruierbare Zell- und Gewebeeigenschaften beziehen.

➤ Tab. 2.1 beschreibt die Ausdehnung und Grenzen der **drei Bereiche** bezüglich der inneren Organe.

2.2 Klinische Fragestellung: Was? Wie? Wann?

Ähnlich einem Journalisten oder Kriminalisten müssen wir als Kliniker der inneren Organe die drei

Tab. 2.1 Drei Bereiche: Organ, Gewebe, Zellen

Organ: Gesamtausdruck der Organ-Aktivität: Form, Elastizität Volumen, Bewegung. Kann palpiert werden. Summe der Aktivität aller Gewebe und Zellen. Beschrieben in der makroskopischen Anatomie und in der Physiologie der Aktivitätszustände.
Gewebeverbund: Die Aktivität der Schleimhaut im Vergleich zur Aktivität der Muskeln oder zur Aktivität des enterischen Nervensystems. Isoliert sind diese Schichten nicht zu erspüren, da sie immer schon aufeinander reagieren. Unser Wissen über die Biomechanik der Gewebe hilft uns aber spürbare Aspekte (z. B. Schwellung oder Kontraktion) den passenden Geweben (Schleimhaut, Muskeln) zuzuordnen
Zellen: Die Fähigkeit einer einzelnen Muskelzelle im Darmrohr ist erstaunlich, aber erklärt noch nicht die Fähigkeit der Motilität. Schrittmacherzellen (pacemaker) im Dünndarm produzieren elektrische Impulse, aber erst durch die Abstimmungsprozesse vieler Schrittmacherzellen entsteht ein Erregungsmuster, dass Bewegungsmuster (Motilität) erzeugt. Wir können rekonstruieren, dass das spürbare Phänomen Motilität nur möglich ist, da Schrittmacher-, Nerven- und Muskelzellen zusammenarbeiten.

W-Fragen beantworten: Was? Wie? Wann? Übersetzt in die osteopathische Behandlung der Organe:

- Welches Gewebe oder Organ braucht Hilfe (was) und
- durch welche Behandlungsweise (wie) und
- zu welchem Zeitpunkt im Prozess (wann) kann effektiv und ohne Schaden behandelt werden.

In der Geschichte der Organbehandlung gab es viel unzureichende Antworten, z.B. die Aussage, dass sich alle Organe bewegen müssen und dass Spannung schlecht ist. Diese Annahme: „Bewegung gut, Spannung schlecht", hat sich als wenig organfreundlich erwiesen. Eine organ-gemäße Osteopathie arbeitet mit der „Aktivität" der Organe und ihrer Gewebe. Analytisch und palpatorisch bewegen wir uns immer zwischen der Gestalt oder Form des gesamten Organs, den einzelnen Geweben und der unterschiedlichen Zellen hin und her. All diese Aspekte des Organs kommen in den regulierten Aktivitätszuständen des Organs zusammen.

2.2.1 Was behandeln?

Wenn wir nun die Frage stellen, was wir behandeln, ist die wichtigste Antwort schon gegeben: Wir behandeln **Aktivität!** Im klinischen Kontext müssen wir dann natürlich genauer werden und uns festlegen, welche Gewebe- und Organzustände behandlungsbedürftig sind und welche wir besser unbehandelt lassen. Dabei werden wir naturgemäß den physiologischen Beschreibungen folgen. Dadurch erweisen sich die Organe zuallererst als rhythmische Wesen. Alle Organe kennen einen aktiven Ruhezustand und einen hyperaktiven Belastungszustand. Der rhythmische Wechsel zwischen Ruhe und Anstrengung ist normal für alle Organe. Erst wenn die Aktivität eines Organs diese rhythmische Änderung nicht mehr regulieren kann, ist es behandlungsbedürftig.

2.2.2 Wie behandeln?

Wie ein Organ und ein Mensch zu behandeln ist, erschließt sich nicht nur durch die verfeinerte Motorik des Handwerkers, sondern auch durch die Bereitschaft des Therapeuten, Zugänge zum Gewebe zu suchen. Geweblich wird es um die Unterscheidung von **Stimulation** oder **Inhibition** gehen. Insbesondere für die Stimulation ist es notwendig, einen belastbaren **Bündnispartner** im **Organ** zu finden. Die Zugangserlaubnis des Gewebes und das Bündnis mit dem Patienten sind essenzielle Bestandteile einer klinisch relevanten Antwort auf die Frage, wie zu behandeln ist.

GUT ZU WISSEN

Wir brauchen in der Therapie einen Bündnispartner und können diesen nicht nur in den unbewussten und biologischen Qualitäten des Gewebes finden. Ebenso gefragt ist die bewusste und sprachliche Fähigkeit des Therapeuten und Patienten, ein Arbeitsbündnis einzugehen.

2.2.3 Wann behandeln?

Den Zeitpunkt einer Behandlung oder Intervention zu bestimmen, fordert unsere Genauigkeit in der Palpation heraus. Die Frage, wann eine Behandlung indiziert ist, testet aber v.a. unser **klinisches Verständnis** vom **Heilungsprozess**. Die biologischen Gesetze der Entwicklung und Gesundung sind die Basis der Chronologie im therapeutischen Prozess. Fehlt es einem Patienten an Stabilität, sind dynamisierende Techniken zu diesem Zeitpunkt kontraproduktiv oder gar verletzend. Stabilität ist die Voraussetzung, um Dynamik zu gestalten.

GUT ZU WISSEN

Das erste Ziel der Behandlung ist es, Stabilität in Form und Position herzustellen.

Die biomechanische Krankheitslehre wird uns helfen, die Frage nach dem **richtigen Zeitpunkt** zu klären. Ein Organ, das seine Aktivität verstärkt und übertreibt, ist ein angestrengtes Organ und neigt auch manchmal zur Dysfunktion. Wichtig ist für uns zu erkennen, ob sich das Organ noch im Rahmen seiner Fähigkeiten belastet. Belastet es sich im Rahmen seiner Fähigkeiten, dann ist es gefährdet, aber noch nicht krank. Erst, wenn es den Rahmen seiner Möglichkeiten sprengt oder aus dem physiologischen Rahmen gefallen ist und seine normalen Aufgaben nicht mehr schafft und auf Abwegen unterwegs ist, besteht die Gefahr der Krankheit. Den Unterschied zwischen anstrengender Hyperaktivität und Hypoaktivität oder gar pathologischem Fehlverhalten zu erkennen, ermöglicht es, den richtigen Zeitpunkt der Behandlung zu bestimmen. Die Behandlung von Hypoaktivität hat daher Priorität.

Die Frage nach der Chronologie im therapeutischen Prozess wirft uns auf unser **osteopathisches Selbstverständnis** zurück: Trauen wir der Kraft der Veränderung im gemeinsamen therapeutischen Prozess oder bauen wir auf singuläre Interventionen im Rahmen der Ereignis-Medizin. Die Ereignis-Medizin ist mit dem mehr-wissenden Heiler und könnenden Manipulator verbunden, während es im therapeutischen Prozess um Heilung und Verstehen in der therapeutischen Beziehung geht. Im therapeutischen Bündnis spielt der Therapeut eine Rolle, er ist aber weder Heiler noch Manipulator und die Beantwortung der klinischen Frage nach dem Zeitpunkt der Intervention erfolgt im Prozess der Behandlung selbst.

2.3 Goldstandard der Behandlung: Wirken, wo es zur Sache geht

Wir können die Wirkung der Behandlung nach der regulatorischen Ebene unterscheiden. Behandlungen können sich lokal, regional oder systemisch auswirken. Idealerweise würden wir dort wirken wollen, wo es zur Sache geht. Zur Sache geht es beispielsweise in den Kapillaren, wenn Stoffe ausgetauscht werden. Am Ende der meisten Krankheitsprozesse kommt es lokal zu einer Minderversorgung des Gewebes und zu Schädigungen durch Ischämie. Könnten wir auf die lokale Veränderung einwirken, wäre dies eine gezielte und effektive Behandlung – es sei unterstellt, dass wir nicht nur irgendetwas erreichen, sondern das, was dem Gewebe und Organismus hilft und den selbstregulativen Umgang mit Herausforderungen unterstützt. Das erfordert ein lokal wirksames Pharmakon – eine hohe Anforderung, die selbst die chemische Medizin nicht immer erfüllen kann.

Ähnlich zur Sache ginge es in den Alveolen. Könnten wir den Gasaustausch in den Alveolen beeinflussen, würden wir das Herzstück der Lungenfunktion behandeln können. Alle Anstrengungen die Ventilation und Vaskularisation (Perfusion) zu verbessern, erreichen erst ihr Ziel, wenn der Gasaustausch behandelbar ist. Das ist aber die große Frage in der Osteopathie. Können wir dort wirken, wo es zur Sache geht, also lokal und auf die lokale Autoregulation?

2.3.1 Lokale Autoregulation

Die seit den 1960-er-Jahren immer deutlicher werdende Einsicht in die Bedeutung der lokalen Autoregulation hat das osteopathische Konzept der Ganzheitlichkeit verändert. Damit einher kam es zu einer Neubewertung des klinischen Vorgehens. Historisch wurde die Behandlung der extrinsischen neurovaskulären und hormonellen Einflüsse als Organbehandlung gewertet. Diese Einschätzung ist allerdings immer fragwürdiger geworden, da wir von außen die intrinsische Organaktivität nur schwer gezielt steuern können. So ist es fraglich geworden, ob es überhaupt möglich ist, die externen Faktoren zur Behandlung zu funktionalisieren. Anderseits sind die extrinsischen Einflüsse in einer neuen Weise klinisch relevant geworden – als störende Dominanzen der alles kontrollieren wollenden Zentrale. Dominiert der N. vagus die Verdauung ist das für die lokale Dünndarmsteuerung nachteilig und die Behandlung muss darauf abzielen, den übertriebenen Einfluss des vagalen Systems in die physiologischen Schranken zu weisen.

Insofern umfasst die Behandlung der Organe **drei Arbeitsbereiche,** zwei, die das Gros der Behandlungen ausmachen; und einen Sonderfall, der sorgfältig abgewogen werden sollte,

- die gewebliche Arbeit im Organ, die auf die lokale Selbstregulation einwirkt,
- die Arbeit mit den regionalen und systemischen Regulationsmechanismen insofern diese das Organ belasten, anstatt es zu unterstützen, und
- der Sonderfall, dass wir versuchen, mit den extrinsischen Kräften im Organ eine neue intrinsische Selbstregulation anzustoßen.

GUT ZU WISSEN

Der Goldstandard der Behandlung ist es, die lokale Autoregulation wirksam werden zu lassen. Diese ist differenziert, effektiv und spart Energie.

Die Dünndarmfunktion der Nahrungsaufnahme findet in der Schleimhaut statt. Eine Behandlung des Dünndarms ist also eine Behandlung der Schleimhaut. Diese ist lokal gesteuert und reagiert ungern auf übermäßige systematische Dominanz. So wäre es das Ziel der osteopathischen Behandlung, mögliche Wege zur Unterstützung und Verbesserung der lokalen Autoregulation zu finden. Das entspricht der ganzheitlichen Physiologie und diese ist unser Bündnispartner im Gewebe.

2.3.2 Gewebliche Selbstregulation

In der manuellen Arbeit sind es vorzüglich die mechanischen Aspekte der geweblichen Selbstregulation, die als Bündnispartner in Frage kommen.

- Hierzu zählt die **mechano-hormonelle Reaktion** des Magens, der bei einer Dehnung des Magens die Ausschüttung mageneigener Hormone (Gastrin, Ghrelin) verändert (➤ Abb. 2.1a).
- Dazu zählen ebenso die vielen **mechano-elektrischen Reaktionsweisen** des enterischen Nervensystems, das Nerven enthält, die auf mechanische Dehnung Aktionspotenziale bilden.
- Und natürlich gehören hierzu alle grundlegenden Mechanismen der Gewebemechanik: Rückstellkraft, elastische Anpassung, Umformung der Faser, myogener Tonus.

Die Regulation des Gewebes erfolgt zuerst mechanisch, dann neural und hormonell. Die Anpassung der Alveolen an die einströmende Luft ist mechanisch, ebenso die erste Reaktion der Darm- und Blasenmuskeln auf Füllung (➤ Abb. 2.1b).

Diese **mechanische Reaktion** ist unser **erster Bündnispartner** in der geweblich-arbeitenden Osteopathie. Die gewebliche Stimulation und Inhibition zielt auf die Wiederherstellung der lokalen Autonomie. Insofern ist das Organ nach der Behandlung weniger verbunden, mehr selbstregulierend. Ganzheitlichkeit zeigt sich darin, dass es die autonome Regulation zulässt, die alltäglichen Aufgaben zwischen Ruheaktivität und anstrengungsbedingter Hyperaktivität lokal zu organisieren. Die Organe sind also in Beziehung, aber nicht ständig unter dem Zwang, die Probleme der anderen zu lösen (Kompensation). Solidarität ist möglich, aber Verbundenheit in Freiheit ist das Ziel der lokalen Autonomie.

2.3.3 Ungenaue regionale und systemische Regulationsmechanismen

Regionale und systemische Regulationsmechanismen sind ungenau und brauchen viel mehr Energie (ATP). Daher sind sie fragwürdig und nur als Intervention anzuwenden**, wenn** die **lokalen Mittel nicht wirken.** Regional die Durchblutung im Oberbauch zu verändern, nur weil der untere Teil des Magens mehr Sauerstoff braucht ist, als würden wir mit einem Gartensprenkler eine einzige Blume gießen. Viel Wasser geht daneben und manchmal auch an einen Ort, wo es in der verteilten Menge stört. Systemisch den Blutdruck zu erhöhen, weil ein Dünndarmabschnitt mehr Druck braucht, ist dann schon wie mit Schrotflinten auf Spatzen schießen. Das meiste geht daneben, und ob es den Spatzen trifft, ist fraglich, aber möglicherweise den daneben sitzenden Kanarienvogel. Der Unterschied zwischen auf Spatzen schießen und einer osteopathischen Behandlung besteht darin, dass wir uns mit der intrinsischen Selbstregulation des Spatzen verbinden müssen und keinesfalls diesen erliegen.

Das heißt, wir versuchen mit den **extrinsischen Kräften** im Organ eine **neue intrinsische Selbstregulation** anzustoßen. Anstoßen, anregen, auffordern – das sind sehr ungenaue Beschreibungen, die damit zu tun haben, dass wir eben nicht genau arbeiten können, wenn wir von außen agieren. In der Physiologie gibt es keinen Weg, der ein genau abgestimmtes und lokal

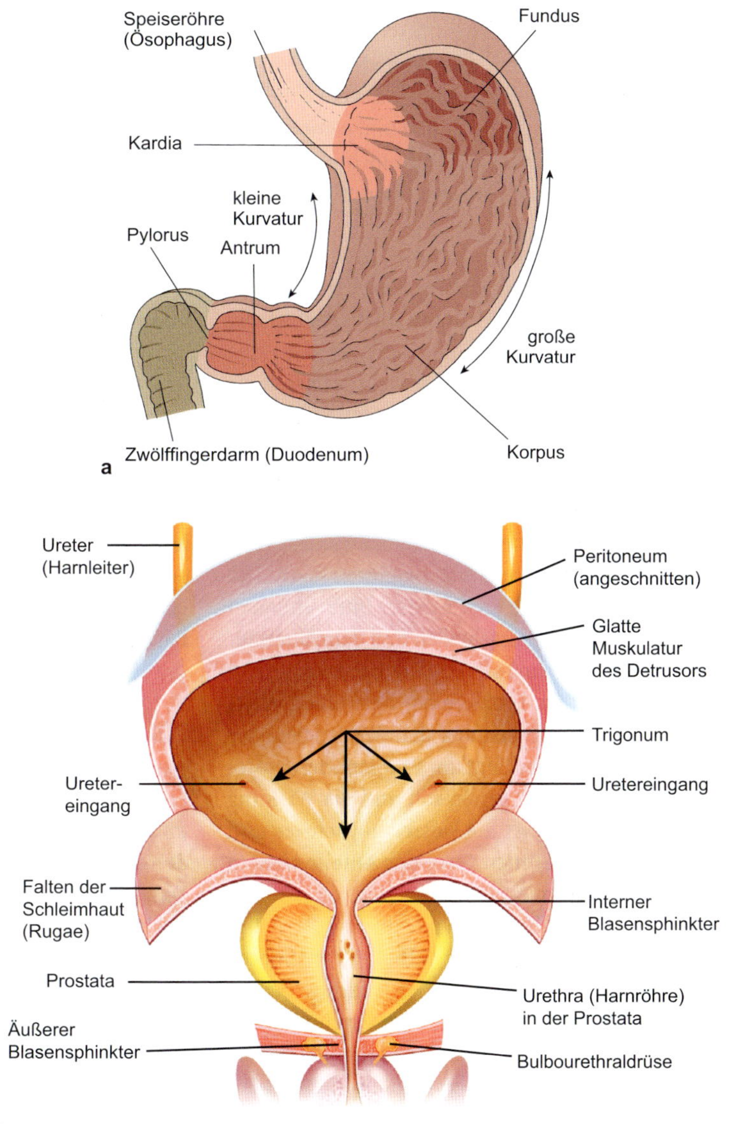

Abb. 2.1 Mechanische Reize aktivieren die Bildung von Hormonen und Aktionspotenzialen und die gewebliche Rückstellkraft (Elastizität).
a) Die Füllung des Magens führt zu einer Dehnung der Magenwand und dadurch zur Ausschüttung von Hormonen. [L190]
b) Füllung der Harnblase: elastische Anpassung, Umformung und Umorientierung der Faser. Bei starker Füllung setzen dann die elastische Rückstellkraft und die muskuläre Kontraktion als Gegenkraft und Gegenbewegung ein. [G970]

effektives, extrinsisches Durchregieren zulässt. Im Organ und im lokalen Gewebe ist es wie in der Politik: Everything is local.

Das Ziel ist, lokal zu wirken, wenn das Problem lokal ist, also im Organ, wenn das Organ ein Problem hat. Die Zuhilfenahme regionaler und systemischer Kraft ist zu vermeiden, da ihre Wirkungen undifferenziert und oft nicht kontrollierbar sind.

2.3.4 Grenzen der Intervention

Die regionalen und systemischen Mechanismen sind in der gesunden Physiologie sehr begrenzt wirksam. So kann die Ventilation der Lungen mit allen nur erdenklichen Mitteln verbessert werden, ohne dass wir damit irgendeine Wirkung auf den Gasaustausch in den Alveolen haben. Dieser wird von lokalen Konzentrationsgradienten gesteuert und folgt nicht der

Ventilation. Gleichermaßen wirksam und wirkungslos sind Behandlungen des sympathischen Nervensystems oder der Arterien mit dem Wunsch, eine bessere Versorgung des Gewebes zu erzielen. Da der kapilläre Gasaustausch vom hydrostatischen und osmotischen Druck abhängt, ist der lokale Effekt nicht durch eine Veränderung des Sympathikus oder der Arteriolen vorgegeben.

Es gibt Situationen, in denen Patienten **starke externe Reize** brauchen: Seien es Medikamente, Bestrahlung, chinesische Tees, Ersatz- und Zusatzstoffe, chirurgische Interventionen oder gar ein induziertes Koma. All diese Gaben und Methoden sind not-wendend, also notwendig, wenn die Not so groß ist, dass innere Selbstheilungsmechanismen zu schwach oder zu langsam sind. Unterstellt ist dann, dass es keinen anderen Weg gibt, und unsere Intervention auch dort wirkt, wo sie wirken sollen; und zudem in einer Weise wirkt, auf die der Organismus reagieren kann. Die Notfallmedizin weiß, dass viele dieser Interventionen weit über das Ziel hinausschießen und dann auch auf nicht-erkrankte Organe störend oder gar zerstörend wirken. Das liegt am Problem der notwendigen Errettung des Ganzen gegenüber den Ansprüchen der Einzelorgane – und es liegt am Problem der Dosierung. Wenn es schnell gehen soll und die Wirkung maximal sein muss, ist die Dosierung schwer und die lokalen Mechanismen gesunder Anteile werden teilweise übergangen.

Diese Form der Therapie wirkt durch starke und überwältigende externe Intervention und Heilmittel. Hier wären Chemotherapie, homöopathische Hochpotenzen oder zwingende Verfahren der Psychotherapie (Familienstellen, Primärtherapie) zu nennen. Da sie mit externer Macht ein Ereignis (Heilung, Überleben) herbeiführen will, nennen wir sie Ereignismedizin. Wir glauben nicht, dass Osteopathie ein Teil dieser Ereignismedizin sein kann oder soll. Einerseits kann sie die damit einhergehenden Heilungshoffnungen nicht erfüllen; andererseits sprengt es das der Osteopathie (wie jeder anderen berührenden Therapieform) eigene, therapeutische Beziehungsmodell. Das resultiert in destruktiven Effekten für den Patienten und für die klinische wie ethische Selbstbestimmung der Osteopathie.

GUT ZU WISSEN

Auch wenn wir die Grenzen der Ereignismedizin anerkennen, die Hoffnung eine „primären Dysfunktion" zu finden und diese mit „silver bullets" zu erledigen keimt immer wieder auf. Diese Hoffnung ist in der osteopathischen Behandlung eine Illusion, der wir zum Wohle unserer Patienten entsagen sollten.

Sie gehört in die Ereignismedizin, also zu einem für die Notfallmedizin und Chirurgie passenden Beziehungsmodell: massive Intervention eines mächtigen, wissenden Manipulators an einem ohnmächtigen, unwissenden Patienten. Dies ist ein Sonderfall in einer osteopathischen Behandlung. Er sollte nicht zum Vorbild oder Paradigma der Behandlung gemacht werden. Die Realität des Gewebes kennt nur die „golden rule": Lokale Prozesse werden lokal gesteuert; die Behandlung sucht Bündnispartner in der lokalen Autonomie; dann ist sie sicher und effektiv, prozessorientiert und patientenzentriert. Das ist die klinische und ethische Basis der osteopathischen Behandlung.

2.3.5 Balancierungen als Integration

Sind die regionalen und systemischen Regulationsmechanismen selbst zum Teil des Problems geworden, ist es natürlich sinnvoll, diese zu behandeln. Dann arbeiten wir integrativ – weder anregend noch inhibierend – mittels Balancierungen. Die Arbeit der Balancierung zwischen den Organen und vom Organ zu seinen mechanischen und neurovegetativen Verbindungen zielt auf die **Behandlung dieser Steuerungsmechanismen.** Dabei sollten wir immer bedenken, dass diese anstrengend und belastend sein können. Daher sind stimulierende Techniken meist nicht indiziert. Hier stoßen wir an die Grenzen der Belastbarkeit und Integrationsfähigkeit des Organismus und an die Grenzen der manuellen Behandlung. Nur wenn wir spüren können, was im Gewebe geschieht, ist eine indizierte Behandlung auch wünschenswert. Da die regionalen und systematischen Regulationsmechanismen so komplex sind, erreichen wir hier die Grenze des Machbaren. Behandeln wir hier nur auf gut Glück und ohne geweblichen Bündnispartner, sind die Behandlungsergebnisse meist nicht kompatibel, d. h. die ganzheitliche Integration hat nicht stattgefunden.

Der gewebliche „Tastbefund" nach Werner Strebel (Liedtke, Senn und Strebel 1998) zeigt dies an. Der **Königsweg der Behandlung** ist daher so aufgebaut:

- Zuerst lokal die Behandlungserlaubnis erarbeiten und die Behandlung indizieren,
- in der Behandlung lokale und regionalen Veränderungen erspüren,
- im Tastbefund die ganzheitliche Integrierbarkeit überprüfen.

Die Arbeit außerhalb der lokalen Regulation kann systemische Symptome oder unerwünschte Reaktionen in einem anderen System hervorrufen. So ist Kopfschmerz bei einer Dünndarmbehandlung oder Kopfdruck bei der Leberentstauung nicht wünschenswert. Dies können mögliche Hinweise sein, dass die Technik nicht nur lokal wirkt, was im Hinblick auf die therapeutische Erwartung und die der Technik zugrundeliegende, klinische Annahme überprüft werden sollte. Das Phänomen der **„Erstverschlimmerung"** darf hier nicht als Erklärung herangezogen werden. Eine Verschlimmerung sollte es im Rahmend er osteopathischen Behandlung nicht geben. Sollte es zu einer solchen kommen, müssen wir sorgfältig nach-denken und nach-arbeiten, herausfinden, was passiert ist und mit welchen Annahmen wir behandelt haben. Wurde die Behandlung nicht integriert und ganzheitlich angenommen, ist die Verschlimmerung die physiologische Folge. Das heißt die Behandlung hat gestört und nicht geholfen.

KAPITEL

3 Gegenstand der Behandlung: Aktivität

3.1 Funktion und Aktivität

Organe drücken ihre Aktivität in vielfältiger Weise aus. In der manuellen Therapie beziehen wir uns auf die spürbaren, mechanischen Qualitäten. Diese Qualitäten sind: Elastizität, Volumen, Spannung, intrinsische und räumliche Bewegung, Form und Position, rhythmische Änderung. Uns interessieren aber nicht diese einzelnen biomechanischen Qualitäten für sich genommen, sondern nur, insoweit Aktivitätszustände eines Organs darin zum Ausdruck kommen.

Mit der allgemeinen Physiologie unterscheiden wir den normalen und gesunden Wechsel von **Ruhe- und Belastungsaktivität,** von nichtregulierbarer und behandlungsbedürftiger Hyper- und Hypoaktivität. So spricht die Physiologie und Pathophysiologie zumindest von vier verschiedenen Zuständen und deren Übergänge. Diese **vier Zustände** sind

- gesunde Ruheaktivität,
- gesunde Hyperaktivität bei Belastung und Stress,
- krankmachende Regulationsstarre in der Hyperaktivität sowie
- Hypoaktivität (Erschöpfung).

Um klinisch über Aktivität zu sprechen, müssen wir für einen Moment dem Reflex widerstehen, diese Aktivität gleich im Begriff der **„Funktion"** aufgehen zu lassen. Zwei Zitate können eine Idee geben, wie ungewöhnlich der Funktionsbegriff im 19 Jahrhundert war, als die führenden Wissenschaften v.a. vergleichende Morphologie betrieben. Das erste Zitat stammt von einem prominenten Vertreter der etablierten Lehre der vergleichenden Morphologie, Magendie, der auch dem Foramen den Namen gegeben hat: *„Ich sehe in der Lunge einen Blasebalg, in der Luftröhre eine Windlade, in der Zunge ein vibrierendes Mundstück. Wir haben als Auge ein optisches Gerät, als Stimme ein Musikinstrument, als Magen eine Retorte"* (Zitiert nach Canguilhem 1979). Wenn wir nun die Aussage Magendies, einem der ersten großen Physiologen, der Aussage von Bernard gegenüberstellen, der für die Einführung des Funktionsbegriffs verantwortlich war, wird der kategoriale Sprung deutlich: *„Der Kehlkopf ist ein Kehlkopf und die Linse eine Linse, d. h. ihre mechanischen und physikalischen Eigenschafften sind nirgendwo ausser in einem lebenden Organismus realisiert"* (Zitiert nach Canguilhem 1979).

Für Claude Bernard war dies dann der Anlass, nicht nur Formvergleiche des Pankreas vorzunehmen, sondern zu beobachten, was mit dem Pankreas oder der Leber passiert, wenn ein Hund Nahrung aufnimmt (Rodriguez de Romo und Borgstein 1999). Dies war der Beginn der Erforschung der Funktion als Aktivität eines Organs in verschieden Situationen und Zuständen. Seither wird der Funktionsbegriff in der Organ-Physiologie immer im Kontext mit der Erforschung von Ruhe- und Belastungsaktivität benutzt. Ruhe-, Hyper- und Hypoaktivität ist in den physiologischen Funktionsbegriff eingeschrieben. Dennoch gibt es innere Widersprüche, die wir unten anhand der Entzündungsaktivität thematisieren.

3.1.1 Ruhe- und Belastungsaktivität

Die mechanischen Aspekte sind für sich genommen klinisch nicht zu deuten. Erst wenn wir sie als Aspekte der Regulation des Organs einordnen können, wird ihre klinische Relevanz erkennbar. Um im großen Strom des wissenschaftlichen Diskurses mitgenommen zu werden, sprechen wir wie die Wissenschaft der Physiologie von Aktivitätszuständen der Gewebe und Organe.

GUT ZU WISSEN

Aktivitätszustände wahrzunehmen und klinisch einzuordnen, wird sich als das zentrale Verbindungsglied zwischen manueller Therapie und der Welt der Physiologie und Pathophysiologie erweisen.
Die Rede von den Aktivitätszuständen hält uns nahe an den Wissenschaften und schlägt zugleich eine Brücke zur situationsgebundenen Palpation in der Therapie.

Wir folgen der Physiologie bei der grundlegenden **Einteilung** der Aktivitätszustände. Sie beschreibt jedes Organsystem in einem Wechsel von Ruhe- und Belastungsaktivität. Jedes gesunde Organ – ob Herz, Lunge, Gehirn oder Darm – zeigt seine Kraft in Ruhe und in verschiedenen Belastungssituationen. Belastungen sind normal, sie führen zu einer Hyperaktivität des Organs. Deswegen ist eine auf die Belastung angepasste Hyperaktivität ein Zeichen eines gesunden Gewebes und nicht behandlungsbedürftig.

Je nach Organsystem wird dieser **physiologische Wechsel** von **Ruhe**- und **Belastungsaktivität** unterschiedlich bezeichnet. Bei der Herz- und Lungenaktivität sprechen wir von Ruhe- und Belastungsrhythmen. Das Gehirn weist unterschiedliche elektrische Oszillationen in Ruheaktivität und in Belastungsaktivität auf. Der Darm wird immer in den wissenschaftlichen Untersuchungen und in der Diagnostik in zwei Situationen beurteilt: im leeren Zustand mit Ruheaktivität (fastened state, house keeping) und in der physiologischen Hyperaktivität ausgelöst durch den stimulierenden Reiz des Essens (fed state).

Das osteopathische Verständnis der Gesundheitszustände und des Krankheitsverlaufs ist einen großen Schritt vorangekommen, seit es den biologischen Ausdruck von **Organ- und Gewebeaktivität** in den Fokus nimmt. In der klinischen Ausdifferenzierung von Aktivitätszuständen werden wir die für die Krankheitsentwicklung grundlegende Chronologie beachten. Der Wechsel von Ruheaktivität und physiologischer Hyperaktivität (Belastung) ist normal und gesund. Das normale und gesunde Pendeln der Aktivität ist dann gestört, wenn sich Hyperaktivität fixiert hat, also nicht mehr regulierbar ist. Dann hat die Aktivität ihren Rhythmus verloren. Ähnliches trifft zu, wenn normale Ruheaktivität nicht mehr gehalten werden kann und es zu einem Verlust der Basisaktivität kommt. Die Physiologie spricht von Hypoaktivität, Erschöpfung oder Insuffizienz. Die grundlegende Einsicht der Physiologie sollten wir immer im Blick behalten: Das normale Leben der Organe spielt sich im rhythmischen Wechsel zwischen Ruhe- und Belastungsaktivität ab. Diese Zustände gilt es in jedem Organ zu differenzieren und als wahrnehmbare Mechanik zu beschreiben.

3.1.2 Aktivität der Zellen und Gewebe

Wie und mit welcher Kraft gelingt es nun einem Organ, diese mechanischen Qualitäten und Aktivitätszustände herzustellen und zu regulieren? Um diese Frage zu beantworten, müssen wir uns mit den verschiedenen Geweben und Zellen eines Organs befassen. Alle Zellen tragen zum Gesamtausdruck der Organaktivität bei: Muskel-, Mukosa, Nerven-, Gefäßwand-, Bindegewebs- und Blut-Zellen. Die intrinsische Aktivität der einzelnen Zellen (zellulärer Metabolismus) und ihre Organisation als Gewebeverbund (gewebliche Aktivität) erspüren wir in der Palpation als **Organaktivität.** Eine Wahrnehmung einzelner Zellen oder Gewebe ist nur in der Pathologie möglich. In der Physiologie interagieren die verschiedenen Gewebsschichten und Zellen ständig. Hier kommen wieder die Unterschiede zwischen den Organen zum Tragen. Diese Unterschiede zu kennen, erleichtert eine klinische Einschätzung sehr. Der Unterschied zwischen Hohlorganen und blutgefüllten Organen ist in der Schleimhaut zu finden.

Die **Schleimhaut** findet sich nur im Hohlorgan und hat besondere **Eigenschaften:**

- Sie kann schwellen,
- sich schnell erneuern,
- Stoffe aufnehmen und abgeben und
- mit dem lokalen Mikrobiom zusammenarbeiten.

Die Schleimhaut stellt – mechanisch und chemisch gesprochen – das Alleinstellungsmerkmal der **Hohlorgane** dar. Um also die Frage zu beantworten, wie es zu den mechanischen Aktivitätsqualitäten kommt, müssen wir uns mit den einzelnen Geweben und deren Fähigkeiten befassen. Im Darmrohr gibt es neben der Schleimhaut die verschiedenen Schichten der glatten Muskulatur. Nur mit diesen beiden Gewebsschichten können wir sowohl volumetrische Veränderungen, als auch rhythmische Bewegungs- und Spannungsänderungen erklären.

Wir finden im Darm aber auch verschiedene Bindegewebe, eine enorme Vielzahl an Nervengeflechten und ein ausgedehntes Netz an Gefäßen. In den Blutorganen fällt die Schleimhaut weg und es dominieren Muskeln und Bindegewebe. So gleicht die komplexe Gefäßarchitektur der Leber einem Schwamm und ist nicht mit dem Magen zu verwechseln. Auch die unterschiedlichen Substanzen und Flüssigkeiten, welche die Organe von innen füllen und tragen, sind für die biomechanische Betrachtung wichtig. Das Essen im Magen, die Luft in der Lunge, der Urin in der Harnblase oder das Blut im Leberschwamm sind chemisch und mechanisch bedeutsam für den Gesamtausdruck des Organs.

GUT ZU WISSEN

Die Interaktion von Inhalt und Wand ist sowohl für Hohlorgane als auch für blutgefüllte Organe das grundlegendste Paradigma der Biomechanik.

3.1.3 Enge und Ende des Funktionsbegriffs

Wir hätten es uns einfach machen und sagen können, dass die spürbaren Qualitäten eines Organs – z.B. seine dynamischen Volumenänderungen oder Bewegungen – Funktionen des Organs sind. Aber eine solche Aussage steht nicht auf physiologischen Füßen. Sie führt eher zu Verwirrung als zu klinischer Klarheit. Einerseits ist es nicht ausgemacht, ob beispielsweise die Bewegung einer Niere irgendetwas mit der Nierenfunktion zu tun hat – die wissenschaftlichen Studien deuten eher in eine andere Richtung. Andererseits hilft uns der Funktionsbegriff nicht weiter, wenn es um den Verlust von Gewebeaktivität, also um Hypoaktivität geht.

GUT ZU WISSEN

Hypoaktivität ist eine Realität des Gewebes und führt nicht immer gleich zu Hypofunktion. Funktion und Aktivität sind also nicht identisch.

Osteopathische Funktion und Aktivität

Der gordische Knoten besteht im Problem der mangelnden Übersetzbarkeit der **„osteopathischen Funktion“** in die klinisch bedeutsamen **Aktivitätszustände.** Bedeutsam und folgenreich für die Therapie ist es, zwischen Ruhe, Anstrengung und Erschöpfung unterscheiden zu können. Eine klinische Physiologie würde Zustände regulierbarer Ruhe- und Hyperaktivität von der Regulationsstarre nicht mehr regulierbarer Hyper- oder Hypoaktivität unterscheiden.

Der Gordische Knoten hat sich zuerst in der Arbeit mit Organen gezeigt, seine Bedeutung geht aber weit darüber hinaus. Bisher war die Suche nach einem Korrelat von osteopathischer Funktion „Organbewegung“ und physiologischer Organaktivität ohne Erfolg. Es gibt keinen Hinweis, dass die physiologische Aktivität eines Organs wie der Leber mit dessen Bewegung variiert. Nur bei den physiologischen Motilitätsbewegungen von Herz (Systole-Diastole) und Darm (Peristaltik) kommt es vor, dass die Frequenz der Bewegung auch Ausdruck des Aktivitätszustandes ist. Aber nicht jeden Ausdruck der Aktivität können wir auch klinisch deuten. Das ist der Kern des Problems, das wir lösen müssen.

Funktion und Dysfunktion

Im osteopathischen Funktionsdenken gibt es zwei Zustände: Funktion und Dysfunktion. Sie werden meist an den **spürbaren Qualitäten** der **Bewegung** und **Spannung** erkennbar. Die klinische Physiologie dagegen kennt ein Kontinuum an Aktivität mit mindestens vier klinisch abgrenzbaren Aktivitätszuständen: normale Ruheaktivität und normale Hyperaktivität bei Beanspruchung, nichtregulierbare Hyperaktivität und Hypoaktivität. Das Ziel einer physiologisch basierten Osteopathie ist es, den Ausdruck der Gewebeaktivität innerhalb dieser vier Zustände klinisch zu deuten.

Da Aktivität nicht als Richtung und Verlust an Amplitude beschreibbar ist, verlieren die zur **Dysfunktion** gehörigen Richtungsbegriffe und die damit verbundene Einteilung der Behandlungsmöglichkeiten in direkte oder indirekte Technik ihre Bedeutung. Das Ziel der Behandlung ist weder die Bewegungsamplitude, noch der Rhythmus oder Richtungsvektor. Das Ziel der Behandlung ist es, den regulierbaren und den Anforderungen angemessenen Wechsel von Ruhe- und Belastungsaktivität im Organ zu ermöglichen.

3.2 Aktivität am Beispiel der Entzündungsreaktion

Ein wichtiges und anschauliches Lehrstück für den Widerspruch von Funktion und Aktivität stellt die Entzündungsreaktion dar. Bei ihr entwickeln sich vermehrte Wärme, Schwellung oder Zunahme von Gewebe, erhöhte Schmerzempfindlichkeit und Rotfärbung durch vermehrte Durchblutung. Durch diese Beschreibung wird bereits deutlich, dass die Entzündungsreaktion ein Ausdruck von Hyperaktivität ist. Die geweblichen Parameter (Calor, Tumor, Rubor, Dolor) sprechen für Hyperaktivität, wie passt dann die Hypofunktion (functio laesa) ins Bild?

3.2.1 Entzündungsreaktion: Aktivitätszunahme, Funktionsverlust

Die **vier Entzündungsparameter** (Calor, Tumor, Rubor, Dolor) wurden von Celsius vor über 2000 Jahren beschrieben. Die Entzündung ist ein Geschehen, das sich durch eine vermehrte Aktivität, also Hyperaktivität, auszeichnet. Die fünfte Bestimmung, die functio laesa (Verlust der Funktion) hat für beliebe Verwirrung bei den Medizinhistorikern und den Manualtherapeuten geführt. Die Verwirrung der Manualtherapeuten ist leicht aufzulösen, denn sie speist sich aus dem Wechsel des Bezugssystems von der Gewebeaktivität zur Funktion. Da die ersten vier Parameter Gewebeaktivität beschreiben, entstand durch die Übernahme des nicht-geweblichen Funktionsbegriffs ein Widerspruch: Ist die Entzündungsreaktion eine Hyperaktivität oder eine Hypoaktivität? Eine Hyper- oder eine Hypofunktion?

Woher der **fünfte Parameter,** der **Funktionsverlust,** der so sehr das heutige Bild der Entzündung in der manuellen Therapie bestimmt, tatsächlich kam, ist weiterhin unklar und hat zu köstlichen medizinhistorischen Exkursen geführt. Fälschlicherweise Galen zugeschrieben (Rather1971), gab es tatsächlich erst im 19. Jahrhundert ausführlichere Diskussionen des fünften Parameters. Denn erst Mitte des 19. Jahrhunderts wurde Funktion als medizinischer Begriff verwendet. So ist es vorstellbar, dass erst damals den vier Elementen der vermehrten Aktivität der Aspekt des Funktionsverlustes hinzugefügt wurde. Seither leben wir mit diesem Widerspruch in der Beschreibung der Entzündung: Sie ist gleichzeitig (zu) viel Aktivität und (zu) wenig Funktion; gleichzeitig Hyperaktivität der vier geweblichen Parameter (Calor, Tumor, Rubor, Dolor) und Hypofunktion (functio laesa). Tatsächlich haben neuer Arbeiten zur Entzündungsphysiologie kein Problem damit, die vier geweblichen Parameter zu erörtern und die functio laesa einfach wegzulassen (Ciaccia 2011).

3.2.2 Kategorialer Sprung

Für die osteopathische Diskussion ist es wichtig, den Widerspruch dahingehend anzuerkennen, dass wir die unterschiedlichen Perspektiven in der Beschreibung der Entzündung benennen:

- Die ersten vier sind Parameter der Entzündungsaktivität im Gewebe (Erwärmung, Schwellung, Rötung, Schmerzhaftigkeit).
- Der fünfte Aspekt erschließt sich erst, wenn wir eine Möglichkeit haben, eine bestimmte Funk-

tion eines Organs so zu definieren, dass daraus der Verlust an Organfunktion jenseits der Entzündungsaktivität (als Funktion) erkennbar wird.

Damit wird ein **Gegensatz** von **Aktivität** und **Funktion** konzeptionell erst geschaffen. Nehmen wir z.B. ein entzündetes und geschwollenes Knie. Wir finden hier alle klassischen Entzündungszeichen: Erwärmung, Schwellung, Rötung, Schmerzhaftigkeit. Natürlich wird ein Mensch dieses Knie schonen und möglichst wenig bewegen. Möglicherweise ist die Bewegung durch auftretende Schmerzen und durch die Schwellung begrenzt möglich. Insofern wir dann Bewegung als Funktion des Kniegelenks ansehen, liegt also eine Funktionseinschränkung vor.

GUT ZU WISSEN

Wir müssen gewebebezogene und funktionelle Parameter unterscheiden.

Ist die Bewegung eines Kniegelenks mit seiner Funktion gleichzusetzen? Keineswegs. Ein Knie muss sich bewegen können, es muss aber auch stabil sein und es muss schwellen können, wenn es entzündet ist.

GUT ZU WISSEN

Die Entzündungsreaktion ist das anschauliche Lehrstück, wie der osteopathische Funktionsbegriff in Widerspruch zur Gewebeaktivität und damit ins Schleudern gerät. Der Widerspruch von Funktion und Aktivität stellt einen kategorialen Sprung dar.

Die osteopathische Tradition hat sich früh auf die Seite der Funktion geschlagen. Die Gewebeaktivität rutschte dabei ebenso in den Hintergrund wie das Bewusstsein des Widerspruchs. Die mangelnde Sensibilität für den kategorialen Sprung hat zur Identifikation von Bewegungsverlust (B) und Funktionsverlust (F) geführt: B vermindert = F vermindert. Vorschnell wurde dann diese Identifikation verallgemeinert und Bewegung als Ausdruck der Funktion (B = F) definiert. Diese Identifikation und Verallgemeinerung hat sich in den parietalen und kraniosakralen Konzepten festgesetzt. In der manuellen Arbeit mit Organen haben diese sich vehement gegen diese Identifikation und die erzwungene Mobilisierung gewehrt.

3.2.3 Organentzündung und Organaktivität

Wie wäre das nun bei einem entzündeten Organ? Eine entzündete Leber kann auch geschwollen sein. Bei mehr Durchblutung würde sich ihre Farbe nur geringfügig verändern, weil sie sowieso ein blutgefülltes Organ ist. Die Leber selbst ist wenig schmerzempfindlich und in der allgemeinen Krankheitslehre gilt der Satz: Die Müdigkeit ist der Schmerz der Leber. Da sie aber durch die Schwellung das umliegende Gewebe irritiert, kann Schmerz entstehen. Auch eine erhöhte Temperatur in der Leber wäre möglich. Die attestierte Müdigkeit ist die des ganzen Patienten, da die Leber es nicht mehr schafft, ihre Aufgaben zu erfüllen. So könnten wir auch hier die Entzündung eines Organs als Gewebe-**Hyperaktivität** und **Hypofunktion** ausdrücken. Dies wäre abzugrenzen von einer situativen **Überbeanspruchung.** So würde bei einem hohen Angebot an Alkohol (Gift) die Leber durch Hyperaktivität und Hyperfunktion mit dieser großen Herausforderung (Entgiftung) umgehen.

3.2.4 Physiologie der Aktivitätszustände

Auch wenn wir die Entstehung des fünften Parameters historisch rekonstruieren und verstehen können, bleibt die grundlegende Unklarheit des **osteopathischen Funktionsbegriffs** bestehen.

GUT ZU WISSEN

Die Osteopathie hat eine spürbare Qualität (z. B. Bewegung, Spannung) zur Funktion erhoben. Das widerspricht der Physiologie der Aktivitätszustände und führt zu klinisch fragwürdigen Konzepten. Was ist nun der Bezugspunkt des osteopathischen Handelns: die erhöhte Aktivität des Gewebes oder die verminderte Funktion?

Im Hinblick auf das Gewebe müssen wir die Entzündungsaktivität gewähren lassen oder so unterstützen, dass sie zu einem guten Ende kommen kann. Wie sollen wir aber auf die Funktionsveränderung reagieren? Die Bewegungsfunktion ist vermindert, die Stabilitätsfunktion und die Schwellungsfunktion sind erhöht. Spätestens hier ist das Funktionskonzept nicht mehr klinisch nachvollziehbar. In der Physiologie gilt:

Es gibt Aktivitätszustände, die sich in verschiedenen spürbaren Qualitäten (wie Elastizität, Volumen, Bewegung, Spannung, Form) ausdrücken. Wir können diese Qualitäten nicht als gute oder schlechte Funktionen bezeichnen, denn sie sind lediglich Ausdruck der Organaktivität. Osteopathisch interessiert uns der mechanische Ausdruck der Organaktivität. In der allgemeinen Physiologie wird natürlich ein Organ in der vollen Breite der physiologischen Aktivität erforscht. Wir werden im Folgenden dazu übergehen, nur noch die Physiologie der Aktivitätszustände klinisch auszuarbeiten und die Unsicherheiten des Funktionsbegriffs hinter uns zu lassen.

Um sprachliche Missverständnisse zu vermeiden, sprechen wir in den späteren Organkapiteln von der **„physiologischen Aktivität"** eines Organs, wenn wir die Aufgabenbereiche und Tätigkeiten eines Organs. meinen, wie sie in der Physiologie dargestellt sind.

GUT ZU WISSEN

Umgangssprachlich könnten wir verkürzt formulieren: Physiologische Aktivität ist das, was das Organ leisten kann, was es tun muss, um seiner Rolle im Körper gerecht zu werden, welchen Belastungen es in Krisenzeiten Stand halten soll.

So ist die physiologische Aktivität des Darms die Umwandlung, Aufnahme und Abgabe von Stoffen; die physiologische Aktivität der Leber der Aufbau und Umbau der Grundbausteine des Zeltstoffwechsels.

3.2.5 Osteopathie als Behandlung der geweblichen Aktivität

Hinsichtlich der inneren Organe war der Widerspruch von osteopathischer Funktionsbestimmung und physiologischer Gewebeaktivität eklatant. Daher wurde schon früh die Begrenztheit der osteopathischen Identifizierung der Funktion mit dem Bewegungsverhalten erkannt. Die **viszerale Osteopathie** hat begonnen, sich nicht an Funktionen zu orientieren. Sie hatte erkannt, dass sie nur klinisch relevant sein kann, wenn sie sich am palpablen Ausdruck der Gewebeaktivität orientiert.

Eine Leber oder eine Niere hat viele physiologische Funktionen, die allerdings nicht mit ihrer osteopathischen Bewegungsfunktion korreliert sind. Weder Frequenz noch Amplitude sind Parameter für die Bestimmung der physiologischen oder geweblichen Organaktivität. Die Ruhefrequenzen der großen rhythmischen Systeme (Herzphasen, Atemrhythmus, gastro-intestinale Motilität) ändern sich über den Lebenszyklus und je nach Trainingszustand; eine rein auf Frequenz bezogene Diagnostik ist nicht ausreichend. Der Fehler der Identifikation von Bewegungsfrequenz mit Funktion wurde in der **kranialen Osteopathie** vielfach gemacht und muss nicht wiederholt werden. Organbewegung ist – in Frequenz und Amplitude – nicht als direkter Ausdruck der physiologischen Ruhe- und Hyperaktivität zu deuten.

So zwingen uns die inneren Organe zu **„geweblichem Denken"** und **„geweblichem Handeln"**, sie bringen uns dazu, klar zu unterscheiden zwischen Aktivität und osteopathischer Funktion der inneren Organe. Das osteopathische Wahrnehmen und Handeln im Bereich der Organe muss sich um die Palpation und Behandlung der Aktivitätszustände kümmern. Die Anbindung an Aktivitätszustände hält uns nahe an der Physiologie und schlägt eine Brücke zur situativen Palpation in der Therapie. Hier kommen wissenschaftliche Beschreibung und klinische Wahrnehmung zumindest teilweise zusammen. Dann wird das osteopathische Handlungskonzept anschlussfähig für die Konzepte der Physiologie und öffnet die Tür zu einer biomechanischen – also auf biodynamische und biostatische Qualitäten bezogenen – Krankheitslehre.

KAPITEL

4 Einteilungssystem der Organe

4.1 Charakter und Familie

Die biologische Welt ist vielfältig und die Einteilungssysteme helfen bei der Orientierung, Auch für die inneren Organe wäre es gut zu wissen, zu welcher Spezies oder Familie von Organen sie gehören. Wir können Organe danach unterscheiden, wie sie kommunizieren und mit welcher Umgebung sie zu tun haben. Organe wie die Lungen und der Magen-Darm-Trakt stehen in ständiger Kommunikation mit den Elementen der Außenwelt: Luft und Nahrung. Dagegen haben Organe wie das Herz oder die Leber immer nur Kontakt mit dem inneren Element des Bluts. So erklärt sich die erste grundlegende Einteilung in **Organfamilien:**

- die Familie der **Hohlorgane** und alle ihre Abkömmlinge,
- die Familie der **Blut**- und **Gefäßorgane** und alle ihre Verwandten.

Wie in menschlichen Familien sagt die Herkunftsfamilie nicht alles über ein Mitglied aus, aber im Gewusel der Organe ist es schon wichtig, zu welchem großen Klan oder System ein Organ gehört. Ein hohles Organ wie der Magen wird ein lebenslang ein Hohlorgan bleiben und sollte niemals mit Blut gefüllt sein. Dagegen wird es in einem Blutorgan wie dem Herzen keine Hohlräume geben. In der biologischen Welt der Organe gibt es weder Geschlechtsumwandlungen noch Persönlichkeitsstörungen. Ein Blutorgan wird sich niemals für ein Hohlorgan halten oder ausgeben.

Neben der Einordnung der Organe in Familiensysteme wollen wir noch den persönlichen und **individuellen Vorlieben** und **Abneigungen** der einzelnen Organe Aufmerksamkeit schenken. Magen und Dünndarm gehören zur großen Sippe der Hohlorgane und darin zur Familie der Organe des Verdauungstrakts, was sie wiederum vom Hohlorgan Harnblase unterscheidet. Dennoch gibt es kaum unterschiedlichere Charaktere. Der Magen ist sehr sozial und tolerant.

Er nimmt geduldig und nachgiebig alles an und vermischt es, in ihm dürfen alle sein, wie sie sind. Er macht einen dünnen Brei aus all den unterschiedlichen Ess- und Trinkgewohnheiten. Dagegen nimmt der Dünndarm nur kleine Portionen an und sortiert aufs Genaueste aus, was er aufnehmen oder lieber weiterleiten will. Selbst innerhalb einer Familie bilden sich deutliche Charakterunterschiede aus. Diese gilt es bei der manuellen Behandlung zu berücksichtigen. In der Geschichte der Osteopathie wurden Organe zu oft behandelt „wie" etwas anderes. Hier wollen wir uns klar positionieren und den individuellen Organcharakter in der Behandlung anerkennen und seine klinische Bedeutung wertschätzen.

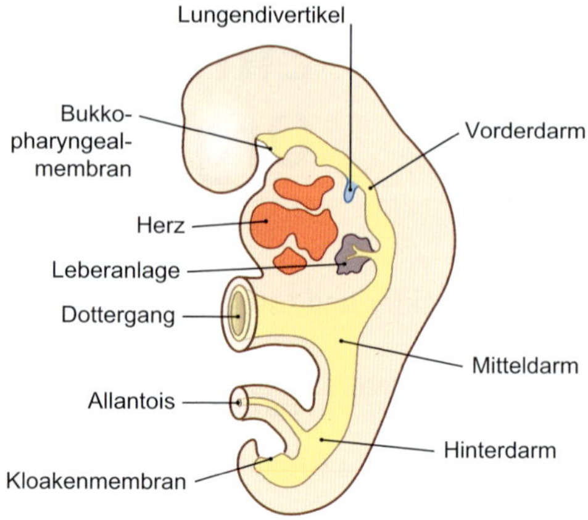

Abb. 4.1 Beispiele für Hohlorgane: Aus dem primitiven Darmrohr (gelb) entstehen alle Hohlorgane: das Verdauungssystem vom Mund bis zum Anus, die Lungen, die Blase und der Uterus. [S700-L126]

4.2 Hohlorgane

Hohlorgane werden zur Abgrenzung von anderen Organen Viszera genannt. Alle viszeralen Organe entstehen aus einem anfänglichen Darmrohr. Da es in der frühen Phase der Embryogenese nur ein langes Rohr gibt, sprechen die Embryologen vom primitiven Darmrohr. Aus diesem primitiven Darmrohr entstehen alle Hohlorgane: das Verdauungssystem vom Mund bis zum Anus, die Lungen, die Blase und der Uterus. Da sich all diese Organe aus einer gemeinsamen Ursprungsfamilie, dem primitiven Darmrohr, heraus entwickeln, weisen sie grundlegende Ähnlichkeiten auf (➤ Abb. 4.1). Selbst die Auswachsungen und Ausprossungen aus dem Darmrohr – Lungen, Gallen- und Harnleiter, Tuba auditiva – sind klar als Abkömmlinge des primitiven Darmrohrs zu identifizieren. Da nur Hohlorgane über **Schleimhaut** verfügen, ist diese ein unterscheidendes Merkmal. Schleimhaut produziert Schleim (Sekret) und gibt diesen in den Hohlraum hinein ab. In Gefäßen und Blutorganen sind hohle Räume und die spezifische Schicht der Schleimhaut lebensgefährlich.

Auch die innere Schicht mancher Gefäße gibt **Stoffe ins Blut** ab, diese unterscheiden sich jedoch vom Schleim der Schleimhaut. Die Hohlorgane des Verdauungstraktes sind gefüllt mit Nahrung und Luft. Die Anwesenheit von Luft wird im Darm weniger geschätzt, während diese die Lungen ganz und gar ausfüllen darf. Normalerweise füllen sich die Harnwege und die Harnblase nur mit Harn und die Gallenwege und Gallenblase nur mit Gallenflüssigkeit. Die notwendige Belüftung der Tuba auditiva erfolgt über rhythmische Aktivität und Luftaustausch mit dem Mundraum. Überwiegt in diesem kleinen Hohlraum die Schleimqualität und fehlt es dazu an rhythmischer Belüftung, kann es leichter zu einer Mittelohrentzündung kommen.

Zur Hohlorganfamilie gehören auch **typische Krankheitszeichen**. Als Regel können wir sagen: Wo Koliken vorkommen, gibt es wahrscheinlich glatte Muskulatur und Schleimhaut. Die Muskelschicht der Hohlorgane neigt zur Motilitätsstörung, die wir dann Kolik, Durchfall oder Verstopfung nennen. So entstehen Koliken in den Gallen- und Harnwegen oder im Darm selbst. Veränderungen der Qualität des Schleims sind sowohl in der Lunge als auch im Darm folgenreich. Die grundlegenden Eigenschaften aller Hohlorgane sind in ➤ Tab. 4.1 zusammengefasst.

Die **Gebärmutter** ist ein besonderes Hohlorgan, da die Schleimhaut einer hormonellen Regulation unterliegt. Über lange Phasen ihrer Biografie ist die Gebärmutter nur mit ihrem eigenen Schleim und etwas Luft gefüllt. In den fruchtbaren Zeiten im Leben einer Frau kommt es regelmäßig zur kleinen „Füllung" der Gebärmutter durch ein oder mehrere Eier des Eierstocks. Diese Eier gelangen wiederum durch das Hohlorgan Eileiter in die Gebärmutter. Dort reagiert die Schleimhaut auf die Füllung, und wenn das Ei

Tab. 4.1 Erkennungsmerkmale der Hohlorgane
• Äußere Muskelschicht zur Stabilisierung der Form und zur Eigenbewegung (Motilität)
• Innenliegende Schleimhaut als Kontakt- oder Aufnahmefläche für das was das Organ füllt
• Innerer Hohlraum (Lumen), gebildet aus einer Wand und gefüllt mit Inhaltsstoffen; typische Biodynamik von Inhalt und Wand
• Rhythmische Füllung und Entleerung des Hohlraumes
• Neigung zu Verschleimungen und Motilitätsstörungen, Koliken und Entleerungsstörungen.

befruchtet wurde, kann es auch zur „großen Füllung", der Schwangerschaft, kommen. Kein anderes Hohlorgan kann sich derartig ausdehnen und einem anderen Lebewesen Platz machen wie die Gebärmutter.

4.3 Blutgefüllte Organe

Die Blutorgane stammen nicht wie die Hohlorgane von einem gemeinsamen Organrohr ab. Vielmehr könnte man mit etwas Toleranz für Ungenauigkeit sagen, dass die Gefäße und Blutorgane **aus dem Blut** selbst **entstehen.** Diese Aussage ist insofern zu halten, als am Anfang der embryonalen Entwicklung tatsächlich zuerst Blutzellen und Blutseen zu finden sind. Die Gefäße entstehen später und meist aus Bindegewebszellen, die im Blut schwimmen. So könnten wir formulieren, dass zuerst Blut war und sich dann Gefäße und Organe unter Beteiligung des Bluts um das Blut herum gebildet haben (➤ Abb. 4.2). So entstand beispielsweise die Leber aus einer großen Lagune gefüllt mit Blut. Die Leber ist ein Blutschwamm, der die anfängliche Blutlagune in Form bringt. Die Milz ist das einzige Organ das noch an diese offene Zirkulation des Bluts erinnert. In ihr fließt das Blut auch außerhalb des Gefäßnetzes offen im Gewebe. Sind einmal Gefäße entstanden, können diese aussprossen und verzweigen. Dann entstehen Gefäße aus Gefäßen, ein Mechanismus, der das ganze Leben lang aktiv bleibt und bei der Neubildung von Gefäßen, beispielsweise für neu angelagerte Fettzellen, greift. Zur Familie der Blutorgane können wir noch das Herz, die Milz und die beiden Nieren zählen.

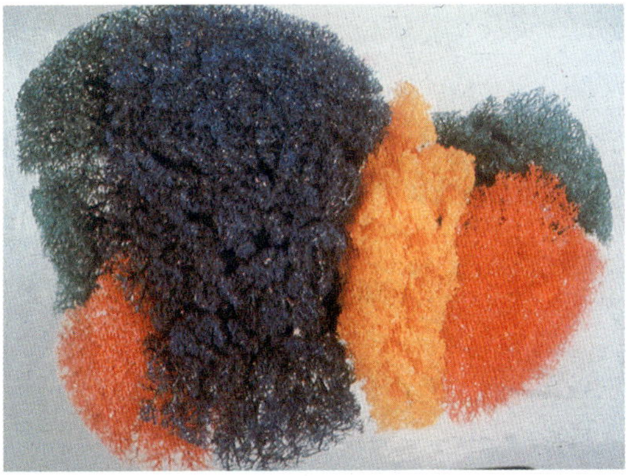

Abb. 4.2 Beispiel für ein Blutorgan: Die Leber entsteht und besteht aus Blut und einem fein differenzierten Gefäßnetz und Gefäßschwamm. Darstellung der Lebersegmente als angefärbter Gefäßschwamm (corrosion cast). [E1065]

Aufgaben der Blutorgane

Sie sind Organe im Blutsystem und damit befasst, die Substanz des Bluts auf verschiedene Weise wahrzunehmen und zu bearbeiten. Da die Blutorgane eine innere Aktivität und Qualität wahrnehmen (Blut), könnten wir sie auch als propriozeptive und enterozeptive Sinnesorgane bezeichnen. Das grenzt sie ab von der Exterozeption in der Schleimhaut der Hohlorgane.

Das Herz bewegt das Blut und verändert es nur minimal in seiner chemischen Zusammensetzung (Zugabe eines Hormons). Dagegen bearbeiten die Leber, die Milz und die Nieren die chemische Zusammensetzung des Bluts in vielfacher Weise. Das Außergewöhnliche der Milz ist ihre Arbeit an den roten Blutzellen. Diese werden mechanisch verformt und aussortiert. Milz und Leber sind noch auf besondere Weise geschwisterlich verbunden, da ihre innere Architektur einem Schwamm gleicht. Da beide im Oberbauch, rechts und links des Magens liegen, bezeichnen wir sie auch als Blutschwamm-Schwestern. Die Leber ist die venöse, während die Milz ihre arterielle Schwester ist.

Venös-Arteriell

Die Einteilung in venös und arteriell ist eine wichtige Unterkategorie in der Familie der Blutorgane.

- Die **venösen Organe** und **Gefäße** zeichnen sich durch große Blutfülle bei niederem Blutdruck

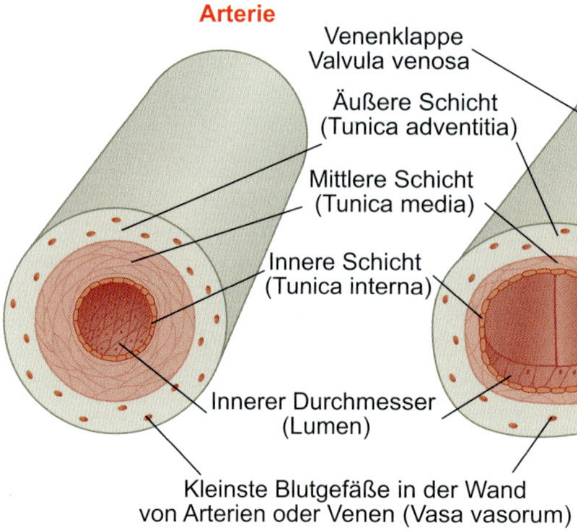

Abb. 4.3 Vergleich von Arterien und Venen: Insbesondere die Muskeln der Arteriolen können Druck erzeugen, während das größere Volumen der Venen für eine große Menge steht (Kapazitätsgefäße). [L231]

aus. Die Leber ist das Paradebeispiel eines venösen Organs. Das venöse System ist das sog. Kapazitätssystem, weil sich in ihm der Großteil des Bluts befindet. Es hat die Fähigkeit, große Mengen bei geringem Druck aufzunehmen und langsam und rhythmisch zu bewegen. Darin ist es auch deutlich genug abgegrenzt von arteriellen Gefäßen und Organen (➤ Abb. 4.3).

- Manche Teile des **arteriellen Systems** bringen das mechanische Gegenteil des sich ausdehnenden Schwammes hervor. Die Muskeln der Arteriolen können das Gefäß eng machen und somit den Druck im Blut erhöhen. Damit sind die beiden mechanischen Qualitäten des arteriellen Systems genannt: hoher Druck bei geringer Menge. Die Nieren sind Paradebeispiele für die Qualitäten des arteriellen Systems.

Dort, wo sich venöses und arterielles System treffen, finden wir eine besondere Organisationsform vor: das Herz und das ausgedehnte Netz der Kapillaren. In den **Kapillaren** findet der Austausch von Gasen und Stoffen statt. Für die manuelle Behandlung des Organgewebes ist das Kapillargebiet der eigentliche Zielparameter, da wir hier den Stoffwechselprozessen nahekommen. Noch näher dran wären wir, wenn wir Einfluss auf den interzellulären Bindegewebsraum oder gar die Zellen nehmen könnten. Aber es ist ungewiss, ob unsere mechanischen Kräfte dort wirken können.

Das **Herz** vermittelt das venöse Niederdruckgebiet der rechten Herzseite mit der arteriellen Druckbildung des linken Ventrikels. Dazwischen ist der Lungenkreislauf geschaltet. In der Lunge rücken Blutgefäße und der Hohlraum der Hohlorgane ganz besonders nahe zusammen. Diese Nähe ist so intim, dass in den Alveolen der Sauerstoff aus den Lungenräumen einfach per Diffusion in die Gefäße rüber hüpfen kann. Auch im Dünndarm findet sich eine erstaunliche Intensität des Austausches zwischen Hohlraum und Blutgefäß; dort trennt diese beiden aber eine dicke und sehr kontrollsüchtige Schleimhautschicht.

4.4 Organcharakter

Nachdem wir der Einordnung der Organe in Familiensysteme genügend Aufmerksamkeit geschenkt haben, dürfen wir uns nun mit dem einzelnen Organ und seinen persönlichen und individuellen Vorlieben und Abneigungen beschäftigen. Nur wenn es in der Organfamilie allen gut geht und gut gehen darf, ist ein Leben in gemeinsamer Freude möglich. Sonst beherrschen Elend und Zank, Krankheit und Missgunst das Leben im Inneren und Äußeren. Daher lohnt es sich, die Organe als liebenswerte Zeitgenossen und zuweilen merkwürdig-schrullige Persönlichkeiten anzuerkennen.

4.4.1 Vorlieben und Eigenheiten

Im Leben und in der Therapie ist es ratsam, das Gegenüber kennenzulernen. Ein Mindestmaß an freundschaftlichem Umgang mit Respekt für die Bedürfnisse und Nöte der anderen bleibt jedoch das Geheimnis des glücklichen Organlebens. Füllen wir unseren Magen mit allem, was die Konsumwelt zulässt, kann es gut sein, dass er sich wehrt und alles zurückgibt. Belasten wir unsere Lungen über ihre Möglichkeiten, machen sie sich durch Husten und Stimmunterbrechungen bemerkbar.

Über einen Kamm scheren lassen sich die Organe nicht. Selbst wenn wir den Dünndarm mit seinem Bruder, dem Dickdarm, vergleichen, müssen wir sofort ihre Unterschiede benennen. Der Dickdarm liebt es, im Rahmen zu bleiben, der Dünndarm ist abenteuerlustig und schlägt gern über die Stränge. Wer dem Dünndarm ein Überraschungsflugticket nach Thailand schenkt, mag goldrichtig liegen. Die Nieren aber, die gerne zu Hause auf dem Sofa liegen und sich Bildbände ferner Länder anschauen, würde ein solches Geschenk in große Nöte bringen.

4.4.2 Arbeitsteilung

In der Organfamilie sind die Aufgaben verteilt. So wie Eltern und Kinder, Großeltern und Patentanten je nach Bedürfnis, Fähigkeit und Position in der Generationenfolge unterschiedliche Aufgaben in einer Familie erfüllen, so erfüllen die Darmorgane eine andere Aufgabe als die Blutorgane. Ein Herz kann viel leisten für die Familie, aber die Aufgaben der Verdauung kann es beim besten Willen nicht übernehmen. Kommt ein Organ in Rollenkonflikte, wird es mit den Themen der anderen belastet und kann seine eigentlichen Aufgaben nicht mehr so gut erfüllen. Es ist gut zu wissen, was ein Organ mag und was nicht, was es kann und was es über die Maßen fordert.

GUT ZU WISSEN

Die Einsicht in die unterschiedlichen Organfähigkeiten wird sich in der Diagnostik und der Behandlung eines Organs niederschlagen. Ob ein Organ Behandlung braucht, wie es behandelt werden kann und welche Rolle es im Genesungsprozess einnimmt, ist mit Bezug auf den Organcharakter zu bestimmen.

Die Rede vom Organcharakter unterstellt, dass die Gewichtung der palpablen Qualitäten je nach Organ unterschiedlich sein kann; sie unterstellt zudem, dass wir die volumetrische Veränderung der Leber leicht spüren können, die intrinsische Bewegung der Motilität aber besser am Dünndarm nachvollziehen. Die spürbaren Qualitäten sind je nach Organ unterschiedlich gewichtet. Da eine gesunde Niere ihr Volumen und ihre Position nur unmerklich ändert, werden wir diese mechanischen Qualitäten auch nicht zuallererst untersuchen. Umgekehrt ist eine sehr mobile oder geschwollene Niere ein Grund zur Sorge. Eine manuelle Untersuchung und Behandlung des Organs – der volumetrischen Aktivität, der Verformbarkeit und Stabilität, Wandspannung oder des Bewegungsverhaltens – ist nur im Kontext des Organcharakters sinnvoll zu deuten.

4.5 Drei Säulen, drei Mittelorgan-Systeme

Die frühe Phase des embryologischen Wachstums zeigt eine erstaunliche Affinität für die **Dreigliederung** der **Mitte:** Zunächst gibt es die Anordnung der drei Gewebeschichten in einer Scheibe, der geweblichen Dreiteilung folgt schon bald die Entstehung dreier, zentral gelegener Säulen oder Rohre:

- Aus dem „primitiven" Darmrohr entstehen alle Hohlorgane.
- Aus dem Neuralrohr entwickeln sich Rückenmark und Gehirn.
- Die das Rückenmark umgebende Wirbelsäule bildet sich aus dem „ursprünglichen" Rücken (Chorda dorsalis).

Alle drei Mittelorgane sind kraniosakrale Systeme, da sie sich vom Kopf bis zum Sakrum (Becken) entfalten. Alle drei sind anfangs mittig gelegen und nicht paarig organisiert. Damit hören die Ähnlichkeiten auch schon auf und es werden die Unterschiede interessant. Nur das Darmrohr wird aus allen drei Gewebeschichten gebildet. Den anderen beiden Organsystemen fehlt – zum Glück, müssen wir sagen – die Schleimhaut.

Darmrohr und Neuralrohr sind nicht in Etagen (segmental) gegliedert, sondern von oben nach unten kontinuierlich aufgebaut. Zwar gibt es immer wieder

Darstellungen von neurologischen Segmenten des Rückenmarks, aber die Salamischeiben-Organisation ist keine innere Gliederung des Nervensystems. Nur das, aus den segmental angelegten Somiten (Mesoderm) entstehende, somatische System lässt eine geschichtete Organisation erkennen. Diese segmentale Gliederung legt das somatische System wie ein Gitter über das Nervensystem; die so entstehenden neurologischen Segmente der Wirbelsäule sind in Wahrheit somatische Projektionen, keine neuronale Architektur.

Befund und Behandlung im Bereich des Viszeralrohrs gehen von einem durchgehenden Darmrohr aus. Dieses wird innerlich nicht durch Segmente gegliedert. Die Kontinuität des Rohrs geht selbst über die Organgrenzen hinweg. Auch wenn wir den Verdauungstrakt in unterschiedliche Organabschnitte einteilen, bleibt die physiologische Realität eines – vom Mund bis zum Anus durchlaufenden – mechanisch und elektrisch kontinuierlichen Organsystems grundlegend. Segmentale Reflexverschaltungen entsprechen nicht der inneren Realität der Organe, sondern vielmehr der Art und Weise, wie sie mit anderen Systemen verbunden sind. Auch die embryonale Einteilung in Vorder-, Mittel und Hinterdarm ist dem Darmrohr äußerlich und berührt es innerlich nicht. Diese Einteilung spiegelt die externen Zuflüsse der drei großen Arterienstämme – Truncus coeliacus, Arteria mesenterica superior und inferior – wider.

Alle drei Mittelorgane werden hier als Säulen benannt, denn sie tragen die **sensomotorischen Entwicklungsprozesse** der ersten Lebensjahre und wirken in der Statik und Dynamik zusammen. Dies machte den genuin osteopathischen Beitrag in der Betrachtung der Organe und der Aufrichtung aus: Organe sind Aktivposten in der Aufrichtung, nicht passiv oder tote Masse, die von außen getragen werden muss.

4.6 Aufgabenbereiche und unterschiedliche Kräfte

4.6.1 Aufgabenbereiche

Jetzt können wir die Aufgabenbereiche der Organe beschreiben und unterscheiden. Eine für die manuelle Therapie wichtige Unterscheidung haben wir implizit bereits getroffen. Wir unterscheiden **Aufgaben,** die wir **spüren können** und Aufgaben, die zwar für das Organ sehr wichtig sind, aber **palpatorisch nicht zugänglich** sind.

So können wir die riesige Anzahl physiologischer Umwandlungsprozesse in der Leber beschreiben, haben aber wenig Grund zur Annahme, dass die chemischen Aspekte dieser Umwandlung von Stoffen im Detail manuell spürbar sind. Ähnliches ließe sich über die intensiven Arbeitsprozesse in der Schleimhaut des Dünndarms sagen. Auch wenn der Gesamtausdruck der Aktivität des Dünndarmgewebes gut zu erspüren ist, ist doch die Vielzahl der Abgabe-, Aufnahme- und Umwandlungsprozesse, die in der Schleimhaut stattfinden, selbst den sensiblen Händen der OsteopathInnen nicht zugänglich.

Daher unterscheiden wir die **physiologisch-stofflichen** und die **geweblichen Aktivitäten** des Organs; letztere sind der spürbare Ausdruck der Gesamtaktivität des Organs. Diese Unterscheidung würde das Organ selbst nie vornehmen und als unnötige Spaltung zurückweisen.

GUT ZU WISSEN

Um dem Wahrnehmungsbereich der manuellen Therapie und dem Organ gerecht zu werden, ziehen wir die Unterscheidung von physiologisch-stofflicher und geweblicher Aktivität heran. So können wir die Aufgabenbereiche eines Organs den **stofflichen** und **geweblichen** Aspekten zuschreiben:

- Arbeit am Stoff (stofflicher Aspekt): Absorption, Verteilung, Stoffwechsel, Produktion, Ausscheidung, Transport, Abwehr, Toleranz.
- Arbeit des Gewebes (geweblicher Aspekt): Ausdehnen, Zusammenziehen, Drücken, Anspannen, Verformen, Stabilisieren, Dynamisieren, Schwellen.

4.6.2 Organaktivität in Statik und Dynamik

Der besondere Beitrag der Osteopathie besteht darin, dass der gewebliche Aspekt der Organaktivität in der Statik und Dynamik des Bewegungsapparates gewürdigt wird. Innere Organe unterstützen und initiieren – durch ihre eigene statische und dynamische Kraft – die **sensomotorischen Aufrichtungsprozesse.** Diesen Aspekt der Gewebeaktivität der Organe werden wir in die Diagnose und Behandlung einbeziehen. Das gilt sowohl für die Rolle der inneren Organe als

„Stützkissen“ für wichtige Ausgangslagen in der Säuglingsentwicklung, als auch für die tragende und Statik unterstützende Kraft der Organe eines Erwachsenen.

Wir können den stabilisierenden Faktor der Organaktivität gar nicht genug betonen. Denn dieser Aspekt erinnert uns daran, dass jedes Gewebe sein Können im Schwerkraftfeld erweisen muss. Nicht nur der Bewegungsapparat, auch das Gefäßsystem und der Magen-Darm-Trakt, und selbst noch das kraniosakrale System, werden ihrer Aufgabe nicht nur in Rückenlage oder im Schlaf gerecht. Sie müssen auch im Stehen und im Gehen ihre Funktion erfüllen können. Auch wenn wir oft unsere Patienten in Rücken- oder Bauchlage behandeln, sollten wir dennoch nicht vergessen, dass die von uns behandelten Systeme erst in der Auseinandersetzung mit dem Schwerkraftfeld zeigen müssen, was sie können. So wäre eine Überprüfung des Behandlungserfolgs im Sitzen oder Stehen auf jeden Fall angebracht.

KAPITEL

5 Gewebe und Zellen der inneren Organe

5.1 Gewebecharakter

Ähnlich wie bei den Organen fragen wir nun – sozusagen ins Organ eintauchend – welchen Charakter die einzelnen Gewebe aufweisen. Leitend sind wieder folgende Fragen: Was können die Gewebe? Wie drücken sie sich aus? Womit ernähren und erneuern sie sich?

Um die einzelnen Gewebe besser zu verstehen und sie für die manuelle Arbeit als Partner zu gewinnen, sollten wir mindestens folgende drei Aspekte kennenlernen,

- ihre mechanischen Ausdrucksformen,
- ihr Wachstum, ihre Ernährung und Erneuerung und
- ihre regulative Steuerung und Einbettung.

Wir werden hier die Frage nach den spürbaren Qualitäten mit Blick auf die Aktivität der einzelnen Gewebe erörtern. Dazu müssen wir ein klares Bild der Organgewebe, ihrer Eigenschaften und Fähigkeiten und insbesondere ihrer mechanischen Ausdrucksarten herausarbeiten. Die Gewebe der Hohlorgane und Blutorgane sind: Muskeln, Mukosa, Nerven, Gefäße, Bindegewebe (in der Gefäßwand, um Gefäße und Nerven, in serösen Häuten und Faszien). Unterschiedliche Gewebearten verfügen über jeweils besondere Fähigkeiten und zuweilen sehr unterschiedliche Energieanforderungen.

GUT ZU WISSEN

Dabei geht es immer wieder um die entscheidenden klinischen Fragen: Wie ist die jedem Gewebe eigene Qualität und Aktivität zu spüren und klinisch zu interpretieren? Wie drückt sich Ruheaktivität, Hyper- und Hypoaktivität mechanisch aus?

Um den Gewebecharakter zu bestimmen, werden wir – ähnlich wie bei der Bestimmung des Organcharakter – die wichtigsten biologischen Aspekte der Gewebe beschreiben.

- Dazu gehören v.a. die **mechanischen Ausdrucksformen,**
  - ein Muskel kann sich zusammenziehen,
  - die Mukosa kann schwellen,
  - Faszien reagieren auf Zug,
  - einige Nervenzellen des darmeigenen (= enterischen) Nervensystems sind mechanosensibel, während das Gros der Nervenzellen nur auf elektrische Reize und Neurotransmitter reagiert.
- Gefäße bestehen zum großen Teil aus Bindegewebe mit unterschiedlichen Anteilen an kollagen und elastischen Fasern; einige auch aus Muskeln. Neben den mechanischen Ausdrucksformen wird uns die Art und Weise beschäftigen, wie sich die verschiedenen Gewebe **ernähren** und **erneuern**. So erneuert sich die Schleimhautzellen des Darms sehr häufig, während Muskeln dies vergleichsweise langsam und Nerven nahezu niemals tun.
- Neben Ernährung und Erneuerung zeichnen sich die Gewebe auch durch recht unterschiedliche **regulative Steuerungsmechanismen** aus. So haben Hormone einen starken Einfluss auf die Schleimhaut der Gebärmutter, aber kaum auf jene der Blase. Sympathikus und Parasympathikus sind am Herzen schwer beschäftigt, die Anpassung des Herzens auf die körperlichen Anforderungen zu modulieren, für die Aktivität der Leberzellen sind sie aber relativ unbedeutend. Zudem ist sowohl die mechanische als auch die neurohormonelle Einbindung je nach Gewebe und Organ zu betrachten.

Hier sei schon auf ein mögliches Missverständnis hingewiesen: Im gesunden Zustand ist es nicht möglich, einzelne Gewebeschichten für sich, also isoliert von den anderen Schichten, zu spüren. Das Ziel der Aufschlüsselung der einzelnen Gewebe in diesem Kapitel ist es, sich einerseits mit den Kräften vertraut zu machen, die an diesem Kompromiss mitarbeiten; andererseits ist es hilfreich, den Charakter der Gewebe zu kennen, falls der Kompromiss immer in dieselbe Richtung kippt. So können wir z. B. einen ausgeleierten Magen von einem zusammengezogenen Magen unterscheiden und überlegen, wie dieser Unterschied von den jeweils beteiligten Gewebeschichten hergestellt wird. Überwiegt ein Aspekt in der Palpation, bedeutet das nicht, dass wir einzelne Gewebeschichten wahrnehmen. Ein Darmrohr etwa ist im gesunden Zustand immer die Kombination aus expansiven und konzentrischen Kräften. Palpatorisch spüren wir immer die Balance oder Summe der Kräfte, auch wenn zuweilen eine überwiegt. In Krankheitszuständen können einzelne Gewebeschichten dauerhaft dominieren. So kann sich eine zirrhotische Leber nicht mehr ausdehnen oder ein überblähtes Lungenbläschen seine Rückstellkraft nicht mehr entwickeln. Diese Zustände sind dann als **Regulationsstarre** oder als pathologische Erstarrung der geweblichen Kompetenz einzuordnen.

5.2 Energieanforderung

Die in der Physiologie beschriebenen Aktivitätszustände Ruhe und Belastung erfordern unterschiedliche Anstrengungen. Am Beispiel der Energiegewinnung (Berg, Tymoczko und Stryer 2002) lässt sich zeigen, wie relevant die Einschätzung der geweblichen Aktivität ist. Ähnliches sollten wir dann für die anderen Stoffwechselprozesse der Gewebe durchführen.

Organe und Gewebe ändern zuweilen in der Anstrengung der Belastung (Stress) oder gar Über-

Tab. 5.1 Wie Organe und Gewebe Energie produzieren

Organ	Ruhe	Anstrengung/Stress	Extremer Stress
Gehirn	Glukose	Glukose	Ketone
Herz	Glukose, Laktat, Fettsäuren (je ca. 30 %)	Laktat 60 %	?
Muskeln	Glukose	Fettsäuren	Fettsäuren
Rote Blutzellen	Glukose	Glukose	Glukose

belastung (extremer Stress) ihre **Energiegrundlage,** also aus welchem Rohstoff sie das notwendige ATP bilden. So zeigt ➤ Tab. 5.1, wie manche Organe bei Belastung neue Energiequellen aktivieren können, während andere in Ruhe und in Belastung immer nur auf eine zurückgreifen können. Die roten Blutzellen (RBZ) können z. B., da ohne Mitochondrien, ihren Energiebedarf in Ruhe und Belastung nur durch **Glukose** stillen und sind deshalb besonders abhängig von einer ausreichenden Zuckerversorgung. Das macht sie wiederum besonders anfällig für eine anhaltende (mehr als 48 Stunden andauernde) Unterversorgung mit Glukose.

Der Vorteil von Glukose als Energieträger ist ihre Wasserlöslichkeit. Dadurch ist sie leicht zu transportieren und schnell verfügbar. Da Glukose nicht nur im Mitochondrium, sondern auch im Zytosol der Zelle verbrannt wird, können sich auch zellkernlose, rote Blutzellen davon ernähren. Fett hat einen höheren Verbrennungswert. Da es aber nicht wasserlöslich ist, kann es nicht mit der gleichen Leichtigkeit transportiert und bereitgestellt werden.

Das Herz deckt in Ruheaktivität seinen Energiebedarf gleichmäßig aus Glukose, Fettsäuren und Laktat. Bei Hyperaktivität greift es vermehrt auf **Laktat** zurück. Laktat können Herzmuskeln zur Energiegewinnung verwenden und Leberzellen zu Bildung von Glukose (de Marées 2003).

5.3 Die einzigartige Schleimhaut

Die Schleimhaut ist vielseitig begabt. Sie kann auf- und abgeben, sich falten entfalten, schwellen oder sich entzündlich zusammenziehen. Sie kann mit der Umgebung kommunizieren, sich unglaublich schnell regenerieren, sich bei Verletzungen vernarben und schlimmstenfalls auch in der Erosion auflösen.

GUT ZU WISSEN

Die Mukosa steht wie kein anderes Gewebe sowohl für die Abgrenzungen als auch für die Austauschprozesse zwischen außen und innen (➤ Abb. 5.1).

Die Mukosa ist **Kontakt- und Schnittstelle.** Um einen modernen, technologischen Begriff zu verwenden: Sie ist ein „interface". Hier treffen Außenwelt und Innenwelt aufeinander. Vermittlung, Übersetzung, Transit, Umwandlung, Aufnahme, Abgabe, Grenzbildung, Widerstand und Abwehr finden hier statt. Die Mukosa des Dünndarms ist die erste Station in der Umwandlung und Vorbereitung der Nahrung zur Aufnahme. Nahezu alle Nahrungsstoffe werden über die Dünndarm-Mukosa aufgenommen. Ein paar Stoffe werden vom Dickdarm absorbiert und die Lunge ist nur für die Aufnahme von Sauerstoff offen. Diese erstaunlichen Kompetenzen der Schleimhaut spielen im therapeutischen Prozess, im mechanischen Ablauf der Verdauung und im vitalen Heilungsgeschehen eine zentrale Rolle. Die manuelle Therapie und die viszerale Osteopathie behandelt die Mukosa in allen ihren Aspekten mit höchstem Respekt. Diese Hochachtung für die Schleimhaut tut den von Schleimhaut ausgekleideten Organen gut. So wird der Dünndarm von den Darmphysiologen als besonderes wahrnehmendes Organ beschrieben, als „sensory organ". Die Bedeutung der Schleimhaut in der viszeralen Osteopathie liegt darin, dass diese Schicht die Organe zu **Kontakt-, Sinnes-** und **Immunorganen** macht.

Besonders an der Schleimhaut des Dünndarms ist zudem, dass die obere Epithelschicht eine Erneuerungsrate (Halbwertszeit) von 2 bis 4 Tagen aufweist. In anderen Worten: Die Schleimhaut ist wie die Haut immer damit befasst, sich neu zu bilden und schilfert die obere Schicht ab. So kommt es, dass ein Teil des

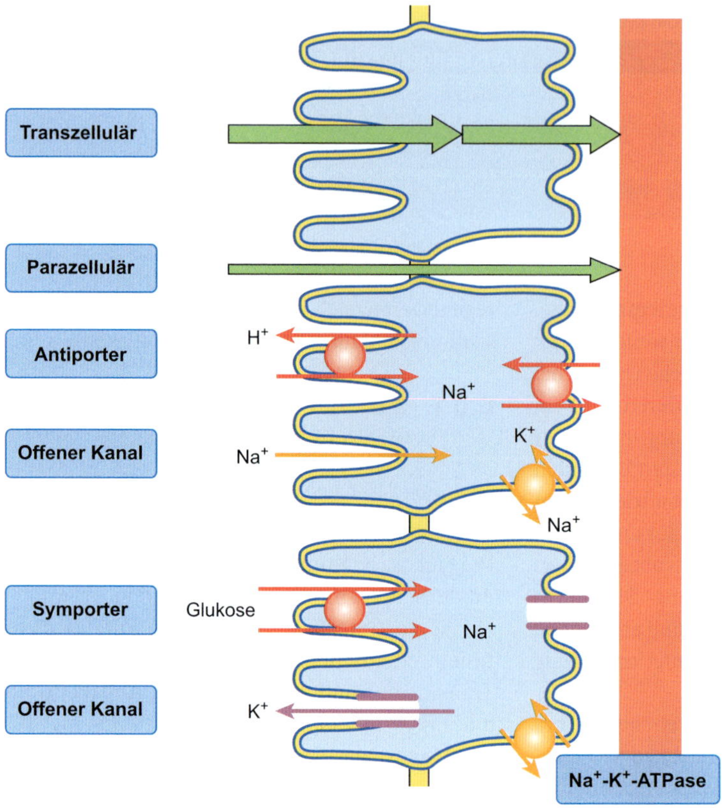

Abb. 5.1 Transportsysteme der Darmschleimhaut. Die Mukosa steht wie kein anderes Gewebe sowohl für die Abgrenzungen als auch für die Austauschprozesse zwischen außen. Die Abbildung zeigt wichtige Transport- und Austauschprozesse zwischen Darmlumen, Schleimhautzellen (gelb) und Blutgefäß (rot). [L143]

Stuhs nicht aus verarbeitetem Essen, sondern auch aus abgestorbenen Schleimhautzellen besteht. Dieses enorme Wachstum trägt auch zur Gewebeaktivität der Schleimhaut bei. Wie wir im Zwölffingerdarm erläutern werden, ist diese **gewebliche Aktivität** der Schleimhaut so stark, dass sie nach außen drückt und eine Gegenbalance zur äußeren Muskelschicht bildet.

5.3.1 Gewebeaktivität, Gewebetonus, Turgor

Die Schleimhaut hat, wie jedes Gewebe, eine **intrinsische Aktivität,** die ihrem eigenen Stoffwechsel und der eigenen Erneuerungsaktivität geschuldet ist. Im Rahmen der manuellen Medizin kommt der intrinsischen Aktivität eine besondere Rolle zu. So ist die Gewebeaktivität beispielsweise unabhängig vom **Schwerkraftfeld.** Wir können die Aktivität der Schleimhaut (wie die intrinsische Aktivität der Muskeln) im Liegen wie im Stehen untersuchen. Sie kann und darf in beiden Positionen gleich sein. Ändert sich die Aktivität eines Gewebes zwischen Liegen und Stehen, deutet dies auf ein System, das auf Schwerkraft sensibel reagiert, oder durch die Aufrichtung im Schwerkraftfeld vermehrt aktiv werden muss. So ist der Muskeltonus mancher Muskeln im Stehen höher als im Sitzen oder Liegen. Das ist dann kein Zeichen der intrinsischen Gewebeaktivität, sondern Ausdruck einer neurologischen Aktivierung der Aufrichtung gegen die Schwerkraft.

Wir schrecken etwas davor zurück, diese gewebliche Aktivität als Gewebetonus zu bezeichnen, denn manchmal denken wir bei Tonus zu sehr an Muskeltonus. Der Tonus, der hier aber gemeint ist, entspricht vielmehr der Bedeutung von **Tonus** als Druck (vgl. Hypertonie) oder wie es auch manchmal heißt, als **Turgor.** So wird der expansive Druck der Flüssigkeit in einer Zelle als Turgor bezeichnet. Wenn wir von der Gewebespannung der Schleimhaut sprechen liegt das Bild des Turgors nahe (➤ Abb. 5.2). Auch die Schleimhaut hat durch ihre erstaunliche Stoffwech-

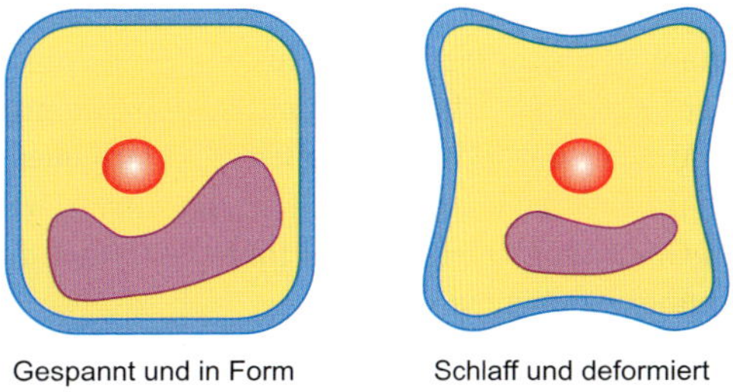

Abb. 5.2 Turgor einer Zelle. [L143]

selaktivität einen hohen Turgor. Nehmen wir beispielsweise die Schleimhaut des Dünndarms, Magens oder der Lungen. Sie produziert Schleim in großem Umfang (bis 8 Liter am Tage) und die Schleimhaut des Dünndarms nimmt zudem bis zu 8 Liter am Tag auf. Insofern spielt die **Flüssigkeitsmenge** im Stoffwechselprozess und in der Stabilität des Gewebes eine wichtige Rolle.

5.3.2 Dünndarmschleimhaut und mukosale Immunität

Die physiologische Funktion der Dünndarmschleimhaut besteht darin, den Übergang von außen nach innen zu gewährleisten. An den Membranen des Dünndarms erfolgt der erste Stoffwechsel, dort überschreiten die von der Mukosa und ihren Helfern (Gallensaft, Pankreasenzym) vorbereiteten Bestandteile der Nahrung die Grenze vom Lumen ins Gewebe. Die Mukosa bildet eine zugleich wahrnehmende, umwandelnde wie durchlassende Grenzmembran. Sie verwandelt mit ihren Enzymen die Substanzen zuerst im Lumen und dann bei der Passage (Absorption). Die Mukosa ist einzigartig in dieser substanziellen Kommunikation.

Die Schleimhautschicht des Dünndarms ist nahezu allein zuständig für die Aufnahme von Nahrung. Nur über die Lungenalveolen und die Dünndarm-Mukosa stehen wir in einem Stoffwechselverhältnis mit der uns umgebenden Natur. Die sensomotorischen, chemischen und kommunikativen Kompetenzen der Mukosa sind grundlegend für die vitalen und therapeutischen Prozesse.

GUT ZU WISSEN

Im klinischen Ansatz der viszeralen Osteopathie steht die Mukosa im Mittelpunkt. Damit erweitert sich das bindegewebliche und neuromuskuläre Handlungsspektrum der Osteopathie.

Mukosa-assoziierte lymphatische Gewebe (mucosa associated lymphatic tissue = MALT)

Das in der Schleimhaut befindliche mukosa-assoziierte lymphatische Gewebe (mucosa associated lymphatic tissue = MALT) besteht aus einem Netzwerk lymphoider Gewebe sowie T- und B-Lymphozyten (➤ Abb. 5.3). Das System der MALT organisiert die

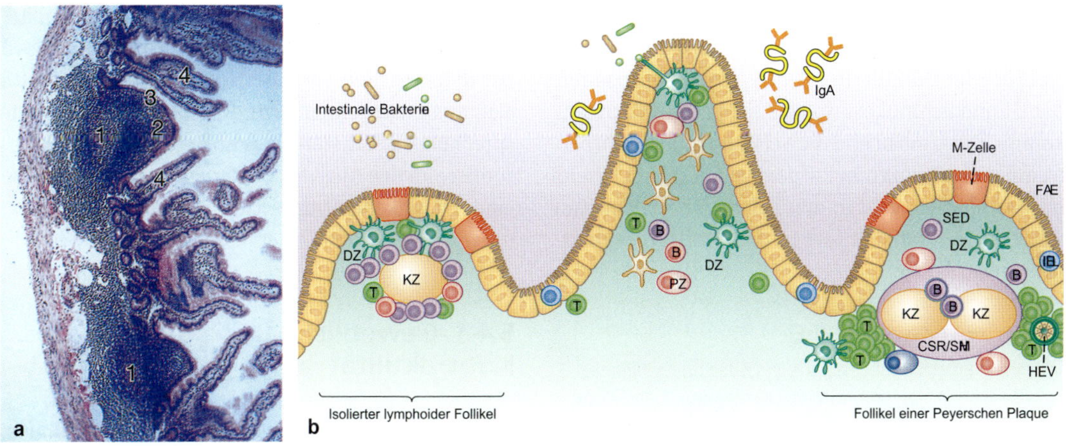

Abb. 5.3 MALT: Das in der Schleimhaut befindliche mukosa-assoziierte lymphatische Gewebe (mucosa associated lymphatic tissue = MALT) besteht aus einem Netzwerk lymphoider Gewebe sowie T- und B-Lymphozyten. [R450]

erworbene Immunantwort und verbindet die immunologische Aktivität aller mukosalen Organe durch die Wanderung lymphatischer Zellen. In ihm zirkulieren ähnlich viele Lymphozyten wie im übrigen Körper. Die lymphatischen Zellen werden nach Antigenkontakt aktiviert. Somit steht das ganze System der mit Schleimhaut ausgekleideten **Hohlorgane** – von den Lungen über die Nasennebenhöhlen bis zum Dünndarm und Mittelohr – **funktionell** in **Beziehung.**

GUT ZU WISSEN

Diese Beziehung zwischen den Räumen und Höhlen birgt Chancen (Kompensation) und Gefahren (Verlagerung von Problemen).

Dieser Umstand ist Eltern und Kinderärzten schmerzlich bewusst, wenn eine Bronchitis der Nasennebenhöhlenentzündung folgt, diese abgelöst wird von der Mandelentzündung, die wiederum gejagt wird von der Mittelohrentzündung und dann der Reigen der Entzündungen in den Luftwegen und belüfteten Knochen erneut beginnt. Das MALT-System ist eine Möglichkeit diese Verschiebung zu verstehen und in der Behandlung zu berücksichtigen (➤ Dünndarm Kap. 14).

Da die Schleimhaut den Grenzverkehr zwischen dem Inneren und dem Äußeren reguliert, bestimmt sie die **Übergänge** zwischen **Ich** und **Nicht-Ich.** Die Schleimhaut des Dünndarms erlaubt die Aufnahme von nicht-eigenen Stoffen in das Innere unseres Körpers. Vom Darmlumen aus inkorporiert der Dünndarm Nahrungsbestandteile in das Lymph- und Blutsystem. Während die Absorption von Sauerstoff in den Lungen keine Energie braucht und ohne Umwandlungsprozesse erfolgt, ist der Aneignungsprozess der Nahrung im Dünndarm intensiv. Fast nichts passiert die Dünndarmmukosa so, wie es im Dünndarm ankommt. Der Umbau und die Verwandlung der körperfremden Substanzen in körpereigene beginnt bereits im Darmlumen, geht in den Zellen der Schleimhaut weiter und setzt sich fort in den Stoffwechselvorgängen der Leber.

GUT ZU WISSEN

Die erste Entscheidung, ob aus Nicht-Ich durch Metamorphose Ich werden soll, trifft die Schleimhaut des Dünndarms. Sie verkörpert die chemische Seite einer Unterscheidungskompetenz, die wir psychisch und kognitiv erst in den ersten Lebensjahren vollständig entwickeln.

Sie wird aber eine der zentralen Kompetenzen im therapeutischen Prozess sein. Nur wer als Therapeut zwischen Selbstwahrnehmung und der Wahrnehmung der Anderen unterscheidet, wer Ich-Sätze formulieren und im anderen diese mit Güte anregen kann, wird den Gestaltungsspielraum der therapeutischen Beziehung ausschöpfen können.

Organ im Organ: Mikrobiom

Im Darm gibt es noch ein Wesen, das nicht zu uns gehört, dem aber manche Forscher die Eigenschaften eines eigenständigen Organs zusprechen. Die innere **Schleimhaut** des **Darms** lebt (wie ihre Schwester, die äußere Haut) in enger Kooperation mit dem lokalen **Mikrobiom**. Die Erforschung dieser Zusammenarbeit von menschlichem Organismus mit den in der Mukosa ansässigen Bakterien, Viren und Pilzen ist in vollem Gange (Kraml 2021). Wir werden in den nächsten Jahren einiges über den Zusammenhang von Haut- und Schleimhaut-Mikrobiom und Krankheitsprozessen erkennen können. Es wird spannend zu sehen, wie sich diese Einsichten auf die manuelle Behandlung auswirken.

5.4 Muskeln zwischen Anspannung und Motilität

Muskeln können halten und bewegen, sie sind aktiv in der Statik und Dynamik, tragen zur Stabilität und zur dynamischen Veränderbarkeit bei. Sie zeichnen sich aus durch einen Grundtonus, den sie bei entsprechender Aktivierung erhöhen können. Das Besondere an den Muskeln der Organe ist, dass manche eine erstaunliche rhythmische Eigenaktivität besitzen, die wir meist Motilität nennen.

5.4.1 Gewebliche Rückstellkraft und Kontraktilität

Der **Grundtonus der Muskeln** ist ein Gewebetonus, der sich der Aktivität der Zellen verdankt und unabhängig von der neuronalen Steuerung ist. Dieser gewebliche Grundtonus wird „myogen" genannt, um ihn vom dem – durch neuronale Aktivierung entstehenden – „neurogenen" Tonus abzugrenzen. Die myogene Gewebeaktivität einer Muskelzelle oder eines Muskelzellverbands sorgt dafür, dass eine Verformung des Muskels eine elastische Rückstellkraft im Gewebe hervorruft. So wird durch eine Dehnung des Muskels seine Rückstellkraft und möglicherweise auch seine Kontraktilität aktiviert.

GUT ZU WISSEN

Gewebliche Rückstellkraft und Kontraktilität sind nicht dasselbe. Gewebliche Rückstellkraft wird mit dem wissenschaftlichen Begriff „Elastizität" bezeichnet. Die Kontraktilität eines Muskels wird durch neurohormonelle Aktivierung verändert.

Tonus-Zunahme und meist auch Verkürzung des Muskels wird durch diese neurohormonelle Aktivierung ausgelöst. Das liegt daran, dass die myogene, **gewebliche Aktivität** unter neuronaler Aktivierung (kalziumabhängig) reguliert werden kann. Wichtig ist, dass der myogene Tonus eines Muskels hoch, aber nicht herunter reguliert wird. Muskeln können aktiv anspannen und kontrahieren und dadurch Haltetonus und dynamischen Verkürzungstonus hervorbringen. Verlängern kann sich ein Muskel aus eigener Kraft nicht. Er kann sich auch nicht neurologisch unter den Grenzwert seines myogenen, geweblichen Tonus entspannen.

Das Wort „entspannen" ist bezüglich eines Muskels verwirrend, wenn damit gemeint ist, dass sich der Muskel in einen spannungslosen Zustand bringt. Muskeln, wie jedes andere Gewebe, haben eine Grundaktivität, die wir – weil ein Muskel eben auch anspannen kann – als muskuläre Grundspannung bezeichnen. Erstaunlicherweise ist die Entspannungsphase der muskulären Aktivität energieintensiver als die Anspannungsphase. Daher verbieten sich eigentlich Worte wie aktiv und passiv: Die Muskelanspannung und Kontraktion ist ebenso aktiv wie die Entspannung und Dekontraktion. Dies zeigt erneut die Bedeutung der geweblichen Betrachtung der Aktivität. Verkürzungen, Verlängerung, Haltetonus und rhythmische Aktivität der Muskulatur sind nur aufgrund der aktiven Arbeit der Muskelzellen möglich. Klinisch geht es darum, den Aktivitätszustand des Muskelgewebes zu diagnostizieren und zu behandeln.

Elastische Muskelverformung

Da ein gesunder Muskel auf verformende Dehnung mit einer elastischen Rückstellkraft oder Zunahme der neurohormonellen Aktivierung reagiert, werden wir den **Aktivitätszustand** der Muskulatur der Organe über **gezielte Verformungen des Organs** erfahren können. Im Elastizitätstest werden wir uns an der Kraftrichtungs-Organisation und an der Intensität der physiologischen Verformungsreize orientieren und soweit möglich auf das Organ angepasst nachbilden. Füllt sich ein Darmrohr mit Nahrung und wird dabei das Organ von innen ausgedehnt, reagiert der Darm mit einer Zunahme des Muskeltonus und mit rhythmischen Kontraktionen. Ebenso verbessert sich die Kontraktionsfähigkeit der Herzmuskeln durch die Vordehnung in der Füllungsphase. Weicht ein Organ von diesem allgemeinen physiologischen Grundprinzip ab, erregt es unsere Aufmerksamkeit. So kann beispielsweise der Magen größere Mengen an Essen aufnehmen, sich dabei ausdehnen, ohne den Muskeltonus gleich zu Beginn zu erhöhen. Auf den Stress der Ausdehnung so gelassen zu reagieren, ist eine besondere Fähigkeit, die in der Physiologie mit einem eigenen Wort, der Stress-Relaxation, honoriert wird. Diese Fähigkeit ist besonders im Magen und in der Harnblase gut entwickelt.

Der eigene Rhythmus: Motilität

Die glatte Muskulatur der Organe und Gefäße weist einige Besonderheiten auf. Die für die manuelle Arbeit wichtigste liegt in der rhythmischen Aktivität (➤ Abb. 5.4). Die glatte Muskulatur des Magen-Darm-Traktes und mancher Gefäße und Gefäßorgane ist nicht nur rhythmisch aktiv, tatsächlich finden sich – in der Muskulatur eingebettet – eigene, **rhythmusgebende Zellen.** Diese werden passenderweise Schrittmacher-Zellen („pacemaker cells") genannt. Im Darm wie im Herzen sind diese Schrittmacher-Zellen umgewandelte Muskelzellen, die sich verhalten wie Nervenzellen. Sie sind erkennbar durch rhythmische Änderungen ihrer Membranpotenziale und diese Membranpotenzialänderungen geben sie an die Umgebung ab. Das führt dann zu **rhythmischen Kontraktionen** im ganzen Organ. Im Darm ist das darmeigene, enterische Nervensystem mit der Ver-

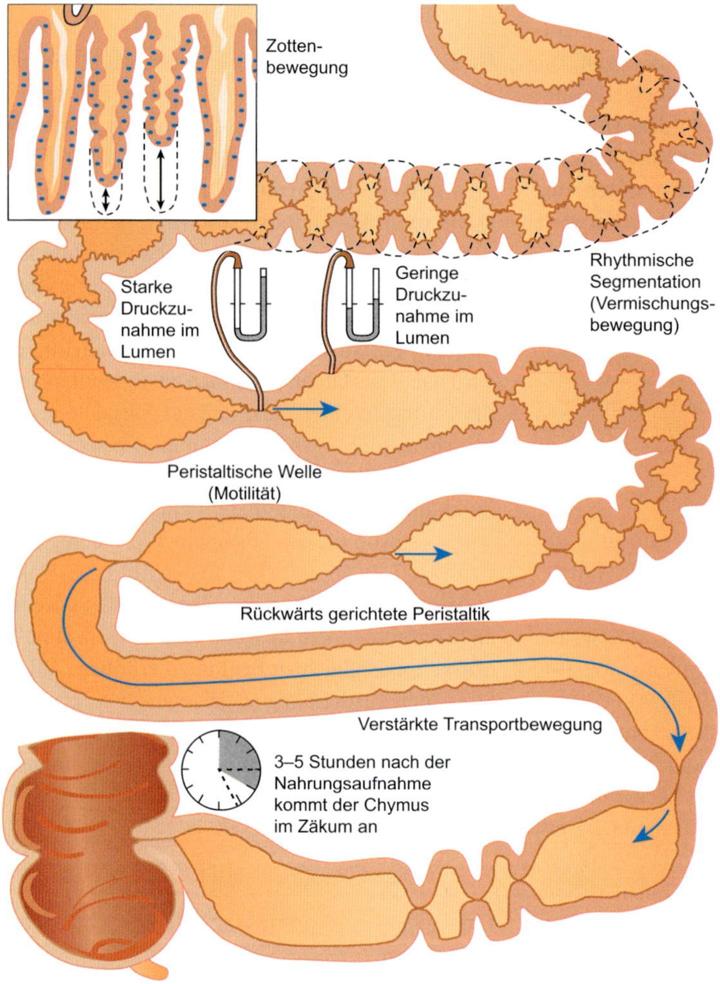

Abb. 5.4 Die glatte Muskulatur des Darmrohrs kontrahiert sich nach der Dehnung von Innen (Chymus) und aufgrund der rhythmischen Eigenaktivität (Motilität). Dadurch entsteht eine Vermischung des Inhalts (Segmentation) und ein meist anal gerichteter Transport. [L143]

breitung der elektrischen Rhythmen auf die umliegende Muskulatur beauftragt. Im Herzen gibt es dagegen eine absolut einmalige Besonderheit: Im Organ findet sich kein eigenes Nervensystem und es sind die Herzmuskeln selbst, die elektrische Reize leiten und auf den ganzen Herzmuskel verteilen. Deswegen sind am Herzen die Störungen der Muskulatur zugleich Störungen des Reizleitungssystems.

Die rhythmische Eigenaktivität der Muskeln wird je nach Organ unterschiedlich benannt. Die rhythmische Aktivität der Muskulatur des Magen-Darm-Traktes wurde früher als **Peristaltik** bezeichnet; sie wird heute ebenso **Motilität** genannt wie die rhythmische Aktivität der Muskulatur der Harnleiter oder der Gallenwege. Die rhythmischen Kontraktionen des Herzmuskels könnten wir ebenso Motilität nennen. Eingebürgert hat sich aber, von Systole und Diastole zu sprechen. Zeigen die Muskeln der Arteriolen oder anderer Gefäße rhythmische Kontraktionsmuster, nennt die Physiologie dieses Phänomen **Vasomotion.**

Neben der statischen Halteaktivität der Muskulatur und der dynamischen Kontraktionsfähigkeit gibt es also insbesondere für die glatte Muskulatur eine dritte Aktivitätsform, die rhythmische **Kontraktion** und **Dekontraktion.** Hier sei darauf verwiesen, dass der Begriff der „exzentrischen Kontraktion“ immer wieder zu Missverständnissen führt. Die exzentrische Kontraktion ist eine gewebliche Aktivität des Muskels, aber der Reiz kommt von außen. Ein Muskel kann sich nicht selbst verlängern. Er muss durch Kräfte, die außerhalb des Muskels liegen und auf ihn wirken, gedehnt und verlängert werden. Diesen Prozess aktiv zu gestalten, ist die Aufgabe aller Gewebe des Muskels und seine neurologische Steuerung muss diese exzentrische Aktivität zulassen, also nicht hemmen.

Ein Muskel kann sich aus dem eigenen, myogenen Grundtonus heraus durch neurologische Aktivierung selbst anspannen (neurogener Tonus), vermehrt Tonus aufbauen und auch verkürzen. Er kann sich nicht in gleicher Weise verlängern, aber an einen verlängernden Zug anpassen und sich verlängern lassen. Geweblich betrachtet, ist dies ein aktiver Prozess auf der Basis der elastischen Eigenschaften des Muskels. Ebenso kann der Muskel aus der Anspannung zurück in die Grundspannung gehen und dabei länger werden. Auch Verkürzung ist eine Verformung, die durch elastische Elemente mit Rückstellkraft wieder aktiv zurückgenommen wird.

Alles, was der Muskel erlebt, ist seine Aktivität und somit nicht unter Passivitätsbegriffen zu fassen. Auch die Ausatmung ist daher geweblich gesprochen nicht passiv, sondern – aufgrund der geweblichen Rückstellkraft der aktiven Elastizitätskräfte – ein aktiver Prozess. Bei Beanspruchungen und bei Entzündungsprozessen kommt es zu Stoff- und Flüssigkeitsverschiebungen und dadurch zu Schwellungszuständen der Muskulatur. Sie sind als normale Funktion – wir sagen aber lieber als Hyperaktivität – des Gewebeaspekts der Muskulatur zu betrachten.

5.4.2 Höhlenbildend

Einen Sonderfall stellt die Architektur der **zirkulären Anordnung** der **Muskeln** der **Hohlorgane** dar. In der biodynamischen Betrachtung der Hohlorgane als auch der muskelhaltigen Gefäße spielen sowohl die geweblichen Eigenschaften der Muskelfasern als auch deren räumliche Anordnung eine Rolle. Beim physiologischen Verständnis der Hohlorganarchitektur geht es nicht um die lineare Muskelverkettung. Zentral ist in der Biomechanik der Hohlorgane das Verhältnis von **Wandspannung** und **Inhaltsdruck.** Genauer gesagt: das Verhältnis von Volumen und Druck des Inhalts mit den elastischen und kontraktilen Eigenschaften der Wand des Hohlorgans. Sowohl die unterschiedliche stoffliche Qualität des Inhalts als auch die besonderen Eigenschaften der Wandgewebe kommen dabei zum Tragen. In manchen Teilen des Magen-Darm-Traktes überwiegt die Schleimhaut den Anteil der Muskulatur an der Wand um ein Vielfaches. So zeigt ein Querschnitt durch den Dünndarm, dass die Wand zu ca. 80% aus Schleimhaut und nur zu ca. 20 %aus Muskeln besteht.

GUT ZU WISSEN

Spätestens hier wird deutlich, dass jede biomechanische Überlegung zum Dünndarm neben den Muskeln unbedingt die Mukosa miteinbeziehen muss.

5.5 Bindegewebe, Faszien und Fett

Faszien sind eine Form des Bindegewebes und sowohl in den Hohlorganen als auch in den Gefäßen und Blutorganen zu finden. Bindegewebe verbindet und trennt. Es verbindet Zellen und Organe. Es erschafft Räumlichkeiten, in denen sich Flüssigkeiten ausbreiten können und Organe gegeneinander verschiebbar werden, – z. B. das Bauch- oder Brustfell für die Ausdehnung und Verschiebbarkeit des Darms und der Lungen.

Um nicht von der aktuellen Faszination für Faszien mitgerissen zu werden, sprechen wir weiterhin von Bindegewebe und werden es je nach anatomischer Gegebenheit als Faszien, Omenta oder Teile der Membranen und Übergangsepithelen benennen. Die zellenverbindende extrazelluläre Matrix und extrazelluläre Flüssigkeit zählt ebenso zum Bindegewebe, sodass in jedem Zellverband und Organ eine ansehnliche Menge an Bindegewebe vorhanden ist (➤ Abb. 5.5).

5.5.1 Bindegewebe und Faszien

Eine rein fasziale oder bindegewebliche Arbeit ist im Bereich der Organe klinisch nicht sinnvoll.

- **Faszien** reagieren auf Zug und weisen meist keine eigen-rhythmische Aktivität auf. Ihre mechanische Qualität ist ihre Verformbarkeit und Rückstellkraft. Sie reagieren, aber agieren selten aus eigenem Antrieb. Zudem drückt der Name Bindegewebe schon aus, dass es um verbindendes Gewebe geht.

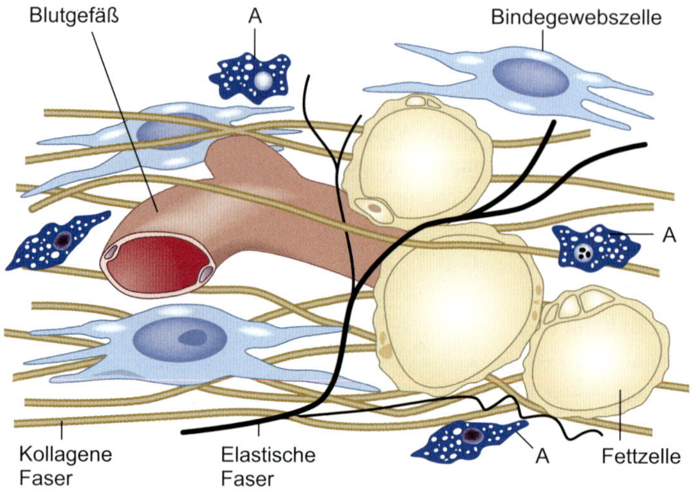

Abb. 5.5 Bindegewebe mit Bindegewebszellen, Fettzellen und Fasern. [L157]

- Biomechanisch äußert sich die Aktivität der **Bindegewebe** selten allein. Sie sind meist eingebunden in die Aktivität der durch sie verbundenen Zellen oder Organe. Bei Bindegewebserkrankungen kann es allerdings sein, dass die palpable Qualität von der erkrankten Faszienarchitektur bestimmt ist. Fibrotische Veränderung der Lunge oder interstitielle Lungenentzündung wären hier ebenso als Beispiel zu nennen wie fibrotische Veränderungen im Bereich der Gefäße und der Gefäßorgane – wie die Leberzirrhose.

Bindegewebe besteht aus Wasser, Zucker (Glykosaminoglykane) und Eiweißen (Fasern) und ist sehr unterschiedlich vaskularisiert – stark in der Haut, wenig im Knorpel. Der Wasseranteil schwankt und er ist durch die Qualität unserer Ernährung und unser Trinkverhalten mitbestimmt. Die naturheilkundlich orientierte biologische Medizin spricht auch von der **„Grundregulation"**, wenn es um Abstimmungsprozesse im Bindegewebe geht (Heine 1998). Der Bindegewebsraum wird oft auch als interstitieller Raum oder **Interstitium** bezeichnet. Die unterschiedlichen Wortschöpfungen weisen darauf hin, dass bei der langen wissenschaftlichen Erkundung dieses Raums verschiedene Konzepte wirksam wurden.

EXKURS

Die Polysacharide, wie z. B. die Glykosaminoglykane, sind stark negativ geladen (das stärkste Anion im Körper) und üben daher einen Anziehungsdruck auf positive Moleküle wie Natrium aus. Natrium (Na^{++}) wiederum bindet Wasser und führt so zur flüssigkeitsgestützten Stabilität des Bindegewebes (Turgor-Druck). Die Proteine der Grundsubstanz werden auch als Fasern bezeichnet. Meist handelt es sich um kollagene, elastische und retikuläre Fasern. Das Bindegewebe im Bereich der inneren Organe kann sich meist nicht aktiv zusammenziehen, da die Anzahl der kontraktilen Fasern sehr gering ist. Die elastischen und retikulären Fasern können reaktiv Spannung aufbauen. Sie reagieren auf Zug; manche sind propriozeptiv und wirken an der Bewegungs-steuerung mit.

Die volumetrische Ausdehnung der Hohlorgane verdankt sich einerseits der Dehnbarkeit der Muskeln und elastischen Fasern, andererseits spielt auch die Architektur der Fasern eine wichtige Rolle. So kann sich die Harnblase nur durch eine Umorganisation der Faserrichtungen so stark ausdehnen. Da diese Umstellung in der Faserarchitektur noch keine Verlängerung der Fasern darstellt und darin einem Nylonstrumpf gleicht, spricht die Wissenschaft auch von **„nylon-stocking-elasticity"**.

Bei **immunologischen Prozessen** spielt das Bindegewebe eine wichtige Rolle. Die biologische Medizin hat zu Recht betont, dass der Zwischenzellraum entscheidend in der Übertragung von elektrischen und chemischen Reizen ist. Auch die Nerven des vegetativen Nervensystems enden teilweise in diesem Raum, sodass die letzte Strecke der Übertragung interstitiell überbrückt wird. Daher stellen die Zusammensetzung, die Ladungen und der pH-Wert des interstitiellen

Raumes eine wichtige Bezugsgröße der biologischen Medizin und der Behandlung der Grundregulation dar (Pischinger 1998).

5.5.2 Fett

Fettgewebe ist eine lockere Form des Bindegewebes. Da ihm einige besondere Funktionen zukommen, erwähnen wir es hier gesondert.

- Fett ist der beste **Energiespeicher** des Körpers und hat einen höheren Brennwert als Glukose. So wird heute angenommen, dass die starke Fettansammlung im ersten Lebensjahr, der Babyspeck, ein Energiereservoir für jenes Organ darstellt, das am meisten Energie für sein starkes Wachstum braucht: das Gehirn.
- Fett begegnet uns im Bereich der Organe zudem als **Stabilisator** (Nierenfettbett) und als **thermischer Isolator** (Bauchfell = Peritoneum).
- Die vierte, durchaus erstaunliche Funktion des Fettbindegewebes ist seine **Hormonbildung,** z. B. Leptin, ein Hormon, das auf den Hypothalamus wirkt und bei der Regulierung des Appetits und Gewichts mithilft.

Der Bereich hinter den Organen des Bauchfelles, auch Retroperitoneum genannt, ist ein mit reichlich Fett ausgestalteter Raum. In diesem **Fettraum** liegen der Pankreas und die beiden Nieren. Mit den von hinten aus der Aorta kommenden Gefäßen und den ihnen folgenden Nerven zieht auch das Fett in die Faszien des Peritoneums. Diese als Meso (Vermittelndes) bezeichneten Faszien enthalten – eingebettet in Fett – die Versorgungsstrukturen der Organe: Arterien, Venen, Lymphgefäße und vegetative Nerven.

Fett kann in weißes und braunes Fett eingeteilt werden. Postnatal findet sich noch relativ viel braunes Fett im Körper des Babys, das ihm hilft, die Körpertemperatur zu halten. Später überwiegt das weißlich oder gelblich aussehende Fett und nur noch im Bereich der Nieren finden sich große Mengen braunen Fettes. Es ist die hohe Dichte an Mitochondrien, die zur Braunfärbung führen.

Braunes Fett kann, im Gegensatz zu weißem Fett, auch **Wärme erzeugen.** Normalerweise wird in den Mitochondrien der Fettzellen Energie bereitgestellt. In der oxidativen Phosphorylierung wird Oxidation und Phosphorylierung gekoppelt und das für die Energiebedürfnisse des Körpers wichtige ATP (Adenosintriphosphat) gebildet. Bei der Thermogenese der braunen Fettzellen gehen die Mitochondrien einen anderen Weg. Im braunen Fett werden diese beiden Prozesse (Oxidation und Phosphorylierung) entkoppelt und anstatt ATP wird Wärme gebildet. Das ist für den in seinen wärmebildenden Möglichkeiten beschränkten Säugling hilfreich und für die wärmebedürftigen Nieren sehr angenehm. Das Nierenfett wird in den kalten Jahreszeiten vermehrt gebildet und schützt so die Nieren vor saisonalen Schwankungen. In der Nierenbehandlung wird es darum gehen herauszufinden, ob die Nieren gut und warm eingebettet sind in ihrem Fettbett (➤ Abb. 5.6). Zwei Qualitäten interessiert eine Niere: Wärme und Stabilität. Da die Niere nicht von einer Faszie gehalten, sondern von Gefäßen und Blutdruck gehalten und in Fett gebettet am richtigen Platz liegt, ist es die wichtigste Herausforderung der osteopathischen Behandlung diese Stabilität wahrzunehmen und notfalls zu unterstützen.

Die **hohe metabolische Aktivität** des Fettgewebes findet ihr Gegenstück in der starken Vaskularisation. Beim Aufbau von Fettgewebe kommt es zu einer extensiven Neubildung von Gefäßen; beim schnellen Abbau von Fett durch rasches Abnehmen kann der rasante Abbau von Kapillarnetzen zu vaskulären Problemen führen.

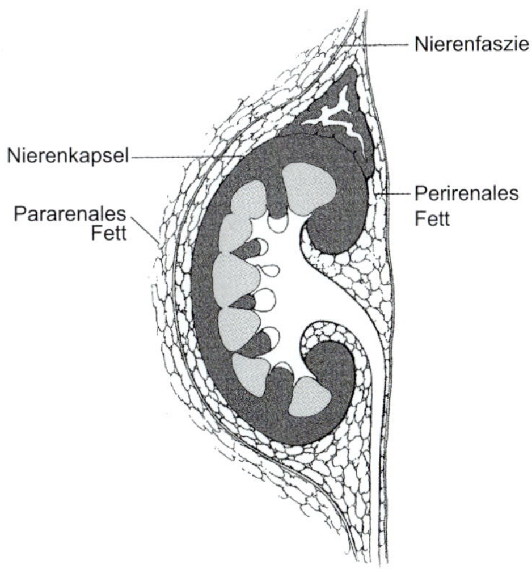

Abb. 5.6 Die Niere in ihrem peri-renalen Fettbett. [G485-004]

GUT ZU WISSEN

Bei einigen Erkrankungen sind Veränderungen der Fettzellen zu beobachten. Bei der Entzündung des Gehirns spielen die fetthaltigen Gewebe der Neuroglia ebenso eine Rolle, wie bei den Entzündungen der Pankreas das umliegende Fett in die Entzündungsreaktion eingebunden ist. Pankreatitis und Enzephalitis können also auch Entzündungen des Fettgewebes um das Organ sein.

5.6 Das Peritoneum: Faszie und Flüssigkeitsraum

Exemplarisch für die faszialen Umhüllungen der Organe soll hier das Peritoneum ausführlich dargestellt werden. Die faszialen Umhüllungen der Organe werden je nach Organ unterschiedlich benannt: Bauchfell im Bauch (Peritoneum), Brustfell um die Lungen (Pleura), Herzfell oder Herzbeutel am Herzen (Perikard). Mit dem Zwerchfell haben sie nicht nur die Wortsilbe „Fell" gemeinsam; auch die Innervation durch einen somatischen Nerv (N. phrenicus) und die ähnliche Herkunft aus somatischem Gewebe des Mesoderms verweisen auf ihre Verwandtschaft. Das hier für das Peritoneum Gesagte gilt im auch für das Perikard und die Pleura. Die wichtigen Details und Unterschiede werden in den jeweiligen Organkapiteln, bei Herz und Lungen, ausgeführt.

Für alle Hüllen und Felle gilt: Sie müssen die **Ausdehnungen** und **räumlichen Verschiebungen** der Organe mitmachen, sie sind aber nicht mit der Organaktivität selbst zu verwechseln. Die intrinsische Aktivität eines Organs führt zu volumetrischen Veränderungen und zu Formveränderungen. Die fasziale Hülle muss hier mitmachen, machen kann sie es nicht. Räumliche Verlagerungen sind nur durch organ-externe Kräfte wie die Atmung möglich und müssen ebenso von der Elastizität der faszialen Umhüllungen ausgehalten werden. Die Behandlung des Organs und die Behandlung seiner Hüllen ist sehr unterschiedlich, da die gewebliche Aktivität und der Gewebecharakter völlig unterschiedlich sind. Die intrinsische Organaktivität und die Aktivität der Hüllen zu unterscheiden, ist eine der grundlegenden Differenzierungen in Behandlung der Organe und ihrer Hüllen (Felle).

Viele Teile des Magen-Darm-Trakts sind mit der doppelschichtigen Faszie des **Peritoneums** umhüllt oder zumindest bedeckt. Das Peritoneum ist eine besondere Organisation des Bindegewebes, es ist **Faszie** und **Flüssigkeit** (➤ Abb. 5.7). Die Membran des Peritoneums enthält – wie andere seröse Häute – Drüsen, die seröse Flüssigkeit produzieren. Das Sekret des Peritoneums ist klar und flüssig, im Unterschied zum Sekret der Mukosa, das dickflüssig, zäh und viskos ist. Mit 1,5–2 qm entspricht das Bauchfell ungefähr der Körperoberfläche beim Erwachsenen.

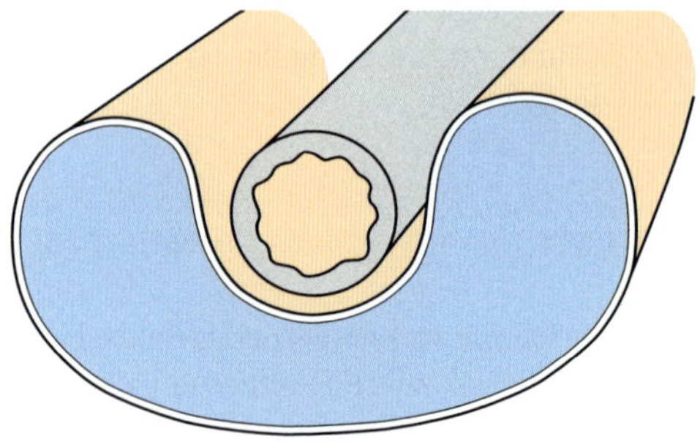

Abb. 5.7 Peritoneum als Faszie und Flüssigkeit bildet ein Wasserbett für das Darmrohr. [L143]

Das Peritoneum gibt thermischen und mechanischen **Schutz** für die in ihm eingehüllten **Organe.** Es ermöglicht die „Verschiebbarkeit" zwischen den Organen, was insbesondere für jene mit hoher Motilität und Volumendynamik wichtig ist. Das Bauchfell stellt eine somatische Umhüllung der Organe dar und integriert die Organe in den „parietalen Container". Zudem ist es immunologisch aktiv.

5.6.1 Vaskularisation und immunologische Aktivität

Die Peritonealhöhle ist mit ca. 100 ml klarer, gelblicher Flüssigkeit gefüllt. Durch Filtration des Bluts durch das Epithel entsteht intraperitoneale Flüssigkeit, die in ihrer Zusammensetzung der Lymphe ähnelt. Die zellulären Anteile werden größtenteils an der Diaphragma-Fläche des Peritoneums in die Lymphe resorbiert. Dabei handelt es sich um Lymphozyten (50%) und Makrophagen (40%).

Die **Vaskularisation** betrifft die Ernährung des Organs selbst, aber auch die Rolle im Flüssigkeitsaustausch zwischen intraperitonealer Kavität und Blutkreislauf. Während das parietale Peritoneum über Gefäße aus der Bauchwand und dem Diaphragma versorgt wird, erhält das viszerale Peritoneum sein Blut über den Darm und dessen viszeralen Arterien. Aus der Darmwand treten kleine Gefäße senkrecht und in spiraliger Anordnung ins viszerale Peritoneum ein. Dieses Arrangement gibt Schutz bei Zug durch Dehnung. Im Peritoneum verlaufen die Gefäße parallel zu den Muskeln der Viszera. So sind sie wiederum bei Kontraktion des Darms geschützt.

Die Gefäßversorgung des Omentum majus weist eine Besonderheit auf, die **Milchflecken** („milky spots"). Dies sind glomerusähnliche Strukturen des vaskulären Systems. Obwohl sie sich geweblich von Lymphknoten unterscheiden, werden sie funktionell als große Lymphganglien gesehen. Ihre Funktion liegt im Flüssigkeitsaustausch von der intraperitonealen Kavität zum Blut und ebenso in der Abwehr von Fremdkörpern. Die Milchflecken produzieren Makrophagen, die sie in die peritoneale Flüssigkeit abgeben und sie sind an der Produktion von Antikörpern beteiligt. Die Funktion dieser Gewebe für die Immunabwehr im Abdomen ist so groß, sodass das Omentum majus als Immunfabrik des Abdomens bezeichnet wird.

EXKURS

Milchflecken sind keine permanenten Gebilde, sie erscheinen bei funktioneller Beanspruchung. Im Fötus treten sie ab der 26. Woche auf und erreichen ihr Maximum Ende des ersten Lebensjahres. Danach verringert sich ihre Zahl. Das vaskuläre Netz des Omentums bleibt bestehen, während die Milchflecken sich zu Fettkörpern umwandeln. Erst bei intraabdominaler Irritation treten sie wieder aktiv in Erscheinung. Auch dieser Prozess ist reversibel.

5.6.2 Mechanische Aspekte der geweblichen Aktivität

Für den mechanischen Ausdruck der Gewebeaktivität sind folgende Gewebe bestimmend: Kollagen- und Elastinschicht sowie das Oberflächenepithel.

- **Kollagenschicht** mit reicher Vaskularisation: Die Gefäße verlaufen parallel zu den Muskeln der Viszera. Die kollagene Schicht entsteht zuerst.
- Ab dem 5. fetalen Monat bilden sich Mucopolysaccharide mit darüber liegender **Elastinschicht:** Elastische Fasern entstehen spät – ab dem 9. Monat, sie sind aber in der diaphragmalen Schicht schon vorher als Netz angelegt. Elastische Fasern sind vermehrt im parietalen Peritoneum und in den Mesos zu finden.
- **Oberflächenepithel** auf Bindegewebsschicht (= Basalmembran mit Kollagenfasern): Die Retikulinfasern ordnen sich (schon ab dem 8. Monat) longitudinal zur Oberfläche, das heißt entlang der größten mechanischen Zugbeanspruchung. Das Epithel enthält die funktionellen Anteile für die Sekretion und Absorption. Die Basalmembran ist sehr dünn, nur 400–700 Å dick.

5.6.3 Mechanorezeptoren und Innervation

Das Peritoneum parietale ist über somatische Nerven sensibel innerviert – über die beiden Nervi phrenicii sowie über ventrale Äste der thorakalen und lumbalen Nerven. Nozizeptive C-Fasern sind ebenso im Peritoneum parietale beschrieben. Sie verlaufen mit den autonomen Nervenfasern, werden diesen aber nicht zugeordnet. Die Innervation des viszeralen Peritoneums ist gering und an die vegetativen Nerven gebunden. Im Bereich der Radix mesenterii sind Nerven vorhanden, die auf Zug reagieren; möglicherweise ist dies ein Schutzmechanismus an dieser mechanisch wichtigen Stelle des Eintritts der großen mesenterialen Gefäße ins Peritoneum.

Da das Bauchfell wie die meisten Faszien auf Dehnung reagiert, ist es im mechanischen Konzept der Osteopathie wichtig, seine spezifische Reaktivität kennenzulernen. Für die mechanische Anpassung sorgen diverse Mechanorezeptoren:

- Sogenannte **„slowly-adapting tension receptors"** in den Mesenterien reagieren auf langanhaltenden Zug am Meso, Kompression und Ausdehnung darüberliegender Organe. So können sie als Volumenrezeptor verstanden werden. Wenn darüber liegende Organe kontrahieren, ist ihre Entladung geringer. Sie wurden am Ansatz des Omentums an der großen Kurvatur gefunden. Möglicherweise spielen sie bei eher langfristigen Lageänderungen eine Rolle (Ptose).
- Kurzfristige Anpassungen sind über **„rapidly-adapting tension receptors"** möglich. Diese Pacini-Körperchen in den Mesenterien entlang der Arterien und an der Radix reagieren auf Vibrationen bis 500 Hz. Ihre Funktion liegt in der

Steuerung der mesenterialen Gefäße. Sie reagieren nicht auf zentrale Blutdruckänderungen, sind aber an der lokalen Steuerung der Perfusion beteiligt.
In der Serosa liegende Pacini-Körperchen reagieren auf leichten Zug am Meso durch dynamische Ausdehnung bzw. Verkleinerung des Organvolumens. Sie sind am Eintritt der Arterien in die Organwand platziert und reagieren nur bei Vibrationen bis 100 Hz.

5.7 Gefäße und Nerven

Für die **Versorgung** der **Gewebe** und **Organe** sind Nerven und Gefäße wichtig. Sie machen. im Vergleich zu Schleimhaut, Muskulatur und Bindegewebe, nur einen kleinen Teil des Gewebes der Hohlorgane aus. Einzelne Gefäße oder einzelne Nervenstränge sind in ihrem mechanischen Verhalten kaum zu evaluieren. Selbst für Gefäß- und Nervenplexus ist es schwer, gewebliche Parameter der geweblichen Palpation anzusetzen. So werden wir im Folgenden die wichtigsten mechanischen Eigenschaften der Biomechanik benennen. Diese Eigenschaften gelten für einzelne Gefäße oder Nerven und wir können sie meist nicht isoliert spüren. Um die Eigenschaften des Gefäßsystems wahrzunehmen, verweisen wir auf die Organe des vaskulären Systems. Wenn wir uns mit der Leber als venösem Organschwamm und der Milz als arteriellem Gefäßknäuel befassen, haben wir es mit Organen zu tun, deren Gefäßarchitektur ihre mechanischen Eigenschaften bestimmt.

Osteopathische und manualtherapeutische Ansätze zur Behandlung der Nerven und Gefäße müssten sich an diesen mechanischen Eigenschaften orientieren. Insbesondere in der manuellen Therapie bestehen seit einiger Zeit ausgearbeitete Ansätze zur **Behandlung** der **Nerven** in Bezug zu ihrer Bindegewebe-Umgebung. Darauf können wir aufbauen und es soll uns an dieser Stelle genügen, auf diese Konzepte hinzuweisen. Es ist jedoch wichtig festzuhalten, dass sich die bisherigen Konzepte im Rahmen der somatischen Funktion bewegen. So werden Nerven und zuweilen auch Gefäße gedehnt, um ihre Beweglichkeit oder Spannung zu prüfen. Das waren die typischen Merkmale im System von Funktion/Dysfunktion. Ein Test der Gewebeaktivität ist das wiederum nicht, da keine Aktivitätszustände differenziert werden. Insofern können wir den Ergebnissen der Neurodynamik (Butler 1995) nur zustimmen und zugleich auf ihre Begrenztheit im Rahmen der somatischen Dysfunktion verweisen. Ihre Aussagen sind nicht im Rahmen einer geweblichen, biomechanischen Krankheitslehre einzuordnen. Alle folgenden Ausführungen stehen somit unter der Einschränkung, dass sie spürbare Qualitäten der betreffenden Gewebe beschreiben können, aber eine Einordnung in Aktivitätszustände nicht automatisch gegeben ist. Wir wollen die Fehler der somatischen Dysfunktion vermeiden und nicht auf Gefäße und Nerven übertragen.

5.7.1 Gefäße

Gefäße sind sehr unterschiedlich gebaut, alle kennen jedoch den **zentrifugalen Flüssigkeitsdruck** und die **zentripetale Gegenkraft** der **Gefäßwand.** Damit ist wie bereits bei den Hohlorganen das wichtigste Organisations- und Regulationsprinzip angesprochen. Im Gefäßsystem steht überall ein Flüssigkeitsdruck, der vom Blutvolumen ausgeht. Dieser Druck wirkt auf die Gefäßwand, die wiederum ihre Spannung darauf einstellt. Bereist bei den Ausführungen zur Viszera hatten wir darauf hingewiesen, dass das, was wir spüren können, immer schon das Ergebnis oder der Kompromiss zwischen den Kräften des Inhalts und der Wand ist. Dieser Kompromiss wird einerseits mechanisch reguliert, andererseits bestehen auch chemische Interaktionen. So finden sich im Endothel der Gefäßwand verschiedene Moleküle oder Faktoren, die wiederum auf chemische und mechanische Stimulation reagieren.

GUT ZU WISSEN

Die Regulation von Inhalt und Wand – sei es chemisch oder mechanisch – ist der grundlegendste Steuerungsmechanismus der Gefäße und Hohlorgane.

Die Gefäßwand besteht aus Bindegewebe und nur kleine Arterien und Arteriolen haben eine ausgedehnte Muskulatur. Auch diese Muskulatur hat wiederum eigenen myogenen Tonus, der neuronal angeregt werden kann: Ein Organisationsprinzip, das wir bei der glatten Muskulatur des Darms und der gestreiften Muskulatur des Herzens kennengelernt haben.

EXKURS

Um möglichen Missverständnissen vorzubeugen, sei nochmals auf das Grundprinzip dieser Organisation verwiesen: Der Grundtonus entspricht einer intrinsischen Aktivität. Von dieser myogenen Aktivität ausgehend kann Muskulatur aktiviert werden, das heißt beispielsweise, die Wandspannung nimmt zu und das Lumen verengt sich. Eine Weitstellung der Gefäße gibt es in diesem Sinne nicht, beziehungsweise es entsteht eine Weitstellung, erst nachdem der Ruhetonus der Muskulatur verändert wurde und zu einer aktiven Verengung geführt hat. Zusammenfassend gesagt: Über ihre Muskeln stellen Gefäße nicht weit, sondern von einem Grundtonus aus eng; diese Einstellung kann dann reguliert werden.

GUT ZU WISSEN

Bei Zug am Gefäß nimmt die Steifheit der Gefäßwand zu. Bei axialem Zug verstärkt das Gefäß seine zirkuläre Spannung. Wichtig ist aber die Feststellung der Gefäßmechanik: Längszug ist den Arterien fremd, sie kennen zirkuläre Kräfte und brauchen für ihre normale Aktivität nicht gezogen werden. Daher ist die physiologische Basis von Dehnungstechniken an den Arterien fragwürdig (Sommer 2010).

5.7.2 Unterschiede und Ähnlichkeiten von Gefäßen

Zwischen Arterien, Arteriolen, Kapillaren, Venolen und Venen bestehen Ähnlichkeiten, aber auch deutliche Unterschiede (➤ Abb. 5.8). Hier sei auf einige der mechanischen Eigenschaften hingewiesen, die bei einer osteopathischen Behandlung der Gefäße wirksam werden können.

Venen und Venolen

Venen und Venolen sind gekennzeichnet durch folgende **mechanische Parameter:** großer Durchmesser, wenig Widerstand, viel Volumen, wenig Druck. Bei der Regulation des venösen Blutflusses spielen die Venenklappen, das Druckgefälle im Gefäßsystem und die Druckänderungen durch die Atmung, sowie die Muskelpumpe eine wichtige Rolle.

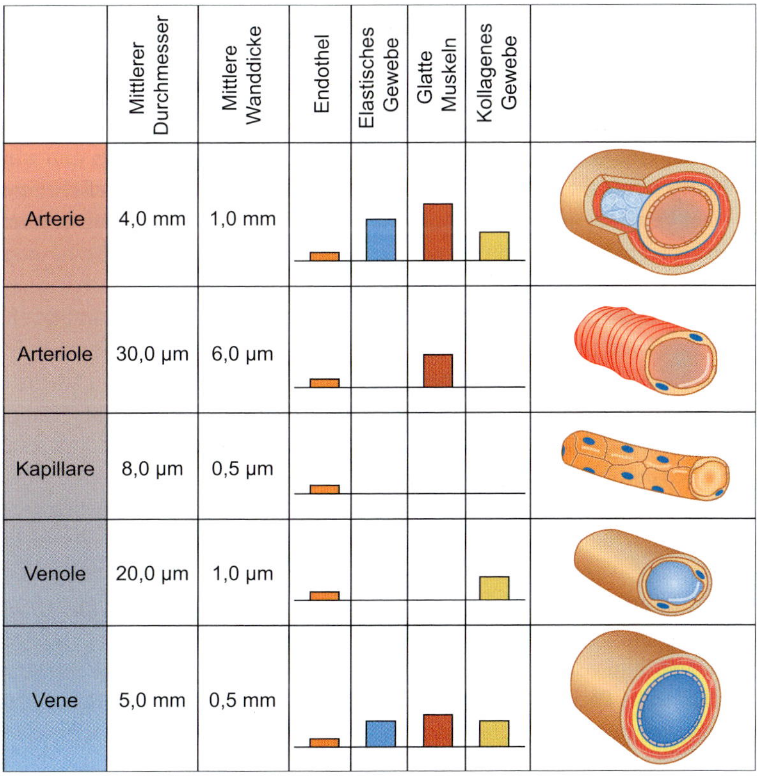

Abb. 5.8 Schema zu Gefäßen: Vergleich zwischen Arterien, Arteriolen, Kapillaren, Venolen und Venen. Ähnlichkeiten und Unterschiede. [L143]

Arterien und Arteriolen

Große **Arterien** sind gekennzeichnet durch folgende **mechanische Parameter:** elastische, kollagene und manchmal kontraktile Fasern. Die mechanische Regulation ist im Windkessel sinnbildlich. Dieser stellt ein elastisches Reservoir dar: Bei zunehmender Dehnung steigt die Rückstellkraft des Gewebes. Der Blutfluss wird angenommen und weitergeleitet: ein Paradebeispiel elastischer Anpassung und Regulation.

Arteriolen sind gekennzeichnet durch folgende **mechanische Parameter:** kleiner Durchmesser, hoher Widerstand, wenig Volumen, viel Druck. Die Arteriolen sind die eigentlichen Widerstandsgefäße. Da sie mit glatter Muskulatur ausgestattet sind, ist es den Arteriolen möglich, den Radius zu verengen. Dies ist ein effektiver Mechanismus zur Kontrolle des lokalen Blutflusses und des systemischen Blutdrucks (RR).

- Lokale und zentrale Mechanismen sind bei der Regulation von Blutfluss und Blutdruck wichtig. Das sympathische Nervensystem wirkt auf die Muskeln der Arteriolen und kann bei Aktivierung ein Zusammenziehen der Gefäßwand auslösen. Als aktive Hyperämie wird eine Weitstellung des Gefäßes durch vermehrte Gewebeaktivität bezeichnet. Durch die Gewebeaktivität entstehen lokale Metaboliten, die über eine pH-Wert-Änderung eine Gefäßdilatation initiieren.
- Dagegen entsteht über ähnliche Mechanismen bei einer Verminderung des Blutflusses eine reaktive Hyperämie. Die Ausschüttung von Histamin und anderen Gewebshormonen führt zu einer vermehrten Durchblutung in der Entzündungsaktivität.

Bemerkenswert ist auch der Wachstumsreiz, den eine Zunahme an Gewebe auf die Gefäße ausübt. So wissen wir beispielsweise, dass ein Kilo mehr Fettgewebe mit der Neubildung von bis zu 3 km Gefäßen beantwortet wird. Das betrifft die Venolen und Arteriolen wie die Kapillaren.

Kapillaren

Kapillaren sind gekennzeichnet durch die folgenden **mechanische Parameter**: sehr kleiner Radius (nur 0,0003 cm), geringer Widerstand, keine glatten Muskeln, nur Endothel. Sie sind so eng, dass die roten Blutzellen im Gänsemarsch hintereinander gehen müssen. Die Viskosität des Bluts ist für die Kapillarstrecke von Bedeutung.

Die Funktion der Kapillaren besteht im **Austausch** mit dem **extravasalen Raum:** Filtration und Absorption. Dazu stehen ca. 100.000 km Kapillaren beim Erwachsenen zur Verfügung. Die Kapillaren machen mengenmäßig den größten Teil des Gefäßsystems aus. Die Regulation erfolgt über kapillare Flüssigkeits- und Teilchendynamik. Hydrostatischer Druck und der Ansaugdruck der Lymphgefäße spielen ebenso eine Rolle wie der osmotische Druck der intravasalen Proteine und des Gewebes. Da sich das Schwerkraftfeld auf den hydrostatischen Druck auswirkt, ist die Gravitation in diesem Teil des Gefäßsystems sehr wichtig.

5.7.3 Nerven

Nerven sind elektrische Wesen, ernährt und gestützt durch Neuroglia (Bindegewebe, Fett). Mechanische Kräfte wirken somit auf das Nerven- und Bindegewebe gleichzeitig. In der manuellen Therapie wurde eine eigene Form der **Nervendynamisierung** entwickelt (Butler 1995), die auf die Bindegewebe (Neuroglia) um die Nerven herum einwirkt.

Die **Neuroglia** nimmt den größten Teil des Nervensystems ein und wird als eigenes Organ bezeichnet, da es elektrische, immunologische und mechanische Aufgaben übernimmt (➤ Abb. 5.9). Sie wäre der eigentliche Bezugspunkt einer an Aktivitätszuständen interessierten Osteopathie. Die Rolle der Neuroglia bei der Reaktion und Heilung des Gewebes nach Verletzung wurde in der Forschung der letzten Jahre immer deutlicher. Diese ist mikroskopisch auch als mechanische Aktivität zu erkennen, und wirft osteopathisch wieder die Frage auf ob wird diese Mechanik auch makroskopisch palpieren könnten.

Nervenzellen reagieren auf **elektrische** und **chemische Reize,** manche auch auf mechanischen Zug. So gibt es beispielsweise eine große Zahl mechanosensitiver, enterischer Nerven, die bei Dehnungen (von innen durch Essen, von außen durch den Osteopathen) des Darmrohrs feuern. Die physiologischen Reizschwellen dieser Nerven zu kennen, ist für die manuelle Darmbehandlung von großem Interesse.

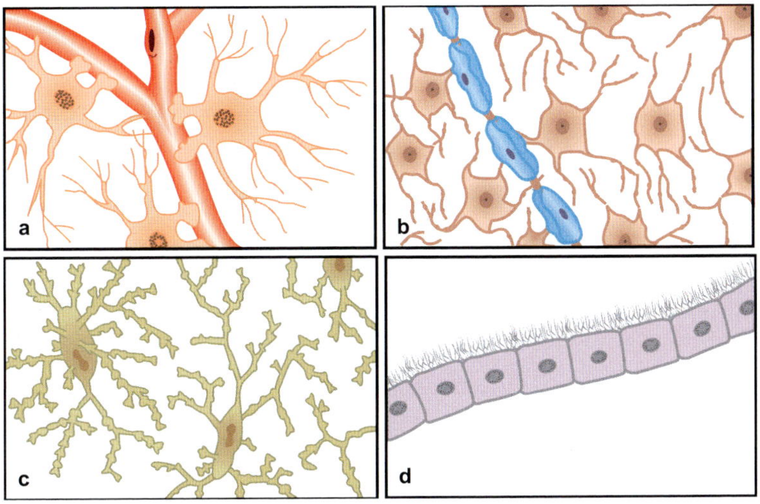

Abb. 5.9 Neuroglia-Zellen nehmen den größten Teil des Nervensystems ein: Astrozyten (a) entlang der Kapillare; Oligodendrozyten (b) entlang der Nerven; Mikroglia (c) sind Phagozyten. Ependymzellen (d) bilden jene einlagige Zellschicht, die Liquor-Räume und Hirngewebe abgrenzt. [E521-002]

5.7.4 Mechanosensitive Nerven

Da unsere osteopathischen Techniken auf die Verformung der Organgewebe abzielen, ist es interessant zu verstehen, wie diese einen Einfluss auf die lokalen Nerven des ENS und der neurovegetativen Nerven im Mesoderm haben. Dies erklärt möglicherweise Funktionalität der inneren Verformung des Organs bei Motilität und Mobilität.

Die Literatur zu Mechanorezeptoren verweist auf nichtmyelinisierte Nervenendigungen in Rezeptor-Körperchen (Paccini) die mechanorezeptiv sind (Akoev, Alekseev und Krylov 1988). Die Nervenendigungen in den **Muskelspindeln** sind ein Beispiel für letztere. Sie verzweigen sich und bilden Nervenmikrospindeln. Bei Dehnung der Muskeln ziehen diese an den Nervenendigungen, wodurch elektrische Potenziale auslöst werden. Über mechanosensitive Ionen-Kanäle in der Zellmembran wird der **mechanische Reiz** in ein **elektrisches Potenzial** umgesetzt.

Inzwischen konnte dieser Mechanismus auch für **Nervenzellen** im enterischen Nervensystem (ENS) nachgewiesen werden: Der Zug am Nerv wirkt auf die Ionenkanäle in der Nervenmembran (Schemann 2010). Neurone des ENS besitzen auf ihren Zellkörpern und Fortsätzen zugempfindliche Ionenkanäle. Bei mechanischer Stimulation werden so elektrische Potenziale im Nerv ausgelöst. So wird nachvollziehbar, wie eine Verformung des Organs oder eine Dehnung der Darmwand einer Stimulation des ENS gleicht und einen aktivierenden Effekt auf das Organ haben kann. Da das enterische Nervensystem im Allgemeinen und die dort ansässigen mechanosensitiven Nerven im Besonderen für das funktionelle Verständnis der Selbstregulation der viszeralen Aktivität von zentraler Bedeutung ist, werden wir sie im Kapitel Dünndarm ausführlich vorgestellt.

KAPITEL

6 Therapeutische Berührung und Beziehung

Immer, wenn wir Organe behandeln, sind mindestens drei Faktoren mit im Spiel,

- die Qualitäten der Palpation in der therapeutischen Berührung,
- die Gestaltung der therapeutischen Beziehung und
- die Interpretation im Rahmen einer biomechanischen Krankheitslehre.

Die Grundlagen der Organbehandlung sind also definiert durch den dreifachen Punkt: **Berührung, Beziehung, Biomechanik.** Einen geringeren Grad an Komplexität akzeptieren wir als Grundvoraussetzung der Osteopathie nicht. ➤ Tab. 6.1 gibt einen Überblick über die Themen der folgenden Kapitel.

6.1 Wechselseitige Berührung

Berührung in der therapeutischen Situation ist **wechselseitig** und **asymmetrisch.** Die Besonderheit der therapeutischen Beziehung liegt in der Gleichzeitigkeit von symmetrischer Begegnung (Mensch–Mensch), asymmetrischer Aufgabenverteilung und Verantwortlichkeit im therapeutischen Prozess (Therapeut–Patient). Diese Asymmetrie auszuhalten und sich nicht in beruhigende, aber unrealistische Lösungen zu flüchten, ist eine der großen Anstrengungen im therapeutischen Prozess. Wir entkommen ihr nicht. Wer allerdings versucht ihr auszuweichen, zahlt einen hohen Preis – den Verlust der klinischen Realität und der therapeutischen Beziehung.

Die Fragestellungen und Themen der **therapeutischen Beziehungsgestaltung** müssen mit folgenden Themen ins Zentrum des klinischen Alltags und der Selbstreflexion rücken (Levin 2019):

- Anerkennen des Anderen
- Aushalten der Asymmetrie
- Halten eines professionellen Rahmens für die Therapie
- Behandlungsvertrag und therapeutisches Bündnis
- Zugangserlaubnis und Kontaktregulation,
- Situation und Moment\
- Übertragungsphänomene und therapeutische Regression

6.1.1 Asymmetrie im therapeutischen Prozess

Die Gleichzeitigkeit von symmetrischer Begegnung (Mensch–Mensch) und Asymmetrie im therapeutischen Prozess (Therapeut–Patient) muss zur Ausgangssituation der professionellen Selbstreflexion

Tab. 6.1 Berührung, Beziehung, Biomechanik

Aspekte der therapeutischen Berührung	Eine dem Gewebe- und Organcharakter angepasste Palpation, geweblicheZugangserlaubnis, die Fähigkeit zur Grenzen-wahrnehmenden Berührung, die Reflexionen einer Ethik der Berührung, Umgang mit iatrogenen Schäden.
Gestaltung der therapeutischen Beziehung	Beziehungscharakter des Organs, Behandlungsvertrag und Arbeitsbündnis, sprachliche Zugangserlaubnis, Reflexion und Aushalten der Asymmetrie, Kontaktregulation und Anpassung der Moment-to-moment-activity, Toleranz für Ambivalenz und Konflikt, Umgang mit Übertragung und Regression, Bündnisse schließen und Balancen herstellen
Biomechanische Krankheitslehre	Interpretation der biomechanischen Krankheitszeichen als Aktivität der Gewebe: Rhythmus von normaler Ruhe- und Belastungsaktivität, Verlust der Aktivität (Hypoaktivität) und Regulationsstarre (nichtregulierbare Hyperaktivität).

gemacht werden (Pöltner 2003). Eine besondere Form der Asymmetrie entsteht also in der therapeutischen Berührung. Sie stellt eben keine Gegenseitigkeit her, obschon Berühren und Berührt-Werden ein wechselseitiger Prozess ist.

Patienten suchen unsere Hilfe, offenbaren und entblößen sich. Viele Patienten teilen mit uns ihre Ängste hinsichtlich ihres Krankseins und der damit verbundenen persönlichen und sozialen Verunsicherung. Wir Therapeuten stehen auf der Seite des Wissens, der Gesundheit, der Sicherheit und der sozialen Integration.

GUT ZU WISSEN

Durch Selbstidealisierung und Dissoziation der Therapeuten wird die Asymmetrie der Ausgangslage im Namen der Selbstheilung und Autonomie des Patienten oft noch zusätzlich und unnötig überdehnt.

Eine **Ethik** der **Berührung** (Wilkens 2012) setzt ein mit der Reflexion über die individuellen und professionellen Strategien, mit der asymmetrischen Ausgangssituation im therapeutischen Prozess umzugehen. Professionelle Verbindlichkeit und Transparenz werden dabei ebenso gefragt sein als auch hinterfragt werden müssen. Besonders wichtig ist die Auseinandersetzung mit Versuchen, die aus der Asymmetrie entstehende Verantwortung des Therapeuten abzugeben, indem wir illusionäre Symmetrie herstellen.

Drei Strategien zur **Aufhebung der Asymmetrie** haben sich in den letzten Jahren herauskristallisiert:

- Überhöhende Stilisierung der Selbstverantwortung und Autonomie des Patienten
- Rückzug der Therapeuten auf sich selbst und idealisieren der Neutralität als therapeutische Haltung
- Kolonialisierung des Patienten durch ideologische Gesundheitskonzepte

Die in den letzten Jahren diskutierten Attribute der therapeutischen Haltung – Respekt, Neutralität, Rücksichtnahme, Empathie, Zuwendung, Achtung, Demut und Liebe – beziehen sich auf die Selbstsorge des Therapeuten. Diese Attribute der therapeutischen Haltung sind zu selbstbezogen, um dem Beziehungsgeschehen gerecht zu werden. Beziehungs- und Berührungsbegriffe sind auf wechselseitige Anerkennung und Wirkung ausgelegt. Sie gehen über die therapeutische Selbstsorge und Haltung hinaus und sind daher besser geeignet, ethische Aspekte der therapeutischen Beziehung zu reflektieren.

6.1.2 Gestalten der therapeutischen Beziehung

Die Gestaltung der therapeutischen Beziehung in der klinischen Behandlungssituation sowie ihre Reflexion im fachlichen Diskurs und in der kollegialen Supervision ist eine der wichtigsten therapeutischen Fähigkeiten. Die Bereitschaft zur Gestaltung der therapeutischen Beziehung sollte eine Selbstverständlichkeit im osteopathischen Selbstbild sein. Wir könnten argumentieren, dass eine Beziehung immer dann entsteht, wenn zwei Menschen sich begegnen. Die therapeutische Beziehung und der Behandlungsvertrag sind jedoch eine besondere Form der Beziehung. Das herauszuarbeiten scheint geboten, da der klinische Erfolg der Behandlung zum großen Teil an der Fähigkeit hängt, die therapeutische Beziehung so zu gestalten, dass sie den Heilungsprozess ermöglicht (Busch 2006). Vergleichen wir zwei osteopathische Herangehensweisen, so hat jene einen klaren Vorteil, die mit einem konzeptuellen Verständnis der therapeutischen Beziehung ausgestattet ist.

Klinische Wahrheit und therapeutische Bedeutung entstehen und vergehen mit der therapeutischen Beziehung. Außerhalb dieser Beziehung und außerhalb der therapeutischen Situation gibt es in den berührenden Therapien keine Wahrheit. Klinische Wahrheit entsteht nicht im Therapeuten und auch nicht im Patienten, sie ist **geteilte Wahrheit,** die wir auch als **sinnhafte Wahrheit** bezeichnen können. Sie entsteht in Beziehung und im Prozess; der gemeinsam erarbeitete Sinn einer Erkrankung ist wichtiger als die Wahrheit eines bestimmten Faktums. Die mitgeteilte Leiblichkeit ist ebenso wichtig wie die Wahrheit des medizinischen Körpers.

Diese Differenz von Faktenwahrheit und sinnhafter Deutung in der Beziehung auszuhalten, ist die **Aufgabe des Therapeuten** in der Gestaltung der therapeutischen Beziehung. Dabei dürfen wir weder in die objektivierende Rede der medizinischen Labor- und Apparate-Diagnostik verfallen, noch uns aus dem Geschehen verabschieden, indem wir alle Verantwortung und Aktivität auf den Patienten laden. Verantwortung des Patienten und medizinische Diagnostik haben ihre Bedeutung, aber sie haben keine bevorzugte oder alleinige Rolle in der Gestaltung der therapeutischen Prozesse.

GUT ZU WISSEN

Zugespitzt gilt also, dass die klinische Wahrheitsbildung eine Funktion der therapeutischen Beziehung ist.

Diese Aussage widerspricht der objektivierenden Rede von palpabler Anatomie, von Bewegung als Funktion und vom behandelbaren Krankheitsbild; sie widerspricht aber auch der Selbstermächtigung durch die Unterstellung, dass alles „subjektiv" ist und wir unseren Projektionen freien Lauf lassen können. Das **Objektivste,** was wir zu bieten haben, ist die **therapeutische Beziehung.** Nur müssen wir diese Objektivität gestalten und darin eine geteilte, sinnhafte Wahrheit entstehen lassen.

Klinische Wahrheit entsteht in der therapeutischen Beziehung und ist Teil der therapeutischen Situation und des therapeutischen Prozesses. „Situation" und „Prozess" sind weitere, grundlegende Bestimmungen und Möglichkeitsbedingungen klinischer Wahrheit (Lorenzer 2006). Die Beziehung entsteht in der Situation der Behandlung und ihre Richtigkeit und Bedeutsamkeit erweist sich erst durch die Veränderungen im therapeutischen Prozess. Obwohl wir Therapeuten die therapeutische Beziehung nicht alleine gestalten und auch nicht alleine in ihr wirken, gibt es eine Reihe von Aufgaben, die durch die asymmetrische Ausgangslage unserem professionellen Umgang obliegt.

GUT ZU WISSEN

Die Aufgaben des Therapeuten in der Gestaltung der therapeutischen Beziehung sind:
- Behandlungsvertrag und Arbeitsbündnis aushandeln
- Anerkennen und Umgang mit der asymmetrischen Ausgangslage
- Einhalten der professionellen Grenzen
- Informations- und Aufklärungspflicht einhalten sowie sich die anderen rechtlichen Vorgänge bewusst machen und einhalten (Abstinenzregel, Schweigepflicht, Datenschutz)
- Offenlegen von Interessenskonflikten
- Reflexion und Supervision der eigenen therapeutischen Haltung
  - Wahrnehmung von Übertragungsphänomenen
  - Professioneller Umgang mit eigenen Regressionswünschen
- Atmosphäre schaffen und Rapport kreieren
- Kontaktregulation
- Wahrnehmen von Widerstand und Flucht in die Gesundheit

6.2 Sensomotorische Grundlagen: Qualitäten der Kontaktregulation

Jede Beschäftigung mit der Gestaltung der therapeutischen Beziehung und des therapeutischen Prozesses würde beginnen mit dem Erleben und Reflektieren der Qualitäten des Kontakts und der Kontaktregulation. Daher beginnen wir auch hier mit einem spielerischen Übungsablauf, der die Entwicklung der professionellen Kompetenzen der Kontaktregulation abbildet.

Folgende Ausführungen geben den didaktischen Aufbau als auch die reflexive Entwicklungsdynamik der Beziehungskompetenz wieder. Sie folgen dem

Schema – von der propriozeptiven Selbstwahrnehmung über das sensomotorische Erleben zur Entwicklung reflexiver Begriffe.

6.2.1 Bei sich und in Kontakt – Erproben der Kontaktregulation

Um diesen Weg von der sensomotorischen zu begrifflich-reflexiven Erfahrung zu beschreiten, wollen wir die Erfahrung mit der **Annäherung** und der **Präsenz** des Anderen im eigenen, persönlichen Körperraum thematisieren. Eine solche Vorgehensweise wird dazu führen,

- die Formen des In-den- und Aus-dem-Kontakt-Gehen, des Bei-sich-und-mit-anderen-Seins, die Qualitäten des Führens und Folgens, des spielerischen Widerstehens und des Ins-Leere-laufen-Lassens zu entwickeln;
- sensomotorisch die Erfahrung zu bearbeiten, dass eine Frage oder Bitte ins Leere oder gegen eine Wand von Widerstand läuft;
- im gemeinsamen Prozess das Hin und Her, das Geben und Bekommen in einem permanenten Wechselspiel der Anpassung von Kontaktintensität und Kontaktqualität zu moduliert;
- Kontakt als nah und fern, als zugewandt und abgewandt, verbunden und getrennt, zu erleben;
- die Qualitäten des Kontaktes zu erkunden: anwesend und abwesend, träumerisch gelöst und freischwebend aufmerksam, zerstreut und fokussiert, gelassen und fixiert, besorgt und im Rapport, ängstlich und vertrauensvoll, geborgen und verunsichert.

6.2.2 Das Bündnis und die Gestaltung der therapeutischen Beziehung

Die Worte **„Bündnis"** und später auch „Bundesschluss" sind bewusst gewählt. Diese Worte zitieren eine mittelmeerische Tradition, die sowohl Religion und Kultur als auch Recht und Politik geprägt haben. Sie markieren eine, der griechischen Initiations- und Wahrheitstradition entgegengesetzte, Bündnistradition. Nicht die elitäre Wahrheit des im Mysterium erleuchteten Philosophen (Parmenides, Sokrates) steht im Zentrum der jüdisch-christlichen Tradition, sondern die wechselseitige Verpflichtung im vertraglich festgelegten Bund. Diese große Tradition klingt hier ebenso an wie das – daraus entwickelte – Arbeitsbündnis in der Psychoanalyse. Dabei geht es um die Gestaltung der therapeutischen Beziehung, um Prozesse, und nicht um Wahrheiten. Ideal geeignet wären hier Beziehungskonzepte und Berührungsbegriffe.

Mit der Frage nach dem **Bündnis** in der therapeutischen Beziehung sind grundlegende Facetten des therapeutischen Prozesses angesprochen, die in allen Kapitel auftreten und erörtert werden: Behandlungsvertrag und Arbeitsbündnis, Treue und Verrat, Umgang mit Erfolg und Misserfolg, geteilte Verantwortung und Aushalten der strukturellen Asymmetrie, Supervision und Selbstkritik, Umgang mit iatrogenen Verletzungen, Bestimmen von Zugangsqualitäten, Prozess und Ereignis, Bindung und Beziehung, Autonomie und Freiheit, Umweltbezug und Einbettung, Erfahrung und Verkörperung.

GUT ZU WISSEN

Bündnisse sind Balancen, Übergänge und Vermittlungen. Sie richten sich gegen Spaltungstendenzen und gegen die Arroganz der selbstgenügsamen Rationalität der Philosophie: Es gibt nicht nur Tag-Nacht, Schwarz-Weiß, Gut-Böse, – es gibt Zwischentöne und Sonnenaufgänge, Widersprüche und Ungleichzeitigkeiten, Übergänge und Mischwesen.

Es geht also um die Fähigkeit zur Balancierung zum **„point of balance"**, und letztendlich darum, Ambivalenz auszuhalten. Ambivalenz zu ertragen, ist Ausdruck der gesunden Psyche. Sie hat die Verletzungen ihres primären Narzissmus überwunden und dafür die Beziehung (Freundschaft, Liebe) zu einem anderen Menschen bekommen.

Bündnisse erlauben ein Zusammenleben der Menschen, sie ermöglichen es, Erfahrungen zu machen und zur Besinnung zu kommen. Bündnisse versuchen Spannungen und Ambivalenzen der Individual- und Gattungsgeschichte, die nicht durch Reinigungsmanöver zu lösen sind; sie versuchen diese zu bearbeiten und zu balancieren: Sie suchen das vermittelnde Dritte. In der Osteopathie ist hier **Sutherlands Balance-Konzept** zu nennen. Es ist realistisch und wirksam, weil es die Balance innerhalb einer Begrenzung als Zugang im therapeutischen Prozess anstrebt. Sutherlands Balance-Konzept sollte gegen ambivalenzfreie Vorstellungen von „Gesundheit" verteidigt werden.

Wir Menschen brauchen **Vermittlungsarbeit** und diese Arbeit ist zentral für das Geschehen der Palpation. Vermittlung ist menschlich! Nichts ist Menschlicher als das Bedürfnis und die Notwendigkeit der Vermittlung. Wir können nur überleben, wenn wir uns in Beziehung, in Sprache und in gesellschaftlichen Prozessen vermitteln. Die Entdeckung der Sprache beginnt mit der Freude am Bauen sprachlicher Dreiecksbeziehungen (Triangulieren).

Jene Traditionen, die auf Vermittlungsarbeit und Bündnis-Notwendigkeit setzen, sind für die therapeutischen Prozesse essenziell. Daher nehmen wir immer wieder Bezug auf sie und formulieren Unbehagen, wenn polare (anstatt trinitarische), dualistische (anstatt trianguläre), unmittelbare (anstatt sprachlich-vermittelnde) Konzepte angeboten werden.

KAPITEL

7 Grundlegung einer biomechanischen Krankheitslehre

7.1 Beitrag der Osteopathie

Der Anspruch der Osteopathie begründet sich in ihrem besonderen Beitrag zur Humanmedizin. Berührung im Rahmen der therapeutischen Beziehung und erfahrbaren Biomechanik bildet den Kern der Osteopathie. Das Besondere der Osteopathie liegt darin, dass sie die berührenden Begegnungen mit den Geweben und den Organen im Rahmen einer biomechanischen Krankheitslehre klinisch einordnen kann.

Der besondere Beitrag der Osteopathie innerhalb des weiten Feldes der Medizin liegt darin, die **manuelle Diagnostik** und Behandlung des **geweblichen Ausdrucks** der menschlichen Physiologie zu entwickeln. Für den experimentellen Kern der Osteopathie ist es notwendig, nachprüfbare und quantifizierbare mechanische Qualitäten zu beschreiben. Die wichtigsten sind: Elastizität, Volumen und Druck, Bewegung und Beweglichkeit, Spannung und Anspannung, Form und Position. Das sind die wichtigsten mechanischen Qualitäten. Diese sollten pro Organ beschrieben und in ihrer klinischen Relevanz gewichtet werden. Mechanische, palpable Eigenschaften der Organe sind das Produkt der biologischen Aktivität des Gewebes. Mögen diese Aktivitäten in elektromagnetischen, aero- oder hämodynamisch, quantenmechanischen oder chemischen Begriffen beschrieben werden, – diesen Phänomenen kommt auch ein mechanischer Ausdruck zu. So fallen sie ins weite Feld der Biomechanik und sind für uns von besonderem Interesse, da sie palpierbare Spuren im Ausdruck des Gewebes hinterlassen.

7.2 Von spürbaren Qualitäten zu deutbaren Aktivitätszuständen

Wenn wir beispielsweise von der Härte oder Weichheit eines Knochens sprechen, meinen wir spürbare, also palpable, mechanische Qualitäten des Gewebes. Die Formulierung „spürbare Qualität" ist einer der wichtigsten Vermittlungsbegriffe zwischen Osteopathie als praktischer und Osteopathie als angewandter Wissenschaft. „Spürbar" verweist auf einen sensomotorischen Wahrnehmungsbezug und „Qualität" hat einen eindeutig anzugebenden Ort in der wissenschaftlichen Diskussion der letzten drei Jahrhunderte.

7.2.1 Spürbare Qualitäten

Das Spürbare öffnet das Feld für die Unterschiede des **Palpierens**, Betastens, Einfühlens und **Nachspürens.** Das Spüren folgt der Spur, und die Spur im geweblichen Ausdruck ist immer auch die eigene Spur, die entsteht, sobald wir in Kontakt kommen. Qualität gibt den Einstieg in eine lange Tradition von John Locke bis zur gegenwärtigen neurobiologischen und kognitionspsychologischen Qualia-Diskussion. Die Formulierung „spürbare Qualität" bildet ein Scharnier zwischen dem Wahrnehmungs- und Handlungsbereich klinischer Osteopathie und den Diskussionen der Kognitionswissenschaft und Neurobiologie.

Spürbare, mechanische Qualitäten des Gewebes können also sensomotorisch erlebt und dann als Erfahrung reflektiert werden. Das riesige Feld der spürbaren Qualitäten in einer wahrnehmungs- und handlungsbezogenen Osteopathie lässt sich mit folgender Liste abstecken: Elastizität, Position, Form, Bewegung, Beweglichkeit, Kraft, Richtung, Impuls, Volumen, Druck, Durchlässigkeit, Widerständigkeit, Wärme, Momentum, Initiation, Antrieb, Zug, Schub, Ausrichtung, Ausdehnung, Konzentration, Kompression, Zentrierung, Strahlung, Schwingung, Rhythmus, Beziehung, Einbettung, Wärme, Bedürfnis. Natürlich ist eine solche lange Liste für die klinische Anwendung nicht geeignet. Daher werden wir sie auf jene Qualitäten eingrenzen, die im Moment klinisch im Rahmen einer biomechanischen Krankheitslehre interpretierbar sind. So eine der anderen Qualitäten als Ruhe-, Hyper- und Hypoaktivität übersetzbar sein, spricht alles dafür diese mit ins klinische Vorgehen einzubeziehen.

GUT ZU WISSEN

Wie bereist aufgezeigt, kann das Modell der somatischer Dysfunktion grundlegende Aspekte der Krankheitsgenese nicht fassen und führt in die Sackgasse der Behandlung hyperaktiver Stresszustände. Deshalb rücken wir die volle Breite des mechanischen, palpablen Ausdrucks geweblicher Aktivität ins Zentrum osteopathischer Klinik und Theoriebildung. Dabei verabschieden wir uns von der falschen Identifikation von spürbarer Qualität (Bewegung, Spannung) mit der physiologischen Funktion. Wir orientieren uns an der Physiologie der Ruhe-, Hyper- und Hypoaktivität.

7.2.2 Aktivitätszustände: Ruhe, Anstrengung, Erschöpfung, Starre

Zu den Grundbegriffen und Grundlagen der biomechanischen Krankheitslehre gehört zuallererst eine Beschreibung der geweblichen **Aktivitätszustände**. Ausmaß und Energieaufwand der Gewebeaktivität sind qualitativ und quantitativ zu erkunden. Aktivitätszustände können wir uns als ein **dreidimensionales Kontinuum** vorstellen. Es wird klinisch interessant sein, die Quantität der Hyper- und Hypoaktivität einschätzen zu können, um eine Aussage über Verlauf und Prognose zu machen. Das ist ein großer Fortschritt gegenüber der zweidimensionalen Dualität von Funktion versus Dysfunktion. Gegenwart und Zukunft der osteopathischen Behandlung liegt in der Arbeit mit geweblichen Aktivitätszuständen.

7.3 Klinische Beispiele einer biomechanischen Krankheitslehre

Die biomechanische Krankheitslehre ist ein offenes und eben beginnendes Projekt. Wir können hier einige Vorgehensweisen und Eckpunkte angeben, aber wir müssen auch zugeben, dass viele Aspekte dieser Krankheitslehre noch formuliert werden müssen. Im Folgenden soll an ausgewählten Beispielen ein erster

Eindruck gegeben werden, wie diese biomechanische Krankheitslehre entwickelt werden kann. Um den Weg von der klinischen Beschreibung der Krankheitsbilder zur Palpation der Biomechanik deutlich zu machen, nehmen wir uns ein Symptom und ein Krankheitsbild heraus, die beide schon in ihrer Definition mechanische Aspekte betonen. So wird Diarrhö als Hyperaktivität der Muskulatur (Hypermotilität) und Hyperaktivität der Schleimhaut (Hypersekretion) definiert. Schon in dieser Bestimmung sind zwei der Eckpunkte einer mechanischen Krankheitslehre erkennbar. Sie beinhaltet eine Aussage über den Aktivitätszustand, und sie macht eine Aussage über die beteiligten Gewebe.

Diarrhö ist definiert als erhöhte Frequenz und veränderte Konsistenz des Stuhls.

- Diese Definition können wir nun mechanisch ausformulieren und deutlich machen, dass es sich einerseits um eine Veränderung der rhythmischen Aktivität der Muskulatur (Motilität), andererseits um eine Veränderung der Schleimhautaktivität (Sekretion) handelt.
- Ein weiterer entscheidender Punkt für den manuellen Zugang besteht in der klaren Aussage: Diarrhö ist Hyperaktivität.

Für die osteopathische Klinik stellt sich nun die Frage, ob wir sowohl den Aktivitätszustand als auch den mechanischen Ausdruck der beiden hyperaktiven Gewebe nachvollziehen können. Die manuelle Behandlung müsste dann Wege finden, die Hyperaktivität der Gewebe zu beruhigen. Im Verlauf der Behandlung ginge es dann darum herauszufinden, wodurch diese Hyperaktivität entsteht: Ist sie eine kompensatorische Reaktion auf die Hypoaktivität eines anderen Organs? Ist es eine Irritation der Schleimhaut durch Nahrungsmittel? Oder findet die Hyperaktivität auf dem Boden einer entzündlichen Erkrankung statt?

Ähnlich könnten wir die Gewebe und ihre Aktivitätszustände beim **Asthma bronchiale** herausarbeiten. Beim Asthma kommt es zu einem Spasmus der Muskulatur und einer Schwellung und Hypersekretion der Schleimhaut. Wiederum imponiert die Klarheit der klinischen Beschreibung, die sowohl die beteiligten Gewebe als auch deren Aktivitätszustand benennt.

- Ein Bronchialmuskel im Spasmus ist hyperaktiv. Er kann sich dadurch den rhythmischen Änderungen während der Atmung nicht mehr so gut anpassen.
- Zudem verengt er gemeinsam mit der geschwollenen Schleimhaut das Lumen der Luftwege.
- Schleimhautschwellung und Hypersekretion sind ebenso Zeichen einer Hyperaktivität.

Eine biomechanisch inspirierte Behandlung bei Asthma müsste sich mit diesen beiden Geweben und deren Aktivitätszustand auseinandersetzen und eine entsprechende Lösung finden.

7.4 Grundgesetze biologischer Aktivität

Umgangssprachlich könnten wir formulieren: Aktivität ist gut! Wir reagieren auf Situationen und Herausforderungen, und Reagieren geht im Gewebe nur in eine Richtung: vermehrte Aktivität. Geweblich gibt es weder einen Totstellreflex noch eine Erschlaffung unter den Ruhetonus, noch eine Refraktärzeit. Es geht nicht um neurologische Steuerung, sondern um die geweblich-mechanischen Grundeigenschaften der Verformbarkeit und des Widerstands – was wir nachher unter Elastizität diskutieren.

GUT ZU WISSEN

Gewebe hat keine andere Wahl, als zu reagieren. Wenn die Anforderung aufhört, geht Aktivität im Gewebe zurück in den Ruhezustand. Ruheaktivität ist auch ein Aktivitätszustand. Daher ist die Rede von „Ent-Spannung" in der Osteopathie eher irreführend.

Wenn wir nur für einen Moment Spannung mit Aktivität gleichsetzen wollen, dann gilt: Das Ziel der Physiologie und Osteopathie ist es, bei geringem Energieaufwand ausreichend Ruhe-Spannung und Über-Spannung aufzubringen.

➤ Tab. 7.1 gibt vier klinisch bedeutsame Grundgesetze biologischer Aktivität wieder, die im Folgenden erläutert werden.

7.4.1 Ondulieren zwischen Ruhe- und Belastungsfunktion

Normale Funktionsfähigkeit geht einher mit dem Ondulieren zwischen Ruheaktivität und angepasster

Tab. 7.1 Vier Grundgesetze der biologischen Aktivität.

• Normale Physiologie ist das Ondulieren zwischen Ruheaktivität und angepasster Hyperaktivität bei Belastung.
• Gewebe tendiert zu einem energiearmen Ruheaktivitätszustand; es reagiert auf Herausforderungen mit vermehrter Aktivität, die bei nachlassender Belastung wieder zurückfindet in die Ruheaktivität.
• Anhaltende Anstrengung ermüdet und erschöpft den Organismus. Sowohl der Verlust der Fähigkeit aus erhöhter Aktivität in den Ruhezustand zurückzukommen (automatisierte Hyperaktivität oder regulative Starre), als auch Erschöpfung (Hypoaktivität) ist eine Behandlungsindikation.
• Ein spontaner Verlust der Ruheaktivität (spontane Hypoaktivität) ist nur im Trauma möglich.

Hyperaktivität bei Belastung. Das schließt ausdrücklich die **Fähigkeit zur Kompensation** als normale Hyperaktivität ein. Das Gewebe kann auf Herausforderungen nur reagieren. Die Betonung liegt auf agieren und aktiver werden, denn eine Beanspruchung kann vom Gewebe weder ignoriert noch durch Nichtaktivität beantwortet werden. Das Gewebe kennt keinen Schongang, keinen Totstellreflex, keinen Standby-Modus unterhalb der Ruheaktivität. Es kennt ebenso wenig die Mechanismen psychischer Vermeidung, weder illusorische noch zynische Indifferenz, weder selbstgewählte Ignoranz noch Abwehr durch Dissoziation und Verdrängung.

Ruheaktivität verstehen wir ganz pragmatisch als die Aktivität der Gewebe in Ruhe, also ohne Belastung, z. B. aufrichtende Muskeln im Liegen. Oder aber jene Aktivität des Herz-Kreislauf-Systems und der Atmung, die gegeben ist, wenn wir keiner inneren und äußeren Beanspruchung ausgesetzt sind. So könnten wir die Herztätigkeit und Atmung im Sitz oder Liegen vergleichen mit der Herztätigkeit und Atmung beim 1000-Meter-Lauf. Eine Patientin, die gerade in die Praxis gerannt kommt, weil sie zu spät ist, wird wahrscheinlich eine andere Pulsaktivität beim ersten Händedruck aufweisen als 20 Minuten später, wenn sie auf der Behandlungsbank angekommen ist. Die schnelle Rückkehr zur Ruhe nach der Belastung ist ein Zeichen für einen gesunden und gut trainierten Organismus.

7.4.2 Gesunde Hyperaktivität

Der Raum der Belastungsaktivität beschreibt die physiologische Möglichkeit, aus der Ruheaktivität heraus mit gesteigerter Aktivität auf die Notwendigkeiten und Belastungen des Alltags zu reagieren. Gesundes Gewebe wird immer reaktiv vermehrt arbeiten und, wenn die Belastung nachlässt, zurück zur Ruhenormalität kommen. Da normales Gewebe mit vermehrter biologischer Aktivität auf physiologische Herausforderungen antwortet, ist ein spontaner **Verlust der Ruheaktivität (Hypoaktivität)** als Antwort auf Belastung nicht möglich, – außer durch traumatische und damit grenzüberschreitende Reize und Erfahrungen.

In ihrer Belastbarkeit und spezifischen Form der **Hyperaktivität** unterscheiden sich die verschiedenen Gewebe. Eine Niere kann Druck machen, eine Leber Volumen zulegen, ein Dünndarm vermehrt Motilität entwickeln.

7.4.3 Anhaltende oder automatisierte Hyperaktivität

Anhaltende Anstrengung ermüdet und erschöpft den Organismus. Hält die Belastung über lange Zeit an, kann eine **persistierende Hyperaktivität in Hypoaktivität (Erschöpfung)** enden. Unter gewissen Umständen bleibt Hyperaktivität bestehen, obschon die Belastung aufgehört hat. Persistierende Hyperaktivität ist vom Anlass unabhängig geworden, hat sich automatisiert.

Um den Verlust der Fähigkeit verstehen zu können, erhöhte Aktivität wieder in den Ruhezustand zu überführen, müssen wir auf physiologische und psychologische Erklärungen der Stabilisierung von Verhaltensmustern und der Erinnerungsbildung im Gewebe verweisen. Diese finden sich in der Stressphysiologie, Neuropsychologie und Immunologie.

7.4.4 Aktivitätsverlust und Erschöpfung

Die Stress- und Entzündungsphysiologie erklären uns, dass wir auf Herausforderungen mit Hyperaktivität reagieren, und erst krank werden, wenn wir die Kraft zur Reaktion nicht mehr aufbringen. In der Stressphysiologie markiert der Verlust an Aktivität den Übergang von Gesundheit zu Krankheit. Der Begründer der Stressforschung János Selye interessierte sich für die Reaktion des Organismus auf Beanspruchung und Verletzung (Selye 1973). Erstaunlich fand er, dass es allgemeine und wiederkehrende Reaktionsweisen gibt, die unabhängig von Krankheitserregern und Auslösern sind. Deshalb sprach er am Anfang seiner fünfzigjährigen Forschung von einem generellen **Adaptationssyndrom.** Das generelle Adaptationssyndrom unterteilte er in drei Phasen: Alarm-, Widerstands- und Erschöpfungsphase.

- In der Alarmphase versucht der Organismus mit den Folgen der Schädigung und des Schocks durch die Aktivierung der Abwehr- und Heilungsmechanismen umzugehen.
- In der Widerstandsphase stellt er sich auf einen längeren Kampf ein.
- Und in der Erschöpfungsphase zeigt sich, dass der Organismus den Anstrengungen des Widerstands nicht ewig gewachsen ist.

Selye war klar, dass die Widerstandsphase zwar symptomreich sein kann, aber die Erschöpfung zu ernsthaften Erkrankungen führt.

Klinisch stellt sich nun die Frage, in welcher Phase **osteopathisch gehandelt** und **behandelt** werden soll: Nur in der ersten Alarmphase, weil diese sich möglicherweise durch vermehrte Symptomatik, Spannung und Verlust an Bewegung zeigt? In den Denk- und Wahrnehmungsvorgaben der somatischen Dysfunktion ist das die Phase, in der eine osteopathische Behandlung zum Spannungsabbau und zur Bewegungszunahme indiziert wäre. Physiologisch müssten wir allerdings entgegenhalten, dass die Alarmphase eine physiologische Reaktion des Gewebes darstellt: einen Selbstheilungsmechanismus in voller Fahrt. Diese Reaktion braucht keine Behandlung, wenn sie zu ihrem Ziel, also der Bewältigung der Herausforderung und Rückkehr zur weniger anstrengenden Ruheaktivität führt.

Klinisch besonders relevant sind **Erschöpfungszustände.** Sie bedürfen immer der Unterstützung oder Behandlung, da in ihnen die Selbstheilungsmechanismen geschwächt sind und der Organismus nicht ohne Hilfe zu einer normalen Ruheaktivität zurückfinden kann. Die Langzeitkosten der Reaktion und des Widerstands sind erheblich. Sie sind anstrengend und energieintensiv; in ihnen werden Funktionen vereinseitigt und die Gefahr der geweblichen Umbildung entsteht. Sprachlich und physiologisch wäre zwischen müde und erschöpft zu unterscheiden. Wer aktiv ist, ermüdet auf Dauer und braucht Ruhe, Schlaf und Erholung, um wieder aktiv sein zu können – einmal gut ausschlafen, und nach einem erholsamen Wochenende sind die Kräfte wieder da. Wer erschöpft ist, braucht länger, um zu Kräften zu kommen, und er braucht Unterstützung: substanziell und psychisch, menschlich und therapeutisch.

Brisant bei Erschöpfungszuständen ist die entstehende gewebliche Instabilität. Oft wird sie durch eine Zunahme an Bewegung kompensiert. Vermehrte Beweglichkeit bei Instabilität führt oft zu Blockaden. Da dieser Zusammenhang im System der somatischen Dysfunktion nicht existiert, kommt es immer wieder zu iatrogenen Schäden durch osteopathische Behandlung. Blockaden zu lösen, ohne sensomotorisch und palpatorisch zu klären, ob sie auf dem Hintergrund von Erschöpfung und Instabilität entstanden sind, ist ein weit verbreiteter Fehler. Instabilität und Erschöpfung sind besonders nach Traumen ein Problem, die nur mit Bezug auf gewebliche Aktivitätszustände manuell zu behandeln sind.

7.5 Übungen zu Grundbegriffen einer biomechanischen Krankheitslehre

Wir möchten hier zwei Übungen zu Grundbegriffen einer biomechanischen Krankheitslehre vorschlagen. Die eine eignet sich für eine Partnerübung, die andere für die Arbeit in kleinen und größeren Gruppen. Die erste Übung heißt „Toter Cowboy oder Seestern?“ und macht den Unterschied von **aktivem** (➤ Abb. 7.1) und **erschöpften Organ** sichtbar und erlebbar. Die zweite Übung, der „Osteopathische Wandertag“, übersetzt das Zusammenleben der Organe in eine Gruppe von Erwachsenden und Kinder, die einen Berg besteigen wollen. Dabei schwächeln manche und andere müssen Stärke beweisen, dass die Gruppe vorankommt. Der osteopathische Wandertag ist eine Improvisations- und Gruppenübungen zu Aspekten der geweblichen Ruhe- und Hyperaktivität, zu Kompensation und Inhibition.

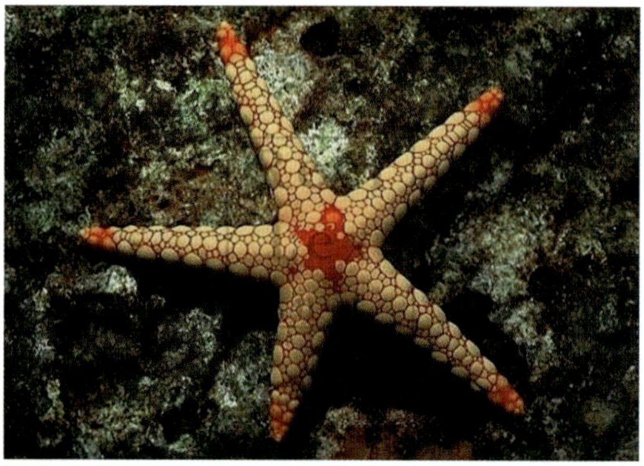

Abb. 7.1 Seestern [K419]

7.5.1 Toter Cowboy oder Seestern?

In der ersten Übung geht es um die Differenz von aktivem Gewicht, das sich selbst trägt und einer Situation, die viele Eltern kennen: Das Kind ist im Autositz eingeschlafen und muss nun ins Bett getragen werden. Ein schlafendes Kind kann untragbar schwerer sein als sein „normales" Gewicht vorgibt. Das schlaffe und schwere Kind nennen wir den „toten Cowboy", in Anspielung auf die klassische Szene in vielen Westernfilmen, in der eine totgeschossener Cowboy immer noch auf dem Pferd sitzend oder hängend von diesem nach Hause auf die Ranch getragen wird. Der Therapeut ist das Pferd, der tote Cowboy das erschöpfte Organ. Das können wir übertragen auf die Beziehung von Organ zu Organ oder auf die Beziehung der Organe zur Wirbelsäue. Wichtig dabei ist, dass das Pferd stabil und kräftig ist und sich bei der Übung nicht den Rücken verletzt.

Die Übung beginnt (➤ Abb. 7.2) mit der Normalität der Physiologie:

- Cowboy und Pferd sind **in Beziehung,** sie kommunizieren biomechanisch und biochemisch und … Es gibt Kommunikation und Interaktion; wechselseitige Beeinflussung, aber keine Dominanz oder mechanische Abhängigkeit. Dann fällt der Schuss und der Cowboy wird zum „toten Cowboy", der aus wundersamen Gründen nicht vom Pferd fällt. Dieses trägt ihn, notfalls auch zur Ranch (➤ Abb. 7.3). Das Gewicht des toten / erschöpften Organs ist für die Umgebung nur mit viel Ächzen und Anstrengung zu ertragen. Daher der Gesichtsausdruck des „Pferd"-Osteopathen.

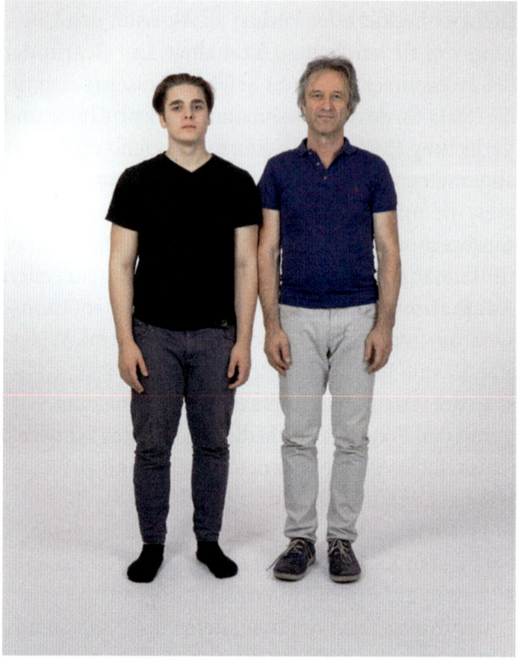

Abb. 7.2 In der normalen Beziehung sind Organe aufeinander bezogen, aber unabhängig, Kommunikation und Interaktion, wechselseitige Beeinflussungen sind möglich, aber nicht zwingend. [K418]

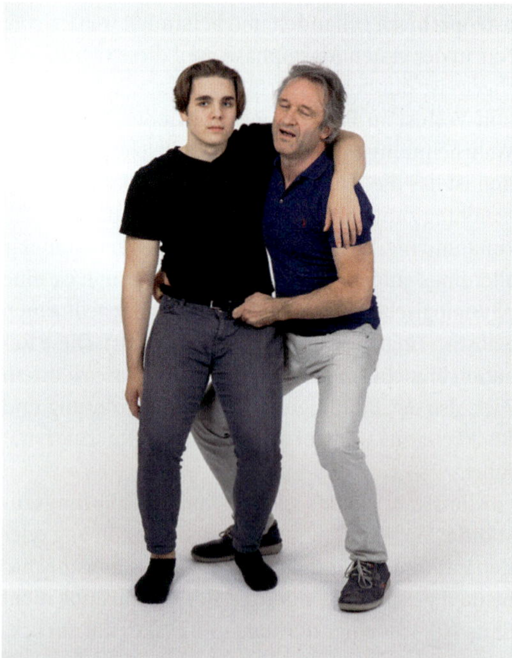

Abb. 7.3 Ein Organ zwingt das Andere zu reagieren. Die Schwere des erschöpften Organs oder „toten Cowboys" ist kaum zu halten. [K418]

- Das Gegenbild zum toten Cowboy ist der **Seestern.** Jetzt bekommt der Cowboy den Auftrag, sich nicht erschießen zu lassen, sondern sich groß zu machen und in alle Richtungen auszubreiten. So entstehen Freude und Leichtigkeit. Der Seestern ist ebenso schwer wie der tote Cowboy, wie das ➤ Abb. 7.4 jedoch zeigt, ist es in dieser Beziehung nun möglich, in die Sterne zu greifen. Da Leben ist leicht und der „Seestern"-Osteopathen kann lächeln und mit dem Organ tanzen.

Toter Cowboy oder Seestern? – ist die Frage. Organe sind in der gesunden Physiologie dem Seestern ähnlich: Sie sind aktives, lebendiges Gewicht und in Expansion. Daher ist auch die weit verbreitete Vorstellung, dass gesunde und aktive Organe an Ligamenten „aufgehängt" sind, nichtzutreffend. Erst das müde und erschöpfte Organ hängt sich an seine Ligamente. Die innere Aktivität (hier als Spannung und Ausrichtung des jungen Mannes) bestimmt darüber, ob er schlapp und formlos auf dem Pferd hängt oder sich formstabil und aufgerichtet im Tanz mit anderen Organen befindet.

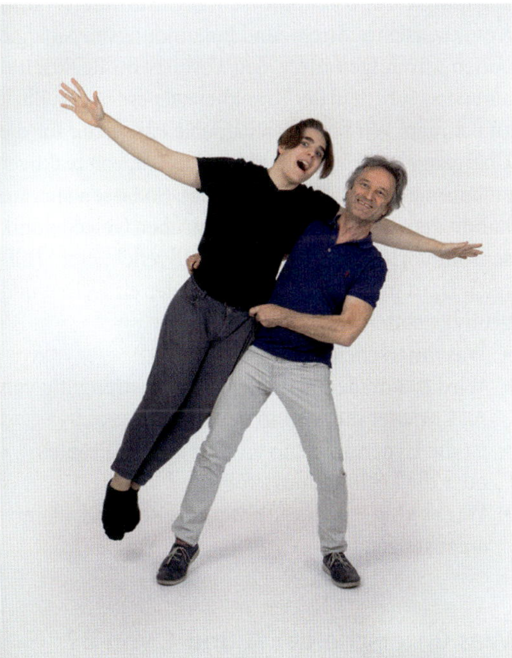

Abb. 7.4 Expandierender „Seestern" – das gleiche Gewicht ist nun aktiv in der Aufrichtung und kann ohne Anstrengung gehalten werden. Das Organ (die Person) kann sogar noch mit Leichtigkeit angehoben werden. [K418]

7.5.2 Osteopathischer Wandertag

Der osteopathische Wandertag ist also die Geschichte dreier Freunde A, B und C, die gemeinsam wandern gehen. Sie brechen früh am Morgen auf, um 12 Uhr mittags auf dem Gipfel zu sein. Während der ersten Etappe wird B müde, gibt C seinen Rucksack und schafft so den Aufstieg. Nach einer Pause brechen sie zur zweiten Etappe auf, während B so schwach wird, dass er nicht weitergehen kann. A und C entschließen sich, B zur nächsten Hütte zu tragen und dann zu entscheiden, wie es weiter gehen soll. In der Hütte angelangt, ist B immer noch müde und A / C sind recht angestrengt durch die Extralast, denn B und sein Rucksack sind nicht gerade leicht und es geht meist bergauf. A und C entscheiden nun die letzte Etappe alleine zu gehen, nachdem sie sich vergewissert haben, dass der Hüttenwirt sich um das Wohlergehen von B kümmern wird: Käsespätzle, Schnaps und dann ein bequemes Bett. A und C hoffen, dass B zum Abstieg wieder bei Kräften ist.

Im osteopathischen Labor könnten wird diese Szene nachspielen und reflektieren. Minimal wäre eine kleine Besetzung mit drei Organ- oder Gewebsakteuren. Ideal wäre es, noch zwei Osteopathen und einen externen Beobachter dazu zu gewinnen. Die drei Gewebeakteure ABC gehen Hand in Hand spazieren, an den Händen verbunden informieren sie sich jeweils darüber, was sie tun, sind aber frei und lustig unterwegs (➤ Abb. 7.5). Die junge Dame B wird müde und hakt sich bei den beiden jungen Männern A und C ein. A und C nehmen ein müdes B in ihre Mitte und stützen es (➤ Abb. 7.6) Wieder sind die drei verbunden, aber die Verbindung ist nicht mehr lose, sondern es entsteht eine direkte Reaktion von A und C auf B. Als Konsequenz sind A und C nicht mehr frei in der Verbundenheit. Aus der Reaktionsbereitschaft wird ein Reaktionszwang: A und C müssen das inzwischen erschöpft kollabierte B schleppen, auch wenn es schwerer und schwerer wird (➤ Abb. 7.7).

7.5.3 Wandertag im osteopathischen Labor

Bei ausreichender Besetzung könnten zwei Osteopathen, O1 und O2, die Entwicklung der Beziehung und der Einzelnen palpierend mitverfolgen. Die bei-

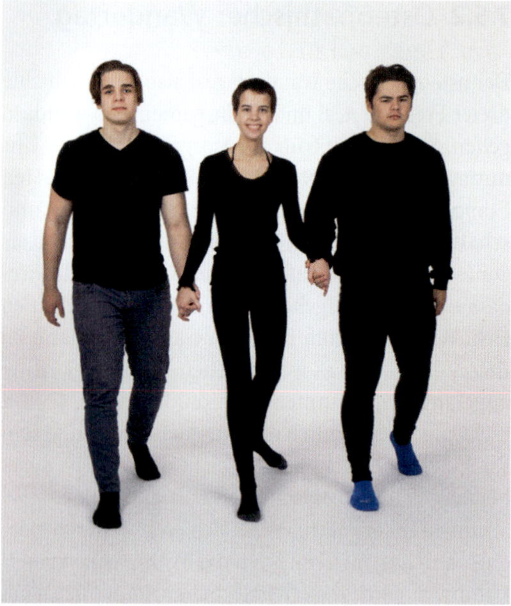

Abb. 7.5 Osteopathischer Wandertag (1): Drei Organe spazieren zusammen, verbunden und mit gemeinsamem Ziel, ohne sich gegenseitig zu belasten. [K418]

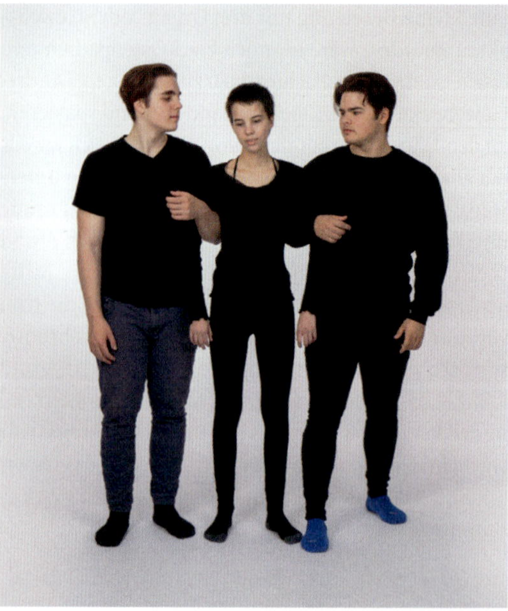

Abb. 7.6 Osteopathischer Wandertag (2): Zwei Organe nehmen das müde Organ in die Mitte und unterstützen es. [K418]

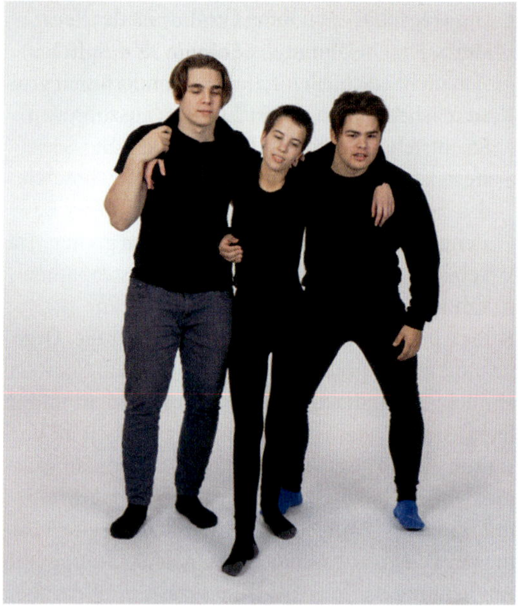

Abb. 7.7 Osteopathischer Wandertag (3): Zwei Organe müssen das erschöpfte Organ mitschleppen. [K418]

den könnten in Echtzeit die Veränderung des mechanischen Ausdrucks der biologischen Gewebeaktivität während der Übergänge wahrnehmen. Diese **manuell wahrnehmbaren Zustandsänderungen** sind der Bezugspunkt der osteopathischen Gesundheits- und Krankheitslehre. Stress- und Entzündungsphysiologie haben uns aufgefordert, den Verlust von Reaktivität als ersten Schritt in der Krankheitsgenese in den Blick zu nehmen. Wir brauchen palpable Parameter für die Übergange von Hyper- zu Hypoaktivität, von reaktiver zu automatisierter Hyperaktivität. So lassen sich im Labor die Grundgesetze biologischer Gewebelogik sensomotorisch nachvollziehen und reflektieren. Hilfreich ist es mit der Beantwortung der einfachen und grundlegenden Fragen zu beginnen:

- Was unterscheidet A / C von B?
- Wird das müde B durch die Kraftanstrengung von A / C wieder mehr Kraft bekommen?
- Ist die Hyperaktivität von A und C ein Problem oder die Lösung eines Problems?
- War es klug B auf der Hütte zu lassen und allein aufzusteigen?

Was unterscheidet A und C von B?

Antwort: B ist müde und bringt nicht genügend Aktivität auf, um den Aufstieg selbst zu schaffen. A und C arbeiten mehr und ermöglichen so zumindest, dass C bis zur Hütte kommt und die Gruppe intakt bleibt, das heißt, **Hyperphysiologie** ist **möglich** und gut und kann Hypophysiologie kompensieren. Diese Kompensation führt dazu, dass das Gesamtprojekt (ABC machen eine Wanderung) zumindest kurzfristig erreicht werden kann.

Wird das müde B durch die Kraftanstrengung von A und C wieder mehr Kraft bekommen?

Antwort: Nein! Die Extrakraft von A und C führt dazu, dass sie gemeinsam die Hütte erreichen. Wenn B müde und kraftlos ist, wird B auch müde und kraftlos sein, wenn es getragen wird. A / C schaffen es, B nicht auf halber Strecke im Kalten liegen zu lassen, aber erst durch die Erholung und Pflege auf der Hütte findet B wieder zu Kräften. Kompensation stabilisiert das Gesamtsystem, damit A / C das müde B zu einem erholsamen Ort führen kann; die **tragende Kompensation** ändert aber den Aktivitätszustand von B nicht.

Ist die Hyperaktivität von A und C ein Problem oder die Lösung des Problems?

Antwort: Weder noch! Die Hyperaktivität von A und C ist die normale kompensatorische Fähigkeit. Sie ist gut, nicht behandlungsbedürftig und nicht zu pathologisieren. Kompensationsfähigkeit gehört zur normalen Physiologie ondulierender Aktivität. Sie ermöglicht es uns, in schwierigen Situationen und trotz schwächelnder Mitwanderer solidarisch die Wanderung zu beenden; die solidarische Kompensation führt allerdings nicht direkt dazu, dass müde Beine wieder gehen. Das wäre auch zu viel erwartet. Klopft jemand hungrig an die Tür und bittet um Essen und Wärme, fragen wir nicht danach, warum jemand hungrig ist, wie groß und wie lang der Hunger ist und ob wir genügend für den langen Hunger zu Haus haben. Nein, wir geben, was da ist, um den kurzfristigen Hunger zu stillen und die bedürftige Person zu stabilisieren und zu wärmen. Die Frage, was es langfristig braucht, um genügend Essen und Wärme zu bekommen, stellt sich das Gewebe im ersten Moment nicht: Es **reagiert,** wenn es um Hilfe gebeten wird, **sofort** und ohne Fragen zu stellen.

War es klug, B auf der Hütte zu lassen und allein aufzusteigen?

Antwort: Ja! A und C haben die Anstrengung gefühlt, mit einem müden B aufzusteigen und gemerkt, dass sie es nicht ganz nach oben schaffen. So haben sie abgewogen: Zurückgehen geht nicht, da B müde ist, mit ihm hochsteigen auch nicht, da B Ruhe braucht. Also bleibt die Alternative: Warten und B aufpäppeln oder in Abstimmung mit B zur Hütte allein aufzusteigen. Diese kluge und alle internen und externen Kräfte und Kompensationsmöglichkeiten einbeziehende und die eigenen wie auch die anderen **Bedürfnisse abwägende Vorgehensweise** ist für uns Menschen möglich, aber eben nicht für Gewebe.

Belastbarkeit im Befund und Behandlung: Inhibition und Provokation

Wenn wir nun die grundlegenden Eisichten des Wandertags wieder auf die Organe übersetzen, müssen wir festhalten: **Belastbarkeit** und **Entlastbarkeit** sind grundlegende Reaktions- und Regulationsweisen eines gesunden Organs. Diese zu kennen, ist nicht nur diagnostisch relevant, sondern erlaubt eine erste Einschätzung der Behandlungsmöglichkeit (Prognose). Die manuelle Behandlung ist nur möglich, wenn Gewebe auf **äußere Reize** reagieren. In der Inhibition und Provokation zeigt sich die bestehende Aktivität und die potentielle Re-Aktivität im Sinne der Reaktionsbereitschaft.

Der Idealfall der Inhibition: Hypoaktivität erzeugt Hyperaktivität

Im Idealfall der Inhibition löste die Hypoaktivität eines Organs eine reaktive Hyperaktivität in seiner Umgebung aus. Dann wäre die Inhibition positiv: Bei der Unterstützung der Hypoaktivität geht die reaktive Hyperaktivität spontan in Ruheaktivität über. Die physische Logik der Aktivitätszustände erfordert die Inhibition der Hyperaktivität. Nur die Hyperaktivität kann sich spontan in der Kürze der Untersuchung verändern. Ein müdes Organ wird nicht plötzlich durch Inhibition wach und stark. Ein in der Hyperaktivität erstarrtes Organ hat es ebenso schwer spontan in die normale Aktivität zurückzufinden. Wäre das so einfach, würde das in den Ruhephasen oder im Schlaf sowieso geschehen.

Im Idealfall der Inhibition induziert eine Unterstützung des hypoaktiven Organs eine deutliche Änderung im hyperaktiven Organ (Rückkehr zur Ruheaktivität). Wir stützen mit einer Hand das hypoaktive Organ und nehmen mit der anderen Hand die Aktivitätsänderung im hyperaktiven Organ wahr.

Keine Reaktion – ein Lernfeld tut sich auf

Ein gesundes Organ in Ruhe kann auf Belastung reagieren; ein gesundes Organ in Hyperaktivität kann auf Inhibition reagieren. Da wir durch den Elastizitätstest einen Eindruck bekommen habe, kann der **Inhibitions**- und **Provokationstests** helfen, die Frage nach der Organaktivität zu beantworten.

Reagiert das Organ weder auf Inhibition noch Provokation entsteht ein Problem, oder ein Lernfeld. Vorausgesetzt, wir haben die Zugangserlaubnis erarbeitet und den Test korrekt ausgeführt, gibt es Stränge die wir weiterverfolgen müssten, um klinische Klarheit zu bekommen: Entweder ist das Organ erschöpft oder es hat sich in der Hyperaktivität fixiert, dass es weder auf Inhibition noch Provokation reagieren kann. Wenn das Organ auf Inhibition nicht reagiert, dann weil es möglicherweise schon in **Ruheaktivität** ist. Dann müsste es aber auf Provokation reagieren können. Die andere physiologische Möglichkeit wäre, dass ein Organ, das schon so sehr überlastet ist oder sich in der Hyperaktivität fixiert hat, nicht mehr auf **weitere Provokation reagieren kann.** Wenn es nicht mehr reagieren kann, braucht es Behandlung, um wieder in Ruheaktivität zu gelangen. Ansonsten entsteht die Gefahr der Pathologie. Ein weiterer Grund, warum ein Organ auf Provokation nicht reagiert, wäre, dass es schlichtweg zu erschöpft ist und keine Kraft hat.

KAPITEL

8 Elastizität als Ausdruck der Aktivität

8.1 Verformung und Elastizität

In der Geschichte der neuzeitlichen Physik spielt die elastische Verformbarkeit von Körpern schon früh eine bedeutende Rolle. Der englische Physiker Robert Hooke hat bereits im 17 Jh. in einem Experiment nachgewiesen, dass die elastische Verformung von Federn proportional zur verformenden Kraft ist. Er hat Gewicht an Metallfedern gehängt und die Längsverformung gemessen (➤ Abb. 8.1). Jede Einführung in die Physik spricht daher mindestens von **zwei Wirkungen,** die Kräfte auf Körpern entfalten,

- Bewegung im Raum (Beschleunigung) und
- Verformung (Elastizität).

Im Hinblick auf die Klinik ergänzen wir die **dritte, traumatische Wirkung:** Wenn die Grenzen der Verformung überschritten werden, wirkt eine Kraft nicht mehr elastisch, sondern plastisch und führt zu einer permanenten Zerstörung der Form (Trauma). Um das Hooke-Gesetz für die Klinik von Stabilität und Bewegung umzuformulieren, können wir sagen: Bewegungen innerhalb der Elastizität bewahren die Stabilität der Form; überschreiten Bewegungen die Grenzen der Elastizität (= Plastizität), dann zerstören sie Stabilität.

8.2 Elastizität als Ausdruck geweblicher Aktivität

Der Elastizität kommt innerhalb der bisher genannten palpablen Qualitäten eine Sonderstellung zu. Die Zustände der Elastizität sind am besten mit den Aktivitätszuständen eines Organs zu korrelieren:

- Normale Ruheaktivität entspricht der normalen Elastizität.
- Hyperaktivität entspricht einer rigiden, schnelleren und härteren Reaktion.
- Hypoaktivität entspricht der müden, verspäteten und kraftlosen Reaktion.

Die **normale Elastizität** eines Organs entspricht seiner inneren (intrinsischen), **formbewahrenden Kraft.** Daher ist der Elastizitätsbefund für die Osteopathie von Interesse. Für die anderen Qualitäten ist diese Korrelation mit Aktivitätszuständen nicht ohne

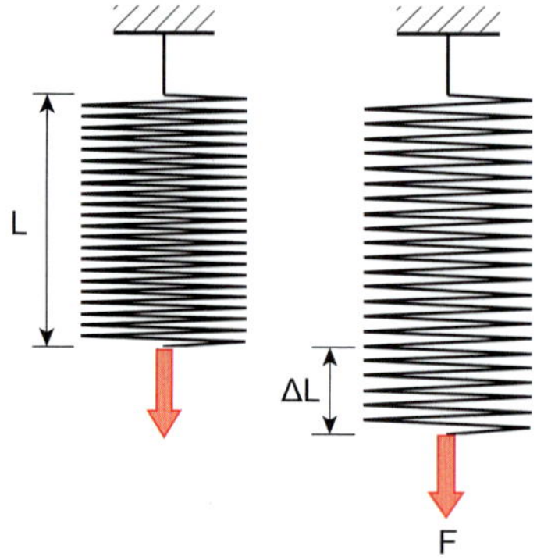

Abb. 8.1 Das Hooke-Gesetz beschreibt die elastische Verformung als Verlängerung unter der Einwirkung von Zug. Ähnliches gilt für Druck (Kompression) einer Feder oder eines Organs. [L143]

weiteres möglich. Mehr oder weniger Volumen, mehr oder weniger Bewegung oder Spannung sind nicht eindeutig Aktivitätszuständen zuzuordnen und damit nicht in klinisch relevante Begriffe zu übersetzen. So kann ein hyperaktives Organ mehr oder weniger beweglich sein, und ein hypoaktives Organ mehr oder weniger beweglich sein. Bewegung und Beweglichkeit ist nicht eindeutig in einen Aktivitätszustand zu übersetzen. Die klinische Einordnung des Bewegungsverhaltens muss jeweils im größeren klinischen Kontext erarbeitet werden.

Die **Korrelation** von **Elastizität** und **Aktivität** kann durch viele Argumente gestützt werden und hat sich als klinisch hilfreich erwiesen – es bleibt jedoch eine Korrelation, und ihre Stimmigkeit muss immer am einzelnen Patienten selbstkritisch überprüft werden. Ob und wie eine ähnliche Korrelation der anderen spürbaren Qualitäten (Volumen, Bewegung, Spannung, Form) mit Aktivitätszuständen möglich sein wird, ist die Aufgabe einer zukünftigen Ausarbeitung der mechanischen Krankheitslehre. Vorerst nutzen wir die Möglichkeit, über die Elastizität einen realistischen Eindruck vom Aktivitätszustand eines Organs zu bekommen. Durch den Einfluss des Französischen spricht manche osteopathische Literatur zuweilen von „Tension", wenn Elastizität gemeint ist. Diese Redeweise ist irreführend, weil dann oft Elastizität mit Druck verwechselt wird (Hypertension für Bluthochdruck), und sie entspricht auch nicht den wissenschaftlichen Begriffen.

Interessanterweise taucht das Thema der Elastizität auch in der aktuellen **Faszienforschung** vermehrt auf. In ihr wird auf die große Bedeutung der Kräftespeicherkapazität des Gewebes verwiesen (stiffness). Der elastischen Rückstellkraft kommt auch hier eine zentrale Rolle in der Regulation der Form- und Volumenänderung und in der Raumwahrnehmung zu. Die Lebendigkeit und Aktivität des Gewebes zeigen sich in der Elastizität.

EXKURS

In der allgemeinen Krankheitslehre gibt es immer wieder Ansätze, die Änderungen der elastischen Organeigenschaften als Krankheitsprozesse zu deuten. Kaum eine Lungenerkrankung, die nicht auch eine Veränderung der Compliance (Elastizität) mit sich bringt. Diese Änderungen der Lungen-Compliance sind im Volumendruckdiagramm messbar, und sie sind spürbar an der elastischen Rückstellkraft der Lungengewebe und der Qualität der Atmungsbewegung des Thorax.

Die Elastografie der Leber verspricht über die Diagnose der veränderten Elastizität bestimmter Leberregionen ein Frühwarnsystem für mögliche Krebserkrankungen anzubieten. Ob sich solche Ergebnisse auf die manuelle Palpation übertragen lassen, ist eine Frage, die zukünftige Generationen beschäftigen könnte.

8.3 Elastizität und Plastizität

Elastizität ist biomechanisch definiert als Eigenschaft eines Gewebes, unter der Einwirkung von Kräften seine Form vorübergehend zu verändern und dabei die Integrität des Gewebes zu bewahren. Bei Wegfall der einwirkenden Kraft geht das Gewebe in die Ursprungsform zurück. Festkörper sind form- und volumenelastisch, sie wehren sich gegen alle Arten von Deformationen und kehren in ihre ursprüngliche Gestalt zurück, wenn die Beanspruchung aufgehört hat. Deformierende Kräfte können komprimieren, verdrehen oder auseinanderziehen. Somit spielt die elastische Rückstellkraft des Gewebes eine Rolle in der Kompression, Dilatation, Dehnung, Biegung und Torsion von Muskeln, Faszien, Knochen, Organen und Gefäßen. Wird Gewebe verformenden Kräften und inneren Bewegungen ausgesetzt, zeigt sich die Widerständigkeit bzw. Nachgiebigkeit des Stoffes als Elastizität oder Compliance. Ist Gewebe lebendig, entstehen formverändernde Bewegungen und eine darauf reagierende Rückstellkraft im Gewebe. Verformungen und Verbiegungen können zweidimensional (z. B. Längsdehnung eines Muskels) aber auch dreidimensional wirken (z. B. volumetrische Kompression oder Expansion eines Organs).

Der Gegenbegriff zur Elastizität ist die **Plastizität.** Elastische Materialien erlauben einer verformenden Kraft, sich anzupassen. Diese Anpassung führt zu keiner anhaltenden Verformung als bleibende Veränderung der Form.

GUT ZU WISSEN

Elastizität erlaubt Verformung, ohne zu brechen.

So kann sich Stahl in einem Hochhaus und in einer Brücke dem Wind anpassen, dass selbst die Golden Gate Bridge in San Francisco bei starkem Wind verbiegt, ohne zu brechen. Starre Strukturen und Salze (im Vergleich zu Metallen) brechen schneller. Bricht ein Material, ist das Ende der Elastizität erreicht. Als Beispiel kann hier die plastische Arbeit eines Töpfers dienen. Sie sucht sich ein Material, das in seiner Form noch nicht festgelegt, also noch formbar, ist. Ein Klumpen aus Ton kann zu einer schönen Vase oder Skulptur geformt und dann gebrannt werden. Nach diesem Vorgang des Formens und Festbrennens der Form kann die Vase nicht einfach zum Klumpen Ton zurückkehren.

GUT ZU WISSEN

Plastizität ist das Gegenteil der elastischen Verformbarkeit. Plastisches Material eignet sich dazu, eine ganz neue Form herzustellen, die nicht in die alte Form zurück kann.

8.4 Zelluläre und molekulare Basis der Elastizität

Bei Festkörpern beschreibt Elastizität den Zusammenhang zwischen Spannung / Kraft und Verformung. Neben dem Elastizitätsmodul berechnet das Kompressionsmodul welche allseitige Druckänderung nötig ist, um eine bestimmte reversible Volumenänderung hervorzurufen; das Schubmodul gibt Auskunft über die lineare elastische Verformung eines Bauteils infolge einer Scherkraft oder Schubspannung.

Bei Festkörpern sind die festen Bindungen der Bausteine untereinander von entscheidender Bedeutung für Formstabilität der Elastizität. In Gasen als auch in Flüssigkeiten sind die Bindungen der Teilchen untereinander so gering, dass ein Körper nach einer Spannungsbelastung nicht wieder in den Ursprungszustand zurückkehren kann.

Da Organe Festkörper mit viskösen Anteilen (Flüssigkeiten, Gase bei Hohlorganen) sind, spricht die Physik zuweilen von Viskoelastizität. Da am Ende die elastischen Aspekte der Gewebe die Elastizität der Organe bestimmen, verwenden wir hier bewusst den Begriff Elastizität.

GUT ZU WISSEN

Organe zeigen die spürbare Qualität der Elastizität gemäße ihrer elastischen und nicht-elastischen Gewebe. Viskoelastizität ist nicht demonstrierbar oder spürbar, es ist eine analytisch-erklärende Kategorie.

Elastische Verformbarkeit kann bis in den zellulären Raum beobachtet werden. Die Verformbarkeit der Zellen (➤ Abb. 8.2) und der interzellularen Matrix wurde in vielen wissenschaftlichen Arbeiten der letzten Jahrzehnte nachgewiesen. Bei manchen Materialien können wir Elastizität bis auf die molekulare Ebene verfolgen. So ist die Biegsamkeit von Eisen der Besonderheit der metallischen Verbindung zu verdanken. Das Bindungsverhalten von Metallen, mit der Flexibilität eines gemeinsamen Elektronenpools, erlaubt eine starke Biegsamkeit des Metalls. Demgegenüber ist die ionische Bindung eines Salzes wie

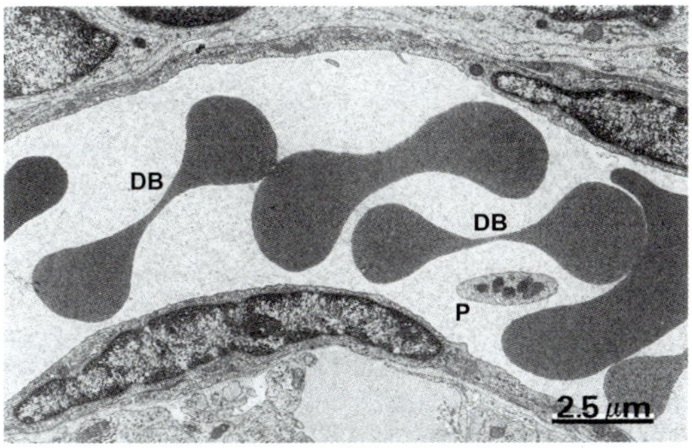

Abb. 8.2 Verformbarkeit der Zellen am Beispiel der Erythrozyten. Die elektronen-mikroskopische Vergrößerung (6000-fach) zeigt die starke Verformung der Erythrozyten in einem Blutgefäß. Die Form erinnert an eine Hantel (DB = engl. dumb bell). P ist ein Blutplättchen (Thrombozyt). [E648]

NaCl viel stärker und rigider, sodass es bei Verbiegung schneller bricht.

In unserem Zusammenhang ist wichtig festzuhalten, dass der Gesamtausdruck der Elastizität eines Organs tatsächlich auch ein Ausdruck der molekularen und zellulären Kräfte darstellt. Da es aber viele ungelöste Fragen der Phasenübergänge gibt und nicht bekannt ist, ob und wie sich die physikalischen Gesetze der Elastizität bei den Übergangen zwischen mikroskopischer und makroskopischer Welt ändern – Stichwort: broken symmetry (➤ Kap. 12) – wollen wir hier nicht ohne wissenschaftliche Grundlage spekulieren.

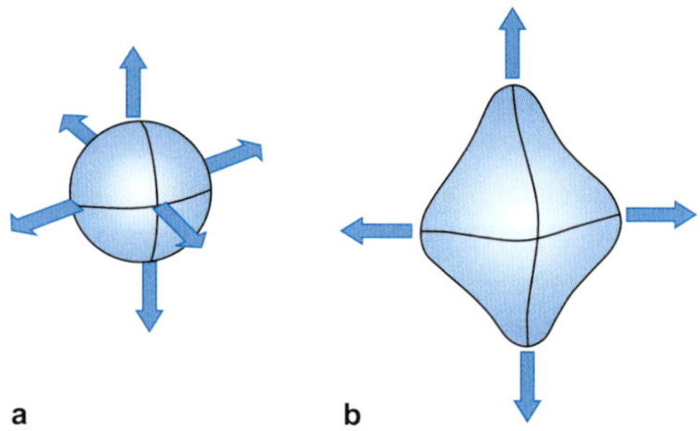

Abb. 8.3 Isotropes (a) und an-isotropes (b) Wachstum von Körpern. Symmetrisches in alle Richtung gleichmäßiges Wachstum (Isotropie) ist für biologische Formbildung untypisch. Wachstumsdifferenzen (An-Isotropie) führen zu Formbildung. [L143]

8.5 Morphogenese und Kraftrichtungsorganisation

Die Physik teilt Körper in isotrope (Kugel) und anisotrope (z. B. Magen) ein.

- **Isotrope Festkörper** sind hinsichtlich physikalischer Eigenschaften (wie Verformbarkeit) invariant, das heißt es ist völlig egal von welcher Richtung oder in welchem Winkel wir Kraft ansetzen.
- **Anisotrope Körper** dagegen ändern ihre Eigenschaften je nachdem, von welcher Richtung wir Kraft ausüben.

Die Verformungseigenschaften ändern sich gemäß der Faserstruktur der Materialien, das bedeutet, die elastische Rückstellkraft ist nicht in alle Richtungen gleich, sondern richtet sich nach der inneren Architektur oder Kraftrichtungsorganisation. Biologische Gebilde und Organe immer anisotrop (➤ Abb. 8.3) und die gewebliche Zugangserlaubnis sollte sich an der jeweiligen Kraftrichtungsorganisation orientieren.

8.5.1 Klinische Bedeutung

Am Beispiel des Magens lässt sich die klinische Bedeutung der Kraft-Richtungs-Organisation gut erkennen. Da die innere Architektur des Magens eine Verdrehung (Torsion) und eine Seitneigung vorgibt, werden wir diesen Aspekt beim Test der elastischen Verformbarkeit mitberücksichtigen. Diagnostik und Behandlung innerer Organe in der Osteopathie passen sich an die intraorganische Kraft-Richtungs-Organisation an. Die aktuelle Faszienforschung hat die Bedeutung der elastischen Eigenschaft und Kräftespeicherfunktion des Gewebes erneut betont. Sie hat zudem bestätigt, dass die **Elastizität** mit der **Raumwahrnehmung** eng verbunden ist.

Die **innere Architektur** eines Organs entsteht durch die formbildenden Kräfte des Wachstums. Der Magen wächst schon in der embryonalen Phase in verschiedene Richtungen und erhält dadurch eine Verdrehung und seitliche Neigung (➤ Abb. 8.4). Die anfangs wirkenden, formbildenden Kräfte werden dann als Form, wir sagen besser: als innere Architektur, gespeichert. Diese Art der Speicherung von Wachstumskräften als Form-Informationen ist den Morphologen schon immer bekannt gewesen.

GUT ZU WISSEN

Biologisches Gewebe wächst niemals in alle Richtungen gleichzeitig und gleichstark; die **Wachstumsunterschiede,** auch „differential growth" genannt, wirken **formbildend** und **kräfteorientierend.** Somit verweist Elastizität auf das formbildende Wachstum, das in der Embryologie anfängt, aber nicht aufhört.

Wachstum ist **dreidimensional** in unterschiedlicher Intensität und Richtung. Das **Konzept der Achse** steht in Widerspruch zu den Kräften des Wachstums. Auch in der normalen Physiologie der Form- und Volumendynamik können wir die dreidimensionalen Verformungen innerhalb der Elastizität nicht mit Be-

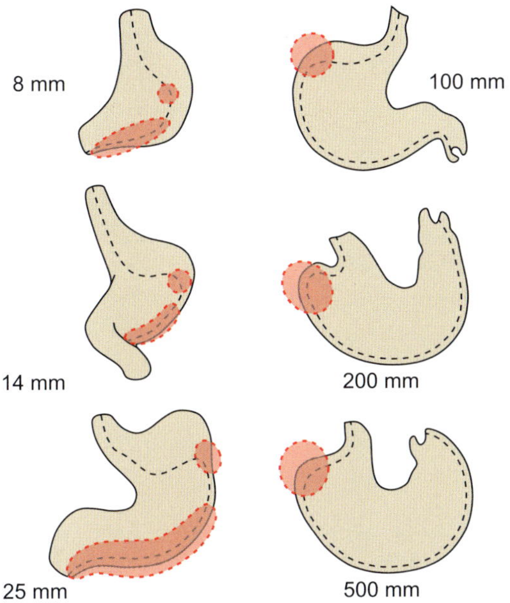

Abb. 8.4 Morphogenetisches Wachstum des Magens (nach Lieberman-Meffert 1969). Linke Reihe ist von vorne, die rechte Reihe von hinten gesehen. Die Altersstufen (an der Längenangabe ablesbar) sind zur besseren Erkennbarkeit der Formveränderung auf gleiche Größe gebracht. Der Ansatz des Mesogastrikum posterior ist gestrichelt gezeichnet. Durch das Größen und Formwachstum des Magens „verlagert" sich auch die Milz (rund) und der Pankreas (länglich). Die „Seitneigung", eine Formbildung des Magen, entsteht durch die Wachstumsdifferenzen zwischen der kleinen und großen Kurvatur. [L143]

wegungen um Achsen erklären. Die Ausdehnung einer Lunge bei der tiefen Einatmung ist eine dreidimensionale Volumen- und Formveränderung entsprechend der inneren Architektur der Lunge und den äußeren Widerständen der Umgebung – Achsen für die Lungenbewegung bestehen in der Physiologie nicht.

8.5.2 Gewebserinnerung oder Morphodynamik

Die Erklärung der Morphodynamik ist so einfach wie nachvollziehbar: Das **Formwachstum** führt zur Orientierung der inneren Kräfte des Organs. Die Anordnung der Kräfte in der inneren Architektur des Organs wird im **Formausdruck** und in der **Richtungsorganisation** der Kräfte aktualisiert. Diese ist nicht symmetrisch, sondern Ausdruck der Formierung der bildenden Kräfte.

Bei **Belastung** greift das Organ auf diese Richtungsorganisation zurück, das heißt, es reagiert gemäß seinen aktuellen Möglichkeiten. Diese Möglichkeiten sind das Ergebnis der abgeschlossenen Formbildungs- und Wachstumsprozesse. Die mystifizierende Erklärung der sog. „Gewebserinnerung" der embryonalen Entwicklung ist nicht nötig und eher kontraproduktiv. Im Leben der Organe geht es nicht um eine regressive Rückkehr zu einem „embryonalen Ursprung", sondern um eine Aktualisierung der Organaktivität in den stabilen Grenzen der Form. und gemäß der inneren Architektur und Kraftrichtungsorganisation im Organ.

KAPITEL

9 Wahrnehmen und Einteilen von Bewegungen, Volumen- und Formveränderungen

9.1 Bewegen und Bewegung

Bewegen und Bewegung ist ein weites Feld, dessen Erforschung sich von Bewegungsabläufen (Kinematik) über peristaltische Eigenbewegungen (Motilität), Vasomotion, Volumen-Bewegungen bis zum quantenmechanischen Spin erstreckt. Bewegen Flüssigkeiten oder Luft würden wir von Luft- und Flüssigkeitsdynamik sprechen. Die phänomenologische Beschreibung erlaubt dann von der Bewegung des Urins zu sprechen, obschon dieser bewegt wird. Daher brauchen wir nicht nur Beschreibungen was bewegt und wie es bewegt, sondern auch Antworten auf die Frage nach der bewegenden Kraft.

9.1.1 Motilität als Ausgangsbegriff

Im Laufe der erfahrungszentrierten und wissenschaftlichen Erforschung von Bewegung entstanden wichtige Unterscheidungen und Begriffe, die wir im Sinne der Diskursfähigkeit der Osteopathie beachten sollten. Falls unterschiedliche Wissenschaften ähnliche Begriffe mit unterschiedlichen Bedeutungen verwenden, werden wir das kenntlich machen. Privatsprachliche und sektiererische Umdeutungen wissenschaftlicher Begriffe führen zu Verwirrungen und werden hier nicht aufgenommen.

Begriffe, die auf Organe bezogen werden, sollten mit den allgemeinen Überlegungen zur Beschreibung und Bedeutung von Bewegungen übereinstimmen. Eine eigene Begriffswelt für Organbewegungen zu erschaffen, wäre kontraproduktiv. Nur wenn Organbewegungen fundamental von anderen Bewegungen abweichen, ist ein eigener Begriff zu rechtfertigen.

GUT ZU WISSEN

Inzwischen wird weltweit der Begriff **motility** (Motilität) für die Eigenbewegung eines Organs oder einer Zelle verwendet. So können wir jeweils fragen, ob die beiden Hauptkriterien erfüllt sind, wenn wir von Motilität sprechen: Die Bewegung findet im Organ statt und der Antrieb der Bewegung liegt im Organ selbst. Durch dieses Doppelkriterium können wir Motilitätsbewegungen klar abgrenzen. Mit dieser Unterscheidung – Ort und Motor der Bewegung – steigen wir in die Diskussion der Bewegungen ein.

9.1.2 Bewegt werden

Von der Fähigkeit, sich selbst zu bewegen, unterscheidet sich die Bereitschaft, bewegt zu werden. Wird z. B. ein Gelenk von einem Osteopathen von außen durch Zug oder Druck bewegt, können wir sagen, dass es **beweglich** ist. Normalerweise werden Gelenke aber durch Muskeln bewegt. Hier wird auch zwischen passiver und aktiver Bewegung unterschieden, wobei Physiologen darauf hinweisen, dass es keine passive Bewegung gibt: Auch das Zulassen der Bewegung ist aktiv, als Slogan: All tone is active. Wirkt z. B. eine Kraft auf ein Organ oder Gelenk, kann dieses sich bewegen lassen oder auch mit Widerstand re-agieren, oder beides zusammen. Re-Aktivität ist innere (Gegen-)Kraft, die sich als Gegen- oder widerwillige Mit-Bewegung äußert. Die Biomechanik spricht von: Kontraktilität, Anspannung, Elastizität, Compliance, Beweglichkeit, Widerstand.

Für jedes Organ werden wir zeigen, welche inneren Kräfte dazu führen, dass es sich selbst bewegt und von welchen äußeren Kräften es sich bewegen lässt.

9.1.3 Bewegung des Inhalts und des Containers

Generell wird bei Organen zwischen der Bewegung des Inhalts und des Containers unterschieden. Der Magen bewegt sich und dabei seinen Inhalt. Wenn Gefäße durch ihre Bewegung (= **Vasomotion**) das in ihnen fließende Blut bewegen, entsteht Flüssigkeitsdynamik (= **Flowmotion**). Je nachdem welche Flüssigkeit bewegt wird, differenzieren wir weiter und sprechen z. B. von Urodynamik, wenn es um den Fluss von Urin geht. Die Eigenbewegung des Darms wird heute Motilität genannt; das alte Wort dafür, Peristaltik, ist selten geworden. So steht Dünndarmmotilität für die Selbstbewegung des Dünndarms, also des Containers. Wenn Inhalt im Darmrohr ist (Chymus) würde sich daraus eine Chymus-Bewegung entwickeln. Die Bewegung des Inhalts kann wiederum eine Durchmischungs- oder eine Transportbewegung sein. Im Magen und Darm finden sich Segmentationsbewegungen, die den Inhalt vermischen; ebenso vorwärts (analwärts) gerichtete Bewegungen. Vom Mund bis zum Duodenum besteht Vorwärts- und Rückwärtstransport, Flux und Reflux. In diesem Bereich des Darms ist zudem eine eruptive Rückschleuderbewegung als Schutz vor Überlastung möglich, das Erbrechen.

9.2 Form- und Volumendynamik

Dass Gegenstände – wie auch Organe – Volumen und **Raum einnehmen,** ist seit der Physik des Aristoteles eine ihrer grundlegenden Qualitäten. Mit René Descartes wird die ausgedehnte Sache (res extensa) zur Formel für die Hoffnung, dass diese der menschlichen Erkenntnisarbeit durch Wissenschaft und Logik zugänglich ist. Sigmund Freud notierte dagegen: „Psyche ist ausgedehnt, weiß aber nicht davon" und bringt damit die Hoffnung zum Ausdruck, dass es eine wissenschaftliche Form der Erforschung der psychischen Prozesse gibt.

Die **formbildende** und **raumnehmende Aktivität** der Organe ist eine Eigenschaft, die in der Palpation und in der biomechanischen Krankheitslehre berücksichtigt werden muss. Wir werden mit dreidimensionalen Konzepten und zwei Händen am Organ arbeiten. Das Organ ist ausgedehnt – wir wollen erfahren, wie es diese Ausdehnung aktiv ändert und wie es Form und Volumen auf äußere Kräfte und Einflüsse anpasst. Da es in der biologischen Sphäre der Organe die perfekte Symmetrie einer isotropen Kugel nicht gibt, ist Volumenveränderung ohne Formveränderungen nicht vorstellbar. Solange wir keine Gegenbeispiele angeben können, gehen wir davon aus, dass **Volumenänderungen** mit **Formänderungen** einhergehen. Wenn wir also im Folgenden über die Kräfte und Weisen der volumetrischen Änderung –

Volumendynamik – sprechen, dann sind damit immer auch Formänderungen impliziert.

9.2.1 Volumendynamik als Bewegung

Organbewegungen sind meist an der Veränderung des Volumens und der Form erkennbar. Diese können als Bewegung beschrieben werden, was aber immer wieder zu missverständlichen Formulierungen und falschen Konzepten geführt hat. Ein Magen, eine Lunge oder ein Herz können sich nur füllen und entleeren, wenn sie sich dabei morphologisch verändern. Diese Volumen- und Formdynamik muss ganz klar von räumlichen Verlagerungen und Fortbewegungen unterschieden werden. Eine volumetrische Änderung der Blase oder der Lunge ist keine Fortbewegung, sondern eine „Bleib-hier-Bewegung".

GUT ZU WISSEN

Das Organ bleibt, wo es ist im Raum und in Relation zur Umgebung; es verändert seine Ausdehnung, aber seine Position bleibt gleich. Das ist die vorherrschende Art und Weise, wie Organe bewegen.

Die Rede von intrinsischen Organbewegung impliziert die aber nicht nur Form- und Volumendynamik, sie unterstellt, dass der **Motor im Organ** liegt – was ja bei der Füllung der Lungen und Blase nicht der Fall ist. Erst wenn intra-organische Motoren für die meist rhythmische Bewegung verantwortlich sind, ist Volumen- und Formdynamik ein Ausdruck intrinsischer Aktivität. Verlagerungen und Fortbewegungen haben einen extra-organischen Motor. Der Motor von Form- und Volumendynamik kann im Organ sein (Motilität) oder von außen auf das Organ wirken (Mobilität).

9.2.2 Bewegungen um Achsen

Veränderung des Volumens und der Form ähneln der Wachstumsdynamik darin, dass sie eine dreidimensionale ungleichmäßige Ausdehnung darstellen. Naturgemäß gibt es in der Volumendynamik keine Achsen. Wenn **Achsen entstehen,** sind sie ein Hinweis auf **a-physiologische Prozesse** oder **Pathologien** oder auf eine mangelhafte (= zweidimensionale, einhändige) Palpation von Bewegungen.

Die Ausdehnung einer Lunge ist eine dreidimensionale Volumen- und Formveränderung entsprechend der inneren Architektur der Lunge und den äußeren Widerständen des Thorax und der umgebenden Organe (Herz, Bauchorgane). Gleiches gilt für die Füllung und Leerung des Herzens oder des Magens. Es sind dreidimensionale Veränderungen der Form und des Volumens, keine Bewegungen um Achsen. Wenn hierbei Bewegungen um Achsen spürbar werden, gibt es möglicherweise Verwachsungen in der Organumgebung oder Krankheitsprozesse im Organ selbst.

9.2.3 Volumen und Druck

Die Wahrnehmung der volumetrischen Aktivität ist sowohl für die Entscheidungsfindung in der Beantwortung der klinischen Fragen relevant als auch für die Erarbeitung der geweblichen Zugangserlaubnis. Die manuelle Wahrnehmung des Volumens und der Volumendynamik (inklusive des Rhythmus der Änderung) lässt keine eindeutigen Rückschlüsse auf den Aktivitätszustand des Organs zu. Daher ist der Volumenbefund zwar diagnostisch relevant, aber nicht führend.

GUT ZU WISSEN

Volumen und Druck sind physikalisch verbundene Größen. Volumen ist aber leichter zu spüren, daher halten wir uns in der Palpation an das spürbare Volumen.

Volumen und **Volumenänderung** eines Organe sind ein Aspekt seiner Aktivität. Insofern ist die Frage, ob Volumen Ausdruck der Aktivität ist eindeutig mit „ Ja" zu beantworten. Ob eine Volumenänderung durch das Organ oder externe Kräfte entsteht, ist eine andere Frage. Zudem müssen wir die Frage beantworten, ob ein bestimmter Volumenausdruck einem Aktivitätszustand zuzuordnen ist. Hier ist die Antwort leider „Nein". Eine eindeutige Korrelation im Sinne einer direkten oder indirekten Proportionalität von Volumenänderung und Aktivitätsänderung – ähnlich der Elastizität – ist nicht gegeben.

Was wir in der osteopathischen Klinik abgrenzen können, ist der **normale, rhythmische Wechsel** im **Volumenausdruck** von dem **Verlust** der **rhythmischen Änderungsmöglichkeit.** Differenzialdiagnostisch drückt sich die normale Aktivität als rhythmischer

Wechsel von zentripetaler und zentrifugaler Kraft oder Bewegung aus. Dieser Rhythmus von Ausdehnen und Zusammenziehen, Expansion und Kompression, Dezentrierung und Konzentration ist für die inneren Organe typisch. Dagegen ist der Verlust der normalen rhythmischen Änderungen ein Hinweis auf ein Regulationsproblem. Dieses wird spürbar als Dominanz einer Phase des rhythmischen Wechsels, oder als anhaltende Expansion oder anhaltende Kompression. Hier kämen mehrere Ursachen in Frage: Regulationsstarre, Stau, Leere, Hyper- oder Hypoaktivität der Wand, Hyper- oder Hypoaktivität des Inhalts. Alle verändern den normalen, rhythmischen Wechsel im Volumenausdruck.

Die unterschiedlichen Erklärungen für den **Verlust** der normalen **Volumendynamik** sind ein Hinweis auf die Schwierigkeit, Volumenänderungen und Aktivitätsänderungen zu übersetzen. Allgemeingültigkeit beanspruchende Aussagen wie: „Mehr Volumen ist mehr Aktivität, weniger Volumen ist weniger Aktivität" sind nicht haltbar. Eine Beziehung zwischen Volumen und Aktivität ist nur situativ und im Gesamtkontext der Untersuchung anzugeben. Die Zuordnung des Volumenausdrucks zur Aktivität muss pro Organ und Situation im Zusammenhang mit anderen Qualitätsbefunden entwickelt werden.

9.3 Im Organ – im Raum

Alle bisher beschriebenen Bewegungen finden im Organ statt und wirken auf den möglicherweise anwesenden Inhalt. Wir haben noch keine Aussagen über die **treibende Kraft,** den Auslöser oder den Rhythmus gemacht. Aber als Bewegung im Organ können wir diese schon phänomenal und funktionell von Bewegungen des Organs im Raum unterscheiden. In der phänomenalen Beobachtung unterscheidet die Biomechanik zwischen **Bewegungen in einem Organ** und einer **Bewegung des Organs im Raum** (Fort-Bewegung).

Wenn wir ein Auto anlassen, bewegen sich die Kolben im Motor, wenn wir den Gang einlegen und losfahren, bewegt sich das Auto fort. Die Bewegung im Motor (im Auto) wird mittels eines Getriebes übersetzt auf die Räder und es kommt zu einer Bewegung des Autos im Raum. Da den Organen eine Getriebe und damit eine Übersetzung der inneren Dynamik auf ein Achsensystem fehlt – im Übrigen auch die dazugehörigen rollenden Räder fehlen –, führt innere Bewegung nicht zu räumlicher Verlagerung. Räumliche Verlagerungen der Organe sind daher immer klinisch zu hinterfragen: Welche Kraftquelle führt zu dieser Bewegung. Die räumliche Verlagerung kann nur aufgrund einer Kraftquelle außerhalb des Organs entstehen.

Um Missverständnisse zu vermeiden, muss die Beschreibung der Bewegungen und die Verortung der Kraftquelle anfangs unterschieden werden. Erst im Laufe der Erörterung können hier physio-logische Verbindungen aufgezeigt werden. Erstmals gilt: Wir haben es mit zwei voneinander unabhängigen Phänomenen zu tun: **Art und Ort der Bewegung, Kraftquelle.**

In der Beschreibung der Bewegung muss klar werden, aus welcher Position ich diese wahrnehme und von welchem Standpunkt aus ich sie beschreibe: Ich stehe vor dem Auto, ich steige ein ins stehende oder ins fahrende Auto, ich sitze im stehenden oder fahrenden Auto, das Auto in dem ich sitze, steht auf einem Sattelschlepper, der Sattelschlepper fährt nach vorne oder rückwärts, ich beobachte, wie ein Auto auf einem Sattelschlepper transportiert wird.

Je nach Perspektive und Beteiligung werde ich Bewegung unterschiedlich wahrnehmen und beschreiben; deshalb gehört eine Positionsbestimmung des erlebenden Beobachters zur Beschreibung dazu. Nur so können wir nachvollziehen, was ein Beobachter beschreibt. In der Situation der Organbehandlung ist es die Positionierung der wahrnehmenden Hände, die wir immer bedenken und angeben müssen.

EXKURS

Die Neuentwicklung der Organbehandlung ist nur zu verstehen, weil die Wahrnehmung des volumetrischen Ausdrucks und der dreidimensionalen Verformung mit zwei Händen zum Standard der Organ-Palpation geworden ist. Lange wurden Organbewegungen mit einer Hand erspürt; entsprechend konnten die dreidimensionalen, form- und volumenändernden Aspekte der Bewegung nicht ausreichend gewürdigt werden. Schon die ateminduzierte Verformung des Dünndarms zeigt eine ganz andere Bewegung, wenn wir mit zwei Händen palpieren: Der Dünndarm breitet sich aus wie ein Fächer; die mit einer Hand spürbare Rotation verschwindet in einer dreidimensionalen Verformung.

9.4 Kraftquelle der Bewegung

Wir wollen mit den Kräften des Organs arbeiten, nicht von außen auf es einwirken – oder nur, wenn die inneren Kräfte nicht mehr ansprechbar sind. Die Frage nach der Kraftquelle ist daher entscheidend, da wir uns mit ihr therapeutisch verbünden wollen. Aus der bloßen Beschreibung der Bewegung können wir nicht immer die Kraftquelle ableiten: Ob ein Auto den Berg hochfährt oder geschoben wird, lässt sich nicht immer erkennen. Es kommt auf die Perspektive an. Es ist ebenfalls nicht aus jeder Perspektive zu beurteilen, ob das Auto den Berg herunterrollt oder fährt.

Die Frage nach der Quelle bzw. Kraft zielt letztendlich darauf ab, ob die Bewegung vom Organ aus betrachtet, der **eigenen Aktivität** geschuldet ist, oder eine **kompensatorische Unterstützung** durch andere darstellt. Für die organzentrierte Behandlung (eine solche streben wir an) ist die Bewegungen aus eigener Kraft, also Motilität, interessant. Nur wenn Kraft und Antrieb im Organ liegen, spricht die Physiologie von **intrinsischer Aktivität** und wenn diese sich als Bewegung ausdrückt von Motilität/motility. Die Eigenbewegung wird dann je nach Organ als Motilität, Vasomotion, Systole-Diastole bezeichnet. All diesen Phänomenen liegt ein inner-organischer Motor, meist Schrittmacherzellen mit rhythmischen Depolarisierungen (pacemaker cells) zugrunde.

GUT ZU WISSEN

In der Motilität kommt die Ortsbestimmung der Kraftquelle und die phänomenale Beschreibung zusammen: Kraftquelle im Organ, Bewegung im Organ. Dies ist deshalb wichtig, da verformende Bewegungen auch von Kräften kommen können, die außerhalb des Organs liegen.

Die Atmung wäre hier die bekannteste Kraft. So werden Lungen, Leber und Magen bei der Ruheatmung komprimiert und verformt. Diese intra-viszerale Verformung ist nicht der intrinsischen Kräfte dieser Organe geschuldet und daher nicht als Motilität zu bezeichnen – der „pacemaker" liegt sozusagen außerhalb. Durch **extrinsische Kräfte** (Atmung) entstehen intra-viszerale Bewegungen.

Auf unseren Vergleich mit dem Auto angewandt: Wenn wir das Auto anlassen, ist es zuerst die Eigenbewegung des Motors, die das Brummen und Schütteln des Autos bewirkt. Wenn wir nach dem Gangeinlegen losfahren wird die Eigenbewegung des Motors mittels des Getriebes auf die Räder übertragen und das Auto kommt ins Fahren. Schieben wir ein Auto, das nicht anspringen will oder anspringt, aber nicht in die Gänge kommt (der Gang nicht einzulegen ist), wird das Auto von außen bewegt. Zuweilen wird ein Auto auch komprimiert oder gedehnt. Das sind dann allerdings Unfälle oder Entsorgungsmaßnahmen.

9.5 Motilität in der Physiologie und osteopathischen Literatur

Der Begriff **Motilität** denotiert in der physiologischen Literatur die Eigenbewegung von Zellen und Organen (Shay 1985). Der Begriff wird insbesondere für alle motorischen Aktionen der glatten Muskulatur der Organ-Peristaltik (innere Organe, Gefäße, Bindegewebe) verwendet.

GUT ZU WISSEN

Motilität bezeichnet die Fähigkeit lebendiger Gewebe, vom Zytoplasma der Zelle bis zur gestreiften Muskulatur, sich selbst zu bewegen.

Schon 1932 wurde die chemotaktische Bewegung der Mikroglia des Nervensystems als „motility" beschrieben (Penfield 1965). Ebenso wurde der Begriff benutzt, um das Gleiten der Aktin- und Myosinfilamente in den Muskelzellen zu beschreiben. Auch die Eigenbewegungen der Organe wurden in der englisch-sprachigen Physiologie schon früh als **motility** bezeichnet. Der Begriff umfasst alle motorischen Aktionen der glatten Muskulatur der Organe: Peristaltik, einzelne Kontraktionen, rhythmisch wiederkehrende das Darmrohr durchlaufende Kontraktionsmuster; ebenso Kontraktionen des Ureters und der Gallengänge.

Nur in wenigen Zellen des menschlichen Organismus drückt sich (wie im obigen Auto-Beispiel) innere Kraft als Fortbewegung aus. Spermien, mit ihrem Peitschenantrieb, sind hier die Ausnahme: Motilität als Fortbewegung. Ansonsten werden Zellen von der sie tragenden Flüssigkeit bewegt, oder gehorchen elektromagnetischen Feldern und chemischen Gradienten. Intra-zelluläre Veränderungen führen auch hier zur Form- und Volumendynamik, nicht zur Fortbewegung. Ganze Gewebsverbände und Organe sind in hohem Maße unwillig aus eigenem Antrieb auf die Wanderschaft zu gehen; sie bewegen sich ebenso wenig aus eigener Kraft fort wie sie in der Embryogenese migrieren. Auch hier hat eine allzu wörtliche Interpretation der Embryologie und der Arbeiten Blechschmidts zu falschen Schlüssen geführt: Es gibt keinen Aszensus der Viszera oder eine Migration von Organen.

Eine der ersten osteopathischen Veröffentlichungen, in der „Motilität" als Begriff vorkommt, ist die systematische Darstellung der Ideen Sutherlands zur *Osteopathy in the craniel field* bei Magoun (Magoun 1951, 1966). Sutherland spricht über die unwillkürliche Bewegung des ZNS, „the motility of the neural tube", als die mechanische Aktivität des Neuralrohrs. Sowohl Sutherland als auch Magoun bringen die Motilität des ZNS in Verbindung mit dem embryologischen Wachstum. Bereits hier entsteht die Verwechslung von Formdynamik und Bewegung, wenn es um den sogenannten Aszensus des Neuralrohrs geht.

Später haben Barral und Mercier (1982/1988) räumliche Bewegungen der Viszera (Rotation und Senkung) als „intrinsische" Bewegung beschrieben und sich dabei auf die Fehldeutung der Embryologie als Bewegung um Achsen gestützt. Die von Barral und Mercier beschriebenen Motilitätsbewegungen sind räumliche Verlagerungen des Organs. Dadurch stand die viszerale Osteopathie vor einem unlösbaren, konzeptuellen Problem: Der letzte Versuch der Ehrenrettung der osteopathischen Beschreibung der viszeralen Motilität als „fasziale Motilität" der Bindegewebe und Arterien oder im Wortwiderspruch der „extrinsische Motilität" blieb ohne Auswirkung (Helsmoortel, Hirth und Levin 2010). Um der viszeralen Osteopathie eine Entwicklungschance zu geben, sollten wir lieber reinen Tisch machen, anstatt alte Fehler nachzubessern.

GUT ZU WISSEN

Die osteopathischen Annahmen zur Motilität waren falsch. Auf falschen Annahmen spekulativ fortzuschreiten führte nur zu mehr Verwirrung. In Zukunft halten wir uns an die physiologischen Beschreibungen und die Differenzierung, die in den wissenschaftlichen Konzepten der Motilität zu finden sind.

KAPITEL

10 Organcharakter und Verkörperung

10.1 Begriff der Verkörperung

Die folgenden drei Kapitel bringen die verschiedenen Stränge der bisherigen Diskussion zusammen und machen die Konturen einer Neubegründung der Organbehandlung in der Osteopathie kenntlich. Wir haben mit den spürbaren, mechanischen Organ- und Gewebequalitäten begonnen, deren Regulation in Aktivitätszustände entwickelt und konzentrieren uns nun auf die letzten drei Schritte, auf die

- klinische Bedeutung von Organcharakter und Verkörperung (➤ Kap. 10),
- auf die Erfahrung der Ganzheitlichkeit (➤ Kap. 11) und auf die
- klinische Bedeutung der Entwicklungsdynamik von Gesundheit (➤ Kap. 12).

Diese letzten Schritte sind notwendig, um die osteopathische Organbehandlung aus den Grenzen des behandelbaren, medizinischen Körpers herauszuführen und Aspekte der **erfahrbaren Leiblichkeit** zu integrieren. Das Verständnis der verkörperten „erfahrungskonstitutiven Funktion“ (Seewald) ist nicht nur für die Organbehandlung, sondern auch für das Selbstverständnis der Osteopathie als manuelle Medizin zentral. Es ermöglicht die Balancierung der

Osteopathie zwischen einer Naturwissenschaft des medizinischen Körpers und der Humanwissenschaft einer in der therapeutischen Beziehung mitgeteilten und kommunizierbaren Leiblichkeit. Die Frage der Verkörperung bringt uns ins Zentrum der klinischen Anwendbarkeit und ethischen Verantwortbarkeit der Organbehandlung in der Osteopathie.

Verkörperung ist ein Begriff, der eine lange Geschichte und viele Anwendungsfelder mit sich bringt. Er kann daher vielschichtige Prozesse ausdrücken. Er bildete sich in den Reflexionen der mittelmeerischen Religionen, die Klaus Heinrich insgesamt als „Verkörperungsreligionen" bezeichnet hat. In ihnen geht es ständig um den Körper und die Verkörperung; insbesondere die prophetische Kritik an der mangelnden Integrität von Personen oder Institutionen beklagt die Folgen fehlender Verkörperung. Seither schwingen gesellschaftliche und physiologische Aspekte der Spannung oder Spaltung unterschiedlicher Anteile einer Person, aber auch der Balance zwischen Gemeinwesen und Einzelinteressen, mit. Die gelungene Verkörperung eines allgemeinen Verständnisses und Anspruchs von Gerechtigkeit wird in einer klugen und weisen Richterpersönlichkeit gesehen. Misslungene Verkörperung riecht nach Verrat, Betrug und Krankheit. Im engeren Rahmen der physischen und psychischen Entwicklung bezeichnet Verkörperung den grundlegenden Umstand menschlicher Existenz, dass Leiden und Freude, Schmerz und Entzücken, Gefühle und Gedanken mit dem Körper verbunden sind und bleiben. Verkörperung erinnert uns daran, den Körper immer als Voraussetzung für klinische Begriffsbildungen und therapeutische Erfahrungsprozesse, mitzudenken – den eigenen und den Körper der anderen.

EXKURS

Bereits in den frühen Prozessen der Menschwerdung spielt Verkörperung eine tragende Rolle. Säuglinge und kleine Kinder können mit ihrer Verwirrung und ihrem Schmerz nur umgehen, wenn sie diesen aus sich herausschreien (projizieren) können. Der Körper der Mutter (des Vaters oder der sorgenden Person) ist ein „idealer" Ort, das libidinöse Ungenügen, das noch nicht in sich selbst auszuhalten ist, hineinzuschreien. Die existenziell grundlegendste Form der Verkörperung ist das In-sich-(im eigenen Körper)-Halten von Gefühlen und Gedanken, das erlaubt, bei sich und mit anderen zu sein.

10.2 Von der spürbaren Aktivität zur Verkörperung der Organaktivität

Gewebliche Aktivität in Regulationszusammenhängen ermöglicht **komplexe physiologische Abläufe** wie Atmung, Verdauung, Durchblutung, Haltung, Fortbewegung, Kommunikation und Eingebundenheit in die Umgebung. Ein angemessener Funktionsbegriff entsteht aber erst, wenn wir verkörperte Funktionen und Organaktivitäten in den klinischen Blick nehmen. Dann sprechen wir nicht nur von der Regulation der Atmung und Verdauung, sondern von der leiblichen und verkörperten Aktivität und „erfahrungskonstitutiven Funktion" (Seewald 1992) des Atmens und Verdauens. Im Folgenden sprechen wir aber von **erfahrungskonstitutiver Aktivität,** um Überschneidungen mit dem Funktions-/Dysfunktions-Modell der Osteopathie zu vermeiden.

GUT ZU WISSEN

Verkörperte Organaktivität schließt sowohl die physiologisch-körperliche als auch die leibliche Aktivität ein.

EXKURS

Was wir mit erfahrungskonstitutiver und verkörperter Organaktivität meinen, lässt sich am Beispiel des Saugens erläutern. Ein neugeborenes Kind ist ein „Säugling", weil es am Anfang seines Lebens über das Saugen in Beziehung geht. Saugen ist eine Aktivität des Kindes. Diese Aktivität ist in den ersten Monaten eine der wichtigsten Erfahrungsmöglichkeiten. Die Bezeichnung „Säugling" ist stimmig, weil die viszerale Aktivität des Saugens in dieser Phase den wichtigsten Zugang zur Welt darstellt. Saugen und in den Mund-nehmen ist dann mehr als nur eine sensomotorische, sondern ebenso eine Erfahrung ermöglichende Aktivität.

Im Saugen reguliert ein Kind den Kontakt mit der „Umwelt": der Mutter, der Brust, der Milch, den eigenen Händen, später auch mit Gegenständen und seinen eigenen Füßen. Ein Kind ist ein „Säugling", weil Saugen den entscheidenden Beziehungsmodus ausmacht. Saugen ist eine Aktivität des Kindes, die Zugang zu den wichtigsten Erfahrungsmöglichkeiten verschafft.

Am heute gebräuchlichen Ausdruck „Tragling" können wir die Bedeutung der erfahrungskonstitutiven Aktivität erkennen. Wird ein Kind getragen, ist das „Tragen" eine Aktivität der Eltern; das Kind wird „getragen". So müssten wir die erfahrungskonstitutive Aktivität der Eltern als die „Tragenden" bezeichnen, und das Kind als „Getragling".

An der Absurdität des „Getraglings" wird deutlich, dass das Getragen-werden keine, dem Saugen auch nur annähernd vergleichbare, Beziehungsaktivität des Kindes innewohnt. Es wird getragen, erlebt und erleidet das Getragenwerden. Es reagiert und gestaltet das Getragenwerden und nicht das Tragen.

10.2.1 Verkörperung als Tätigkeit und Erfahrung

Die Prozesse der Erfahrung und Verkörperung sind so komplex, dass sie nicht „gesteuert" sind und auch nicht von Regionen im Gehirn oder anderswo „repräsentiert" werden können. Verkörperungsprozesse sind eine leibhafte Kritik der Idee der Repräsentation und der Wiedergabe innerer Prozesse auf Oberflächenzonen und Landkarten (body maps), wie sie in vielen manualtherapeutischen Methoden zur Anwendung kommen, von der Bindegewebszonen- bis zur Triggerpunkt-Therapie.

Verkörperungsprozesse brauchen physiologische Kräfte, basieren allerdings ebenso auf Willens- und Bewusstseinsbildung, Liebes- und Leidensfähigkeit, Toleranz für schweißtreibende Arbeit und irritierender Ambivalenz. Es ist ein ständiger Lern- und Arbeitsprozess, voller Reibung mit den Kräften der biologischen und sozialen Umwelt. Verkörperung ist die existenzielle Tätigkeit des ganzen Menschen, eine wahrhaft ganzheitliche Menschenarbeit und Arbeit am Menschsein. Diese fällt in keine Fakultät oder einzelne Fachdisziplin. Falsch wäre es, den Verkörperungsprozess der Psychologie oder Neurowissenschaft zu überlassen. In der europäischen Wissenschaftsgeschichte seit der Renaissance evoziert Verkörperung die Vorstellung, dass komplexe und widerstreitende Prozesse zusammenwirken, wobei sich innere Natur durch Arbeit an der Widerständigkeit der äußeren Natur bildet. Die Integration der verschiedenen Kräfte erfolgt dann in einer stabilen Form und Funktion. Diese ist belastbar und als solche auch kritisierbar.

Verkörperungsdiskurse spielten eine wichtige Rolle in den Geisteswissenschaften. Seit einigen Jahrzehnten wird im Zusammenkommen von Linguistik, Psychologie und Neurowissenschaften über **embodied cognition** gesprochen (Shapiro 2011). Wir übernehmen alle Schichten dieses Begriffes, betonen aber hier insbesondere den Aspekt des Lernens aus Erfahrung und des Entstehens von Form und Funktion im Prozess der sensomotorischen Organisation von Erfahrung. Am Ende der sensomotorischen Entwicklung des ersten Lebensjahres steht das Kind auf und verkörpert die Erfahrung des ersten Jahres in der neuen Form und Funktion, der Aktivität der Aufrichtung.

10.2.2 Aufrichtung als verkörperte Aktivität

Aufrichtung als verkörperte Funktion verweist darauf, dass alle Gewebe und physiologischen Systeme zusammenarbeiten (➤ Tab. 10.1). Aufrecht-sein bedeutet

Tab. 10.1 Von der Aufrichtung als palpabler Qualität zur verkörperten Aktivität des Aufrecht-Seins

- **Palpable Qualitäten in der Aufrichtung:**
  - Elastizität der Gewebe der Wirbelsäulen, des Darm- und Neuralrohrs
  - Spannung und Anspannung der Muskeln und Bindegewebe
  - Form und Symmetrie
  - Position und Dynamik der „drei" Wirbelsäulen
  - Volumen, Volumendynamik und Druck der Räumlichkeiten: Schädelhöhle, Brustraum, Abdomen, Retroperitoneum, Becken
- **Gewebliche Qualitäten in Aktivitätszuständen:**
  - Anstrengung und Leichtigkeit der Aufrichtung
  - Ruhe- und Belastungsaktivität aller Gewebe, Hyper- und Hypoaktivität
  - Ermüdung und Erschöpfung
  - Anpassung und Kompensation
- **Regulationszusammenhänge der Aufrichtung:**
  - Sensomotorische Regelkreise, Reflexe, Reaktionen, Propriozeption, Kinästhetik, Gleichgewicht, Willkür-Motorik
  - Ausrichtung im Raum
  - Vegetative Rhythmen der Organsysteme: Füllung – Entleerung, Motilität
  - Intrinsische Wachstumsimpulse und Bedürfnisse
  - Intentionalität (Neugier) und sinnhaftes Handeln
- **Verkörperte, erfahrungskonstitutive Aktivität des Aufrecht-Seins:**
  - Aufrichtung als Wachstumsgeste
  - Aufrichtung als Umweltbezug
  - Lordosen-Bildung als Hinwendung zur Welt
  - Neugier und Zuwachs an Autonomie
  - Freiheit für die Entwicklung der sprachlichen Kommunikationsmöglichkeiten
  - Aufrecht-Sein als innere Haltung: Widerspruch, Widerstand und Nein-Geste
  - Aufrichtigkeit, Recht und Gerechtigkeit, der „aufrechte Gang" (Brecht)

eine neue Organisation der inneren Physiologie und der Physiologie des Austausches mit der Welt, eine komplexe Organisation der physiologischen Kräfte zur Ermöglichung neuer Erfahrungen.

Der Prozess der sensomotorischen Entwicklung resultiert in der erfahrungskonstitutiven Funktion des **Aufrecht-Seins.** Aufrecht-Sein erfordert eine Auseinandersetzung mit der Schwerkraft. Mit dem Aufrecht-Sein wird die Hinwendung zur Welt durch die Stabilisierung der Lordosen möglich. Dieser Prozess beginnt mit einem Liebesverhältnis zur Welt, eröffnet die Negation in der Nein-Geste und führt zur Entdeckung der Sprache. Im Sich-Aufrichten verkörpern sich die bisherigen Erfahrungen zu einer Geste, zu Form und Funktion: der aufrechte und aufgerichtete Mensch. Wenn der Dichter Bertolt Brecht vom „aufrechten Gang" spricht, meint er das Gehen durch die eigene und kollektive Geschichte – dabei kommen körperliche, seelische und geistige Kräfte zum Ausdruck. Die ganzheitliche, osteopathische Behandlung – vom Säugling bis zum Erwachsenen – ist daher nur im Rahmen der regulativen Prozesse der Entwicklung möglich.

10.3 Bedeutung des Organcharakters für die viszerale Osteopathie

Den Organcharakter kennenzulernen, ist ein wichtiger Schritt auf dem Weg zum Verständnis der verkörperten Funktion von Organen. In der klinischen Anwendung der Organbehandlung ist es notwendig, die charakterbildenden Aspekte der Organe zu berücksichtigen. Während Organe wie Leber und Magen dazu neigen, volumetrisch aktiv zu sein, ist die Aktivität des Dünndarms eher in intraviszeraler und zuweilen räumlicher Bewegung zu finden; während der Dünndarm die Beweglichkeit und Wanderschaft liebt, mögen die Nieren nichts lieber als Wärme und örtliche Stabilität.

Diese eigentümlichen Unterschiede in den Empfindsamkeiten und Verhaltensweisen werden im Begriff des **„Organcharakter"** zusammengezogen. Bei der Verwendung des Begriffs Organcharakter setzen wir uns der Gefahr der Anthropomorphisierung aus. Dies birgt aber den Vorteil, dass wir beständig den schmalen Grat zwischen der *Skylla* biologistischer Reduktion und der *Charybdis* reduktionistischer Psychologie gehen. Dabei können wir uns aber auf die Ausarbeitungen des Organcharakters stützen. Anstatt die Organe zu vermenschlichen, zielt unser Vorgehen drauf ab, unseren Zugang zu den Organen menschlicher zu gestalten. Während unsere Organe nicht nur Dinge für uns sind, wäre es ebenso reduktionistisch, unsere menschlichen Beziehungen nur als biologische Phänomene zu sehen. Indem wir die Organe als Persönlichkeiten vorstellen, laden wir dazu ein, diese in ihrer biologischen Besonderheit zu erforschen und zugleich einen menschlichen Umgang mit ihnen zu pflegen.

GUT ZU WISSEN

Der Organcharakter ist eine Schutzvorkehrung für Organe. Sie erinnert uns daran, die klinischen Konzepte aus der Organphysiologie zu entwickeln und nicht aus anderen Bereichen Konzepte zu übertragen.

Diese leider viel zu oft angewandte Extrapolation birgt die Gefahr, klinisch irrelevante Konzepte zu verfolgen und iatrogen zu wirken. Zudem kommt im Organcharakter die klinische Erfahrung zum Ausdruck, dass ein hyperbeweglicher Dünndarm anders zu bewerten ist als eine hyperbewegliche Niere, eine geschwollene Leber anders als eine geschwollene Milz. Ein Organ, das innerhalb seines Charakters bleibt und diesen verstärkt auslebt, ist weniger gefährdet, krank zu werden als ein Organ, das aus seinem Charakter fällt.

Eine ähnliche Logik des ressourcenorientierten Umgangs mit Herausforderungen kennen wir aus psychischen und biochemischen Gesundungsprozessen. In der Organphysiologie gilt: Ein Organ reagiert zuerst mit seinen Fähigkeiten und verstärkt diese nach Möglichkeit in der gesunden Hyperaktivität. Ist das Organ gezwungen, etwas zu tun, was seinem Charakter widerspricht, wird es schneller überfordert. Ein Dünndarm kann und darf bewegen, um ein Problem zu lösen. Dagegen ist eine Niere, die ihre Probleme nur mit vermehrter Bewegung lösen kann, schlecht dran. Schwellen kann und darf die Leber, aber eine Niere sollte diese Qualität ebenso vermeiden wie das Gehirn und die Milz.

GUT ZU WISSEN

Die folgenden Fragen helfen, den Organcharakter zu offenbaren:

- **Wahrnehmungsbereich:** Welche mechanischen, chemischen und elektromagnetischen Qualitäten nimmt das Organ wahr? Ist die Wahrnehmungsaktivität nach Innen oder Außen gerichtet?
- **Handlungsmöglichkeiten:** Über welche mechanischen, chemischen und elektromagnetischen Handlungsmöglichkeiten verfügt das Organ? Welche Partner hat es bei seinen Aktionen? Auf welche Stoffe und Organe wirkt es?
- **Spürbare Qualitäten:** Wie drückt sich die biologische Aktivität des Organs mechanisch aus? Neigt es zu Zug oder Schub, Volumen- oder Druckschwankung, verformender Bewegung oder stabiler Ruhe, zu extrovertierter Expansion oder introvertierter Konzentration?
- **Innere Architektur und Form:** Welche Gewebe und Bauprinzipien ermöglichen die innere Ausgestaltung und Formung des Organs? Welche Stoffe und Aktivitäten erfüllen das Innenleben des Organs? Wie ist das Verhältnis von Wand und Inhalt (Container/contained)?
- **Modalitäten der Beziehung:** Wie tritt das Organ in Beziehung mit anderen Organen des Körpers und wie gestaltet es seine Beziehung zur Außenwelt? Wie reguliert es sich selbst und in welche regulativen Zusammenhänge ist es eingebettet?
- **Verkörperte, erfahrungskonstitutive Aktivität:** Welche Erfahrungen kann das Organ machen? Welche Erfahrung und Beziehung verkörpert das Organ?

10.4 Organcharaktere als Antworten auf klinische Kardinalfragen

Die Einsicht in die unterschiedlichen Organfähigkeiten prägt die Diagnostik und Behandlung in der viszeralen Osteopathie. Die Ausarbeitung der Organcharaktere hat Antworten auf die zweite und dritte der klinischen Kardinalfragen ermöglicht: Wie und wann behandeln?

Ob ein Organ Behandlung braucht (erste Kardinalfrage), wird im **Elastizitätsbefund** erarbeitet werden. Wie es behandelt werden soll (zweite Kardinalfrage), wird mit Bezug auf den situativen Ausdruck des Organcharakters zu bestimmen sein. Wann ein Organ innerhalb der zeitlichen Organisation der Behandlung behandelt werden soll (dritte Kardinalfrage), ergibt sich aus der Chronologie der Erkrankung oder Gesundung (➤ Tab. 10.2).

10.4.1 Organcharakter als Bündnispartner

Die Frage, **wie** und **wann** wir ein Organ behandeln sollen, bringt uns dazu, die unterschiedlichen Wahrnehmungs- und **Handlungsbereiche** der Organcharaktere zu differenzieren. Der Dünndarm ist mit seiner äußerst aktiven und sensorisch sehr sensiblen Mukosa auf die Außenwelt bezogen, während die vaskulären Organe Niere und Leber das innere Leben (das Blut) wahrnehmen und verändern. Niere und Dünndarm gehen daher in nieren- oder darmhafter Weise in Beziehung zu ihrer jeweiligen Umwelt; sie stehen für verschiedene Beziehungsmodi und brauchen eine darauf abgestimmte Berührung.

GUT ZU WISSEN

Es geht darum, jedes Organ in seinen organ-spezifischen Fähigkeiten zu behandeln. Diese Fähigkeit ist situativ zu bestimmen und mit dem Organcharakter in Beziehung zu setzen.

Die **volumetrische Aktivität** kann situativ beim Magen oder Dünndarm deutlich spürbar sein. Die Magenfülle ist allerdings anders zu bewerten als die Dünndarmschwellung. In der Magenbehandlung ist

Tab. 10.2 Drei Kardinalfragen und deren Beantwortung

Frage	Antwort
Welches Organ braucht Behandlung?	Aktivitätsbestimmung durch den Elastizitätsbefund
Wie soll das Organ behandelt werden?	Situativer Ausdruck der mechanischen Qualitäten des Organcharakters
Wann soll das Organ behandelt werden?	Chronologie von Hyper- und Hypoaktivität: Hypoaktivität hat Vorrang, zuerst Stabilität dann Dynamik **Cave:** Reaktionen, die dem Organcharakter widersprechen!

die Volumendynamik ein willkommener Partner im Gewebe. Ein geschwollener und volumetrisch hyperaktiver Dünndarm mit möglichen Luftansammlungen im Perkussionsbefund (Blähungen) wirft Fragen auf. Die segmentale Motilitätsbewegung führt zwar zu volumetrischen Änderungen. Diese sind aber normalerweise so klein, dass sie kaum zu spüren sind. Eine spürbare und perkutierbare Expansion im Bereich des Dünndarms ist meist ein Hinweis darauf, dass die Schleimhaut des Dünndarms irritiert ist oder durch Motilitätsprobleme Stau und Fermentation entsteht.

Unverdauliche oder unverdaute Nahrung irritiert die Schleimhäute, stört sowohl die Aufnahme als auch den Transport des Chymus. Hier mit der volumetrischen Aktivität des Dünndarms zu arbeiten, ist nicht unbedingt indiziert. Wenn es sich zudem um einen hypo- oder hyperaktiven Darmabschnitt handelt, sind manche Behandlungsansätze kontraindiziert. Blähungen bei Hypoaktivität könnten ein kompensatorischer Stabilisierungsversuch sein, aber auch ein frühes Warnzeichen eines Staus oder gar Verschlusses sein. Bläht ein hyperaktiver Darm, sind immunologische und entzündliche Prozesse zu bedenken. Auch dann kommt es zu Aufnahmestörungen und die volumetrische Aktivität ist eher als Ausdruck einer Störung anzusehen, denn als Partner im Gewebe.

Die spezifischen Organcharaktere geben erste Antworten auf die Frage, wie die Behandlung erfolgen kann. Diese muss so erfolgen, dass der Organcharakter zum Bündnispartner gemacht wird. Der wahrnehmbare, mechanische Ausdruck der geweblichen Organaktivität (= Qualitäten) ist je nach Organ unterschiedlich. Während alle Organe durch innere Kraft formstabil sind (Elastizität), ist ihre Aktivität hinsichtlich Volumen, Druck, Rhythmizität und Bewegung recht unterschiedlich. Eine Leber oder Niere sollte die Beweglichkeit eines Dünndarms nie erreichen, während die volumetrischen Schwankungen der Leber der formstabilen Niere nicht guttun würden. Einen Dünndarm im Kontext der Bewegung und Beweglichkeit zu behandeln, ist ebenso organcharakterkompatibel wie eine Leber volumetrisch zu behandeln. Dagegen ist eine auf Bewegung fokussierende Behandlung der Stabilität und Wärme suchenden Niere kontraproduktiv und irritierend.

10.4.2 Organcharakter und Chronologie

Die Frage nach dem richtigen Zeitpunkt einer Behandlung zielt auf die **zeitliche Ordnung** und die **Hierarchie der Behandlungsschritte.** Dieser Frage können wir uns in der Zusammenführung von Aktivitätsdiagnostik und Organcharakter nähern. Das Verständnis der Aktivitätszustände bringt uns dazu, die Behandlung der Hypoaktivität vor die Behandlung der Hyperaktivität zu stellen.

GUT ZU WISSEN

- Die erste Regel der Chronologie ist daher: Zuerst Hypoaktivität behandeln, dann die Hyperaktivität.
- Hypoaktivität ist nachhaltiger und anstrengender für den gesamten Menschen als Hyperaktivität. Wer schwach und erschöpft ist, muss zuerst zu Kräften kommen und stabil werden.

In der **Erschöpfung** müssen alle anderen mithelfen, oft mit großer Anstrengung (Kompensation), um das Überleben zu gewährleisten und durch den Alltag zu kommen. Deshalb kümmern wir uns zuerst darum, gesunde Ruheaktivität und Stabilität wieder möglich zu machen. Auch wenn wir annehmen können, dass anhaltend Hyperaktivität zur Erschöpfung geführt hat, wird uns die begründete Annahme über die Genese nicht davon abhalten, den aktuellen Zustand der Erschöpfung zu behandeln. Die Behandlung ist am situativen Ausdruck der Organaktivität orientiert. Begründbare Annahmen über die Vergangenheit (Genese, Ätiologie) sind für die Formulierung der Prognose wichtig, aber sie sind nicht Gegenstand der Behandlung.

Der normale und gesunde Wechsel von Ruhe- und Belastungs-Aktivität wird dann unterbrochen, wenn Belastungssituationen zu lange anhalten, oder die Hyperaktivität des Gewebes auch nach dem Abklingen des auslösenden Stimulus weiter bestehen bleibt. In beiden Fällen kann eine zu lange anhaltende Hyperaktivität zu Erschöpfung (Hypoaktivität) führen. Während Hyperaktivität reaktiv und kompensatorisch sein kann, stellt Hypoaktivität einen Verlust dar.

GUT ZU WISSEN

In der Behandlungsstrategie gilt daher die klinisch relevante Chronologie: zuerst Hypo- dann Hyperaktivität behandeln. Verlust hat Priorität vor Kompensation.

10.4.3 Organcharakter und Pathologie

Verstärkt ein Organ seine charakteristischen Fähigkeiten, bleibt es im Rahmen seiner Möglichkeiten. Fällt es aus der Rolle, ist dies ein ernstzunehmendes Zeichen einer drohenden Organerschöpfung und möglicherweise der Beginn einer Erkrankung. Ein Organ oder Gewebe wird bei erhöhter Beanspruchung zuerst seine Fähigkeiten und Stärken akzentuieren. Verhaltensweisen des Organs, die seinem Charakter widersprechen, sind daher aufmerksam zu beobachten. Beginnt der dynamische Dünndarm, sich starr und dynamisch zu verhalten, ist das ein Warnzeichen; ebenso ist Vorsicht angezeigt, wenn Organe, die volumetrische und formdynamische Expansion kennen – wie Magen und Leber – keinen Wechsel von Expansion und Kompression erkennen lassen. Eine Leberzirrhose oder akute Gastritis verhindert wahrscheinlich den Expansionsausdruck und wird nur noch konzentrische Aktivität zeigen.

Die Organcharaktere der unterschiedlichen Kolonabschnitte verdeutlichen den großen klinischen Nutzen der Organcharaktere. Das Zäkum kann schwellen, das Sigma nicht. Das Zäkum kontrolliert über physiologische wechselnde Schwellungszustände den iliozäkalen Übergang. Die Wand des Sigmas wird bei anhaltenden Schwellungszuständen instabil; ein geblähtes Sigma birgt die Gefahr der Divertikelbildung. Oder es kommt zu vermehrter Wandaktivität durch das Wachstum von Polypen. Der Organcharakter der beiden Kolonabschnitte ist so gegensätzlich wie der Charakter von Magen und Duodenum; der eine stabil in der Ausdehnung, der andere kompakt und kontraktil in Enge.

GUT ZU WISSEN

Ein Organ, das innerhalb der mechanischen Qualitäten seines Charakters bleibt und diesen verstärkt auslebt, ist weniger gefährdet, krank zu werden, als ein Organ, das aus seinem Charakter fällt. Verlässt das Organ den Rahmen seiner Fähigkeiten, besteht die Gefahr der Pathologie. Diesen Übergang wahrzunehmen hilft der Organcharakter.

Erklärungen zur Entstehung von Krankheit und Leiden sind hilfreich für Patienten und Therapeuten. Es sind aber Deutungen der Vergangenheit, mit denen wir äußerst zurückhaltend und bedacht sein müssen. Deutung und Diagnose sind krisenhafte Momente in der therapeutischen Beziehung. Wir sollten diese nicht leichtfertig übergehen, sondern die darin liegenden Konflikte und Gefahren annehmen.

10.5 Aufnahme und Verwandlung als verkörperte Aktivität

Verschiedene Organcharaktere ermöglichen unterschiedliche Erfahrungen, weshalb wir von erfahrungskonstitutiven Organfunktionen sprechen. Im Organcharakter zeigen sich unterschiedliche Leibmodi und unterschiedliche Weisen der Beziehung von innerer und äußerer Natur.

Die Lungen und der Dünndarm verkörpern unterschiedliche Weisen des In-der-Welt-Seins. Die physiologischen Aktivitäten der Verdauung und Atmung verkörpern sich als Organcharaktere im Dünndarm und in den Lungen. ➤ Tab. 10.3 gibt einen Überblick über den Weg von den spürbaren Aktivitäten der Verdauung und Atmung zur verkörperten Aktivität des Verdauens und Atmens.

Tab. 10.3 Vom physiologischen Aufnahme- und Verwandlungsprozess zur Verkörperung des Aufnehmens und Verwandelns
Spürbare, palpable Qualitäten: Elastizität von Lunge und Darm, Volumen- und Formdynamik, Position, Bewegung und Rhythmus, Spannung und Anspannung, Aufrichtung und Stabilität
Aktivitätszustände: Ruhe- und Belastungsaktivität, Hyper- und Hypoaktivität, nicht mehr regulierbare Hyperaktivität und Ermüdung bis Erschöpfung,
Regulationszusammenhänge: Aufnahme und Stoffwechsel, Wachstum, und Entwicklung, Erneuerung und Reparatur, Aufrichtung, pH-Wert-Regulation, Sensomotorische Kommunikation
Verkörperte Aktivität und erfahrungskonstitutive Funktionen Annehmen und Aufnehmen, Verdauen und Verwandeln, Ausscheiden, Einatmen und Ausatmen, Kommunizieren und Handeln, Wahrnehmen und Gedanken denken, Bei-sich-Sein, In-Beziehung-Sein.

10.5.1 Verdauen und Atmen als erfahrungskonstituierende Aktivität

Wir hatten sprachlich unterschieden zwischen Verdauung und Atmung als physiologischer Aktivität (Funktion) und dem Verdauen und Atmen als Leibmodi (verkörperte Funktion). Die physiologische Aktivität wird durch eine Vielzahl an regulativen Steuerungsmechanismen realisiert. Aber Verdauen und Atmen sind existenzielle Weisen des In-Kontakt-seins mit der Umgebung. Wir bilden uns nur aus an einem Gegenüber, in Kontakt und in Beziehung zu anderen und zur Stofflichkeit der Welt. Deshalb gestalten die Leibmodi des Kontaktes mit der Umwelt (hier: Atmen, Verdauen) den ganzen Menschen. In der verkörperten Aktivität des Atmens und Verdauens werden die Tätigkeiten der Gattung Mensch erkennbar: Wahrnehmen, Denken und Handeln.

Der Dünndarm besteht zum größten Teil aus einer der Außenwelt zugewandten und mit dieser in Kommunikation stehenden Schleimhautschicht. Der Aufnahme- und Verwandlungsprozess der Nahrung ist intensiv, beginnt im Lumen und setzt sich in der Schleimhaut fort (siehe Kasten: Aufnahme, Verwendung, Stoffwechsel). Die Schleimhaut ist sensorisch-wahrnehmend und formverwandelnd tätig; sie reagiert motorisch und sekretorisch auf die Umgebung und ist in ständiger Kommunikation mit dem Darmlumen. Der Dünndarm repräsentiert eine der grundlegenden Formen, wie Menschen mit der Umwelt in Kontakt sind; sie konstituiert Erfahrungs- und Kommunikationsprozesse und verkörpert diese. Die physiologische Funktion der Aufnahme als Umweltbezug ist in der verkörperten Aktivität enthalten, ohne diese ausreichend zu bestimmen. Die psychischen und kognitiven Prozesse scheinen an die Verdauungsvorgänge angelehnt.

Viszerale Aktivität als Vorlage für geistige und psychische Entwicklung

Klinisch-konzeptuell geht es uns v.a. darum, dass **viszerale Prozesse** grundlegend von der Dynamik von Wand und Inhalt bestimmt sind und hier bedenkenswerte **Ähnlichkeiten** zur **psychisch-kognitiven Entwicklungsdynamik** erkennbar werden. Möglicherweise liefern die viszeralen Aktivitäten – schmecken, riechen, zerkleinern, spalten, vermischen, transformieren, transportieren, ausscheiden – die Vorlage für die ersten psychischen und kognitiv-sprachlichen Prozesse. Bei der viszeralen Denkleistung sollte es nicht bleiben, wenn wir Denken als Kunst des Umgangs mit Gedanken erreichen wollen. Aber wer zu den ersten Gedankenverdauungsprozessen nicht in der Lage ist, wird von Gedanken und Gefühlen überrannt, ohne damit umgehen zu können. Das erzeugt Angst und Gedankenunverträglichkeit, die dem Denkprozess nicht zuträglich sind.

Wir denken nicht mit dem Dünndarm, aber es ist erstaunlich, dass die Aktivität des Dünndarms im Umgang mit Stoffen dem Umgang des Denkens mit Gedanken ähnelt. Grundlegende Kategorien des Denkens entstehen in der Dynamik von Hülle und Fülle (container and contained), insbesondere aber durch die Aufnahme- und Verdauungsleistung sowie durch die Rahmenfunktion des Containers. In der sensomotorischen, psychischen und geistigen Entwicklung zeigen sich ähnliche Motive und Prozesse. Diese lassen eine menschliche Tätigkeit und Entwicklungsdynamik erkennen, die dazu aufruft, den engen Blick der einzelnen Fachdisziplinen zu erweitern und nach Verkörperung zu fragen. Es scheint hier um Aspekte zu gehen, die uns als Gattung Mensch ausmachen.

EXKURS

Das umgangssprachliche Wort „Aufnahme" meint hier immer den gesamten Prozess, den ganzen Weg vom Mund ins Darmlumen und bis ins Blutgefäß oder in die Lymphe. Die Aufnahme im Darm (im Gegensatz zur Sauerstoffaufnahme in den Lungen) schließt immer auch einen Verwandlungsprozess der aufgenommenen Stoffe ein. Deshalb ist der Aufnahme- und Verwandlungsprozess im Dünndarm eine Unterkategorie des Oberbegriffs „Stoffwechsel". Im Stoffwechsel werden Stoffe verändert, die Form und Architektur gewechselt. Genau genommen beginnt die Veränderung der Nahrung im Mund und Magen, wird dann aber massiv im Dünndarm. Die metabolische Aktivität (Verstoffwechselung) geht weiter in der Leber und allen Zellen des Körpers.

Psychische Aufnahme- und Verdauungsvorgänge

Die psychoanalytische Erforschung des Denkens in der Tradition der Arbeiten von Melanie Klein, Wilfried Bion und Donald Winnicott hat wiederholt darauf hingewiesen, dass frühe Denkprozesse der viszeralen Erfahrung der **Verdauung anmoduliert** werden. Gestützt wurde dies durch eine Vielzahl an Beobachtungen und Erfahrungen in der Therapie mit Kindern. Diese legen nahe, dass

- die Aufnahme der Milch im Saugen auch die Aufnahme der damit verinnerlichten Gefühle bedeuten kann,
- Gestilltwerden das Gefühl der inneren Stille und Gelassenheit ermöglicht (Neubaur 2004),
- manche Phantasien und Zustände für das Kind derart unerträglich, destruktiv und angstmachend sind und daher abgewehrt werden, indem diese in die Mutter (ihren Körper) „rein" projiziert werden,
- die Projektile von der ausreichend guten Mutter oder fürsorglichen Person (in der Phantasie des Kindes) so umgewandelt werden, dass auf die abwehrende Projektion und Verkörperung in der Mutter eine identifikatorische Wiederaufnahme erfolgen kann;
- In-sich-aufnehmen und In-sich-halten der Nahrung mit dem Wahrnehmen und Aushalten von inneren Zuständen und Gefühlen verbunden ist,
- dass die Verweigerung der Muttermilch auch eine Ablehnung oder Rückgabe der empfundenen Aggression in der (noch) unerträglichen Ambivalenz sein kann,
- dass Säuglinge viszeral erbrechen, aber auch emotionale Projektile aussenden, um die Mutter zu treffen.

EXKURS

Melanie Klein hat diese Prozesse in der Formel „projektive Identifikation" zusammengefasst. Anfangs nicht-annehmbare Inhalte und Gefühle werden verwandelt und dann angenommen. Die Projektile des Kindes werden verwandelt, um sie dem Kind zur erneuten Verinnerlichung und Identifikation zurückzugeben – ein Prozess der in der kindlichen Phantasie stattfindet und von der Mutter und anderen fürsorgenden Personen als Container mitgetragen wird (Details ➤ 12.4.2).

Der Container kann destruktive und toxische Aspekte halten und detoxifizieren. Es war diese große Leistung der ausreichend guten Mutter („good enough mother"), die Klein und Winnicott beobachtet haben. Die Verwandlungs- und Verdauungsfähigkeit der *good enough mother*, hilft den Kindern, das Unerträgliche zu tragen, das Nicht-Aushaltbare auszuhalten, das Giftige zu entgiften. Die projektive Identifikation ist eine Kommunikationsform: physisch, präverbal, psychisch.

Aus ich-destruktiven werden ich-kompatible Stoffe geformt, die dann ins Ich aufgenommen werden können, ohne allzu starke Abwehrreaktion auszulösen. Das klingt genau wie die Aufgabe des Dünndarms: Aus Nicht-Ich-Stoffen jene Bauteile auszusuchen und umwandelnd in die innere Welt aufzunehmen, die wir brauchen, um unser Ich zu formen und zu stabilisieren. Die Mechanik des Geschehens erzählt vom Behälter und Inhalt, die stoffliche Dynamik ist die der Umwandlung. Daher können wir auf die Ähnlichkeiten in der biomechanischen Logik von Hülle und Fülle, Wand und Inhalt (container – contained) hinweisen – und zudem auf die Ähnlichkeiten in der stofflichen Dynamik. Die Stoffe, Gefühle und Gedanken werden durch die „Mechanik" verschoben und verändert, sie werden externalisiert und verinnerlicht, projiziert und retroflektiert, aufgenommen und ausgeschieden, erbrochen und beschleunigt durchgeschleust.

In der **projektiven Identifikation** ist der **Umgang mit sich selbst** und **mit der Umwelt** einigermaßen angst-reduziert möglich. In der projektiven Identifikation mischen sich (zumindest in der Phantasie) stoffliche und symbolische Formen der Kommunikation. Dies ist eine besonders prekäre Vermischung, da stoffliche Kommunikationsformen mit der Umwelt extrem schwierig und fragil sind. Die Besonderheit des Dünndarms liegt darin, dass ihm die Aufgabe zukommt, die Kommunikation von Stoffen zwischen Außen und Innen zu erlauben und zu regulieren. Stoffliche Kommunikation meint, dass Kommunikation nicht nur über Symbole erfolgt, sondern über den realen Austausch von Stoffen. Dies ist eine ungewöhnliche Form der Kommunikation, spielt aber in der menschlichen Entwicklung immer wieder eine entscheidende Rolle.

10.5.2 Von der stofflichen zur symbolischen Kommunikation

Die ersten Kommunikationsformen des Menschen sind **stofflich** und **haptisch.** Nach der Geburt gibt es meist noch eine kurze Phase in der mittels eines Stoffes (Milch der Mutter) kommuniziert wird. Die „Entwöhnung“ von diesem direkten Zugang zum „Stoff“ der Mutter bringt die Herausforderung für Mutter und Kind mit sich, innere Stille ohne Stillen herzustellen. Dieser Übergang wird durch den Zugewinn an nicht-stofflicher (= symbolischer) Kommunikation und der damit verbundenen Unabhängigkeit erträglich gemacht. Im Lauf der menschlichen Entwicklung der Kommunikation tritt die stoffliche immer weiter in den Hintergrund, während symbolische Formen der Kommunikation (Sprache) weiter ausgefeilt werden.

Über **Stoffe** und deren Austausch (Aufnahme-Abgabe) zu kommunizieren, ist fraglich und fragil, da es auf vor-symbolische Formen der Beziehung und damit verbundene Geisteszustände und Gefühlslagen aufbaut. Meist ist dies ohne Regression und Aggression kaum möglich. Auch Erwachsene kommunizieren in der Sexualität, im Spiel, aber auch in der destruktiven Gewalttätigkeit weiterhin über Stoffe und Substanzen. Diese Aspekte sind Teil der menschlichen Bedürfnis- und Triebnatur und können zu Freude und Beziehung, aber auch zum Abbruch von Beziehung und Zerstörung führen. Das Entwicklungsziel des Menschen ist daher – sowohl physisch als auch kognitiv und psychisch – die Formen der symbolischen Kommunikation so zu entwickeln, dass Lebensbereiche und Beziehungen entstehen können, die über die Grenzen und psychisch-sexuelle Aufladungen der stofflichen Kommunikation hinausgehen.

Zu den Möglichkeiten der **symbolischen Kommunikationsformen** gehört die gesprochene und geschriebene **Sprache** – von den ersten Worten bis zum Sprachspiel und zur begrifflichen Reflexion. Symbolische Sprache bietet die Möglichkeit, sich über Anwesende und Abwesende zu verbinden; und die Chance über Vorzüge und Probleme der stofflichen und symbolischen Kommunikation nachzudenken.

EXKURS

Begriffliche Reflexion gehört ins Zentrum jeder Therapie, da sie bereit sein muss, über sich Auskunft zu geben. Oft wird ihr dieser zentrale Platz abgesprochen. Meist geschieht dies durch eine Betonung des vermeintlich Konkreten im Unsagbaren oder Vorsprachlichen; oder mit dem Hinweis auf eine historische Offenbarung (Tradition), die durch Ableitung aus ihren Ursprüngen Antworten für aktuelle Probleme produziert. Ableitungslogik und Festhalten an der stofflichen Kommunikation ist Ausdruck eines Konflikts zwischen rückbindender Versicherung und entwicklungsdynamischer Verunsicherung. Dieser Konflikt entsteht zwischen der Sogwirkung und Bindungskraft der Stoffe und der Balance- und Bündnismöglichkeiten der Sprache. Die Balance- und Bündnismöglichkeit der Sprache will in die Selbstreflexion und Entwicklung. Die Sogwirkung der zur Ursprungsmacht fixierten Stoffe (und Traditionen) sucht regressive Verbundenheit und lustvolle Abhängigkeit. Wer am „Ursprung" und am „Stoff" regressiv festhält, wird von diesem verschlungen. Diese regressive Auflösung aller Widersprüche im Eins-sein mit der Ursprungsmacht darf auf keinen Fall als therapeutischer Prozess gedeutet werden. Sie ist das Gebiet der religiösen Kulte. In der Abhängigkeit der Sucht übt ein Stoff so große Sogwirkung auf uns aus, dass wir nicht mehr über den Stoff kommunikativ verfügen, sondern der „Stoff" über uns bestimmt.

10.5.3 Verkörperung der Dynamik von Behälter und Inhalt

Die Kategorien von **Behälter** und **Füllung,** Wand und Inhalt, Hülle und Fülle, Form und Substanz werden viszeral und sensomotorisch ausgebildet und stellen eine Vorlage für sprachlich-kognitive Begriffsbildung dar. Die Verkörperung der Überlagerung von kognitiven und senso-motorischen, triebdynamischen und psychischen Motiven kennen wir aus der breit erforschten Dynamik von Behälter und Inhalt. Grundlegende Kategorien des Wahrnehmens, Handelns und Denkens entstehen in der Dynamik von Hülle und Fülle (container and contained), insbesondere aber durch die Aufnahme- und Verdauungsleistung sowie die Rahmen-Funktion des Containers.

Im viszeralen und sensomotorischen Verhalten entstehen Kategorien, die sowohl bei den ersten Formen der psychischen Stabilität als auch bei der Bildung der frühen Denkkategorien Pate stehen.

- Der Biologe und Entwicklungsforscher Jean Piaget hat beschrieben, wie körper-zentriert die Entstehung der sprachlichen und kognitiven Fähigkeiten erfolgt. Er hat beobachtet, dass sensomotorische Muster in der Kognition vorausgehen und darin aufgenommen werden (Piaget 1969, 1973, 1983, 1992). Seine Forschung ist für uns grundlegend, da er den Handlungsbezug niemals außer Acht lässt. Piaget ist nie nur sensorisch, nur kognitiv. Er ist sensomotorisch und immer an der Verkörperung interessiert, niemals an der Abspaltung kognitiver und psychischer Prozess von der Biologie.

- Die Psychoanalytiker um Melanie Klein sowie Sprach- und Kognitionsforscher wie George Lakoff haben ebenso auf die mechanisch-leibliche Vorformierung von Kategorien hingewiesen. Die erste biomechanische Assoziation beim Anblick eines Hohlorgans war Wand und Inhalt, Füllen und Entleeren. Tatsächlich ist es die Dynamik von Inhalt und Wand, die Darm und Lungen, aber auch die Leber ausmachen. In der psychischen Entwicklung sind es die ersten Erfahrungen von Gehalten-Sein (Holding) und Fülle (Stillen führt zu Stille), die dazu beitragen, dass in der frühen polaren Strukturierung der Spaltung von guter und böser Brust/Mutter etwas Neues entstehen kann,
  - ein Behälter, der etwas hält und aushält, trägt und erträgt, anstatt unerwünschte und negative Objekte auszugrenzen, diese in einem ambivalenten Mischungsverhältnis bewahrt,
  - eine Vorform des „Ich" als Körper, der erträgliche Objekte in sich aufnimmt und hält,
  - ein Gefühl oder ein Begriff der einen Inhalt enthält, der in seiner Ambivalenz gedacht und ertragen werden kann.

Container – Contained, Behälter – Inhalt

Kognitive und sensomotorische, triebdynamische und psychische Motive verweisen auf die Verkörperung der wechselseitigen Dynamik von Behälter und Inhalt. Kinder entwickeln im Spiel grundlegende sensomotorische Kategorien, die sie dann als Vorlage den kognitiv-sprachlichen Prozessen anpassen. Die Wechselseitigkeit, Umkehrbarkeit und Antizipierbarkeit im spielerischen Geben und Erhalten bzw. Nehmen und Bekommen wird vom sensomotorischen Spiel auf geistige Prozesse übertragen. Ebenso werden die Kategorien von Behälter und Füllung, Wand und Inhalt, Hülle und Fülle, Form und Substanz zuerst sensomotorisch ausgebildet; dann werden sie grundlegend für die sprachlich-kognitive Begriffsbildung, die unser Denken ermöglicht.

Wir können hier noch weitere Beispiele aus dem Bereich der Künste (Form und Stoff, Rahmen und Bild) oder aus dem politischen und rechtlichen Bildungsprozess der Gesellschaften (Körperschaften, Institutions- und Verfassungsbildung) heranziehen. Alle diese Beispiele verweisen auf eine ähnliche Anstrengung und Dynamik.

GUT ZU WISSEN

In der Verkörperung von Container (Behälter) und Contained (Inhalt) können Gegensätze und Ambivalenzen gehalten und balanciert werden. Diese Konzepte haben sowohl psychische als auch körperliche Bedeutung, viszeral-triebhafte und sensomotorisch-kognitive Aspekte.

Die triebhafte und sensomotorische Entwicklung des Kindes sind mit den viszeralen Aktivitäten vergesellschaftet: das Saugen und die orale Exploration mit der oralen Phase, die Lust des Haltens und Loslassens der anal-urethralen Phase und die Lust des Einfüllens und Festhaltens mit der genitalen Phase.

Verkörperte viszerale Aktivität

Jetzt können wir abschließend bestimmen, was die Kategorie der verkörperten viszeralen Aktivität bedeutet. Sowohl in der körperlich-seelischen als auch kognitiven Entwicklung gibt es Anklänge an die erfahrungskonstituierende Aktivität der **Aufnahme** und **Umwandlung.** Wenn Nahrung von Anfang an in Fülle da ist, braucht sie einen Verdauungsapparat, um mit dieser Fülle gestaltend umzugehen und sich diese anzueignen. Gedanken sind ebenso in großer Menge da, brauchen aber einen Denkapparat, um sie zu denken. Dieser Apparat muss sich erst bilden. Gedanken alleine können sich nicht denken; ebenso wenig wie Nahrung sich selbst zur Befriedung unserer Nöte und Bedürfnisse verstoffwechselt.

Wenn wir diese Denk-Apparatur entwickeln, greifen wir auch auf die sensomotorische Erfahrung des Umgangs mit Nahrung zurück. Projektive Identifikation verweist auf einen Verdauungs- und Umwandlungsprozess, der eine frühe Form des Umgangs mit Gedanken und Phantasien darstellt. Diese Verdauungsaktivität ermöglicht es, mit fremden Stoffen und unerträglichen Aspekten der inneren Realität umzugehen.

10.6 Verkörperung als Ganzheitlichkeit

Verkörperung ist eine der grundlegendsten und weitreichendsten Vorstellungen der Ganzheitlichkeit. Sie ist das große Thema der Religionen, Künste und

Wissenschaften. Wir sollten Verkörperung nicht – wie es heute manchmal geschieht – den Neurowissenschaften und der Esoterik überlassen. Sie ist ein zentrales Problem der westlichen Reflexion und Praxis. Sie steht ebenso im Zentrum körperbezogener Ganzheitlichkeitsvorstellungen in der Medizin und Therapie. Der Schweizer Biologe und Begründer der Entwicklungsforschung Jean Piaget war einer der ersten, der die Verkörperung zum zentralen Thema seiner wissenschaftlichen Erforschung der moralischen und geistigen Entwicklung gemacht hat.

10.6.1 Verkörperung als Gattungsthema

Soweit wir Dokumente religiöser (kultischer) und künstlerischer Aktivität der Gattung Mensch in die Vergangenheit zurückverfolgen können, finden wir Zeugnisse des Versuchs, die zentralen Konflikte, die eine Gemeinschaft zusammenhalten oder auseinandertreiben, zu verkörpern. Die mittelmeerischen Religionen sind ein Paradebeispiel und wurden daher zu Recht als „Verkörperungsreligionen" (Klaus Heinrich) bezeichnet. Es geht in ihnen – vom griechischen Mysterium bis zum christlichen Opferkult – um den Körper. Der Körper ist das Zentrum der kultischen Handlungen, der religiösen Gebote und des sozialen Lebens; alles dreht sich um ihn, seine Verwandlungen und Nöte, seine Einheit und Zerrissenheit, Anfälligkeit und Widerständigkeit. Der Körper der Verkörperung ist nicht zuallererst Gegenstand der Medizin, Mode oder Nahrungsindustrie. Er ist viel mehr als der biologisch-medizinische Körper. Die grundlegende Annahme der Kultur der Verkörperung, die zur Basis der westlichen Moderne und europäischen Demokratien wurde, war ganz selbstverständlich: wir drücken mit unserem Körper und seinen Darstellungen eine Ganzheit und die Konflikte dieser Ganzheit aus.

10.6.2 Flucht in die Entkörperung

Alles dreht sich um den Körper: der Kult, die Selbstsorge, das soziale und intime Leben, Einsicht und Offenbarung, Nöte und Freuden, Krankheit und Krieg. Wer in der westlichen Tradition verankert ist, lebt in einer Ganzheitlichkeitsannahme, die selbstverständlich mit dem Körper und der Verkörperung assoziiert wird. Deutlich und bewusst wird uns diese Annahme meist an zwei kritischen Weggabelungen:

- Einmal wenn die inneren Konflikte der gebrochenen Ganzheit so stark werden, dass sie die Ganzheit selbst bedrohen.
- Und zum anderen, wenn die Anstrengungen der Verkörperung so groß werden, dass wir bereit wären, den Verlockungen der Entkörperung nachzugeben.

Bereits beim notwendigen Zerfall der Ganzheit in Untereinheiten, zeigen sich Bruchlinien und Konflikte. Die innere Zerrissenheit gehört zur Ganzheit systematisch hinzu. Diese **zerschnittene Ganzheit** kommt bereits in den frühen mythologischen Darstellungen zum Ausdruck, wie z.B. in der Erzählung von den zerschnittenen Kugelwesen in Platons Gastmahl (Levin 2004) oder im Märchen von der wütenden Selbstzerreißung eines identifizierten Rumpelstilzchens.

Die Konflikte der zerrissenen (ambivalenten) Ganzheit sind ein Markenzeichen und Gütesiegel. Sie stehen dafür, dass es keine naiven oder regressiven Lösungen der konfliktbehafteten Ganzheit gibt. Das ist die zweite Weggabelung, an der uns die selbstverständliche Assoziation von Ganzheitlichkeitsannahme und Verkörperung bewusst wird: Verkörperung ist anstrengende und konfliktreiche Arbeit; in ihrer Ambivalenz und besonders in ihren Krisen entsteht das Bedürfnis nach Entkörperung und Vergeistigung. Dieses Bedürfnis zeigt sich z.B. in der Faszination für Entkörperungsreligionen. Es zeigt sich auch in der Bereitschaft entsinnlichende und spiritualisierende Körperkonzepte in die Körpertherapie aufzunehmen.

10.6.3 Entkörperungskritik als Verteidigung der Ganzheitlichkeit

Bereits die antike griechische Philosophie hat sich als Versuch etabliert, die Verkörperungstendenz der griechischen Mythologie abzuwerten. Sokrates und seine Mitstreiter taten alles, um physisch und ideologisch so weit weg vom körperlichen und gesellschaftlichen Treiben zu kommen, wie nur möglich. Institutionell gelang Sokrates dies, da sein Freund Academus ihm einen Garten außerhalb der Stadt zur Verfügung stellte. In diesem abgelegenen Garten konnte Sokrates seine – nach dem Gönner benannte – Akademie betreiben. Weit weg vom Gewusel der Polis wollte er sich dort in die reine Welt der Ideen meditativ versenken.

Währenddessen war auf dem belebtesten Platz der Stadt der erste Entkörperungskritiker aktiv. Diogenes lebte mitten auf dem Marktplatz und hatte seinen kritischen Spaß damit, die Aussagen der Elfenbeinturmphilosophen wieder in den Körper zu übersetzen. Definierten die Philosophen den Menschen als federlosen Vogel, nahm Diogenes ein federloses Huhn und proklamierte auf dem Marktplatz: Seht, ein Mensch. Er war es auch, der mit der Laterne nach dem Menschen der Philosophie suchte.

Gerne würden wir Diogenes als ersten Osteopathen für uns reklamieren. Er hat entsinnlichende und entkörpernde Vorstellungen des Menschseins sprachhandelnd und verkörpernd kritisiert. Daran anzuschließen wäre die Aufgabe der Osteopathie in der heutigen Medizin: nahe an der Sinnlichkeit, nahe am Leiden, nahe an den realen Beziehungen und an der Verkörperung. Das wäre ein Garant dafür, dass wir den Ganzheitlichkeitsanspruch in der Osteopathie hochhalten.

KAPITEL

11 Erfahrung und Ganzheitlichkeit in der Osteopathie

11.1 Standortbestimmung

Der Anspruch der Osteopathie ist hoch. Sie will eine ganzheitliche Methode sein. Wir legen die Latte hoch, um sie immer im Blickfeld zu haben und uns daran zu messen. Dabei wissen wir: Ganzheitlich sind die Patienten, niemals die Therapeuten oder die Therapie. Das soll uns aber nicht abhalten davon, auf mehr und mehr Ganzheitlichkeit in der Organbehandlung hinzuarbeiten. Die Patienten profitieren von solchen Anstrengungen. Als Osteopathen mit Ganzheitlichkeitsanspruch müssen wir uns dann fragen: Welche Erfahrung meinen wir mit Ganzheitlichkeit und wie können wir diese in der Organbehandlung verwirklichen? Ganzheitlichkeit haben wir bisher unter den Aspekten der physiologischen Regulation und der Verkörperung thematisiert. Hier wollen wir noch auf die klinischen Probleme der Erfahrbarkeit ganzheitlicher Integration und auf die Erfahrung-ermöglichende Praxis des osteopathischen Labors hinweisen.

11.1.1 Erfahrungen und Wissenschaft

Wer über Jahre an Themen arbeitet und durch Reflexion zur Formulierung von Thesen und Theorien kommt, der braucht ein Haus der Erfahrung. Dieses Haus bietet Schutz und Kraft, langwierige und schmerzliche Erfahrungsprozesse zu durchlaufen und in einer Weise darüber zu sprechen, dass ein Diskurs mit anderen entsteht. So bilden sich klinisches Wissen und die Möglichkeit, tragfähige Konzepte der Ganzheitlichkeit zu entwickeln.

Der Anspruch an die **Osteopathie** ist daher enorm. Sie muss alles, was im Haus sein will, aufnehmen und **Erfahrungsprozesse ermöglichen.** Alle Lebensbereiche sind im Haus willkommen und repräsentiert: der Körper und der Leib, die Geschlechter und unterschiedlichen Altersgruppen, unser Wissen und unser Unwissen, die sozialen und spirituellen Fragen, Ambitionen und Ängste, Kultur und Handwerk, sprachliches und nicht-sprachliches Denken. Dies und vieles mehr hat im Haus Platz, nur eines nicht: Feindseligkeit gegen Erfahrungs- und Reflexionsprozesse, auch in ihrer aktuellen Form: Erfahrungslosigkeit als Prinzip. Für Erfahrungslosigkeit aus Prinzip gepaart mit der Ablehnung der Reflexion als Mittel der Erkenntnis können wir auch ein bekannteres Wort verwenden: Ideologie. Wenn Medizin ideologisch wird, tut das den Patienten meist nicht gut.

Früher hätten wir das Haus der Erfahrung einfach „Universität" genannt. Aber da sich die heutige Universität nicht immer als Erfahrungs- und Reflexionsort begreift, schlagen wir vor, vom **„Haus der Erfahrung"** zu sprechen (➤ Abb. 11.1). Die Universität,

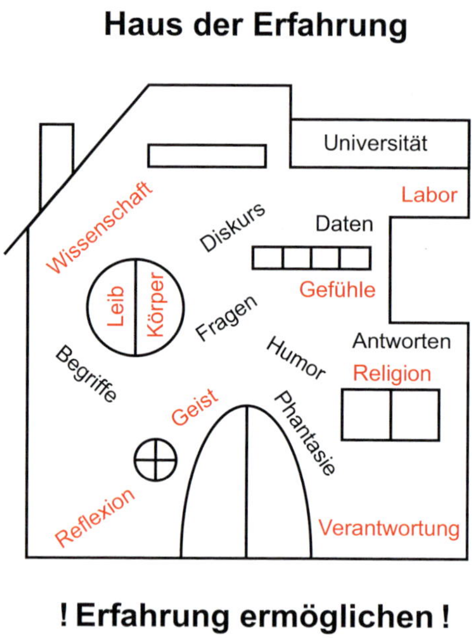

Abb. 11.1 Das Haus der Erfahrung. [L143]

das Haus der Erfahrung, ermöglicht eine grundlegende Unterscheidung aufrechtzuerhalten, die früher selbstverständlich war, und die für eine Diskussion der Ganzheitlichkeit essentiell ist: der Unterschied zwischen Wissen und Wissenschaft auf der einen Seite und Erfahrungsprozess und Reflexion auf der anderen Seite. Das Haus ist die Universität, Wissenschaft ist ein Teil der Aktivität, die in diesem Haus stattfindet. **Wissenschaft** ohne universitäre Reflexion wäre früher undenkbar gewesen. Heute wird unterstellt, dass Wissenschaft und Universität identisch sind. Wissenschaft kann aber nur gedeihen, wenn sie in einem übergeordneten Haus der Erfahrung, der Universität, stattfindet. Wissenschaft ohne Reflexion und ohne Rückfragen an die Grundannahmen ist absurd und führt zu bizarren Ergebnissen. Diese Unterscheidung brauchen wir dringend, wenn wir über Ganzheitlichkeit in der Osteopathie sprechen. Wir brauchen Erfahrungs- und Reflexionsprozesse sowie ein breites Studium der relevanten Wissensbereiche mit einem wissenschaftlichen Vorgehen in der Überprüfung unserer Annahmen zur Ganzheitlichkeit.

Ganzheitlichkeit als Ideologie stützt das Selbstwertgefühl der Therapeuten, wie sie auch den Patienten schaden kann. Systeme, in denen Erfahrungen aufgrund bestehender, nicht überprüfbarer Grundannahmen geringgeschätzt werden, sind in hohem Maße ideologiegefährdet.

11.1.2 Probleme der ganzheitlichen Integration

Im medizinisch-wissenschaftlichen Diskurs wird Ganzheitlichkeit meist mit Verweis auf die intra-korporalen Regulationszusammenhänge angenommen. Die neuro-vegetativen, hormonellen, biochemischen und genetischen Abstimmungsprozesse werden herangezogen, um darauf zu verweisen, dass der Körper als Ganzes reguliert wird. Das Ziel dieser Regulation wäre dann die Erhaltung von Gleichgewichtszuständen und die Gestaltung von Veränderungsprozessen. Tatsächlich wäre eine solche Bestimmung der **Ganzheitlichkeit** osteopathisch wünschenswert und wir sollten alles tun, die regulatorischen Mechanismen der Selbstheilung auszuloten.

GUT ZU WISSEN

Osteopathie ist Regulationsmedizin und wir sind klinisch immer damit befasst sowohl die senso-motorische, als auch die leib-seelische Selbstregulation zu beobachten und in ihrem Rahmen zu behandeln.

Das Studium der Physiologie der Aufrichtungs-, Stoffwechsel-, Wahrnehmungs- und Denkprozesse ist das Kerngebiet der Osteopathie. Hier geordnete und regelhafte Abläufe und Beziehungsstrukturen zu erkennen und behandelnd einzubeziehen, ist eine erwünschte Einlösung des Ganzheitlichkeitsversprechens. Wir hatten schon auf eine unnötige Engführung der Regulations-Ganzheit auf die, nach Innen gewandte und hermetisch abgegrenzte, „körperliche Einheit" hingewiesen.

Das Bild der ganzheitlichen Regulation wird gestört durch das schwer zu lösende **Problem** der **manuellen Überprüfbarkeit** und Einordnung dieser Prozesse. Ob eine Behandlung die Homöostase oder Allostase unterstütz, Selbstheilungsprozesse anregt und Übergänge ermöglicht, ist nicht immer leicht manuell nachzuvollziehen. Teilweise sind diese Prozesse gegenläufig und wir müssten wissen, ob gerade Allo- oder Homöostase, Wachstum oder Entwicklung, Selbstheilung oder programmierte Selbstzerstörung auf dem Plan steht. Solche biologischen Programme zu kennen, ist sinnvoll (Sterling P, 2020), sie in die manuelle Klinik zu übersetzen essenziell. Ohne Übersetzung schlagen sie in die Kerbe der Entsinnlichung und Erfahrungslosigkeit, eine Kerbe, die bereits tief genug ist – zu oft kranken die osteopathischen Konzepte der Ganzheitlichkeit daran, dass sie nicht geweblich erfahrbar sind.

Angewandte Physiologie bleibt wahrscheinlich eine Weile das Arbeitsgebiet der Osteopathie. Schon die Erkundung der Ruheaktivität und Wertschätzung der physiologischen Hyperaktivität waren langwierige Prozesse in der Entwicklung des osteopathischen Konzepts. Ihr Erfolg sollte uns bestärken, hier weiter zu gehen.

Einige Formen der Überprüfung regulationsmedizinischer Ganzheitlichkeit waren nicht von Erfolg gekrönt. So hat bisher jeder Versuch den Zustand der Gesundheit oder kohärenten Ganzheitlichkeit über die Bestimmung von Rhythmen oder Frequenzen zu erreichen, in die Irre und zu ideologischen Verhärtungen geführt. Wir sollten den Fehler der kraniosakralen Osteopathie nicht wiederholen und Gesundheit und Ganzheit an einen bestimmten spürbaren Rhythmus zu kleben. Grundlegend ist vielen Organsystemen der Unterschied zwischen Frequenz in Ruhe- und Belastungsaktivität. Diese Frequenzen sind im Darm oder in der Lebermanuell kaum zu bestimmen. Bei der Atmung oder beim Herzschlag ist dies einfacher, aber uns bleibt das Problem der mangelnden Zuordnung von Bewegung und Frequenzen zur geweblichen Aktivität. Atem- oder Herzfrequenz sagen noch nicht, mit welcher Aktivität diese erreicht wird und was das Ziel der Behandlung in Bewegungs- und Frequenz-Parametern sein soll.

Bisher liegt eine osteopathische Überprüfung der Integrierbarkeit und ganzheitlichen Wirkung der Behandlung nicht vor. Das ist ein grundlegendes Manko in der Ganzheitlichkeitsdiskussion. Daher wäre es hilfreich, sich kompatible Konzepte aus der geweblichen Tastdiagnostik für die Osteopathie zu Nutze zu machen (Strebel 1992, Levin und Strebel 2020). So könnten wir die gewebliche Qualität der osteopathischen Ganzheitlichkeitsbestimmung entwickeln.

11.2 Kultur des kollegialen Labors

Es gibt eine **zukunftsoffene Seite** der **Ganzheitlichkeit.** Wir müssen sie immer erst herstellen. Dafür bietet sich eine Institution an, die in der Geschichte der europäischen Wissenschaft seit dem 16. Jahrhundert immer wieder zu entscheidenden Einsichten geführt hat: das Labor.

EXKURS

Das Labor ist ein Rahmen, der die Reflexion der eigenen Annahmen erlaubt und die Grenzen der Erkenntnisfähigkeit erweitert. So kommt Bewegung in das Gerüst des Für-wahr-Gehaltenen, und Übergangsräume zu unerwarteten Einsichten tun sich auf. Das Labor arbeitet am Entscheidungsfindungsprozess, es handelt nicht unter dem Zwang für den anwesenden Probanden eine Lösung zu finden. Laborarbeit und gemeinsame Patientenbehandlung sind nicht zu vermischen, da sie anderen Regeln folgen. Wer geübt ist als Gruppe im Labor zu arbeiten, kann gemeinsam Patienten behandeln.

Im kollegialen Prozess der Wahrheitsfindung des Labors überprüfen wir, was wir für wahr, wirksam und wichtig erachten in der Therapie. Wir stellen unsere Konzepte und Interpretaticnen zur Diskussion und Disposition fragen wie diese mit der Wirklichkeit des Patienten in einen therapeutischen Prozess münden können. Dabei steht die gewebliche Überprüfung im Zentrum des Erkenntnisprozesses.

Gewebliche Parameter zur Einschätzung der ganzheitlichen Wirkung der Therapie zu erarbeiten und zu überprüfen, ist die eigentliche Herausforderung des Labors. Wir setzen dabei immer wieder voraus, was wir erst im Prozess der Laborarbeit etablieren oder verwerfen. Diesen zirkulären Prozess so zu gestalten, dass er nicht im Kreis läuft sondern als spiralische Weiterentwicklung überprüfbare Resultate erarbeitet, macht die **Kultur des Labors** aus. Diese Kultur wollen wir einüben und für die Erfordernisse der Osteopathie weiterentwickeln. Im osteopathischen Labor geht es v.a. darum, die geweblichen Aspekte der Reagibilität des Organismus wahrzunehmen und im kollegialen Prozess sprachlich-reflexiv zu bearbeiten.

11.2.1 Bedingungen für Neuentwicklungen

Innovation ist nur möglich, wenn wir unserem Wahrnehmungs- und Reflexionsprozess genügend Zeit lassen; wenn wir Erfahrungen und Eindrücke nachklingen lassen und in der Nach-Schau unerwartet Lernfelder identifizieren und beschreiben. Für ein gelingendes Labor müssen wir sowohl die Introspektion ausbilden als auch die Regeln der wissenschaftlichen Selbstbegrenzung beachten: a day in the library can save a whole year in the lab.

Die drei wichtigsten Voraussetzungen dafür, dass eine **Laborkultur** entsteht, sind,

- einen Raum zu erschaffen, in dem neue Ideen und neue Erfahrungen möglich werden,
- ein Vorgehen auszuprobieren, das die Überprüfung der eigenen Annahmen, erlaubt und institutionalisiert und den
- kollegialen Diskurs des gemeinsamen Denkens und Abwägens einzuüben.

Diese drei Aspekte des Labors – Offenheit für Erfahrung, Ernsthaftigkeit der Selbstüberprüfung, Diskursfähigkeit im Entscheidungsprozess – erfordern persönliche und professionelle Fähigkeiten, können sich aber auch auf Traditionen und institutionelle Vorkehrungen stützen.

Die Bedeutung der reflektierenden und palpierenden Abläufe des Labors steht und fällt mit der Möglichkeit, Annahmen und Wirkungen in Realzeit zu überprüfen. Ohne eine valide und nachvollziehbare Methode der Überprüfung wird das Labor zur leeren und bedeutungslosen Nachahmung von Gesten. Die Ernsthaftigkeit und Ehrlichkeit der Überprüfung von Annahmen und Behandlungen ist der schmerzhafteste Teil des Labors. Hier kann es vorkommen, dass lieb gewordene Unterstellungen aufgegeben werden müssen, da sie den Realitäts-Test nicht bestehen. Es braucht Mut, sich einem Gegenstand oder einem Gegenüber zu stellen.

GUT ZU WISSEN

Das Labor muss so organisiert sein, dass es Erfahrungen ermöglicht. Jede Ideologie und Immunisierung gegen Erfahrung muss an den Eingängen zum Labor abgelegt werden.

11.2.2 Praxis kollegialer Diskussion und Entscheidungsfindung

Die Einübung kollegialer und kritischer Diskussionen ist das dritte Zentrum einer Kultur des Labors. Historisch gäbe es unzählige Vorläufer und Erfahrungen, auf die wir uns hier stützen können. Die meisten waren oder wurden zumindest teilweise in den europäischen Universitätstraditionen und in Gerichtsverfahren aufgenommen. In oder außerhalb der Universität braucht die Laborarbeit die Bereitschaft der Forscher, sich gemeinsam im Denken zu bewegen. **Gemeinsame Diskurse** und **therapeutische Gespräche** sollten an der Tagesordnung sein, um die Angst vor Kritik und Selbstoffenbarung abzubauen. Nicht-verurteilende Urteile sind das Salz in der Suppe des lebendigen Labors. Nachfragen, um Urteile rückwärts denkend zu rekonstruieren, gehören zur grundlegenden Praxis des Labors. Die Generierung von Fakten und die Gewichtung von Evidenzen ist die Aufgabe des kollegialen Diskurses. Durch Abwägen und Debattieren soll eine Unterscheidung zur Entscheidung führen. Dabei erfahren wir die Vielschichtigkeit der Sache, erleben unserer eigenen Ambivalenzen und praktizieren den öffentlichen Diskurs mit dem erklärten Ziel, eine Entscheidung zu treffen. Das sind die Grundlagen, die wir in jeder Behandlungssituation brauchen, um vom Befund zur Behandlung zu kommen.

KAPITEL

12 Grenzen und Möglichkeiten der Osteopathie

12.1 Standortbestimmung

Die Biografie eines Menschen oder Organs zu schreiben, erfordert eine Chronologie, in der die einzelnen Ereignisse nicht nur mit „und" verbunden werden, sondern eine innere Logik der zeitlichen Abläufe (chronos + logos) erkennbar wird. Dann wird ein Leben – mit vielen Herausforderungen, mit Hochs und Tiefs – in der Erzählung interessant, nachvollziehbar und lehrreich. Ähnlich der Biografieforschung bei Menschen könnten wir die Entwicklungsprozesse eines Dünndarms über ein ganzes Leben verfolgen. Dann könnten wir versuchen, zu verstehen, wie diese Erfahrungen des Umgangs mit unterschiedlichen Nahrungsgewohnheiten oder wechselnden Lebenssituationen das Organ prägen.

Wenn wir darüber sprechen, dass Erfahrung eine Person oder ein Organ prägt und formt, dann meinen wir die komplexe und vielschichtige Aneignung der lebendigen Erfahrungsprozesse und der Ausdruck in der Gegenwart – einen Prozess, den wir im Begriff **„Verkörperung"** zusammenziehen. Vielschichtig und komplex meint: Auf allen geweblichen Schichten und Regulationsebenen gleichzeitig stattfindend.

Für eine lesbare Biografie braucht es neben der großen Erzählung auch Momentaufnahmen und Episoden, also quer zur diachronen Zeitachse liegende Einschnitte und Einblicke. Eine solche Betrachtung nimmt die seltsame Gleichzeitigkeit unterschiedlicher Geschehnisse (Synchronie) in den Blick. Noch ist die Forschung zur lebensgeschichtlichen Veränderung der Organe erst am Anfang. Deshalb werden wir Grenzen und Chancen der Osteopathie an zwei exemplarischen Überlegungen ausloten; eine zur Entstehung von Gesundheit, eine zur Rolle der Organe im ersten Lebensjahr. Das sind Vorarbeiten zu einem Gesamtbild mit einigen wichtigen Momenten im Leben und im Familienalbum: aber noch nicht das große Bild selbst.

Insbesondere das **Problem** der **Phasenübergänge** ist in der Biologie der Entwicklungsdynamik noch nicht einmal ausreichend formuliert, geschweige denn gelöst. In der Physik wird das Problem unter dem Stichwort „broken symmetry" diskutiert. Damit ist gemeint, dass sich bei manchen Materialien die Naturgesetze ändern, wenn wir von der mikroskopischen Welt der Partikel zur makroskopischen Welt von Organen und Körpern übergehen. Da diese Phänomene und Übergänge von der Zellbildung zur Organisation von Geweben und Morphogenese der Organe gerade erst erforscht werden, ist hier osteopathische Zurückhaltung angebracht. Der beherzte, aber sachlich nicht gerechtfertigte, Gang durch die menschliche Entwicklung von Konzeption bis Tod, führt zu einer Illusion der Kontinuität, die nicht der Realität entspricht. Es gibt eben keinen Grund anzunehmen, dass die Gesetze der Embryologie auch nach der Geburt gelten; und keinen Grund anzunehmen, dass wir mikroskopische Prozesse makroskopisch wahrnehmen und verstehen können.

Auch hier ist ein Seitenblick auf die Physik instruktiv. Das anfängliche Messproblem im quantenphysikalischen Bereich hat oft zu Missverständnissen geführt. Mit makroskopischen Instrumenten und Formeln können wir nichts über den Mikrokosmus aussagen; und mit mikroskopischen Instrumenten und Formeln können wir nichts über die Gesetze der makroskopischen Welt aussagen. Einer der berühmtesten Quantenphysiker der ersten Genration (Erwin Schrödinger) hat sich sogar den Spaß erlaubt, diese Verwirrung in einem Gedankenexperiment zu thematisieren. Sein Gedankenexperiment beruht auf einer Frustration; der Frustration, dass sein physikalisches Verständnis begann die Gesetze der Quantenmechanik zu verstehen, aber die damaligen Messinstrumente noch nicht quantenmechanisch genug waren.

Ähnliches gilt heute für die Biologie im Allgemeinen und für die osteopathischen Versuche, **entwicklungsdynamische Konzepte** aus dem mikroskopischen Bereich auf die makroskopische Palpation eins zu eins zu übertragen. Für solche Übertragungen gibt es bisher keine wissenschaftliche Grundlage und es gibt zahlreiche Hinweise, dass sie nicht möglich ist. Mit Respekt für diese momentane und möglicherweise grundsätzliche Begrenztheit unseres Verständnisses wollen wir hier – soweit bekannt – Mechanismen der Entwicklung anhand von einzelnen Entwicklungsabschnitten herausarbeiten. Dabei unterscheiden wir zwischen der Entstehung des Organs und der Entwicklungsgeschichte des Organs, ebenso zwischen der Entstehung der Ganzheitlichkeit und der Ausarbeitung im Prozess der sensomotorischen Entwicklung.

Parallel zur Beschäftigung mit der Organbiografie werden wir die Frage beantworten müssen, ob und wie Osteopathie und Entwicklungsdynamik kompatibel sind. Es gibt keinen Grund von einer natürlichen Kompatibilität auszugehen. Die Grundprinzipien der Osteopathie wurden bisher a-historisch formuliert und kennen keine Entwicklungsdynamik. Somit werden wir die Frage nach den osteopathischen Behandlungsmöglichkeiten im Entwicklungsprozess einerseits klinisch eindeutig und konkret beantworten müssen: Was tun, welche Konzepte? Andererseits wird uns die Beantwortung der klinischen Fragen zu einer grundsätzlichen Ortsbestimmung der Osteopathie herausfordern. So endet das Kapitel mit dem Versuch einer realistischen Selbstbestimmung und dreifachen Selbstbegrenzung osteopathischen Handelns.

12.2 Grundlegende Konzepte

GUT ZU WISSEN

Wachstum und Entwicklung sind arbeits- und energieintensive Prozesse. Wachstum verändert, Entwicklung integriert Veränderungen in ein größeres Bild, verkörpert sich als Ganzheit.

In den ersten 25 Jahre des Lebens sind Wachstum und Entwicklung meist vergesellschaftet. Auch wenn Menschen Mitte zwanzig aufhören zu wachsen, müssen sie sich auch danach noch entwickeln, wenn sie nicht zu Grunde gehen wollen. Einer dieser lebenslangen Arbeits- und Entwicklungsprozesse ist die körperliche, geistige und seelische Aufrichtung. Sie erfolgt gegen innere und äußere Widerstände. Diese Erfahrung der Aufrichtung wird verkörpert.

Oft unterstellen wir, dass die bestehenden Grundannahmen der Osteopathie von der Geburt bis ins hohe Alter gelten. Das ist nicht unbedingt realistisch, denn es ist physiologisch ebenso naheliegend, dass Gesetze und Mechanismen ein lebensgeschichtliches Zerfallsdatum in sich tragen. Dann müssten osteopathische Konzepte entwicklungsdynamische und biografische Aspekte integrieren. Das wird sich aber erst in der tieferen Beschäftigung mit den Erkenntnissen über Wachstum und Entwicklung, und in der Arbeit an den eigenen Konzepten erweisen.

Organe sind Teil der Gesamtentwicklung und bedürfen osteopathischer Konzepte, die entwicklungskompatibel sind. Am Beispiel der Rolle der Organe in der sensomotorischen Entwicklung im ersten Lebensjahr werden wir Vorschläge unterbreiten, wie das osteopathische Behandlungskonzept auf die biografische Situation reagieren kann. Die pädiatrische Osteopathie wird dadurch zum Testfall für die Entwicklungskompatibilität der osteopathischen Konzepte.

12.2.1 Entstehung und Entwicklung

Bei Geburt sind durch vorgeburtliche Wachstumsprozess bereits Gewebe und gewebliche Aktivität entstanden; diese gewebliche Aktivität muss sich aber in den ersten Lebensjahren zur sensomotorischen Stabilität entwickeln und im weiteren Leben bewahrt werden.

Wir reifen durch Krisen und es gibt den Lohn der gemeisterten Krise oder Krankheit im Gefolge der Vermeidung von Entwicklung. Eine Biografie kennt Krisen und Entwicklung, sie kennt aber auch Entwicklungsvermeidungen und den Weg in die Chronologie der Krankheit. Daher ist es geboten zu Beginn der Diskussion zu klären, welche Rolle die Chronologie von Wachstum und Entwicklung für die osteopathische Behandlung spielt.

Implizit und zuweilen auch explizit unterscheiden wir zwischen Entstehung und Entwicklung – eine Unterscheidung, deren klinische Bedeutung wir bedenken und erklären müssen. Entwicklung ist ein Paradebeispiel der ganzheitlichen Verkörperung. Entwicklung ist ein Prozess, der alle Gewebe und Organsysteme involviert, der sich aber in der Aufzählung der Beteiligten nicht erschließt. Sie ist nicht an einzelnen Stellen im Körper verortbar, findet überall im Körper statt und ist immer an den Körper gebunden.

12.2.2 Konstruktion und Rekonstruktion, Vergangenheit und Gegenwart

Therapeutisch beginnen wir in der **Gegenwart** des Organs. Die Erkenntnisse der Organphysiologie, der Gehirn- und Erinnerungsforschung legen ein solches Vorgehen nahe. Erinnerung ist konstruktiv, nicht rekonstruktiv und schon gar nicht authentisch. Ebenso wird Vergangenheit in der Gegenwart der osteopathischen Behandlungssituation konstruiert. Diesen konstruktiven Aspekt des osteopathischen Handelns anzuerkennen, ist unumgänglich für eine patientenzentrierte Therapie.

In der wissenschaftlichen Betrachtung und Reflexion ist **Rekonstruktion** möglich. So können wir in die Entstehungsgeschichte zurückgehen, um vergangene Abläufe zu verstehen. Dies ist ein wissenschaftlicher Reflexions- und Arbeitsprozess, kein therapeutischer Prozess in einer therapeutischen Beziehung. Konstruktion der gegenwärtigen Vergangenheit im Moment der Behandlung und Rekonstruktion der Vergangenheit sind zwei völlig unterschiedliche Tätigkeiten. Verkörperung ist das sie verbindende Thema. Die komplexen Prozesse der Entstehung und biografischen Entwicklung werden verkörpert und mit dieser Verkörperung sind wir in der Behandlungssituation in der Gestaltung der therapeutischen Beziehung befasst. Wir agieren in der gegenwärtigen „Situation" der Behandlung und operieren nicht in der Vergangenheit.

Diesen kategorialen Sprung von Rekonstruktion der Entstehung und konstruktiver Vergegenwärtigung zu realisieren, ist für ein entwicklungskompatibles osteopathisches Konzept zentral. Wir sind für gelingende Entwicklung zuständig.

GUT ZU WISSEN

Osteopathische Organbehandlung erfolgt in einem auf die Zukunft gerichteten Entwicklungsprozess, – nicht rückwärts-wirkend in die Entstehung des Organs; nicht rückwirkend in der Erinnerung.

12.2.3 Pädiatrische Osteopathie als Testfall

Das Anliegen, die Behandlung der Organe in den Kontext der Entwicklung und Biografie der Organe und des Organismus zu stellen, scheint auf den ersten Blick harmlos und unschuldig. Aber schon bei den ersten Versuchen der Umsetzung begegnen wir bedeutsamen Widerständen: Osteopathische Konzepte widersprechen teilweise entwicklungsdynamischen Überlegungen.

Widerstände sind entwicklungsfördernd, wenn wir uns mit diesen auseinandersetzen und sie bearbeiten. Daher werden wir im Folgenden uns einerseits an den Grenzen und Widerständen abarbeiten; andererseits episodische und begrenzte Anwendungsbereiche innerhalb der bisherigen Möglichkeiten aufzeigen. Wir begrüßen die Auseinandersetzung mit den Widerständen als notwendigen Prozess der Selbstbestimmung und Selbstbegrenzung der Osteopathie.

Entwicklungsprozesse bestimmen das ganze Leben, von der Konzeption bis zum Tod. Obwohl das ganz große Bild noch nicht gezeichnet werden kann, können wir einige exemplarische Geschichten aus der Erforschung der Menschen- und Organentwicklung heranziehen, um die Frage zu klären, ob osteopathische Konzepte entwicklungskompatibel sind oder ob sie konzeptuelle Bearbeitung brauchen.

Das Durcharbeiten von Konzepten ist ein aufregender Prozess, der Mut und Zeit braucht. Er ist zuweilen aufreibend, aber lohnenswert, wenn es uns gelingt, Entwicklung- und Wachstumsprozesse in unsere klinische Arbeit zu integrieren. In der Behandlung von Kindern ist dies grundlegend, da Kinder sich entwickeln müssen, um nicht krank zu werden (Preußler 1980).

GUT ZU WISSEN

In der Behandlung von Kindern muss Osteopathie den Aspekt der Entwicklung als grundlegenden Gesundheitsaspekt und als treibende Kraft anerkennen und integrieren.

Sich zu entwickeln, ist eines der größten und wichtigsten Potenziale eines Kinderlebens. Stagnation frustriert und tut weh, Umwege sind anstrengend. Die sensomotorische Entwicklung der ersten Lebensjahre folgt einer zeitlichen und systematischen Logik. Es geht dabei um die Entwicklung einer Qualität, nicht um das Abarbeiten von Meilensteinen. Aufrichtung gegen die Schwerkraft soll am Ende leicht und mit minimaler Anstrengung möglich sein. Auf ihr werden später komplexe Funktionen wie Selbstbewusstsein und Lernen aufbauen. Wenn schon das Stehen oder ruhige Sitzen anstrengend ist, bleibt kaum noch Kraft für Herausforderungen und Ausflüge in andere Gefilde.

Die **sensomotorische Entwicklung** ist mehr als nur ein Wachstums- oder Reifungsprozess. Sie ist selbstregulativ und daher störungsanfällig; sie ist getrieben von Neugier, getragen von einer sorgenden und liebenden Umwelt und braucht die harte Arbeit des Erfahrungsprozesses. In der sensomotorischen Entwicklung verausgabt sich das Kind und bildet sich an Widerständen – ihr Erfolg ist nicht garantiert.

Es ist hilfreich, sich **Entwicklung** als **Ineinandergreifen von verschränkten Funktionen** vorzustellen. Das kommt der biologischen Realität näher als das Bild von Entwicklung als Stein-auf-Stein-Bauwerk oder stufenweises Hinab- oder Hinaufschreiten einer Treppe. Das ganze Kind verändert sich, auch wenn Entwicklung an einzelnen Funktionen festgemacht wird. Jede neue Stufe verändert das Gesamtgebäude und gibt die Plattform für die nächsten Erfahrungsprozesse. Entwicklungsschritte des Gesamtsystems tragen das Vorankommen von lokalen Funktionen wie lokale Entwicklungsschritte das Gesamtsystem voranbringen. Entwicklung ist ein Paradebeispiel für Ganzheitlichkeit.

Ungestört kommen die meisten gesunden Kinder über mehrere Schritte am Ende des ersten Lebensjahres zum Stehen und Gehen. Der Fahrplan dieser Entwicklung ist erstaunlich stabil und ubiquitär, dass wir sagen können: Ein sich normal entwickelndes Kind ist meist gesund. Auch der Umkehrschluss ist relevant: Abweichungen in der sensomotorischen Entwicklung sind ein Indiz dafür, dass das leibliche Wohl des Kindes gestört ist.

12.2.4 Chronologie und Entwicklung

In der Chronologie kommt die Entwicklungslogik zum Ausdruck. Sie wäre – wenn möglich – in ihrer zeitlichen und systematischen Logik zu bestimmen. So ist es wichtig, dass **Entwicklungsschritte** zur **rechten Zeit** stattfinden. „Zu früh" und „zu spät" sind in der Entwicklung ebenso störend wie ausgelassene Prozesse oder veränderte Reihenfolgen. Wer jemals ein Haus gebaut hat, weiß, wie wichtig diese Aspekte sind und was schief geht, wenn sie nicht beachtet werden. Daher ist es von großem Vorteil, die vier Eckpunkte gelingender Entwicklung zu kennen: die treibende Kraft, die wichtigsten Zwischenstationen, die innere Logik und das Ziel.

Ein schönes Beispiel für die Chronologie als Funktionsentwicklung ist die sensomotorische Normalentwicklung im ersten Lebensjahr. Werden die Kinder nicht durch äußere Störfaktoren oder innere Erkrankung beeinträchtigt, verläuft die sensomotorische Entwicklung bis zu den ersten Schritten am Ende des ersten Lebensjahres immer im gleichen Rhythmus. Der zeitlichen Ordnung liegt eine systematische Verschränkung von Funktionen zu Grunde. In der richtigen Abfolge und Qualität der Entwicklungsschritte zeigt sich die Gesundheit des Kindes.

Da die sensomotorische Normalentwicklung im ersten Lebensjahr die Basis für komplexe körperliche, seelische und geistige Fähigkeiten legt, stellt ihr Rhythmus die Richtschnur der osteopathischen Arbeit mit kleinen Kindern dar. Die Indikation für eine osteopathische Behandlung ergibt sich aus der Einordnung der Fähigkeiten des Kindes in die Abfolge der Funktionsentwicklung. Behandlungsverlauf und Prognose sind rückgebunden an ein chronologisches Modell, den Rhythmus der sensomotorischen Entwicklung als Aufrichtung gegen die Schwerkraft.

12.2.5 Chronologie und Chronifizierung, Erfahrung und Ereignis

Die beiden Gegenpole zur zeitlichen Ordnung als **Garanten** der **Gesundheitsentwicklung** sind,

- die gefürchtete Erstarrung der Rhythmizität in der chronischen Erkrankung (Chronifizierung)
- und die ebenso fürchterliche aber oft hoffnungsvoll erwartete Auflösung jeglicher Rhythmizität im Ereignis (Chaos oder Katastrophe).

Ereignis ist ein moderner Begriff, der heute meist in der englischen Übersetzung verwendet wird – event. Das Ereignis kommt von außen auf uns zu, es ergreift uns und löst die Begrenzungen von Raum und Zeit auf. Die menschliche Psyche scheint hier ambivalent: Das Ereignis wird gefürchtet und erhofft. Ereignismedizin ist ebenso populär wie Event-Management. In der Ereignis-Medizin gleicht Heilung einem Wunder oder einer Offenbarung, aber auch einem Trauma oder einem Schock. Als Therapeuten der Ereignismedizin sind wir wissende Manipulatoren, die Entscheidung für den Patienten treffen. Dabei gilt die Annahme, dass das Ereignis „Therapie" über die Begrenzungen im Patienten und in der Zeit – der Chronologie – hinauswachsen.

Schon der griechische Titan Chronos, der die Generationenfolge kontrollieren wollte, indem er seine Kinder fraß, hatte seinen Gegenspieler im Kairos. Kairos ist der Moment, in dem sich alles ändern kann. Dieser Moment kann zum kreativen Chaos führen, in die revolutionäre Umwälzung oder in die Katastrophe münden. Besonders in der Verzweiflung des Leidens erhoffen wir uns Heilung als plötzlich einsetzendes Ereignis, das alle bisherigen Begrenzungen überwindet. Dann sind wir bereit Angebote, die das Auffinden von „primären" für „Alles" verantwortliche Dysfunktionen anzunehmen; und suchen „silver bullets" zur Behebung dieser ersten und alleinigen Ursache. Egal wie wirksam diese Ereignismedizin auch sei, sie entspricht nicht der Wirklichkeit der therapeutischen Beziehung in der Osteopathie. Sie ist außerdem der Gesundung als Entwicklung und wechselseitiger Prozess diametral entgegengesetzt. Die Versprechungen der Ereignismedizin verordnet den Heilungsprozess im Zwischenbereich von Religion und Medizin, Ideologie und Wissenschaft, von Schamanismus und prozessorientierter Psychotherapie, von regressivem Initiationskult und Aufarbeitung der Vergangenheit. So faszinierend diese Zwischenbereiche sind, verlieren wir doch in dieser Faszination immer mehr aus den Augen, was die eigentliche Aufgabe der Entwicklung und der Osteopathie ist: die Arbeit an Widerständen und an der Verkörperung im Rahmen der therapeutischen Beziehung. In der osteopathischen Behandlung geht es darum, Erfahrung zu ermöglichen, nicht Ereignisse zu produzieren.

12.2.6 Arbeit an Widerständen führt zu Verkörperung

Sensomotorische Entwicklung braucht **stabile Ausgangslagen** und **erfahrungsermöglichende Entwicklungsreize.** Die Arbeit an Widerständen stimuliert und organisiert die Entwicklung der inneren Welt und die Interaktion mit der Umwelt. Störende Reize oder zu frühe Hilfsangebote behindern die Entwicklung, indem sie Erfahrungen erschweren. Instabile Ausgangslagen sind störend, bis sie vom Kind selbst stabil erarbeitet werden. Zu früh kommende Hilfsangebote (Trage-, Sitz- und Stehhilfen) unterlaufen die Entwicklungslogik, da sie die Arbeit an notwendigen Zwischenschritten verunmöglichen. So verhindert Hin-setzen oder Hin-Stellen die Arbeit der Entwicklung. Die sensomotorische Entwicklung ist Arbeit am Prozess des Ins-Sitzen- und Ins-Stehen-Kommens. Die klinische Anstrengung der pädiatrischen Osteopathie zielt darauf, die Fähigkeit des Kindes zur Arbeit an Widerständen zu ermöglichen. Wir haben vorgeschlagen, für diesen Prozess der Bildung von inneren und umweltbezogenen Funktionen durch Arbeit an Widerständen, den Begriff der **Verkörperung** zu verwenden.

12.3 Wachstum und Entwicklung der Organe

Würden wir den verzeihlichen Fehler begehen, ein Organ zu personifizieren, dann würden wir von der Ontogenese eines Organs sprechen. Ein einzelnes Organ hat ebenso wenig eine herausschälbare Biografie wie ein einzelner Mensch, aber es lassen sich dennoch grundlegende Mechanismen und Phasen angeben, die alle oder einzelne Organbiografien betreffen.

Während der **Embryonalphase** der Entwicklung bilden sich die unterschiedlichen Gewebearten und es kommt zur **Ausbildung** erster **Organe.** Mit dem weiteren Wachstum der Fetalzeit zeigt sich die Form des Organs immer deutlicher und es entsteht eine räumliche Anordnung der Organe. Die meisten Organe finden ihren Platz, den sie nur noch geringfügig ändern – Ausnahmen bestätigen die Regel. Mit der Geburt kommt eine entscheidende Komponente hinzu, die Arbeit gegen die Schwerkraft. Von nun an sind Wachstum und Entwicklung immer auch eine Auseinandersetzung mit der Umgebung und dem Schwerkraftfeld der Erde.

12.3.1 Entwicklung zum Organ: Von der Histogenese zur Organogenese

Nun gehen wir einen Schritt zurück und fragen nach der Entwicklung „zum" Organ (Organogenese). Dazu müssen wird die biologische Basis von Zellwachstum und Organogenese, von Zellbewegung und Histogenese ansprechen.

Vor der Form- und Positionsentwicklung müssen die Zellen des späteren Organs sich zuerst als **dreidimensionales Gewebe** bilden, um dann ein Organ entstehen zu lassen. Da der menschliche Körper über ca. 40 unterschiedliche Zelltypen verfügt braucht es zuerst eine Sammlungsaktivität der Zellen. Zellen müssen Gewebe bilden, die dann zu Organen geformt werden. Zellen sind aber keine Bausteine oder Ziegel, die einfach zusammen gemauert werden und eine Wand ergeben. Zellen verändern sich durch ihre Anhäufung und es ändern sich wie in der „broken symmety" die Gesetze der Physiologie.

Einzelne Zellen, auch **mesenchymale Zellen** genannt, können umherwandern, ganze Gewebe und Organe nicht mehr. Sie verbinden sich und bilden z.B. ein einschichtiges Gewebe, das **Epithelium.** Ein Epithel kann sich verformen, um Oberflächen in verschiedenen Organen zu bilden. Hier erkennen wir ein Organisationsprinzip, dem wir in vielen Entwicklungsprozessen wieder begegnen werden: Durch stabile Formbildung wird Bewegung verringert. Formbildung ist Ausdruck der lebendigen Entwicklungsprozesse; Bewegung tritt dabei in den Hintergrund.

Histogenese

Um aus wachsenden Zellen Gewebe entstehen zu lassen (Histogenese), ist der entscheidende Schritt notwendig, der Übergang vom Mesenchym zum Epithel (mesenchymal-epithelial transition).

- **Übergang vom Mesenchym zum Epithel:** Einzelne Zellen (Mesenchyma) bewegen sich, migrieren, und haben keine Verbindungen. Die epitheliale Schicht bildet Oberflächen, verformt sich, bildet Röhren, Zellverbindungen, und sie orientieren sich, d. h. sie bilden asymmetrische Axen entlang der (apical basal und planaren) Formen. Auch nach der Gewebe- und Organbildung gibt es immer wieder diesen Übergang von Mesenchym zum Epithel (mesenchymal-epithelial transition); der Rückweg folgt anderen Gesetzen. Den Rückweg vom Epithel zum Mesenchym (epithelial-mesenchymal-transition) gibt es v.a. in der Bildung von Metastasen bei Krebs.
- **Gastrulation:** Der nächste Schritt der Histogenese ist die Regulation der Gastrulation, die Bildung des dreischichtigen Embryos, der drei Keimblätter. Dies ist ein Prozess, der vom Cytoplasma aus bestimmt wird (mothers dominate) und auf Induktionssignale von anderen Zellen in der Umgebung reagiert.
- **Migration:** Zur Bildung von Geweben, die dann als Organ organisiert werden können, müssen Zellen zueinander finden (Migration) und sich gegenseitig beeinflussen (Induktion). ➤ Tab. 12.1 benennt unterschiedliche Prozesse der Histogenese (wie Zellen zusammenfinden) mit einem passenden Organbeispiel.

Organogenese

Nach der Zelldifferenzierung und der Bildung des Zellverbandes sind die nächsten Schritte möglich, die zur Organogenese führen, ein deutlicher Ausdruck der nächsten Schritte ist **Bildung** einer **Form,** die Morphogenese des Organs.

Tab. 12.1 Mechanismen der Histogenese (nach Campbell 2010)

Zell-Migration: Extremitäten, Gesicht
Co-Induktion: verschiedene Zelltypen formieren sich an einem Ort, meist wegen Konzentrationsgradienten oder einem Signal: spinal cord nerv cells
Sequentielle Induktion: Zelle A instruiert Zelle B, Zelle B instruiert Zelle C, etc: Nieren. Die Niere besteht aus 15 verschiedenen Zelltypen

Tab. 12.2 Prozesse und molekulare Mechanismen der Morphogenese

Prozesse	Molekulare Mechanismen
Gruppenbildung (Cell sorting)	homotypic adhesion
Bewegung	cyctoskeletal rearrangement
Zusammen halten	junctions
Formveränderung	cyctoskeletal rearrangemen
Zellteilung, Zelltod	cell cyle control, apotosis

Formieren sich gleiche Zelltypen in Gruppen, können sie zusammenarbeiten und ein spezialisiertes Organ bilden. Diese Prozesse werden zuweilen im Begriff der **Morphogenese** zusammengefasst. ➤ Tab. 12.2 gibt einen Überblick der grundlegenden molekularen Mechanismen, die bei der Morphogenese wirken. Phänomenologisch beschreiben wir diese Prozesse dann als formbildendes Wachstum durch Wachstumsdifferenzen (morphogenesis due to differential growth). So entstehen die Aussprossungen der Bronchien im Lungenwachstum, Einfaltungs- oder Invaginations-Formen und Verformungen wie beim Magen.

EXKURS

Wachstum und Entwicklung gehören zusammen, finden aber nicht immer gleichzeitig statt. Wachstum ist anstrengend und energieaufwendig, Entwicklung noch mehr. Menschen wachsen meist bis Mitte zwanzig, entwickeln müssen sie sich immer, um nicht zu Grunde zu gehen. Wer wächst und sich entwickelt ist vollkommen gefordert, dass manche Phasen der Kindheit und Pubertät sehr anstrengend sein können. Zuweilen ist auch das Organwachstum intensiv und braucht viel Energie und Anpassung der Umgebung. Letzteres hat damit zu tun, dass Wachstum niemals gleichmäßig und symmetrisch alle Gewebe und Organe gleichzeitig betrifft. So kann es zu typischen Problemen zwischen unterschiedlich wachsenden – in Intensität und Richtung – Geweben kommen, wie z.B. beim starken Längenwachstum in der Pubertät.

12.3.2 Wachstumsdifferenzen: Entstehung von Form und Position

Wachstum bedeutet, dass mehr Zellen gebildet werden. Zuweilen ist damit auch eine innere Umorganisation (remodeling) verbunden. Im vorgeburtlichen

Wachstum entstehen Form und Position der Organe. Beide, Morphodynamik und Positionsveränderung, sind als Effekt der Wachstumsdifferenzen beschreibbar. Die Form des Magens entsteht, weil das Darmrohr der Magenanlage unterschiedlich stark in verschiedene Richtungen wächst; seine Position entsteht durch Wachstumsdifferenzen zwischen Ösophagus und Magen. **Wachstumsdifferenzen** führen zur **Formbildung** der Organe und zu Veränderungen in ihrer (relativen) Position zu anderen Organen. Form und Position des Organs entstehen in der embryologischen und fetalen Entwicklung, sind aber damit nicht abgeschlossen. Eine Harnblase bildet sich aus der Abtrennung des kaudalen Darmrohres, aus der Kloake, und verbindet sich dann mit den entstehenden Nieren. Bei Geburt kann die Blase des Kindes bereits den Urin aus den Nieren aufnehmen, sammeln und sich entleeren. Sie ermöglicht durch ihre innere Architektur eine erste, gewebliche Form der Kontinenz. Im Lauf der ersten drei Lebensjahre wird sie ihre relative Position gegenüber der Umgebung verändern und ihre innere, geweblich-mechanische Kontinenz durch externe Kräfte unterstützen: die neurologische Steuerung der Sphinkter und den Beckenboden. Da im ersten und zweiten Lebensjahr das Becken sehr stark wächst, gerät die Blase relativ zur Umgebung an einen anderen Platz. Sie „senkt sich" tiefer ins Becken ab, aus einer Position oberhalb des Schambeins in eine auf Höhe des Schambeins. Insofern ändert die Blase ihre Position, aber nicht, weil sie wandert, sondern als Resultat von Wachstumsdifferenzen.

GUT ZU WISSEN

Chronobiologie der Entwicklung des Organs im Überblick: Zellwachstum → Zellinduktion und Aggregation → Gewebebildung → Organogenese → Morphogenese → lokale Autoregulation → Integration im Organsystem → Integration und Einbettung in der ganzheitlichen Regulation → Verkörperung.

Hier haben sprachlich-konzeptuelle Ungenauigkeiten zu anhaltenden Missverständnissen geführt. Die Rede vom Aszensus und Deszensus von Organen ist wörtlich genommen falsch. Eine Blase sinkt nicht, eine Niere steigt nicht, und es gibt keinen Dezensus der Viszera in der pränatalen Entwicklung. Am Anfang des embryologischen Wachstums gibt es Phasen, in denen die kranialen Anteile mehr wachsen. So wächst das kraniale Ende des primitiven Darmrohrs vermehrt und die sog. Magenanlage wird durch dieses Längenwachstum des Ösophagus nach inferior verschoben. Das Längenwachstum des Ösophagus ist das Taxi des Magens. Worte wie Migration oder Aszensus führen hier zu falschen Vorstellungen.

Tab. 12.3 Entstehung von Form, Position und Dynamik

Logik der Entwicklung durch Wachstumsdifferenzen → Form und Position → Form und Position in Dynamik = Morphodynamik und räumliche Dynamik
Wachstumsdifferenzen zwischen Organabschnitten → Formbildung → Dynamische Form (Morphodynamik): Motilität
Wachstumsdifferenzen zwischen Organen → Positionsbildung Dynamische Position (räumliche Dynamik): Mobilität, Motrizität, Positionsverlust

Form und **Position** entstehen durch Wachstumsdifferenzen (➤ Tab. 12.3). Das grundlegende Gesetz des Wachstums kann in aller Deutlichkeit formuliert werden: Wachstumsdifferenzen führen zur Form und Position! Dabei kann und muss die Entstehung von Form und die Entstehung von Position unterschieden werden:

- Wachstumsdifferenzen zwischen Organabschnitten führen zur Formbildung. Form wird dann durch **intrinsische** Aktivität dynamisiert, das nennen wir Motilität.
- Wachstumsdifferenzen zwischen Organen führen zur Positionsbildung. Position wird dann durch **extrinsische** Aktivität dynamisiert. Hier sind Mobilität oder Motrizität zu nennen, aber auch Positionsverlust durch Instabilität.

12.3.3 Ursprung und Entwicklung

Wenn von Entwicklung die Rede ist, entsteht zuweilen die Vorstellung, dass wir Ursache und Antwort auf das gegenwärtige Leiden in der Vergangenheit suchen. Auch bei den Organen mag es ein solches Verständnis der Biografie als Schicksal geben. In der Geschichte der Osteopathie wurde immer wieder versucht, die Entwicklungsgeschichte eines Leidens als Schicksalsgeschichte zu deuten und Therapie als Rückgriff auf die Vergangenheit anzubieten. So war das Interesse an Embryologie größer als in anderen Fachdisziplinen, ein Umstand der Embryologen erstaunt hat. Zuweilen entsteht der Eindruck, dass die vorgeburtliche Entwicklung einen zentralen Bezugspunkt der osteopathischen Behandlung ausmacht. Die Identifizierung von Entwicklung mit vorgeburtlichen Phasen ist sachlich ebenso unbegründet wie die Unterstellung von embryologischen Mustern, die in der Gegenwart wirksam sind.

Tatsächlich ist ein solches Verständnis der Vergangenheit zudem noch erstaunlich, da es den neurowissenschaftlichen Befunden zur Erinnerungsbildung widerspricht. Erinnerung als Zugang zur Vergangenheit ist konstruktiv, nicht rekonstruktiv. Erinnerung konstruiert und verändert die Vergangenheit jedes Mal, wenn wir uns erinnern. Es gibt keinen Hinweis auf einen Rückgang auf ein Original oder einen Ursprung. Die Gegenwart des Vergangenen ist kein Replikat eines Originals, sondern verdankt sich der kreativen und konstruktiven Vorstellungskraft oder den vielschichtigen Prozessen der Verkörperung.

Die osteopathische Erfahrung der Gewebeerinnerung ist ebenso ein kreativer, konstruktiver Akt und sollte nicht als authentische Wiedergabe einer Vergangenheit fehl gedeutet werden. Erinnerung konstruieren wir im Hier und Jetzt. Authentisch ist sie nur, insofern wir im gegenwärtigen Moment Vergangenheit erschaffen. Einen „wirklichen" oder „wahren" Ursprung gibt es nicht. Wann immer der „wirkliche" oder „wahre" Ursprung beschworen wird, ist Vorsicht geboten und angebracht, die red flag des „Ideologiesierungsverdachts" hoch zu halten. Der Bezug auf wirkliche oder wahre Ursprünge, oft auch als Beschwörung der väterlichen und mütterlichen Ursprünge, ist eher eine Einladung zur Sektenbildung als zum kollegialen Diskurs.

Väterliche und mütterliche Ursprünge

GUT ZU WISSEN

Wie stellt sich das Verhältnis von Ursprung und Entwicklung dar? Liegt alles schon im Ursprung bereit und muss sich erst entfalten? Gibt der Ursprung uns frei oder hält er uns fest? Müssen wir immer wieder in ihn zurück oder können wir uns und die Osteopathie entwickeln?

Mit der Frage nach den Ursprüngen nehmen wir hier nochmals das Anliegen des Kapitels auf, die **Organbehandlung** in der Osteopathie im **Kontext der Entwicklung** zu bestimmen. In den letzten Jahrzehnten wurde osteopathische Ganzheitlichkeit immer wieder mit Ursprungsnähe gleichgesetzt. Ganzheitlichkeit ist immer näher an den Zeitpunkt der Konzeption gerückt. Behandlungskonzepte wurden mit Bezug auf embryologische Vorgänge begründet. Der Rückbezug auf embryonale Ursprünge geschah zeitgleich mit dem Rückbezug auf die Ursprünge der Osteopathie. Liegen die Antworten im Anfang, im big bang, in der Konzeption?

Heute haben wir es im doppelten Sinne mit einer **ursprungssuchenden Osteopathie** zu tun. Sie will näher an die osteopathischen Urväter ran rücken, und sie will näher an die geweblichen Urmütter heran. Die Begründer der Osteopathie sind hoch im Kurs. Nahe am Ursprung gilt als Qualitätsmerkmal, sollte aber zum Anlass skeptischer Prüfung herangezogen werden. Zudem versucht die osteopathische Vorstellung der Ganzheit, immer näher an den mütterlichen Ursprung ran zu rücken, die Konzeption. Heute findet sich ein Fundamentalismus der Zygote als Ganzheitlichkeitsvorstellung in der Osteopathie. Die Zygote gilt dann als Ausdruck der ursprünglichen Einheit. Da zygotische Ganzheitlichkeit nur in den Wahrnehmungs- und Denkprozessen der Embryologie und der Molekularbiologie existiert, kann sie nicht als Erfahrungshorizont der osteopathischen Ganzheit herangezogen werden. Unsere manuellen Erfahrungsmöglichkeiten beschränken sich auf den makroskopischen Ausdruck in der Gegenwart der Behandlungssituation.

Die Rückkehr zum Ursprung führt nicht zu einer klinisch wahrnehmbaren und haltbaren Bestimmung der Osteopathie. Sowohl väterliche als mütterliche Ursprünge antworten nicht auf die dringlichen Fragen der Organbehandlung und auf die Notwendigkeit, das Handlungsfeld der Osteopathie zu beschreiben und zu begrenzen. Jede ernstzunehmende Disziplin und Therapie muss ihr Feld und ihre Zuständigkeit (scope of practice) abstecken.

Ankommen nach der Geburt

Übergänge sind schwierig und klinisch ist es immer interessant zu beachten wie und wann ein Übergang vollzogen und verkörpert wird. Für alle Beteiligten: Mutter, Kind, Vater und Geburtshelfer sind die Übergangsprozesse, die mit der Geburt einsetzen, eine große Herausforderung.

Das gilt auch für die Hohl- und Blutorgane. Die Herausforderung besteht in der notwendigen Einstellung auf die neuen Umgebungsbedingungen und Aufgaben nach der Geburt. Neugeborene stoßen auf neuartige biophysiologische Herausforderungen, wie das selbstständige Atmen, Saugen und Verdauen, und neuartige biophysikalische Bedingungen wie die verstärkte Wirkung der Schwerkraft. So müssen die Magen-Darm-Organe zum ersten Mal Nahrung bearbeiten und ins Innere aufnehmen, die Bronchien Luft bewegen und die Alveolen Sauerstoff aufnehmen und Kohlendioxid abgeben. Damit beginnt für die Lungen und den Darm eine entscheidende Phase der funktionellen Aktivierung und Reifung. Die Schleimhaut der **Hohlorgane** hat zum ersten Mal direkten biochemischen und mechanischen Kontakt mit der nicht-mütterlichen Umgebung. Die Umgebungsfaktoren werden ab jetzt diese wichtigen Gewebe im Körper mitbestimmen. So entwickeln Säuglinge, die gestillt werden, und solche, die mit Milchnahrung gefüttert werden, unterschiedliche Bakterienspezies in ihrem Darm. Später können diese Unterschiede wieder verschwinden. Dieses dynamische Verhalten zeichnet den Darm aus. Insbesondere die Besiedlung der Darmflora und die Zusammenarbeit von Mukosa und Mikrobiom wird durch Ernährungsgewohnheiten, Medikamente und Krankheiten beeinflusst.

Die geburtlichen Änderungen im System der **Blutorgane** sind ebenso erstaunlich: Flussrichtungen ändern sich, Tore schließen sich im Herzen, neue Kapillarbetten werden erschlossen in den Lungen, Gefäße die zur Plazenta zogen, verschließen. Ebenso ändert sich die Qualität des Blutes, da das fetale Hämoglobin mit seiner erhöhten Sauerstoffbindungskapazität abgebaut und neue Blutzellen gebildet werden, die dem erhöhten Angebot an Sauerstoff in den nun belüfteten Lungen gerechter werden. Der erhöhte Abbau der Erythrozyten belastet die noch junge Leber und kann zum physiologischen Ikterus und einer leichten Leberschwellung führen.

Veränderungen des Darms: Morphologie und Motilität

Transitzeiten des Chymus im Dünndarm scheinen sich kaum zwischen gesunden Kindern und gesunden Erwachsenen zu verändern. Mit zunehmendem Alter unterliegt der Magen-Darm-Trakt aber einer Abnahme der Aktivität. Dies beinhaltet eine langsamere Magenentleerung, eine verminderte splanchnische Durchblutung und Veränderungen des gastrointestinalen pH-Werts (Wilkinsom 1997). Solche altersbedingten Veränderungen resultieren meist in einem veränderten Verhalten (geringere Essmenge). Sie müssen nicht notwendig zu Krankheiten führen, sollten aber als erste Zeichen des Aktivitätsverlusts ernst genommen werden. Morphologische Änderungen der Schleimhautdicke sind möglich, aber nicht immer gegeben.

Das darmassoziierte Lymphgewebe (GALT) in der Schleimhaut wird schon in der Fetalzeit ausgebildet und verändert sich später funktionell – entsprechend der Aktivierung der Immunreaktion – aber nicht unbedingt morphologisch.

Insgesamt gibt es bisher wenig Anzeichen, dass ein inhärentes Entwicklungsprogramm die Veränderungen des Darms in den Lebensphasen alleine bestimmt; die Interaktion mit externen Faktoren (z.B. Nahrung) und dem Mikrobiom im Lumen scheinen ebenso wichtig wie die inneren Programme.

EXKURS

Manche Krankheiten sind so prävalent, dass fast alle Menschen sie durchlaufen. Wenn sie auch von den Organen durchlebt werden, gehören diese Krankheiten zur Organbiografie wie die Kinderkrankheiten zum Kind. Viele virale und bakterielle Erkältungskrankheiten spielen sich in der Mukosa ab und aktivieren das mukosa-assoziierte lymphatische System als einen wichtigen Teil der lokalen und systemischen Immunreaktion.

Ein Beispiel wäre das Pfeifer-Drüsenfieber (Mononukleose). Diese Erkrankung haben bis zu 95 % unserer über 30-jährigen Patienten in unterschiedlicher Weise durchlebt. Das Drüsenfieber kann alle Drüsen betreffen, auch jene des Oberbauchs: Leber und Milz. Der Verlauf des Drüsenfiebers kann sehr unterschiedlich sein, aber als Erfahrung gehört diese Erkrankung zur Biografie der Drüsenorgane.

12.3.4 Forschungslage zur Organbiografie

Die Forschungslage zur normalen Entwicklung gesunder Menschen ist dünn, aber in rasanter Beschleunigung. Aussagen über Organbiografien müssen sich auf eine enorme Breite verfügbarer Wissensbereiche stützen: Von der Embryologie bis zur Erforschung von geweblichen Alterungsprozessen, Einsichten in die Regenerations- und Degenerationsprozesse, Kenntnissen über genetische und epigenetische Steuerung des Genoms, Biografieforschung zur Organ-Gesundheit und Krankheit.

Obwohl diese Themen immer mehr in den Blick auch der klinischen Disziplinen rücken, ist die Forschungslandschaft noch sehr fleckig, Überblicksarbeiten zum Lebenszyklus einzelner Organe sind nicht verfügbar. Oft sind die methodischen oder ethischen Fragen, die damit einhergehen, ungelöst und momentan unlösbar. So wissen wir wenig darüber, wie sich ein kindlicher Schluckapparat oder Kehlkopf verändert, wie die mit Schleimhaut bedeckten Stimmlippen sich vom Säugling bis zum 3-Jährigen entwickeln. Ähnliches gilt für die Entwicklung des Mageneingangs bei Säuglingen und Kindern. Solange uns keine einfache und ethische Untersuchungsmethode zur Verfügung steht, können wir nicht alle Säuglinge einer Magenspiegelung unterziehen. Daher besteht ein großer Teil unseres Wissens über lebensgeschichtliche Veränderungen aus Untersuchungen von Kranken und Pathologien. Obschon sich auch im Ausdruck von Krankheit biografische Besonderheiten zeigen können, bleibt die Regression (Rückführung) von der Pathologie zur Physiologie erkenntnistheoretisch bedenklich. Viele Organsysteme ändern ihre Physiologie in der Krankheit und ein Verständnis der normalen Physiologie eines gesunden Organs ergibt sich niemals nur aus der Pathologie.

Die Bestimmung des **Alters** von **Organgeweben** im lebendigen Menschen könnte auch zu neuen Einsichten in die Organbiografie führen. Erste Untersuchungen haben beispielsweise das erstaunliche Ergebnis erbracht, dass sich in einem so regenerationsfreudigen Organ wie der Leber Zellen befinden, die so alt sind wie der gesamte Organismus. Das haben wir bisher für das Nervengewebe angenommen, da nahezu alle Neurone, die wir bei Geburt mitbringen, uns bis ans Ende des Lebens begleiten. Hier stehen uns möglicherweise bahnbrechende Erkenntnisse im Bereich der geweblich-zellulären als auch der genetischen Regulation ins Haus. Skeptischere Gemüter mit Weitblick wie Robert Laughlin (Laughlin 2005, 2008) sehen aber die Biologie eher in einer Sackgasse und weisen auf grundlegendste Mängel hin: Es gibt noch nicht einmal ein Verständnis, wie wir vom Genom zur Funktion und zur Morphogenese kommen. Laughlin gibt zu bedenken, dass möglicherweise diese Übergänge so verschlüsselt sind, dass wir sie nicht entschlüsseln können. Den Grund, den er dafür vermutet: ein Schutzmechanismus der biologischen Natur. Zumindest können wir mit seinem Hinweis nochmals auf die dünne wissenschaftliche Ausgangslage verweisen. Was wir im Folgenden anbieten, sind die in der Wissenschaft aufgeführten phänomenologischen Beschreibungen und Regulationsmechanismen; wir sind weit davon entfernt, Gesetze der Organogenese oder Organentwicklung zu formulieren.

EXKURS

Für osteopathische Organliebhaber ist das Gehirn ein Glücksfall, da seine Biografie in den letzten Jahrzehnten intensiv erforscht wird. Ähnliches würden wir uns für alle anderen Organe wünschen. Aufgrund der neuartigen Untersuchungsmöglichkeiten sind die Veränderungen des Gehirns durch die erstaunlichen Lernprozesse in den ersten Lebensjahren am besten dokumentiert. Kinder können mit 10–12 Monaten alle Laute der Welt bilden, Strukturen der Grammatik erkennen, sehen und hören wie Erwachsene, und sie können stabil sitzen und stehen und mit 12 Monaten schon erste Schritte gehen und dabei auf ein komplexes Gangmuster zurückgreifen, das sie beim Rollen und Krabbeln millionenfach „geübt" haben. Diese Lernprozesse verändern die Struktur (= Beziehungen = Vernetzung) des Gehirns, führen zu einer rasanten Zunahme der synaptischen Verbindungen, die im Laufe der Jahre wieder zurückgeschnitten (pruning) werden. In den ersten Lebensjahren ist dieser Prozess intensiv, spätere Lernprozesse zeigen aber ähnliche Änderungen der Vernetzung (Beziehungsstruktur).

Die neurowissenschaftlichen Anstrengungen haben erstaunliche Details über die Entwicklung dieses Organs zu Tage gefördert. Insbesondere über die lebensgeschichtlichen Änderungen (Aussprossung und später Zurückschneiden der Synapsen) und die Reaktion auf Beanspruchung (use it or loose it) wissen wir so viel, dass Organbiografen neidisch werden können. So sind erst seit Kurzem erste Aspekte der genetisch gesteuerten Änderung der biografischen Genexpression im Bereich der Synapsen des Gehirns bekannt (Seth Grant). Die klinischen Folgen solcher Erkenntnisse sind noch nicht absehbar.

Die Aktivität des Gehirns zu studieren, wäre für die Entwicklung der osteopathischen Aktivitätsdiagnostik erhellend. Es ist erstaunlich, wie hoch die „spontaneos activity", die Ruheaktivität, dieses Organs ist und welche Auswirkungen die Ruhe auf die Zustände der Anstrengung hat (Northoff 2018).

12.4 Entwicklungsdynamik von Gesundheit und Krankheit

Gesundheit entsteht, ist also nicht einfach gegeben. Die Entstehung von körperlicher und seelischer Stabilität ist grundlegend für die langfristige Entwicklung von Lebensqualität. Entstehung von Gesundheit, Salutogenese, baut auf gewebliche, genetische und psychosozialen Voraussetzungen und Gaben auf, die uns erlauben zu sagen: Das Kind ist bei Geburt gesund. Ist es aber gesund genug für die existenzielle Situation, in die es reingeboren wurde? Ist es schon beziehungs- und leidensfähig, schon stabil genug, den Kopf zu halten und sich hinzustellen?

Um über **Salutogenese** zu sprechen, müssen wir die Entstehungsgeschichte der Gesundheit aufmerksam beobachten. Oft wird über Gesundheit diskutiert, selten aber über die Entwicklung (Genese) derselben. Hier wird es zuerst um die Entstehung von Stabilität als grundlegenden Gesundheitsfaktor gehen. Spätestens seit der Verleihung des Nobelpreises für Ökonomie an James Heckman (2000) für den Nachweis der Effektivität der Investition in die frühe Kindheit gibt es einen breiten Diskurs zum Thema der Entstehung von Gesundheit. Hier gibt es viele Hinweise auf die Bedeutung der Beziehungskultur auf die Entwicklung frühkindlicher und lebenslanger Stabilität.

12.4.1 Stabilität als Gesundheitsfaktor

Körperliche und **seelische Stabilität** entsteht, ist nicht von Anfang an gegeben. Wir kennen die Auswirkungen körperlicher und psychischer Instabilität: rastlose Dynamik und Überbeweglichkeit, Überempfindlichkeit und Reizbarkeit, Verwirrung und existenzielle Unzufriedenheit, Neid und Beziehungslosigkeit.

Hier geht es daher um die Entstehungsgeschichte der Gesundheit, die zeitliche und systematische Logik der sensomotorischen als auch der psychischen Entwicklung. Interessanterweise sind diese im Körperlichen und Seelischen ähnlich geordnet: Zuerst muss sich Stabilität und Form nach einem festgelegten Plan bilden; dann können wir Dynamik freudig erleben und individuell gestalten. Diese Hierarchien in der Entstehung der physischen und psychischen Stabilität sind dann in der Behandlung verlorener oder niemals aufgebauter Stabilität von klinischer Relevanz. Die Wertschätzung der Stabilität informiert nicht nur die Früherziehung und Psychotherapie, sie sollte auch in den klinischen Konzepten der Osteopathie erkennbar werden. Instabilität wahrzunehmen, ist ebenso wichtig wie Widerstand und Einschränkung wahrzunehmen. Gewebliche Stabilität herzustellen, ist das erste und oberste Behandlungsziel, wenn unsere Patienten Zeichen der Instabilität erkennen lassen.

Entwicklung der körperlichen und seelischen Stabilität

Ein gerade geborener Säugling ist, auch wenn gesund, noch nicht stabil genug, die eigene Körperposition und innere Stimmung zu halten. Erst die mit der Geburt einsetzende sensomotorische und psychische Entwicklung lässt Gesundheit entstehen. Die existenzielle Situation des Menschen erfordert Entwicklung. Kinder, die sich nicht entwickeln, sterben oder werden langfristig krank (Peter Pan).

Bei Geburt sind wir weder sensomotorisch noch psychisch stabil. In uns wechseln libidinöses Ungenügen mit Frust und Lust. Ruhe, Stille oder Balance sind selten und brauchen externe Unterstützung. Es herrschen Verwirrung und Unsicherheit, zuweilen Panik. Gesunde Säuglinge sind abhängig von der Zuwendung anderer, um kurzzeitig einen Zustand der Stille und Gelassenheit herzustellen. Dies ist ein bedrohlicher Zustand, denn Unruhe und Ungewissheit, Instabilität und Chaos bestimmen unser Innenleben und die Interaktion mit der Umwelt. Erst die Umgebung, die uns Ruhe und Halt, Begrenzung und Stabilität anbietet, eröffnet uns die Chance, diese Qualitäten in uns selbst aufzubauen. Dieser Prozess markiert die Entstehung der Gesundheit. Wer nicht **Stabilität aufbaut,** leidet, ist irritierbar und hypersensibel, unruhig und unkonzentriert, schwach und erschöpft, bleibt verwirrt und der Instabilität der eigenen Gemütszustände ausgeliefert. In der therapeutischen Beziehung und in der osteopathischen Behandlung begegnen wir Unruhe und Verwirrung, Schwäche und Instabilität. Entsprechend sollten wir fragen: Was fehlt? Warum gibt es nicht Stärke, Klarheit und Stabilität?

GUT ZU WISSEN

- Gesundheit folgt Gesetzen, Krankheit ist individuell gestaltbar: Das biologische und entwicklungsdynamische Grundgesetz der Entwicklung lautet: Gesundheit ist geordnet und folgt einem Plan; Krankheit dagegen ist individuell gestaltbar und sehr variabel.
- Ein entscheidender Moment der osteopathischen Behandlung wird es sein, mit dem Patienten herauszuarbeiten, ob Erfahrungs- und Formbildungsprozesse zu stabilen und geordneten Regulationszusammenhängen geführt haben, oder nicht.

EXKURS

Da der menschliche Lebens- und Verkörperungsprozess kein geschlossenes System darstellt, gelten hier auch die thermodynamischen Gesetze nicht. Die menschliche Biografie folgt nicht dem Gesetz der zunehmenden Entropie. Vielmehr besteht die lebensgeschichtliche Aufgabe darin, immer wieder Form aus Formlosigkeit (Winnicott) entstehen zu lassen.
Auch die Mikro-Makro-Kosmos-Ähnlichkeit passt hier nicht: Beim „big bang" des Universums besteht maximale Ordnung und dann beginnt die Zunahme an Entropie. Am Beginn des Lebens nach der Geburt herrscht Wirrnis und nur durch Anstrengung entsteht Stabilität als Voraussetzung von Gesundheit.
Der Weg von der sensomotorischen Instabilität, vom emotionalen Chaos zur Stabilität von Form und Beziehung (Struktur), ist also weder thermodynamisch gerichtet noch ein Abbild des Makro- oder Mikrokosmos, weder autopoetisch noch selbstregulativ. Er braucht die Interaktion von inneren Kräften und äußeren Begrenzungen, die Beziehung von expansiven Wachstumskräften und begrenzenden Widerständen. Die osteopathische Behandlung ist ein Teil der äußeren Formbildungskraft.

Entwicklung und stabile Umgebung

Widerstand ist **gesundheitsbildend.** Der liebevolle und standhafte Widerstand der Umgebung fördert Stabilität und formbildende Begrenzung. Entwicklung braucht Umgebungsfaktoren, die aus einer instabilen Situation stabile und sichere Objekte und Strukturen entstehen lassen. Es braucht stabile Ausgangslagen und Widerstände in der Sensomotorik, es braucht Rahmenfunktionen (Holding), Leitplanken, Bremsung und Widerstand. Widerstand ist gesundheitsbildend.

Die Prozesse der **sensomotorischen** und **psychischen Entwicklung** sind nur durch Widerstand möglich. Die Umgebung muss klar und liebevoll, bestimmt und standhaft sein, damit ein Kind sich daran abarbeiten kann und als Antwort auf den Widerstand der Welt innere Stabilität aufbauen darf. Diese Entwicklung verläuft gewissermaßen von außen nach innen. Der liebevolle Widerstand der Umgebung fördert Stabilität und formbildende Begrenzung. Dann erst wird im zweiten Schritt möglich, innere Freiheit und innere Dynamik so zu gestalten, dass eine stabile Beziehung von innen nach außen getragen werden kann.

GUT ZU WISSEN

- Die Hierarchie der osteopathischen Behandlung in der Entwicklungsdynamik ist damit offensichtlich: Zuerst mittels Begrenzung Stabilität herstellen; erst wenn innere Stabilität besteht, sind dynamisierende Impulse von außen klinisch indiziert.
- Sowohl in der Entstehung der sensomotorischen als auch psychischen Stabilität, geht es darum, einen erträglichen, einschätzbaren und einigermaßen angstfreien Grenzverkehr zwischen Innen und Außen zu etablieren. In der Entstehung der Gesundheit finden wir daher immer wieder drei aufeinander bezogene Prozesse,
  - Verinnerlichung und projektive Identifikation,
  - Re-Flexion und Retro-Flexion,
  - Morphogenese und Verkörperung.
- Entwicklungsdynamische Behandlung: Die osteopathische Behandlung bietet stabilitätsanregende, externe Rahmen- und Widerstandsfunktion an, um innere Stabilität zu ermöglichen.

Ausgangslagen für die Entwicklung zur Stabilität und Belastbarkeit

Die **sensomotorische Entwicklung** führt zu Stabilität und Belastbarkeit. Diese Entwicklung ist möglich, wenn dem Kind stabile Ausgangslagen angeboten werden. Ziel der osteopathischen Behandlung ist es, daran mitzuarbeiten, dass das Kind in den Ausgangslagen komfortabel und erfahrungsfähig ist. Erfahrung zu ermöglichen, ist die Voraussetzung für Entwicklung, aber auch das hohe Ziel der osteopathischen Ganzheitlichkeit. Innere Kräfte und äußere Angebote kommen in der sensomotorischen Entwicklung zusammen. Das äußere Angebot muss die Entwicklungsarbeit erlauben. Die anfängliche sensomotorische Instabilität der Kinder erfordert stabile Ausgangslagen (➤ Abb. 12.1), um innere Stabilität zu erfahren.

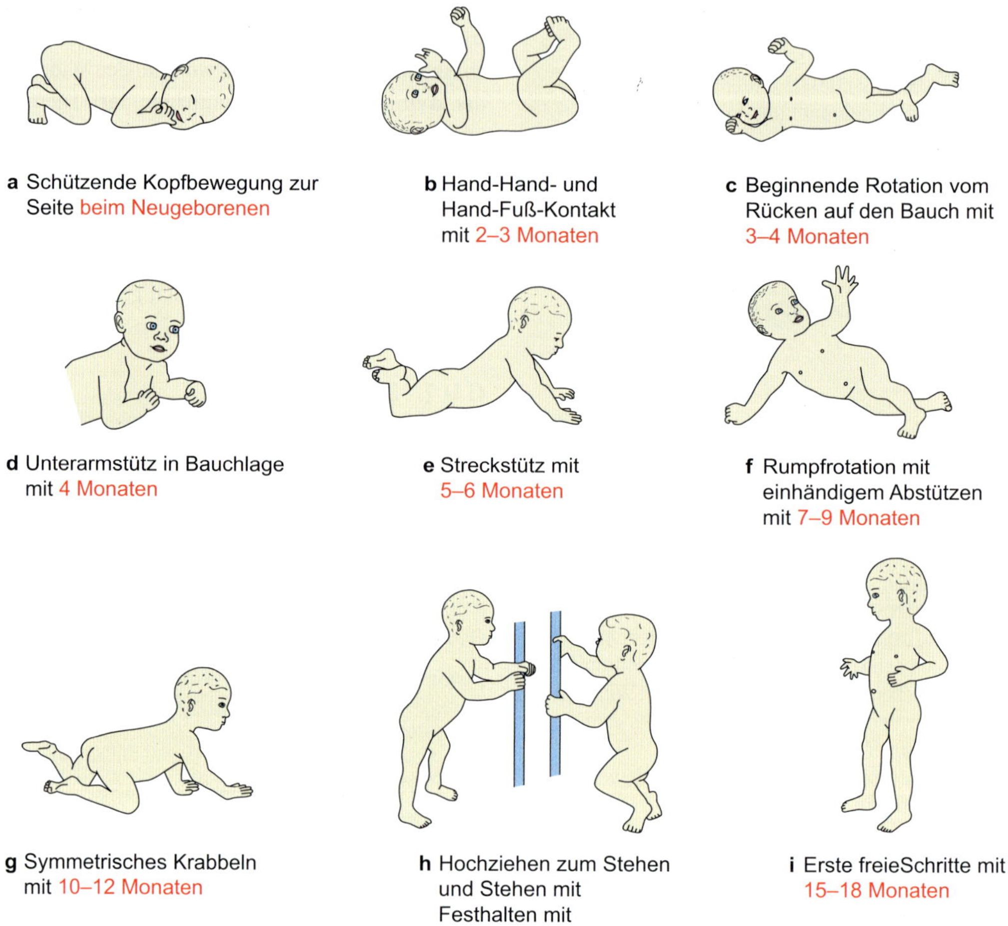

Abb. 12.1 Übersicht über wichtige Phasen der motorischen Entwicklung des Säuglings. [L143]

Eine **Ausgangslage** ist dann **stabil,** wenn das Kind auf einer Unterstützungsfläche liegt, die ruhig und unbewegt, flach und fest genug ist. Zudem ist die Position im entwicklungsdynamischen Sinne nur stabil zu nennen, wenn das Kind dieses selbst halten kann; am Anfang ist das nur Bauch- und Rückenlage (➤ Abb. 12.2, ➤ Abb. 12.3). Die stabile Ausgangslage gibt dem Kind genügend Halt und Widerstand, um gegen die Schwerkraft an zu arbeiten. Dann kann es nach 6 Monaten den Nacken aus eigener Kraft stabilisieren, mit 9 Monaten sitzen und mit 12 Monaten erste Schritte gehen.

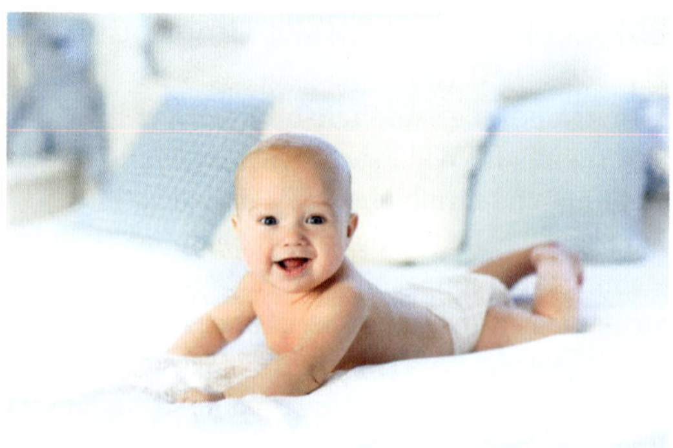

Abb. 12.2 Bauchlage am Ende des dritten Lebensmonats: Säugling im Unterarmstütz.

Am Beispiel der verstörenden Schreckreaktion können wir erkennen, wie physische und psychische

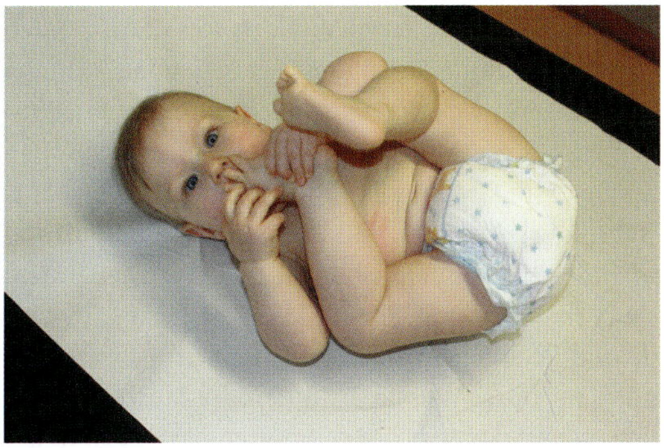

Abb. 12.3 Ein sechs Monate alter Säugling, der in Rückenlage mit den Füßen spielt. [M552]

Entwicklung verzahnt sind. In dem Maße wie das Kind physisch stabil wird, baut sich der **frühkindliche Moro-Reflex** ab und das Kind ist emotional stabiler und kann auf Überraschungen auch ohne Schreck reagieren. Die gesamte Entwicklung des ersten Jahres bis zum Stehen und Gehen läuft nach der bekannten Regel: stabile Ausgangslage, innere Stabilität, lustvolle Entwicklung der Dynamik.

12.4.2 Sensomotorische und geistig-psychische Entwicklungslogik

Tatsächlich verwundert die Übertragung der sensomotorischen auf die geistig-psychische Entwicklungslogik nicht. In der Evolution komplexer Systeme werden Lösungen, die für einen Bereich entwickelt wurden, gerne auf neue Herausforderungen übertragen. Die „Natur" oder Evolution ist hier konservativ. Wurde erstmals die komplexe Architektur der Sehrinde entwickelt, war es offenbar ökonomisch sinnvoll, diese Komplexität für andere Sinne anzupassen. So liegt es nahe, dass die gelungene **Entwicklung** der **sensomotorischen Stabilität** auch auf andere Bereiche übertragen wurde. Jean Piaget und seine Nachfolger haben hier viele Beispiele herausgearbeitet, die zeigen, dass die sensomotorischen Muster zur Grundlage kognitiver Fähigkeiten werden. Ebenso hat die psychoanalytische Erforschung des Denkens darauf hingewiesen, dass frühe Denkprozesse der viszeralen Erfahrung der Verdauung anmoduliert sind.

Gedanken brauchen – wie auch die Nahrung einen Verdauungsapparat – einen Denkapparat, um gedacht zu werden. Von Anfang an müssen innere Zustände – ob Bedürfnisse, Gefühle oder Gedanken – an körperliche Prozesse angelehnt werden (Verkörperung). Der Verdauungs- und Denkapparat muss sich erst bilden. Gedanken alleine können das ebenso wenig wie Nöte und Bedürfnisse, sich selbst zur Befriedung verhelfen. Auch hier brauchen wir Angebote, um eine erste stabile Form und Apparatur zu entwickeln, mit dem umzugehen, was in uns ist.

Die sensomotorische Erfahrung des **Umgangs** mit **Nahrung** (aufnehmen, schmecken, riechen, zerkleinern, spalten, vermischen, transformieren, transportieren, aufnehmen und ausscheiden) liefert die Vorlage für erste Denkprozesse. Dabei sollte es nicht bleiben, wenn wir Denken als Kunst des Umgangs mit Gedanken erreichen wollen. Aber wer zu den ersten Gedankenverdauungsprozessen nicht in der Lage ist, wird von Gedanken und Gefühlen überrannt, ohne damit umgehen zu können. Das erzeugt Angst und Gedankenunverträglichkeit, die dem Denkprozess nicht zuträglich sind.

Psychische Entwicklung zur Beziehungs- und Leidensfähigkeit

Die psychische Innenwelt eines Säuglings ist chaotisch und instabil. Verwirrung und libidinöses Ungenügen bestimmen. Bedürfnisse und Ängste, Frust und Lust folgen unvermittelt aufeinander. Die Fähigkeit, selbst Ruhe und Stille herzustellen, besteht nicht. Ein Säugling muss ge-stillt werden. Ein System, die innere Balance zu erlangen oder sich kommunikativ um die Befriedigung oder Beruhigung zu kümmern, ist nur rudimentär gegeben. Wir brauchen Andere, die sich um uns kümmern und wenn diese Anderen auch noch liebesfähig sind, besteht die Chance, dass dieses einseitige Verhältnis nicht nur von Aggression und Konkurrenz geprägt ist. Der englische Kinderarzt und Psychoanalytiker Donald Winnicott hat bei Müttern beobachtet, wie es möglich ist, aus dieser miserablen Situation herauszukommen. Zusammen mit seiner Lehrerin Melanie Klein hat beschrieben, wie die rahmengebenden Personen, die nach außen projizierten Gefühle des Kindes aufnehmen und verwandeln, und nach der Verwandlung diese vorverdaut, entschärft und in verträglichen Portionen zurückgeben (➤ Abb. 12.4, ➤ Abb. 12.5).

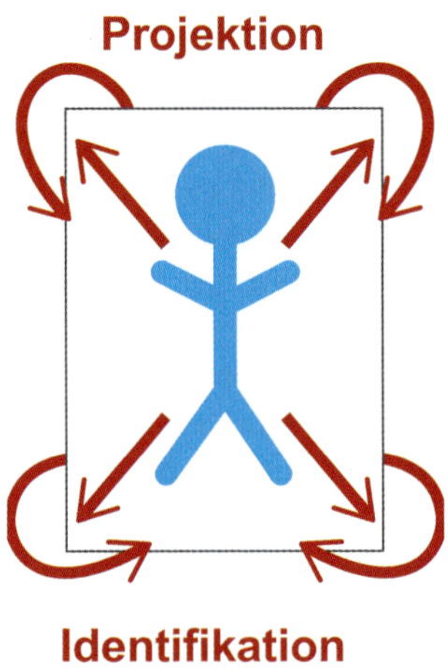

Abb. 12.4 Projektive Identifikation: Bedeutung der Rahmenfunktion in der Entwicklung und Therapie. Die rahmengebenden Personen verwandeln die nach außen projizierten Gefühle des Kindes (Patienten) und bieten diese vorverdaut und entschärft zur Wiederaneignung durch Identifikation an. [F1080-002]

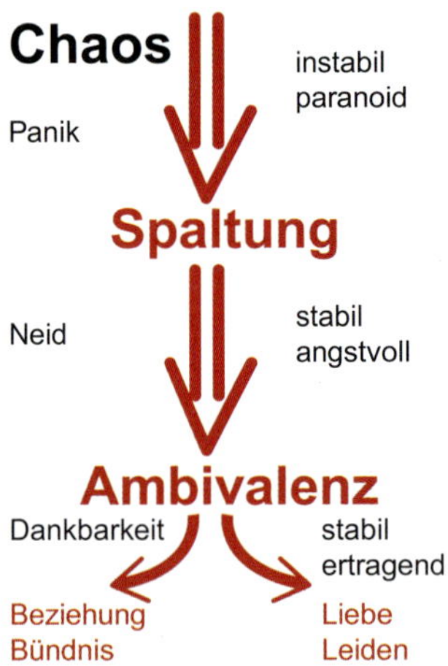

Abb. 12.5 Von der Spaltung zur Ambivalenz- und Beziehungsfähigkeit. Holding und projektive Identifikation ermöglichen, dass Spaltung und Angst überwunden werden. Dankbarkeit und Bündnisfähigkeit können entstehen. [F1080-002]

So können die Kinder eine anfangs überwältigende und angstauslösende innere Welt ordnen und erleben. Winnicott hat die Leistung der Mütter als *holding* (Rahmen haltend) bezeichnet. Melanie Klein sprach vom Prozess der „projektiven Identifikation", der Aneignung und Verinnerlichung der vorher verschossenen Emotionen: Zuerst werden nicht auszuhaltende Zustände nach außen projiziert, um dann – nach der Umwandlung durch den Halt gebenden Rahmen haltbar geworden – verinnerlicht und als eigen angenommen zu werden.

Die erste Organisation des Erlebens, die so entsteht, ist rudimentär und bedenklich: die **Spaltung** in äußere und innere Objekte. Zuerst entstehen fein säuberlich getrennte gute und böse Objekte, Zustände und Personen. Mama oder die Brust ist entweder gut oder böse. Wie im Märchen die Mutter in eine liebende und eine böse Stiefmutter zerfällt, ist in der Spaltung eine Mischung (Mama ist gut und böse) noch nicht möglich.

Diese Phase der Spaltung ist ordnend und angstvoll zugleich, denn sie bleibt bedroht von bösen und gehassten Objekten und deren Rache.

Überwindung der Spaltung

Mit dem *holding* der sorgenden und liebenden Personen haben wir die Chance, zumindest teilweise die Spaltung zu überwinden. Dann wird es möglich zuzulassen, dass Mama gut und böse ist, ich selbst angenehme und unangenehme Anteile enthalte, und dass diese sich nicht gegenseitig vergiften oder reinigen, sondern zeitgleich und co-lokalisiert in mir oder anderen bestehen. Diese kaum zu überschätzende Fähigkeit zur Anerkennung der Gleichzeitigkeit von Qualitäten und Gefühlen hatte schon Sigmund Freud **Ambivalenz** genannt. An dieser Ambivalenz leiden wir ein Leben lang, wenn wir gesund sind. Diese Leidensfähigkeit gehört zu den großen Errungenschaften der menschlichen Entwicklung. Nur wer Ambivalenz erträgt kann nicht-destruktive, nicht-spaltende Beziehungen leben und gestalten.

Das Geheimnis der psychischen Entwicklung ist: Wer in einem haltgebenden Rahmen, der Ambivalenz in sich und anderen ertragen kann, aufwächst, kann psychische Gesundheit entwickeln. Auch hier gilt die Chronologie: von außen nach innen und wenn innere Fähigkeit entwickelt ist, kann ich wiederum in die Welt gehen und bin leidens- und beziehungsfähig.

GUT ZU WISSEN

In der Chronologie der osteopathischen Behandlung ist es daher essentiell festzustellen, ob psychische und physische Stabilität im Moment der Behandlungssituation besteht.

Falls diese nicht besteht, ist es nötig, in der therapeutischen Beziehung gemeinsam herauszufinden, ob diese Stabilität schon mal gegeben war, aber verloren wurde. Falls psychische und physische Stabilität niemals ausreichend bestanden haben, haben wir wahrscheinlich die Grenze der osteopathischen Behandlungsmöglichkeit erreicht. Dann brauchen unserer Patienten zudem weitere Unterstützung: psychische zur Herausbildung stabiler Persönlichkeitsstrukturen sowie physische Übungen zur Erlangung der sensomotorischen Stabilität.

Übergänge zur Beziehungsfähigkeit

Durch die Einsicht in die zentrale Rolle der Beziehungs- und Leidensfähigkeit für die Entstehung von Gesundheit wird deutlich, warum die ideologische Betonung der „Bindung“ (attachment) an den realen Herausforderungen der Entwicklung vorbei geht. Bindung führt zu Abhängigkeit und Starre, Beziehung zur Liebesfähigkeit und Entwicklung. Das Ziel der Entwicklung ist **Ent-Bindung** und **Bündnisfähigkeit.** Das galt schon für die Beziehung de Organe mit ihrer Umgebung. Nicht Abhängigkeit und allseitige Verbundenheit ist das Ziel der Regulation, sondern lokale Autoregulation und größtmögliche Freiheit in der Gestaltung der Beziehung zu anderen.

Der Umwandlungs-Rahmen des Holdings ist angepasst auf die anfangs maximale Abhängigkeit von der Zuwendung anderer. Die Mutter ermöglicht der psychischen Arbeit des Kindes, einen Zustand der Stille und Gelassenheit herzustellen. Es schafft Form aus Formlosigkeit, Ordnung im Chaos, Sicherheit in der Angst, Ruhe in der Verwirrung, Stabilität in der Instabilität, mit einem Lieblingswort Winnicotts: Übergänge. Das Holding, das Winnicott beobachtet hat. ist klar, sicher, liebevoll und selbstverständlich. Die Mütter bezeichnet er als „good enough“ (gut genug). Winnicott stärkt die Mütter, ohne deren Fähigkeit, einer naturalisierten Mütterlichkeit zuzuschreiben; „Holding“ können alle, die für das Kind sorgen können. Holding ist eine der wichtigsten Fähigkeiten, die es ermöglicht, therapeutische Beziehungen und Prozesse zu gestalten. Gerne würden wir Winnicotts Formulierung auf die osteopathischen Therapeuten ausweiten und sagen: good enough osteopaths is what we need. Diese müssten im therapeutischen Bündnis das für ihre Patienten leisten, was Mütter für ihre Kinder schaffen: verwandelnde Rahmenfunktion zur Ermöglichung von Entwicklung.

Die **psychische Entwicklung** zur Ambivalenz-, Leidens- und Liebesfähigkeit ist eine der grundlegendsten menschlichen Fähigkeiten. Eine in-sich stabile und ambivalenz-ertragende Umgebung ist die Basis der Gesundheitsentwicklung des Kindes (➤ Abb. 12.5). Wie immer bei Entwicklungsprozessen liegt die Herausforderung darin, dass sich auch die Umgebung mitentwickeln muss. Das Holding muss sich im Laufe der Entwicklung verändern und am Ende geradezu umschlagen ins Gegenteil, der tatkräftigen Unterstützung der Autonomie und des Willens des Kindes den stabilen Rahmen zu verlassen.

Bündnisfähigkeit als Ziel der therapeutischen Beziehung

Die **Überwindung** der **Spaltung** und das **Ertragen** der **Ambivalenz** ermöglicht eine menschliche Qualität, die weit über das hinausgeht, was in der Bindung und Entbindung anklingt. Durch das Ertragen der Ambivalenz werden wir bereit, Bündnisse zu schließen. Bündnis ist der emotionale und soziale Gegenbegriff gegen Spaltung, destruktiven Hass und Neid. Durch die Anerkennung der eigenen Ambivalenz (gut und böse, mäßig und brillant) ist ein Bündnis mit sich selbst und mit Anderen möglich; ein Bündnis, das unliebsame Anteile weder abspaltet noch dämonisiert. Dadurch werden Entwicklungspotenziale frei, die weit über die Alternative autonom–gebunden, offen–geschlossen, solidarisch–individuell, treu–treulos hinausweisen. Daher ist die Fähigkeit Bündnisse zu schließen, das hohe Ziel der menschlichen und therapeutischen Entwicklung.

GUT ZU WISSEN

Psychische und sensomotorisch stabile Therapeuten können im therapeutischen Bündnis mit den Patienten die Entwicklung der Gesundheit befördern. Bündnisfähigkeit ist eine der wichtigsten Voraussetzung für die Gestaltung der therapeutischen Beziehung in der osteopathischen Behandlungssituation.

Eine Zusammenfassung der wichtigsten Aspekte der Gesundheit und deren Abwesenheit gibt ➤ Tab. 12.4.

Tab. 12.4 Aspekte der Gesundheit und deren Abwesenheit:

Gesund	Mangel an Gesundheit
Stark und belastbar	Schwach und erschöpft
Stabil	Instabil
Organisiert	Des-organisiert
Bei-sich und eingebettet	Verloren und verwirrt
Bereit zur Anstrengung und Leiden	Vermeidend, desinteressiert
Bündnisfähig	Spaltend, demagogisch
Beziehungs- und Liebesfähig	Selbstverliebt und isoliert
Fähigkeit zur Sorge	Verwahrlosung
Dankbarkeit	Neid

12.4.3 Entwicklungskompatible Konzepte der Osteopathie

Wenn das osteopathische Konzept grundlegende Aspekte der Entwicklungslogik aufnehmen will, sollten folgende drei Aspekte berücksichtigt werden:

- Entwicklung braucht stabile Umgebungsfaktoren. Rahmenfunktion und Widerstand ermöglichen Entwicklungsprozesse, indem sie zur Verinnerlichung von Stabilität führen.
- Entwicklung ist nur in Beziehung möglich, und die Gestaltung der Beziehung ist nur möglich durch die Fähigkeit zum Bündnis mit sich selbst und anderen.
- Gewebliche und menschliche Stabilität herzustellen, ist das erste große Zwischenziel der Entwicklung. Erst nach dem Erlangen der Stabilität sind dynamische Prozesse therapeutisch indiziert.

12.5 Organe in der sensomotorischen Entwicklung

In der osteopathischen Behandlung der Organe bei Kindern stellt sich immer wieder die Frage: Was ist der klinische Rahmen, in dem wir osteopathisch über Indikation, Verlauf und Prognose der Behandlung sprechen können? Die sensomotorische Entwicklung gibt klare Antworten auf diese Frage. Sie ist eine Chance für die pädiatrische Osteopathie, da sie als ganzheitlicher Ausdruck der Kindesentwicklung und des Kindeswohls eine Vorlage für die klinisch-osteopathischen Entscheidungsprozesse darstellt. Die sensomotorische Entwicklung zeigt eine erstaunliche Hierarchie und Chronologie der Funktionsentwicklung von der Instabilität zur Stabilität zur Dynamik. Es ist lohnenswert, diese Chronologie in das klinische Vorgehen der Organbehandlung einzubeziehen.

Während es vorher um die Veränderungen des Organs im Laufe des Lebens ging, sollen hier die **Aufgaben** der **Organe** für den sich entwickelnden Gesamt-Organismus Beachtung finden.

- So übernehmen Organe in der sensomotorischen Entwicklung des ersten Lebensjahres eine „tragende" Rolle. Die Lungen und der Dünndarm helfen bei der Unterstützung einer stabilen Bauchlage und der Leichtigkeit und Eleganz eines Unterarmstützes mit. Diese stabilisierenden „Organ-Kissen" wirken dann ähnlich im Sitzen, Stehen und Gehen.
- Auch nach dem ersten Lebensjahr bleiben die Organe aktiv an der Aufrichtung und Stabilisierung des Rumpfes beteiligt und tragen zur „core stability" in der Bewegung der Extremitäten bei.
- Im hohen Alter oder bei Organerschöpfung lässt die Aktivität der inneren Kissen nach und der Bewegungsapparat muss die Aufrichtung alleine leisten. Dies führt zuweilen zu einer vorgebeugten Haltung und vermehrter Starre der Muskel- und Skelettgewebe.

Der exklusiv osteopathische Beitrag zum ganzheitlichen Verständnis der Organe besteht darin, dass wir die aktive Beteiligung der Organe an der Aufrichtung und Stabilität des ganzen Körpers klinisch erkunden und behandeln. Hier können wir diesen Aufrichtungs- und Stabilisierungseffekt der Organe zudem im biografischen Kontext betrachten.

GUT ZU WISSEN

So lässt sich klinisch zugespitzt formulieren: Organe tragen die sensomotorische Entwicklung im ersten Lebensjahr. Sie sind aktiv an der Stabilisierung der Ausgangslagen und an der Arbeit gegen die Schwerkraft beteiligt. Sie ermöglichen sensomotorische Entwicklung, oder stören diese. Somit erfolgt die Behandlung von inneren Organen im ersten Lebensjahr vor einem doppelten osteopathischen Horizont.

12.5.1 Beitrag der Organe in der nachgeburtlichen Entwicklung

In der nachgeburtlichen Entwicklung leisten die Organe einen **dreifachen Beitrag:**

- Sie tragen zum Wachsen und Gedeihen des Säuglings und Kindes bei, indem sie ihre organspezifischen Aufgaben erfüllen und erste Krisen und Kinderkrankheiten meistern (Organe als Organe).
- Sie tragen die entscheidenden, sensomotorischen Ausgangslagen und Entwicklungsschritte mit, die es dem Kind ermöglichen ins Leben zu kommen (Organe als Kissen).
- Sie regen mit ihrer viszeralen Aktivität die anderen Bereiche an und sind damit eine initiierende Entwicklungskraft (Babies sind Viszera).

Wir werden die Organe im Weiteren immer wieder in einer dieser Rollen erscheinen lassen: als Organ, als Kissen, als Initiator. In der verschränkten Realität der Entwicklung kommen dem Organ meist mehrere Rollen gleichzeitig oder nacheinander zu. Wir erwarten zurecht vom Organ höchste Rollenkompetenz und Bereitschaft zur Mehrfachbelastung. Es muss mehrere Rollen gleichzeitig übernehmen. In der Sensomotorik ist das Organ wahrnehmend und positionsstabilisierend, in der Bewegung gibt es Halt und Widerstand (Gegenlager), in der Statik ist es expansiv-aufrichtend, im Stoffwechsel sorgt es für Verwandlung und Versorgung.

Initiator Organaktivität: Babies sind Viszera

Von Geburt an sind Säuglinge **viszeral** sehr **aktiv.** Wir können fast sagen, dass zu Beginn die meiste Aktivität vom viszeralen System und dem verbundenen rhythmischen System der Atmung und Ausscheidung ausgeht: Saugen, Trinken, Verdauen, Ausscheiden. Diese bringen den Säugling ins aktive Leben und regen komplexe Funktionen an.

Das Saugen ist aktivierend für die Halswirbelsäule und den Mundtonus. Das rhythmische Saugen und Schlucken führen dazu, dass die Zunge – wenn am physiologischen Ruheplatz – regelmäßig Druck auf den oberen Gaumen ausübt. Diese rhythmischen Druckkräfte wirken entscheidend an der Bildung des Gesichtes mit. Die viszeralen Kräfte aktivierten das Bewegungssystem und gestalten das kraniale Wachstum. Beim Erwachsenen wird davon ausgegangen, dass allein das regelmäßige Schlucken (2–3/min) bis zu vier Tonnen Druck auf den oberen Gaumen zur Wirkung bringt. Entsprechend dürfte das bei einem Säugling sein, dessen Hauptzugang zur Welt das Saugen ist.

Stabilität der inneren Räume

GUT ZU WISSEN

Die Organe füllen und tragen den inneren Raum und stabilisieren so die Ausgangslagen der Entwicklung: Rückenlage, Bauchlage, Sitz, Stand.

Somit werden wir in diesem Abschnitt die Organe immer in ihrer physiologischen Funktion und in ihrer stabilisierenden Funktion in der Sensomotorik ansprechen. Dies ist die Chance und Herausforderung der Organbehandlung in der Osteopathie: Sie geschieht immer mit Blick auf die Statik und Dynamik des Bewegungsapparats; bei Kindern zudem mit Blick auf die sensomotorische Entwicklung in der sich die Qualitäten der Aufrichtung erst bilden.

Ein sehr anschauliches Beispiel der Zusammenarbeit von organischer und sensomotorischer Entwicklung erkennen wir bei Frühgeborenen mit verzögertem Lungenwachstum. Manche Frühgeborene lassen im ersten halben Jahr wenig Lungenunterstützung für die Schulter-Arm-Region in der Bauchlage erkennen und haben dementsprechend große Schwierigkeiten einen entwicklungsgerechten Unterarmstütz auszuführen

Zentrierung und Stabilität

Die Einbeziehung der sensomotorischen Entwicklung unterstreicht nochmals, warum es nötig war, das Problem der andauernden Instabilität oder des Stabilitätsverlustes klinisch ernst zu nehmen. Die pädiatrische Osteopathie kann nur realistische Erfolge erwarten, wenn sie den Entwicklungsaspekt der Stabilität der Ausgangslagen und Gewebe mit in den klinischen Blick nimmt.

Komplexe sensomotorische Fähigkeiten sind das Resultat von verschränkten Funktionen. Diese Verschränkungen entstehen im Entwicklungsprozess des ersten Lebensjahres. Meist besteht sie aber in späteren Lebens- und Entwicklungsabschnitten fort. So ist bei der Entstehung von Skoliosen klinisch zu klären, ob diese Form des Verlusts der Zentrierung und Stabilität mit dem Verlust von Organstabilität oder mit dem unterschiedlichen Wachstum verschiedener Organsysteme zu tun hat. Wenn wir Skoliosen osteopathisch nur als Verlust der Bewegung ansehen (Zweedijk, Tylleman und Schwind 2020), zeigt das, wie stark die Ideologie der somatischen Dysfunktion gegenüber der Anerkennung der klinischen Realität ist. Der Unterschied bei der Entstehung einer idiopathischen Skoliose zwischen Mädchen und Jungen ist hier möglicherweise ein interessanter Hinweis.

- Bei Mädchen entstehen Skoliose meist früher, zwischen 11 und 13 Jahren in der Phase der Lordosebildung und daher auch mit einer lordotischen Komponente.
- Die Skoliose der Jungen beginnt oft etwas später, zwischen 13 und 16 Jahren und mit einer kyphotischen Komponente aus der Phase der Kyphosenbildung.

Liegt dieser Unterschied möglicherweise auch an der unterschiedlichen Beteiligung der Organe am Geschehen? Die Belastbarkeit und Volumenaktivität mancher Organe ist essenziell für die Stabilitätsentwicklung und daher ein vorrangiges Behandlungsziel in der Behandlung bei Kindern. In der Logik der Entwicklung geht es zuerst um die Bildung der Stabilität, dann um die Gestaltung der Dynamik.

Gelingende Entwicklung braucht das Zusammenspiel aller physiologischen Systeme. In der Entwicklungsdynamik der ersten Lebensmonate sind die aktive Rücken- und Bauchlage notwendige Ausgangslagen. Die Zentrierung in Rücken- und Bauchlage erlaubt dem Kind eine erste Fokussierung der Wahrnehmungen und Gefühle. Insbesondere die Arbeit gegen die Schwerkraft in Rückenlage und Bauchlage führt zu Stabilisierung und Zentrierung. Das Kind erarbeitet sich neue Fähigkeiten und Ausgangslagen, die wiederum neue Erfahrungsmöglichkeiten eröffnen. In stabiler Rücken- und Bauchlage beginnt das Kind, sich selbst zu zentrieren und den Kontakt mit den anderen Menschen zu modulieren. Das Kind erarbeitet sich aktiv die Stabilität der Halswirbelsäule. Die Regulation der Kopfposition zu gewährleisten ist für die weitere Entwicklung grundlegend. Die Eindämmung der Moro-Reaktion und der Aufbau des orofaszialen Tonus wird durch das Gelingen dieser Prozesse möglich. Im Entwicklungsprozess gehören Nackenstabilität, Umgang mit Erschrecken und Spannungsaufbau im Mund und Rachen zusammen. So wird eine erste Zentrierung des Gefühlslebens möglich, die dem Kind erlauben mit den Zuständen des libidinösen Ungenügens umzugehen.

Stabile Ausgangslagen sind die Voraussetzung, um **sensomotorische** und **innere Stabilität** zu **entwickeln.** Im Prinzip ist folgender Aussage eines Lehrbuches der Kinderheilkunde zuzustimmen: „Positionen, die ein Kind nicht selbstständig einnehmen kann, vor allem Sitzen und Stehen, sollten unter normalen Umständen während des gesamten 1. Lebensjahres vermieden werden" (Straßburg, Dacheneder und Kreß 2008). Gerne würde wir hier auf die Differenz von Eigenaktivität des Kindes und falsch verstandene „Hilfe" oder „Förderung" durch Erwachsene hinweisen. Aus sensomotorischer Sicht können normal entwickelte Kinder sich ab dem 10. Monat selbst ins Sitzen bringen und mit Leichtigkeit und guter Aufrichtung im Sitzen spielen. Für normal entwickelte, gesunde Kinder gilt: Die intrinsische Entwicklungsdynamik so wenig wie möglich durch Förderung stören. Das Ziel ist Stabilität und dann gilt: Fordern statt fördern. Die entwicklungsgerechte Forderung (Aktivierung) ist hilfreich. Falsch verstandene „Hilfe" oder „Förderung" versucht Widerstände aus dem Weg zu räumen. Widerstände, die ein Kind selbst aushalten oder überwinden kann, machen es stabil, stark und stolz. Das gilt für sensomotorische und geistige Herausforderungen: Ohne Anforderung keine Entwicklung und keine Stabilität und Belastbarkeit.

Der US-amerikanische Psychologe Jonathan Haidt bringt das kulturelle Problem der **entlastenden Förderung** und Beseitigung von entwicklungsinduzierenden Widerständen auf die schöne Formel der „Verhätschelung des Geistes" (im Original: coddling of the mind): Wir versuchen zu sehr, die Straße für unsere Kinder herzurichten, anstatt die Kinder für die Wege des Lebens vorzubereiten (Lukianoff und Haith 2018). Das führt zu Instabilität, und ständiger Gereiztheit, was wir beim Kind mit dem Wort der Kindertherapeutin Traudl Pörnbacher als „libidinöses Ungenügen" bezeichnet haben; es führt langfristig dazu, dass wir unfähig sind mit Widerständen kreativ umzugehen und widrige Zustände auszuhalten.

12.5.2 Osteopathische Pädiatrie und sensomotorische Entwicklung

Wir können hier ein erstes Fazit ziehen: Die sensomotorische Entwicklung in den ersten Lebensjahren stellt den Rahmen für die leibliche, seelische und geistige Entwicklung dar. Sie folgt einem inneren Fahrplan, der in erstaunlicher Logik das Kind bei schützender und nicht-störender Umgebung zum Stehen führt.

Die osteopathische Behandlung geweblicher Aktivitätszustände kann stabile Erfolge erzielen, wenn sie die zeitliche und systematische Logik der sensomotorischen Entwicklung in der Diagnose und Behandlung berücksichtigt. Einerseits geht es um die gewebliche Logik des Wachstums, andererseits um die Regulation im Aufrichtungsprozess und die Entwicklung der kindlichen Innenwelt und Beziehungsfähigkeit.

Wachsen erfordert eine Vielzahl an **Baustoffen** und **Energieträgern,** sodass alle Organe, die mit dem Gedeihen des Kindes zu tun haben, von Anfang an sehr gefordert sind. Eine Funktionsstörung des Dünndarms kann zu einer allgemeinen Gedeihstörung führen. Bei einer mangelnden Abbauleistung der Leber oder einer verringerten Ausscheidungsfähigkeit der Nieren kommt es zur Ansammlung von Toxinen und einer Störung des geweblichen Wachstums. Wiederkehrende Bronchitiden oder Lungenentzündungen stören das expansive Wachstum der Lungen, was zu einer Enge der oberen Rippen und einer kompensatorischen Überstreckung der Halswirbelsäule mit fehlendem Mundschluss führen kann. Der fehlende Mundschluss stört die Zungenmotorik und die immunologische Abwehr im HNO-Bereich. Vermehrte Infekte und anhaltende Mundatmung stabilisieren die ungute Situation. Die normale Funktion der Organe ist grundlegend für Wachstum und Entwicklung, besonders bei Kindern.

Eine hyperaktiv-geschwollene Leber stört die normale Rückenlage und beeinflusst möglicherweise die anfängliche Entwicklung zur Symmetrie der Mittellinie in der Phase, in der das Halten des Kopfes in der Mitte und die erste Ausrichtung des Blickes (Fokus, Konvergenz) erarbeitet werden. Ähnlich können andere Organ die sensomotorische Entwicklung stören. Die entsprechenden klinischen Beispiele werden in den Organkapiteln ausgeführt.

12.6 Das Feld der Osteopathie

Wenn wir der Entwicklung des Organs von der wechselseitigen Induktion und Aggregation über die Morphogenese bis zur Verkörperung folgen – wann und wo kann die manuelle Behandlung der Osteopathie beanspruchen eine Wirkung zu erzielen, die sowohl indiziert als auch unserem Handeln zugänglich ist?

Dieses Kapitel hat die Einsicht in grundlegende Prozesse der Entstehung von Gesundheit und der Entwicklung der Gewebe und Organe zu einer Bestimmung des Feldes (scope of practice) der Osteopathie herangezogen. Dabei haben sich Raum und Zeit, volumetrische Aktivität (Formdynamik) und Chronologie als gleichbedeutsame Aspekte erwiesen. Dies darf als klare Absage an ideologisch motivierte Einseitigkeiten in der Osteopathie verstanden werden. Wer Zeit in Raum verschwunden sehen will, ist ebenso ideologisch motiviert wie jene, die alle Räumlichkeit auf zeitliche Folgen reduzieren wollen.

12.6.1 Organgeschichte und Osteopathie

Wir haben die großen biografischen Schritte in der Entstehung und Entwicklung des Organs angeben können. Die Geschichte beginnt mit Zellwachstum und der Aggregation (Zusammenballung) von Zellen, die sich durch Induktion ähnlich machen und so eine erste Form des Gewebes bilden, das aus Zellen mit vergleichbarer Form und ähnlichen Fähigkeiten besteht. Dieser **Bildungsprozess** des **Gewebes** ist eine Voraussetzung der Organogenese, die sich dann v.a. in der Morphogenese manifestiert. Bei Geburt haben Organe eine erkennbare und typische Form, die sie nur noch geringfügig ändern. Auch die räumliche Anordnung der Organe und ihre relative Position ändert sich bis zum Ende der Pubertät nur noch minimal und bei wenigen Organen. Nach dem Ende des Wachstums ändert sich bei gesunden Organen die Form und Position kaum – die Schwangerschaft ist eine der wenigen physiologischen Ausnahmen. Ab dann sind Änderungen krankheitsbedingte Verformungen, Operationen, biografischen Umständen sowie der individuellen Lebensführung zuzuschreiben, – nicht mehr dem Wachstum oder der Entwicklung. So ändert sich die Form des Magens durch unser Essverhalten oder eine Gastritis, die Leber durch unser Trinkverhalten oder durch Hepatitis. Durch viele Geburten verändert sich die Stabilität der Beckengewebe und es kann zu Senkungen der Blase mit Stressinkontinenz kommen. Wenn diese organischen Änderungen einem reversiblen Verlust der Organaktivität geschuldet sind, fallen sie ins Handlungsgebiet der Osteopathie.

12.6.2 Ort und Zeit der Osteopathie

GUT ZU WISSEN

Osteopathisch sind wir an der Biografie der Organe beteiligt, aber erst nachdem diese sich aus Geweben zu Organen organisiert haben. Form und Position sind unsere ersten manuellen Bezugspunkte. Elastizität ist definiert als Formstabilität und Positionsstabilität. Diese entstehen biografisch und werden dann von der geweblichen Aktivität aufrechterhalten.

Moment und Situation der Behandlung sind als Ort und Zeit für Osteopathie zu gestalten. Der Prozess der Behandlung eröffnet eine Gestaltung der Zukunft, nicht der Vergangenheit. Die Rückkehr zu embryonalen oder anderen Ursprüngen liegt außerhalb der osteopathisch angezeigten Behandlungsansätze. Dies markiert eine zeitliche Grenze der Osteopathie. Die räumliche Grenze liegt in der Begrenzung der Tiefendimension unserer manuellen Wahrnehmung. Die Behandlung zellulärer Aktivitäten liegt außerhalb der osteopathischen Wahrnehmungs- und Interpretationsmodalitäten. Eine Behandlung ist hier nicht angezeigt.

Realistisch und ganzheitlich ist es, vom Gewebe und von ganzen Organen als wahrnehmbaren Partnern in der Behandlung auszugehen. Osteopathische Handlungskonzepte setzen erst mit der Vollendung der Histo- und Organogenese ein und sind physiologisch nur mit Bezug auf die damit verbundenen Prozesse und Regulationsmechanismen konzipierbar.

Wenn wir entwicklungsdynamische Aspekte in das osteopathische Konzept der Organbehandlung integrieren, stellt sich die Frage: Was ist der richtige Zeitpunkt und richtige Ort der osteopathischen Behandlung? Eine erste Antwort auf diese Frage haben wir hier vorgeschlagen: Die manuelle Behandlung der Osteopathie springt auf den fahrenden Zug der Entwicklung auf, wenn die Organogenese bereits stattgefunden hat und der Prozess der Morphogenese als Erhalt der Form (Formstabilität) weiterbesteht.

GUT ZU WISSEN

Das Feld der Osteopathie ist durch diese Wegstrecke gekennzeichnet: Entwicklung zur Stabilität (Morphogenese) → Entwicklung zur lokalen Autoregulation und Dynamik (Morphodynamik) → Integration im Organsystem → Einbettung in die ganzheitliche, umweltbezogene Regulation → Integration in der sensomotorischen Entwicklung gegen die Schwerkraft → Verkörperung.

12.6.3 Realistische Selbstbestimmung und dreifache Selbstbegrenzung

Realistisch und ganzheitlich bedeutet: Osteopathisches Handeln zielt auf den Ausdruck der räumlichen Aktivität im Moment der Behandlung. Die Behandlungssituation ist eine **Station** im **Entwicklungsprozess** des **Organs.** Entwicklung ist auf die Zukunft gerichtet. Damit wird eine klinisch und konzeptuell handhabbare Bestimmung des Feldes der Osteopathie möglich: Die osteopathischen Erfahrungs- und Handlungsmöglichkeiten liegen im Bereich der Organaktivität. Diese können wir in dem geweblichen Ausdruck der Erhaltung der Form und Position osteopathisch wahrnehmen und therapeutisch unterstützen.

GUT ZU WISSEN

Im entwicklungskompatiblen Konzept der Behandlung von Aktivitätszuständen sind wir an der Biografie der Organe während der Wegstrecke von der Morphogenese, der Integration des Organs im Organsystem bis zur Verkörperung, beteiligt. Vorher und nachher ist nicht mehr das Feld einer klinisch arbeitenden Osteopathie. Vorher ist der Bereich des Ursprungsmythos, nachher der Versuch einer spekulativen Spiritualisierung. Wir glauben daher, es würde der Organbehandlung in der Osteopathie guttun, sich einer dreifachen Selbstbegrenzung zu unterziehen:

- Wir handeln geweblich und auf die Aktivität des gesamten Organs bezogen.
- Die Entwicklungsphasen vor der Morphogenese sind uns nicht zugänglich, weder zeitlich als Bezug zur Embryologie, noch als Behandlung von Zellen.
- Osteopathie beginnt, wenn Organe ihre Form und Position gefunden haben und diese im Rahmen von Aktivitätszuständen verändern.

Teil B: Untersuchung und Behandlung der Organe

KAPITEL

13 Untersuchung und Behandlung der Aktivitätszustände innerer Organe

13.1 Von der Anamnese zum Befund und zur Behandlung

Der Weg von der Anamnese zur Katamnese, vom Befund zur Behandlung, von der Prognose zur Reflexion der Ergebnisse ist Teil der Gestaltung der therapeutischen Beziehung. Osteopathie basiert auf einem breiten wissenschaftlichen Verständnis von Krankheit und Gesundheit, wird aber spezifisch osteopathisch im Handeln, da es auf einer biomechanischen Krankheitslehre beruht.

13.1.1 Osteopathischer Befund

Der osteopathische Befund stellt die Indikation für eine bestimmte osteopathische Intervention – alles andere ist nicht zu verantworten; eine Behandlung, die nicht indiziert ist kann schädigen oder belanglos sein. Der klinische Entscheidungsprozess in der Osteopathie führt über die gewebliche Diagnostik zur Beantwortung der klinischen Fragen: **Was, wie und wann behandeln?** Da wir in der geweblichen Arbeit die Reaktion des Gewebes auf die Behandlung wahrnehmen, hört die Diagnostik nicht mit dem Befund auf. Sowohl die Reaktionsbereitschaft des Gewebes im Befund als auch in der Behandlung geben uns Antworten auf die klinischen Fragen.

- In der Arbeit mit Aktivitätszuständen geht der Befund in die Behandlung über,
- während in der Behandlung wiederum die Aufmerksamkeit auf die Aktivitätsänderung und Reaktionsbereitschaft des Gewebes gerichtet bleibt.

Diese Rückkopplungseffekte zwischen Befund und Behandlung machen die Kernkompetenz der Osteopathie aus. Sie erlaubt eine Überprüfung der eigenen Annahmen und öffnet das Tor zur situativen Anpassung der Technik ans Gewebe.

GUT ZU WISSEN

Die Behandlung stimuliert, inhibiert oder balanciert Aktivität. Manuelle Techniken sind gut, wenn wir während der Anwendung die Regulationsprozesse im Gewebe wahrnehmen.

13.1.2 Chronologie der Untersuchung und Behandlung

Die physiologische Chronologie lautet: Vom Organ zur Umgebung. Daran orientiert sich die Untersuchung und Behandlung so weit als möglich. Wenn wir im Organ selbst eine Änderung der Aktivität erreichen wollen, sollten wir dort beginnen. Aus der Ferne oder aus der Umgebung der Organe auf diese zu wirken, widerspricht ihrer autoregulativen Kompetenz. Erst wenn die autoregulativen Mechanismen nicht mehr funktionieren, sind Behandlungen mittels der faszialen und neuro-vaskulären Verbindungen begründet.

- **Welches Organ braucht Behandlung?** Die Indikation der Organtherapie erfolgt über die Beurteilung des physiologischen Aktivitätszustands im Elastizitätstest. Dieser erweist den Bedarf der Behandlung.
  - Organe, die ihre Aktivität verloren haben, brauchen Unterstützung und Stimulation.
  - Organe, die es nicht mehr schaffen aus der Hyperaktivität zurück zur Ruheaktivität zu finden, brauchen Auswege und Inhibition.
- **Wie soll das Organ behandelt werden?** Art und Weise der Behandlung ergeben sich aus den möglichen Bündnispartnern im Gewebe. Um diese zu bestimmen, orientieren wir uns am Organcharakter, wie er sich in der Situation der Behandlung aktualisiert. Im Befund der **spürbaren Organqualität** zeigen sich die aktuellen Kräfte und Fähigkeiten des Organs. Die spürbaren Organqualitäten bestimmen die Art und Weise der Behandlung.
- **Wann soll das Organ behandelt werden?** Mit den Antworten auf die ersten beiden Fragen bleibt möglicherweise die Chronologie der Behandlung wichtig für ihren Erfolg. Diese ist abhängig von der Dringlichkeit. Hypoaktivität ist dringlich, Instabilität und Erschöpfung hat Priorität. Dann muss Stabilität hergestellt und Aktivität wiedergewonnen werden.

Für das Gelingen der Therapie ist die Unterscheidung von **charakterverstärkender Hyperphysiologie** und **charakterabweichender Pathophysiologie** ebenso relevant. Normalerweise versucht das Organ, seine Probleme mit den Stärken seines Charakters zu lösen. Weicht es davon ab, ist Vorsicht geboten, da dies ein Hinweis auf eine Dekompensation oder entstehende Pathologie sein kann.

13.2 Beziehung und Aufmerksamkeit in Anamnese und Befund

Die allgemeine Anamnese und allgemeine körperliche Untersuchung orientieren sich an der allgemeinen Krankheitslehre, deren Kenntnisse hier vorausgesetzt werden. Die spezifisch-osteopathische Anamnese zielt darauf ab, **behandlungsbedürftige Aktivitätszustände** zu erkennen. Daher versuchen die anamnestischen Fragen und der manuelle Befund pro Organ zu ergründen, welche Aktivitätszustände im Moment und im Verlauf dominant sind.

Für die Einsicht in die Fähigkeit des Patienten auf Herausforderungen adäquat mit einer Änderung der Organaktivität zu reagieren, ist die Unterscheidung von **Ruhe** und **Belastung** zentral. Ebenso wichtig sind die Tages- und Schlafanamnese. Diese geben Hinweise auf die Fähigkeit des Patienten, auf Belastung zu reagieren und in Ruhe bzw. im Schlaf zu regulieren und zu regenerieren.

GUT ZU WISSEN

In Anamnese und Befund geht es darum, die Situation des Patienten kennenzulernen und gemeinsam Ausgangslagen für die Behandlung zu erarbeiten. Zur Ausgangslage gehört auch die angemessene Form der Aufmerksamkeit des Therapeuten: offenherzig und bei der Sache, freischwebend und fokussiert.

13.2.1 Therapeutisches Setting

Im therapeutischen Setting geht es darum, eine **Atmosphäre** zu schaffen, die es dem Patienten erlaubt, über sich und den Anlass der Konsultation zu sprechen. In dieser Atmosphäre soll für den Patienten die Einladung entstehen, über Anliegen und Nöte zu berichten. Diese Einladung immer wieder sprachlich und gestisch erneuern, ist grundlegend für den Verlauf der Therapie. Das gilt vom anamnestischen Gespräch, über den Sichtbefund bis zur Hands-on-Behandlung auf dem Behandlungstisch und der gemeinsamen Reflexion am Ende der Sitzung.

Das **Gefühl** der **Akzeptanz** and des **Angenommen-Seins** können wir Therapeuten nicht erzwingen. Es gehört aber zu den Aspekten der asymmetrischen Ausgangslage, dass wir Therapeuten ständig in Vorleistung gehen, um die Behandlung zu ermöglichen. Zu Beginn der berührenden Palpation sollten Schamgefühle und Bedürfnisse des Patienten wahrgenommen und einvernehmlich geklärt werden. So sollte geklärt sein, welche Kleidungstücke vom Patienten anbehalten werden wollen oder ausgezogen werden können. Bei Kindern ist das mit den Eltern zu besprechen und den Kindern zu erklären.

GUT ZU WISSEN

Säuglinge müssen keinesfalls nur in Windeln und sollten niemals nackt behandelt werden.

Bei Erwachsenen bietet es sich bereits bei Terminabsprache an, darauf hinzuweisen, dass bequeme Kleidung mitgebracht wird. Auch das Angebot einer leichten Decke, die Patienten während der Behandlung über sich ziehen können, ist hilfreich. Wir Therapeuten können ausdrücken, was für uns als Untersucher und Behandler hilfreich wäre, es sollte uns aber klar sein, dass Patienten immer das versuchen zu erfüllen, was der Therapeut will. Insofern wir nicht selbst Haus- oder Facharzt sind, aber wissen, dass unser Patient in ärztlicher Betreuung ist, ist es nicht zwingend notwendig, dass Patienten immer in Unterwäsche untersucht und behandelt werden. Gefäßzeichnungen und Hautveränderungen zu sehen ist wichtig, aber nicht bei allen Patienten in gleicher Weise. So dies nötig ist, kann das besprochen und auch gesagt werden, dass die Untersuchung zeitlich begrenzt ist.

Ein zentraler Aspekt der Gestaltung der therapeutischen Beziehung ist es, die Behandlungssituation so zu gestalten, dass das Bedürfnis des Patienten nach Therapie realisiert werden kann. Befund und Behandlung sind nur möglich, wenn wir das einbeziehen, was die Patienten persönlich und familiär, gesellschaftlich und kulturell mitbringen. Diese Mitbringsel sind sozusagen die Ausgangssituation in der ersten Begegnung, in Anamnese und Befund. Sie machen einen großen Teil dessen aus, was wir die **Ausgangssituation** der **Therapie** ausmacht.

GUT ZU WISSEN

Das Wort Ausgangssituation vereint die körperlichen Aspekte der Position und Lage mit den psychosozialen und gesellschaftlich kulturellen Aspekten der therapeutischen Situation. Es bezieht sich auf den Patienten und Therapeuten, auch wenn wir zuweilen nur über eine Seite der Medaille sprechen.

Die therapeutische Berührung findet in einer **asymmetrischen Ausgangssituation** statt. Diese muss angenommen und in der Supervision und ethischen Reflexion immer wieder bearbeitet werden. Ansonsten sind dadurch verursachte Schäden nicht zu vermeiden. Es ist hilfreich, sich die asymmetrische Ausgangslage als Bild oder Wort in die Behandlung mitzunehmen: Berührung ist wechselseitig, aber die Rollen sind nicht gleich.

Da die Verantwortung für Ausgangslagen bei den Therapeuten liegt, sollten körperliche Ausgangslagen vom Therapeuten bewusst gewählt und im Nachhinein reflektiert werden. Längeres Stehen ist für viele Patienten eine Anstrengung und die Untersuchung im Stehen sollte daher bewusst zeitlich gestaltet werden: Kurz, um Stress zu reduzieren – länger, um zu sehen, wie jemand auf Stress reagiert. Letzteres verbietet sich aber bei Patienten, die instabil sind und von denen wir schon wissen, wie sie auf Anstrengung reagieren.

Unterschied zwischen Rücken- und Bauchlage

Ausgangslagen kommt sowohl eine physische als auch eine symbolische Bedeutung zu. Die symbolische Bedeutung kommt in sprachlichen Metaphern zum Ausdruck. Auf Augenhöhe, von oben herab, hinten herum, frontal und konfrontierend, auf dem Bauch gelandet, auf den Rücken gelegt.

Der Unterschied zwischen Rücken- und Bauchlage ist daher zuweilen bei der Gestaltung der therapeutischen Situation miteinzubeziehen.

- In **Rückenlage** zeigen die Patienten ihre offene Vorderseite und das Antlitz. Das kann einerseits vom Patienten als Anerkennung, aber auch als „schutzlos" und „ausgeliefert" empfunden werden. Manche reagieren darauf mit erhöhter Wachsamkeit, was bei Therapeuten wiederum zu Fehldeutungen und dem Gefühl, „beobachtet" zu werden, führen kann.
- Die **Bauchlage** empfinden manche als „geschützt", andere als Geste der Unterordnung. Bedacht sollte werden, dass ein Gespräch in Bauch- und Rückenlage räumlich „von oben herab" erfolgt, wenn der Patient liegt und der Therapeut steht. Diese Position des Therapeuten lädt zur Dominanz ein, warum das Gespräch besser im Sitzen stattfinden soll. In der Bauchlage fehlt der Augenkontakt, was zuweilen schamhafte Themen erleichtert, aber den Kontakt erschwert.

Das Ziel der therapeutischen Situation ist im Kontakt mit sich selbst und mit dem Anderen zu bleiben. Daher sind Gespräche mit Augenkontakt und von Angesicht zu Angesicht im Rahmen der Osteopathie zu bevorzugen.

Auf dem Rücken liegen – eine Herausforderung

Mit den Gedanken und dem Vokabular der Polyvagal-Theorie, wie sie von Steve Porges formuliert wurde, können wir das Liegen in Rückenlage auf eine weitere wichtige Weise thematisieren (Porges 2011). Das vegetative Nervensystem unterstützt drei unterschiedliche Reaktionsweisen auf „prekäre" soziale und existenzielle Situationen. Diese Reaktionen unterscheiden sich stark hinsichtlich der Aktivität: dynamisch-interagierend, ruhend-bereit, paranoisch-blockiert.

Wir erwarten von unseren Patienten, dass sie sich ohne Angst ruhig auf den Rücken legen können. Die Polyvagal-Theorie hilft zu verstehen, dass diese Erwartung, insbesondere nach Verletzungen und Traumata möglicherweise nicht angebracht ist. Im Gegenteil: Es ist ein bedeutsames Behandlungsziel, „immobilisation without fear" zu erreichen. Die ersten Behandlungsschritte zielen darauf ab, so viel emotionale und körperliche Stabilität herzustellen, sodass die liegende Position als ruhebringend erlebt werden kann. Das ist die Voraussetzung, um eine berührende Behandlung selbst regulieren zu können, also heilende Wirkung mitzugestalten. Steven Porges unterscheidet:

- imobilisation without fear – Immobilisation ohne Angst: der soziale Kontakt zur Eindämmung der Angst: Gesichtsausdrücke, Zuhören oder Vokalisierung
- mobilisation in fear – Mobilisierung bei Gefahr: Kampf, Flucht
- immobilisation in fear – Immobilisation bei Lebensgefahr, Sich-Totstellen, In-Ohnmacht-Fallen

Im Gegensatz zur homöostatisch auf das innere Milieu gerichteten Arbeitsweise des vegetativen Nervensystems, wird hier die „soziale" Seite erkennbar. Biologie ist immer eingebettet. Das **soziale Kontaktsystem,** verstanden als ein System von sozialer Teilnahme und Kommunikation, kann gelassene Verhaltensweisen fördern.

Ausgangslage in der Behandlung von Kindern

Die Ausgangslage sollte insbesondere bei Kindern den Rollen entsprechen, welche die Personen im sozialen Leben einnehmen. Da kleine Kinder weder in der Familie noch in der Therapie den Ablauf bestimmen dürfen, sollten sie auch symbolisch nicht in der dominanten Position sitzen oder sprechen.

Therapie ist nicht Erziehung, dazu haben wir keinen Auftrag. Aber wir sind für den **verletzungsfreien** und **effektiven Ablauf** der Therapie verantwortlich und bestimmen daher, was das Kind darf und nicht darf – unabhängig vom Erziehungsstil der Eltern. Andererseits ist eine Komplizenschaft von Therapeut und Kind oder eine überzogene Anwaltschaft des Therapeuten für das Kind ein ernsthafter Behandlungsfehler. Die Beziehung von Eltern und Kind ist unbedingt und uneingeschränkt als Rahmen der Behandlung zu achten. Wir Therapeuten wissen niemals, was besser ist für das Kind als die Eltern. Wir kennen uns möglicherweise besser in medizinischen und entwicklungsdynamischen Prozessen aus, aber das Wohl des Kindes ist für den Rahmen unserer Therapie in den Händen der Eltern am besten aufgehoben. Jede andere Unterstellung wäre ethisch fragwürdig und iatrogen. Therapie ist weder Sozialarbeit, noch Pädagogik oder gar Strafverfolgung.

13.2.2 Umgang mit Scham

Therapeuten sind es oft selbst gewohnt, in der Ausbildung sich vor anderen auszuziehen und zuzulassen, dass andere über sie sprechen. Das heißt nicht, dass wir es können oder mögen, meist halten wir es für nötig und unvermeidlich. Vielen ist es trotzdem peinlich und wir halten es aus, weil für uns der Abschluss des Studiums oder der Ausbildung wichtig sind. Zuweilen nehmen wir es auch unhinterfragt als Gewohnheit oder Tradition hin. All diese Motive können auch für die Patienten gelten, und es ist klug, hier wenig zu unterstellen und genau zu beobachten, wie ein Patient auf die Situation der Untersuchung reagiert. Flexibilität in der Gestaltung der therapeutischen Beziehung und die Bereitschaft, eigene Gewohnheiten zu ändern, sind hier hilfreiche Grundeinstellungen.

Wichtig ist es, nicht von unseren eigenen Schamgefühlen oder Annahmen und Unterstellungen, was normal ist, auf die Patienten zu schließen. Unser Auftrag ist es, die Grenzen einer bestimmten anderen Person kennenzulernen und zu respektieren. In diesem Prozess des Kennenlernens ist eine offene Gesprächskultur hilfreich, die ohne Manipulation und Suggestion auskommt.

Unangenehme Organaktivität und Körperbild

Die Schamgefühle vieler Menschen und daher auch unserer Patienten haben oft mit dem Gefühl der unangenehmen und unpassenden Nacktheit vor einer fremden Person zu tun. Aber auch unangenehme Gefühle, bezüglich des eigenen Körpers, können dazu beitragen. Dazu gehören für manche Patienten der eigene Körpergeruch, Mundgeruch bei Reflux, mögliche Gerüche und Geräusche (Flatulenzen, Aufstoßen) die bei der Organbehandlung entstehen können. All das können eine Quelle der Scham oder der Erwartung schamvoller Situationen sein. Wir Therapeuten können das gegebenenfalls ansprechen und klarstellen, dass es „Ihnen vielleicht unangenehm ist", aber „für mich ganz normal ist" es vielen passiert und es zur Behandlung gehört, sozusagen ein kalkulierbares Berufsrisiko eines Organ-Therapeuten darstellt – eine witzige Formulierung kann manchen das Thema erleichtern, anderen erschweren. Im Umgang mit Scham in der Therapie gibt es kein allgemeingültiges Rezept, aber immer wieder die Aufforderung an uns selbst, diese Themen in der therapeutischen Beziehung auszuhandeln.

Patienten mit Inkontinenzproblemen müssen möglicherweise wissen, was sie tun können, wenn während der Behandlung eine Dringlichkeit entsteht. Dann ist es hilfreich, abzusprechen, dass sie jederzeit zur Toilette gehen können, wo diese zu finden ist und ob es notfalls eine zweite gibt für alle Fälle. Das beruhigt manchen Patienten.

Angst vor dem Urteil

Wer sich mit dem Phänomen des Schuldgefühls und der Angst vor der Verurteilung als Alltagsphänomen beschäftigen will, kann dies heutzutage am besten an Müttern beobachten. Insbesondere Erstgebärende, aber auch erfahrene Mütter, werden heute so verunsichert und lassen sich so verunsichern, dass bereits die Frage danach, wie das Kind schläft, wann es zum ersten Mal gelaufen ist und wann es zu krabbeln begonnen hat, eine Rechtfertigung oder Verteidigung auslöst. Wer glaubt, sich rechtfertigen zu müssen oder annimmt, andere wollen mich kritisieren, wird schnell mit Angst oder Abwehr reagieren. Dieses Phänomen wird dadurch verstärkt, dass wir in diesem Moment als medizinische oder pädagogische Experten wahrgenommen werden und die Last der Rechtfertigung oder Schuld dadurch noch größer wird. Diese Reaktionen – Rechtfertigung und Verteidigung, Schuld und Abwehr – können sehr schnell sein und müssen dem Anlass oder der Intention des Therapeuten nicht entsprechen. Was wir an den verunsicherten Müttern studieren können, gilt für viele Patienten in ähnlicher Weise. Daher müssen wir diese „Ausgangssituation" des Patienten verstehen. Wir Menschen haben Angst vor dem Urteil der anderen. Eine Beurteilung wird zum Urteil, eine Frage zum Vorwurf. Zuweilen ist schon eine hochgezogene Augenbraue oder ein intensiverer diagnostischer Blick der Anlass zur Sorge ob „etwas nicht stimmt".

13.2.3 Gewebe und Beziehung

Wir geben hier Hinweise auf Abfolgen in der spezifisch-osteopathischen Anamnese und Befunderhebung. Diese folgen der geweblichen Logik der Aktivität und den konkreten Umständen der therapeutischen Situation. Das bedeutet, dass die zeitliche Abfolge in der Untersuchung im Rahmen der therapeutischen Beziehung gestaltet und angepasst wird. Zudem ist es bereits in der Anamnese notwendig, erste Anzeichen des Verlustes von Physiologie zu erkennen. Es geht also darum, herauszuhören, ob unsere Patienten, den Rahmen verloren haben. Dies kann aufgrund eines Krankheitsprozesses der Fall sein oder als Folge einer mechanischen Destabilisierung (Beispiel Schleudertrauma). Eine nicht mehr tragbare, soziale oder psychische Belastung kann ebenfalls zum Verlust des physiologischen Rahmens führen.

Wenn möglich, sollte das Vorgehen in der Anamnese so gestaltet werden, dass wir erkennen, ob jemand überhaupt jemals einen stabilen körperlichen und psychischen Rahmen aufgebaut hat (➤ Kap. 12). Wer das noch nie geschafft hat, braucht möglicherweise weitere therapeutische Angebote.

13.3 Sichtbefund und Palpation

Nach dem Anamnesegespräch ist ein Sichtbefund im Stand und in Rückenlage ratsam. Dabei werden Form und Lage der Organe evaluiert: Gibt es Schwellungen, Einziehungen, Veränderungen von Inhalt und Rahmen, Form- und Lageveränderungen?

13.3.1 Statik und Motorik

Wir richten unsere Aufmerksamkeit auf die Sensomotorik, besonders auf die **Statik** und **Motorik** im Stand. Eine Hand ist am interessierenden Organ, die andere an einer für diese Organ relevanten Region des Bewegungsapparats, z. B. Dünndarm und LWS für die mechanische Verbindung (➤ Abb. 13.1, ➤ Abb. 13.2) oder Dünndarm und BWS für die neurologischen Verbindungen (➤ Abb. 13.3).

Neben den **sensomotorischen Reaktionen** ist auch die **Veränderung der Atmung** klinisch interessant. Der Therapeut beobachtet zuerst das Atemgeschehen (Wie atmet die Patientin?), stützt oder provoziert dann das Organ und beobachtet die Änderung in der Sensomotorik und in der Atmungsaktivität und Haltung (➤ Abb. 13.4). Möglich wäre es auch, die Patientin zu bitten, etwa tiefer zu atmen und die gewebliche Anspannung im Bereich der Schultern wahrzunehmen.

GUT ZU WISSEN

Durch Inhibition und Provokation der Organaktivität im Stand kann es erste Antworten auf die Frage geben, ob das Organ die Statik und Dynamik des Bewegungsapparats beeinflusst.

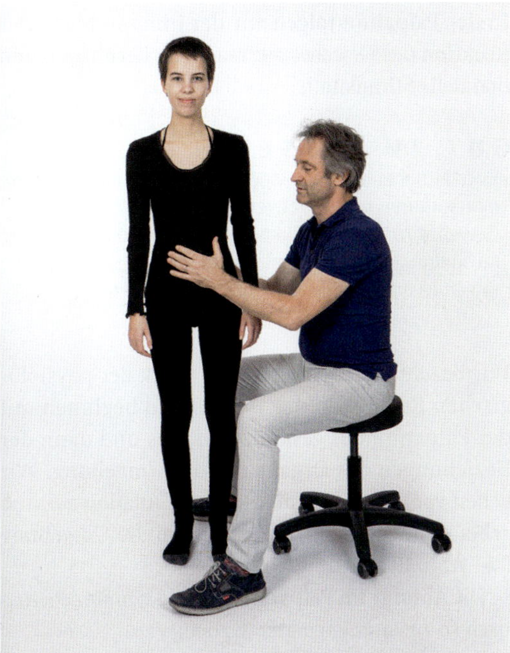

Abb. 13.1 Untersuchung der mechanischen Interaktion von Dünndarm und LWS im Stand (Sicht von vorne). [K418]

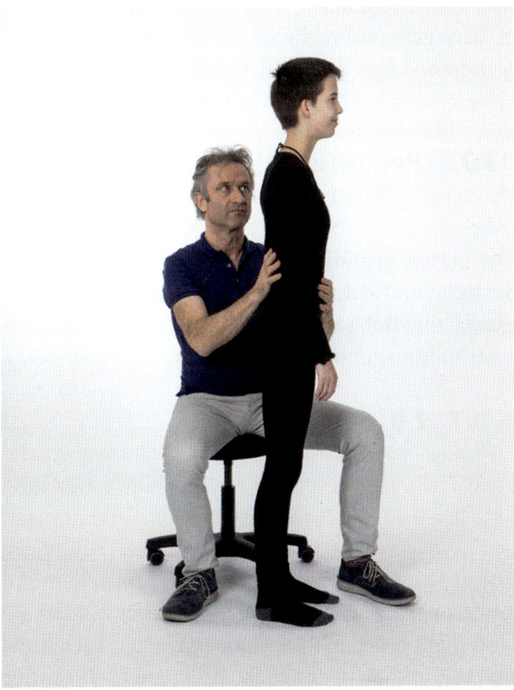

Abb. 13.2 Untersuchung der mechanischen Interaktion von Dünndarm und LWS im Stand (laterale Sicht). [K418]

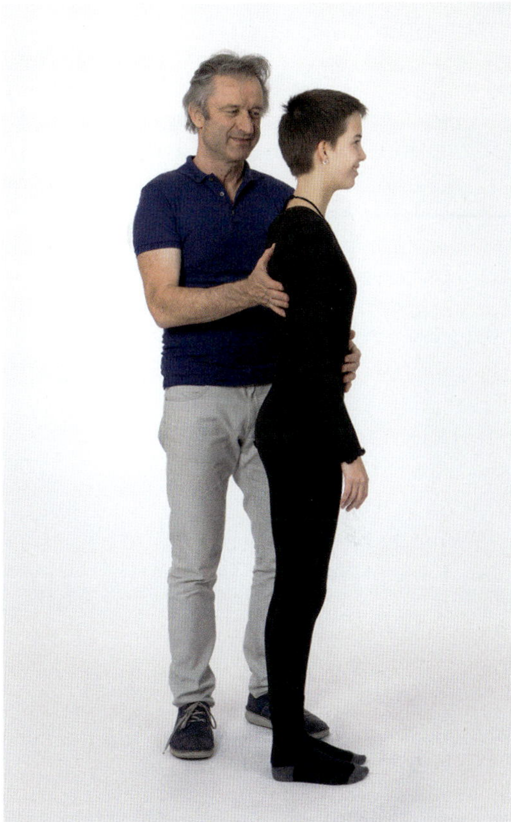

Abb. 13.3 Untersuchung der neurologischen Interaktion von Dünndarm und BWS im Stand. [K418]

- Die **Inhibition** stützt das Organ und beobachtet die Veränderungen in der Statik und Dynamik. Wir erwarten eine Verbesserung der Symptome und Zeichen. Falls bei der Inhibition eine Verstärkung der Symptome entsteht, müssen wir fragen, ob ein Stauungsphänomen vorliegt, das durch die Inhibition verstärkt wird – z. B. eine Völle des Magens, die dann zusätzlich komprimiert wird. Oder wir müssen unser biomechanisches Modell überdenken und nicht-biomechanische Aspekte einbeziehen.
- Die **Provokation** verstärkt die Wirkung des Schwerkraftfeldes und beobachtet, welche Reaktionen und Kompensationen in der Statik und Dynamik möglich sind. Die Provokation kann bei bereits kompromittierter Sensomotorik die Symptome verstärken und für den Patienten sehr unangenehm sein. Provokationstests werden daher nur einmal ausgeführt und wenn positiv sofort beendet.

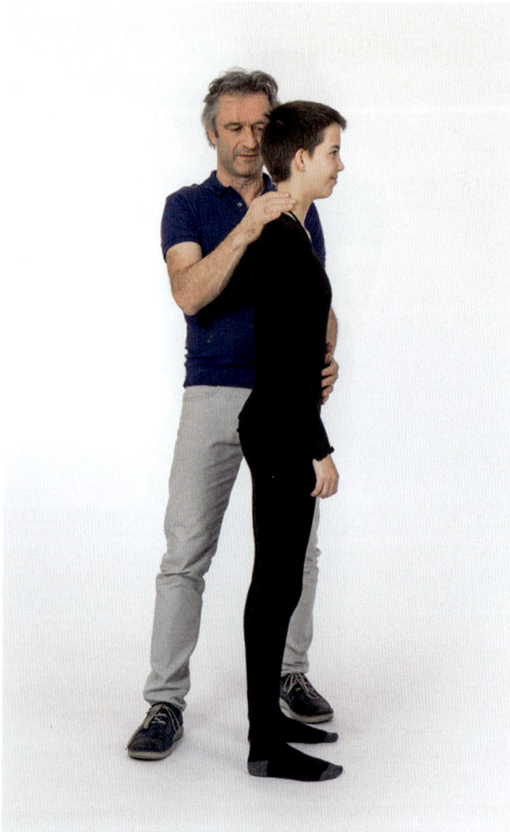

Abb. 13.4 Untersuchung der Interaktion von Dünndarm und Atmung. [K418]

VORGEHEN

- Kontakt mit dem Volumenausdruck des Organs aufnehmen (anteriore Hand). Die posteriore Hand gibt Sicherheit und nimmt gewebliche Tonusänderungen wahr.
- Inhibition: Zuerst gegen die Schwerkraft unterstützen (= dem Organ ein Sofa anbieten) und die Reaktion in der Statik und Atemform beobachten
- Provokation: Leichter Zug (max. 20 g) am Organ nach inferior. Spontane Reaktion in der Statik und Atemform beobachten.

In der **Palpation** kommen wieder unsere grundlegenden Aspekte (die drei B's) zur Anwendung, die

- patienten- und gewebegerechte Berührung, die
- Gestaltung der therapeutischen Beziehung in jedem Moment und mit Rücksicht auf den Organcharakter sowie die
- Deutung der Wahrnehmung im Rahmen einer allgemeinen und biomechanischen Krankheitslehre.

In der Palpation folgen wir der inneren Logik der Reaktion des Gewebes auf manuelle Berührung und manuelle Stimulation.

GUT ZU WISSEN

Es geht dabei um zwei Aspekte. Zum einen darum, den momentanen und situativen Zustand der Aktivität des Gewebes zu befunden (Aktualität); zum anderen soll herausgefunden werden, welche Möglichkeiten der Aktivitätsänderung dem Gewebe möglich sind (Potentialität).

Wir beachten dabei die innere Logik der physiologischen Regulation der Organe und beginnen mit der Palpation des gesamten Organs und dann der Beziehungen des Organs mit der Umgebung. Wir gehen von der autonom-lokalen Regulation aus und arbeiten uns vor zur Einbettung in die Umgebung (➤ Abb. 13.5).

Die **Abfolge im Palpationsbefund** könnte schematisch so zusammengefasst werden:

- Zugangserlaubnis erarbeiten.
- Form- und Volumendynamik wahrnehmen und zulassen.
- Elastizität testen: im Organ, in Beziehung zu anderen Organen (= Inhibition, Provokation).
- Bewegung wahrnehmen, inhibieren und provozieren.

13.3.2 Psychosoziale und gewebliche Ausgangsbedingungen

Die ersten grundlegenden Schritte in der Untersuchung und Behandlung sind: **Erarbeiten** der **Zugangs-** und **Behandlungserlaubnis,** das zu einem Arbeitsbündnismit dem Patienten führt (Strebel 1992).

GUT ZU WISSEN

Mit Zugangserlaubnis und Arbeitsbündnis sind immer sowohl psychosoziale als auch gewebliche Prozesse gemeint.

Die Qualitäten des menschlichen, klinischen und geweblichen Zugangs müssen erarbeitet werden, sie sind nicht gegeben und wenn erarbeitet, auch nicht einfach und ewig da. Es ist ein **immerwährender Prozess** und die zentrale Aufgabe der Gestaltung der therapeutischen Beziehung.

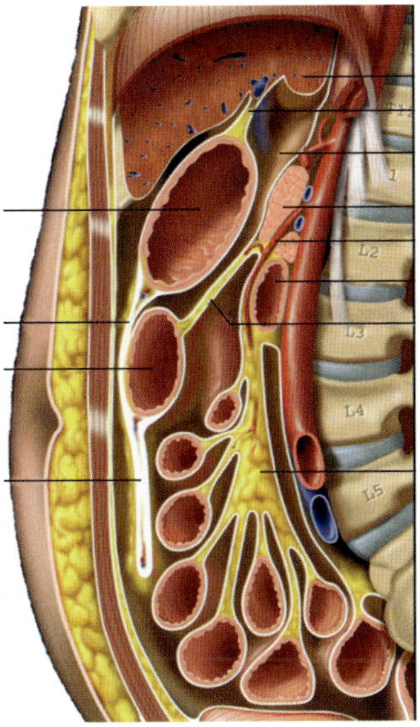

Abb. 13.5 Bauchhöhle und Lagebeziehung der Darmschlingen zur Vorder- und Rückwand. [E1066]

Auf allen Ebenen muss eine **bewusste** oder **unbewusste Zustimmung** des Patienten entstehen: Vertrauen und Behandlungsvertrag sind das Resultat dieses Prozesses. Zugangsqualitäten führen dazu, dass sprachlich und geweblich eine Zugangserlaubnis und ein Behandlungsauftrag erteilt werden können. Geweblich ist der Zugang über die Kontaktregulation mit dem Organ und das Balancieren der Gewebe meist möglich. Entsteht **keine Erlaubnis,** sollte die gewebliche Behandlung abgebrochen werden.

Klinisch interessant ist, dass zuweilen das Organ, das den Zugang zur Behandlung ermöglicht, nicht das behandlungsbedürftige Organ selbst ist. Im Krankheitsgeschehen kann die Regulation der Aktivitätszustände so sehr verändert sein, dass der Ort und das Gewebe der Zugangserlaubnis nicht mit dem erkrankten Gewebe übereinstimmen.

Für die Bestimmung der **geweblichen Zugangsqualität** kommen alle mechanischen Qualitäten in Frage. Nur eine Provokation wie der Elastizitätstest kommt als erster Zugang nicht in Betracht.

Zugangsqualitäten erarbeiten

Bevor wir uns mit Eifer den klinischen Fragen der Untersuchung und der Behandlung widmen, wollen wir festhalten, dass der Zugang zum Patienten und zum Ausdruck des Gewebes nur im Rahmen der jeweiligen Behandlungssituation realisierbar ist. Offensichtlich wird es so viele Antworten wie Behandlungssituationen geben, aber wir dürfen mit dem bisher Erarbeiteten darauf insistieren, dass die Frage nach der Zugangsqualität zumindest auf den drei Ebenen (drei B's) der Behandlungssituation bearbeitet werden muss,

- in der therapeutischen Berührung als mitgeteilte Leiblichkeit,
- in der therapeutischen Beziehung als Arbeitsbündnis, Aufmerksamkeit und leibliche Geistesgegenwart,
- in der Biomechanik des Organcharakters als erfahrbare biologische Gewebeaktivität. Wir sind also gefordert, in Anamnese, Befund und Behandlung die kommunizierte Leiblichkeit der Patienten anzuerkennen, ein Arbeitsbündnis herzustellen und den geweblichen Organcharakter zu respektieren.

Patienten drücken in der Anamnese und während der Behandlung ihre Hoffnungen, Leiden und Befürchtungen ebenso aus, wie sie von Symptomen und bisherigen Erfahrungen in der Therapie sprechen. Unsere Aufgabe ist es, diese zu notieren, um im Verlauf der Behandlung fragen zu können, wie sich diese entwickelt haben. Einerseits erkennen wir darin den Anlass der Konsultation, andererseits können wir nur so, gemeinsam mit unseren Patienten, Behandlungsziele festlegen.

GUT ZU WISSEN

Oft stecken in den ersten Sätzen des Patienten wichtige Aussagen über deren Krankheits- und Gesundungsannahmen. Die meisten Menschen entwickeln – trotz der übermächtigen Deutungen des medizinischen Körpers durch die Experten – eine eigene „Krankheitstheorie" und machen Annahmen über ihre Chance und ihren Weg zur Gesundung. Diese „Theorie" sollten wir auf jeden Fall heraushören und nicht bewerten.

Arbeitsbündnis in der therapeutischen Beziehung

Bündnis war der Begriff, der die wechselseitige Anerkennung der gemeinsamen Menschlichkeit und Bedürftigkeit betont. Im Arbeitsbündnis der Behandlung anerkennen sich Therapeut und Patient in wechselseitige Menschlichkeit, gehen aber eine **unbewusste** und **bewusste Vereinbarung** ein, im begrenzten Rahmen der Therapie die Rollen und Aufgaben unterschiedlich zu verteilen.

Dies kann sprachlich oder nonverbal (wie bei Säuglingen) geschehen, schriftlich oder mündlich. Bei Kindern ist unbedingt ein Elternteil als Vertragspartner einbezogen. Das Arbeitsbündnis sollte in der **ersten Sitzung** ausgehandelt werden, muss aber ständig im Rahmen der therapeutischen Beziehung gestaltet und **aktualisiert** werden. Wir könnten das mit dem Verhältnis von Verfassung und parlamentarischer Arbeit vergleichen. Die Verfassung ermöglicht und garantiert die Arbeit der Parlamente; die Parlamente entwerfen neue Gesetze bei neuen Herausforderungen, die wiederum mit der Verfassung vereinbar sein müssen. Verfassungsänderungen sind extrem schwer und sollten es auch bleiben. Die Verfassung der therapeutischen Beziehung ermöglicht den Behandlungsvertrag und das Arbeitsbündnis.

Dabei sind die Aufmerksamkeit und leibliche Geistesgegenwart des Therapeuten gefragt; ebenso deren Vertragstreue und Verständnis für die Verfassung als unantastbare Ermöglichungsbedingung der therapeutischen Beziehung. Wer im Rahmen der Verfassung und in Beziehung mit dem Patienten bleibt, kann die Zugangserlaubnis in vollem Umfang erarbeiten.

Organcharakter

Den Charakter einer Person kennen und schätzen zu lernen, erleichtert den Umgang mit ihr sehr. Ähnliches gilt für die therapeutische Arbeit mit Organen. Da der biomechanische Charakter der Organe so unterschiedlich ist, dürfen wir diese nicht über einen Kamm scheren. In der Anpassung an den Organcharakter geht es darum, die organspezifischen Fähigkeiten anzuerkennen und sowohl die Palpation als auch die Behandlung entsprechend auszurichten. Daher

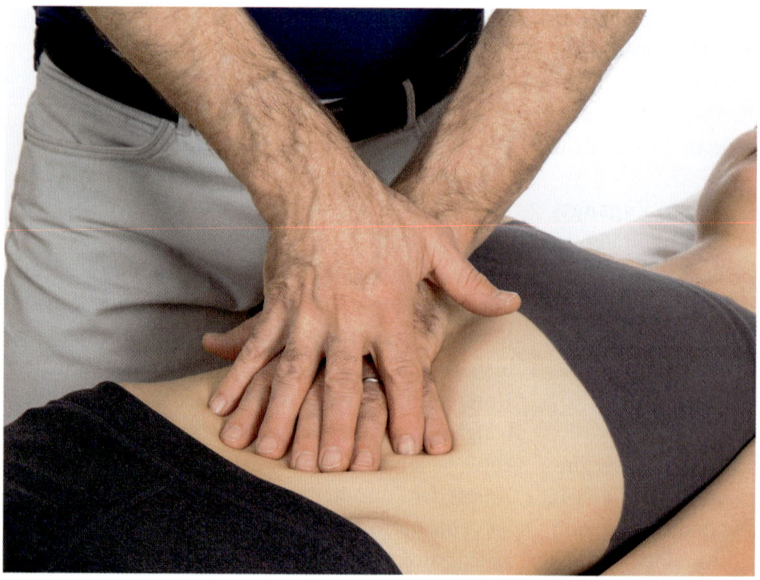

Abb. 13.6 Organspezifische Standardpalpation des Dünndarms: Die Hände bilden einen Fächer um das gesamte Dünndarmpaket. [K418]

gibt es für die meisten Organe eine organspezifische Standardposition des Therapeuten gegenüber dem Patienten und der Hände am Organ.

- Da der **Dünndarm** ein doppelter Fächer ist, der schräg von links oben nach rechts unten aufgespannt wird, stehen wir so, dass wir die Hände in der Palpation entsprechend positionieren können, um sie auf den Fächer oder in die Speichen legen zu können. (➤ Abb. 13.6).
- Da die **Leber** ein volumendynamischer Schwamm ist, formen sich die Hände so, dass sie die mögliche Expansion dreidimensional annehmen können (➤ Abb. 13.7).
- Die **Nieren** sind stabil in ihrem Fettbett und werden zudem von weiteren stabilisierenden und wärmenden Mänteln im Bewegungsapparat und Dünndarm gehalten. Die Palpation verbindet sich mit der Aktivität dieser Mäntel (➤ Abb. 13.8).

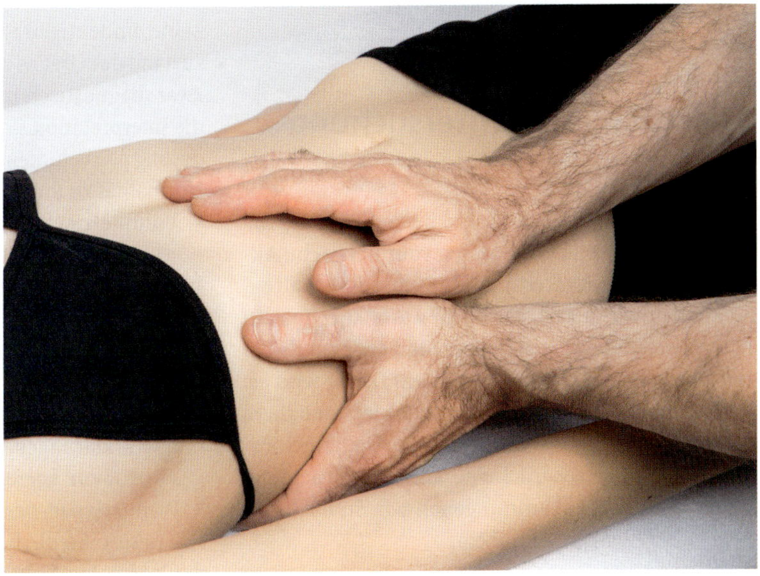

Abb. 13.7 Organspezifische Standardpalpation der Leber: Die Hände bilden einen stützenden und begrenzenden Container für den Leber-Schwamm. [K418]

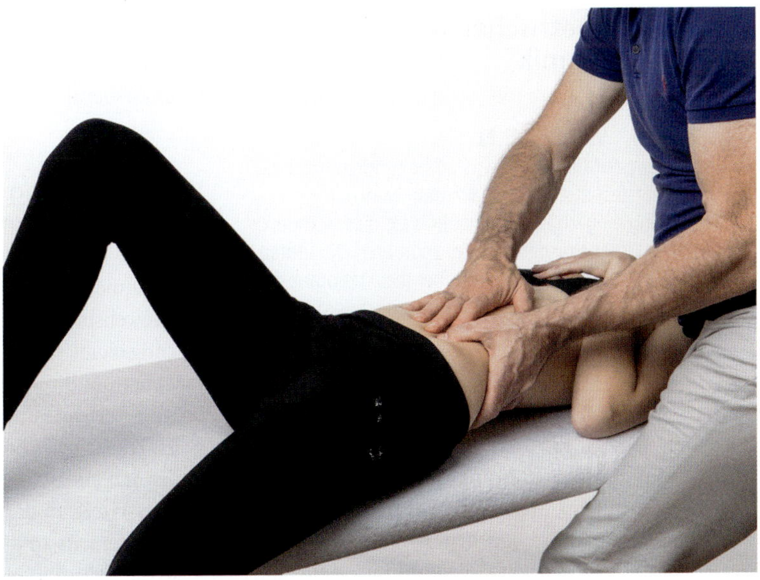

Abb. 13.8 Organspezifische Standardpalpation der Niere: Die Hände unterstützen die stabilisierende und wärmende Aktivität der Umgebung; die Niere „tänzelt" in ihrem eigenen Fettkörper. [K418]

VORGEHEN

- Das Erarbeiten der Zugangserlaubnis erfolgt über die Annahme des Volumenausdrucks und der spontanen Dynamik des Organs. Je nach Organcharakter dominieren volumetrische oder formdynamische Aspekte den Zugang.
- Besondere Organe brauchen besondere Herangehensweisen: Die Nieren habe viele Schutzhüllen und Bodyguards. Nur wer sich mit diesen gut stellt, kommt an ihnen vorbei zur Niere.
- Beachte: Es geht darum, in der Anerkennung des spezifischen Organcharakters die situative Reaktionsbereitschaft und Irritierbarkeit des Organgewebes im Befund zu erfahren.

13.4 Manuelle Untersuchung

Die manuelle Untersuchung und Behandlung des Organs konzentriert sich auf dessen **volumetrische Aktivität, Verformbarkeit** und **Bewegungsverhalten.** So können wir in der geweblichen Annäherung ein Balancieren der diversen inneren und äußeren Kräfte erreichen, die das Organ bestimmen. Damit wird es, unter Einbeziehung des Organcharakters, möglich, die Zugangserlaubnis zu erarbeiten. Da dem volumetrischen Organausdruck eine besondere Bedeutung in der Palpation zukommt, gehen wir im nächsten Abschnitt gesondert darauf ein.

13.4.1 Volumetrischer Ausdruck und Volumendynamik

GUT ZU WISSEN

Eine Antwort auf die Frage, was zu behandeln ist, kann im Elastizitätstest erst gegeben werden, wenn ein geweblicher Zugang möglich ist. Die Erlaubnis für diesen Zugang erfolgt meist über eine der anderen spürbaren Qualitäten. So kommt es oft vor, dass wir nur über die Akzeptanz des volumetrischen Ausdrucks eines Organs die Erlaubnis zur Elastizitätsdiagnostik erlangen.

In der klinischen Hierarchie der Interpretation von Befunden steht der **Elastizitätstest** weiterhin an erster Stelle. Volumenwahrnehmung und Volumenbefund können aber in der Chronologie des therapeutischen Vorgehens am Anfang stehen. In der Volumenwahrnehmung zeigt sich ein Aspekt der Befund- und Behandlungserlaubnis. Erst wenn wir auf den Volumenausdruck des Organs adäquat reagieren, ist der Elastizitätsbefund möglich und sinnvoll zu interpretieren.

Volumendynamik als Aktivität

Volumen und **Druck** sind physikalisch verbundene Größen. Da Volumen leichter zu spüren ist, halten wir uns in der Palpation ans Volumen. Die manuelle Wahrnehmung des Volumens und der Volumendynamik (inklusive des Rhythmus der Änderung) lässt keine eindeutigen Rückschlüsse auf den Aktivitätszustand des Organs zu. Daher ist der Volumenbefund zwar diagnostisch relevant, aber nicht führend. Für die Interpretation sind die normale rhythmische Änderung des Volumenausdrucks und der Verlust dieser Normalität zu unterscheiden:

- **Volumetrische Normalität:** rhythmischer Wechsel von zentripetaler und zentrifugaler Kraft (Bewegung?). Spürbar als Ausdehnen – Zusammenziehen, Expansion – Kompression, Dezentrierung – Konzentration
- **Verlust der rhythmischen Änderungen:** anhaltende Expansion, anhaltende Kompression. Mehrere Erklärungen sind hier möglich: Regulationsstarre, Stau, Leere, Hyper- oder Hypoaktivität der Wand, Hyper- oder Hypoaktivität des Inhalts

Die unterschiedlichen Erklärungen für den Verlust der normalen **Volumendynamik** zeigen, dass eine situationsunabhängige Zuordnung des Volumenausdrucks zur Aktivität nicht möglich ist. Sie muss pro Organ und Situation im Zusammenhang mit anderen Qualitätsbefunden entwickelt werden.

Wahrnehmung und Beschreibung der Volumendynamik

Der volumetrische Ausdruck der Organaktivität wird in der Gewebsbiomechanik unterschiedlich beschrieben. Wichtig bleibt, sich die Implikation der Begriffe klar zu machen, um ihren Einfluss auf den Wahrnehmungsprozess und die klinischen Annahmen zu reflektieren.

- Einerseits sprechen wir von der **expansiven** Kraft der Schleimhaut und setzen dieser die **kompressive** Kraft der Muskeln entgegen.
- Andererseits sind Muskeln **konzentrisch** aktiv, so dass wir die Gegenkraft des Lumeninhalts als **exzentrisch** bezeichnen können.

- Zudem steht uns noch das Begriffspaar **zentrifugal** und **zentripetal** zur Verfügung, um einfach nur die Kraft Richtung (nach außen oder innen) zu beschreiben.

Im Wahrnehmungsprozess dominiert oft das Gefühl eines Organs,

- das sich ausbreiten oder ausdehnen will, als würde es einatmen und mehr Raum einnehmen wollen;
- das sich in sich zusammenziehen will, als würde es ausatmen und Raum geben.

Bei einem gesunden Organ ist meist der rhythmische Wechsel von Raum nehmen und sich in sich zurückziehen, spürbar. Da dieser Wechsel aber zart sein kann, dass wir ihn nicht immer spüren, ist die Abwesenheit von Volumen dynamischen Rhythmen nicht unbedingt ein Hinweis auf einen Aktivitätsverlust. Hier ist wieder der Gesamtkontext der Person und der Palpation heranzuziehen.

CAVE

Im berührenden Kontext der geweblichen Arbeit und im Rahmen der therapeutischen Beziehung in der Osteopathie darf der gewebliche und psychische Widerstand des Patienten nicht überschritten werden.

13.4.2 Befunden der Formstabilität: Test der Elastizität

Im Elastizitätstest wird die **Formstabilität** des Organs getestet. Bei diesem Test ist der Therapeut aktiv und provoziert eine Reaktion des Organs.

GUT ZU WISSEN

Der Reiz ist die Verformung des Organs, die Antwort auf diesen Reiz ist die Rückstellkraft des Gewebes.

Verformende Kräfte könnten prinzipiell in ganz unterschiedlicher Weise angelegt werden. Eine Dehnung in die Länge oder Breite führt ebenso zur Verformung wie eine Torsion oder Seitenneigung. Aufgrund der dreidimensionalen Organisation innerer Organe ist zudem eine volumetrische Kompression möglich. Volumetrische Expansion wäre in der osteopathischen Behandlung wünschenswert, ist aber technisch unmöglich.

Die normale **physiologische Expansion** eines **Organs** wird durch innere Füllung oder Schleimhautschwellung erreicht. Nur bei Organen wie dem Magen und den Lungen gibt es eine Möglichkeit, in der Behandlung kurzfristige Änderungen zu initiieren, beispielsweise durch eine ausgiebige Mahlzeit oder die Ausdehnung der Lungen bei der Einatmung (➤ Abb. 13.9). Dann wäre es möglich, die veränderte Fülle des Magens zu palpieren.

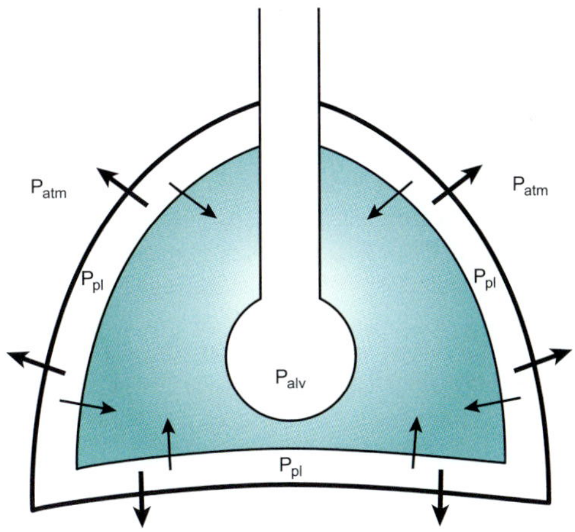

Abb. 13.9 Verformung führt zur Aktivierung der Rückstellkräfte, hier als zweidimensional vereinfachtes Modell am Beispiel der Lungen. Die Ausdehnung des Thorax bei Einatmung (Pfeile nach außen) führt zur Füllung der Alveolen und Dehnung des Lungengewebes. Die elastische Rückstellkraft der Alveolen, Compliance genannt, wird durch die nach innen gerichtet Pfeile repräsentiert. [K418]

Ähnliches gilt für die Füllung der Lungen. Wir könnten einen Patienten bitten, tief ein- und auszuatmen, um eine deutliche volumetrische Veränderung des Organs nachzuvollziehen. Beides – große Trinkmenge und tiefe Einatmung – sind Verformungstests des Organs durch eine Änderung der inneren Fülle. Beides wäre eine Provokation und eine Form des Elastizitätstests.

Direkte Frage ans Gewebe

Meist nutzen wir die volumetrische Kompression als Provokation der volumetrischen Expansion. Das heißt v.a., dass der Test so gut es geht, als **dreidimensionale Kompression** ausgeführt werden muss. Die Hände müssen entsprechend platziert werden. Eindimensional-punktueller Druck ist ebenso falsch wie eine zweidimensionale flache Kompression (Pressen von Blättern in einem Buch).

Der Elastizitätstest verformt das Organ von allen Seiten gleichermaßen. Er führt zu einer Formänderung ohne räumliche Verschiebung. Sobald die

Aspekte der räumlichen Verschiebung dominieren, können wir nicht mehr vom Elastizitätstest des Organs sprechen, dann testen wir die Elastizität der umgebenden Gewebe.

GUT ZU WISSEN

Der Impuls dieser Kompression sollte kurz und klar sein wie eine freundliche Frage. Da es sich um einen provokativen Test handelt, ist die Analogie zu Frage und Antwort hilfreich.

Der Elastizitätstest besteht aus einer klar gestellten Frage und der Wahrnehmung der Antwort. Er ist eine gute Form, die Kontaktregulation zwischen dem Patienten und Therapeut zu üben.

VORGEHEN

- Gestellt wird eine kurze, direkte und freundlich interessierte Frage: Durch allseitige Kompression der Hände des Therapeuten wird die volumetrische Verformung wahrgenommen.
- Die Antwort des Gewebes, dessen elastische Rückstellkraft, wirkt auf die Hände des Therapeuten ein.
- Beachte: Die Hände des Therapeuten müssen die Antwort hören können, also die Verformung der Rückstellkraft zulassen und wahrnehmen. Klinisch wird die Antwort – nicht die Frage – gedeutet.

Qualität der Antwort

Die Qualität der Antwort ist für die Diagnostik relevant. Wir stellen die Frage so, dass das Gewebe antworten kann. Dazu muss die Frage **kurz, klar** und **interessiert** sein: Wie geht es Ihnen? Wenn wir zu lange um den heißen Brei herumreden, wenn die Frage zu langsam gestellt wird, ist die Antwort entsprechend verändert. Die Frage muss kurz gestellt werden, da wir keine Zeit zur neurologischen Anpassung lassen wollen. Wir testen gewebliche Rückstellkraft und keine neurophysiologischen Reflexe. Wir testen die innere Kraft des Organs und nicht, welche Züge zu spüren sind. Daher muss die Frage schnell genug sein, um ein „Schwimmen" und „Folgen" im Gewebe zu unterlaufen.

Typische Fehlerquellen

Zwei typische Fehlerquellen beim Elastizitätstest lassen sich leicht identifizieren und vermeiden: Entweder wird die Frage **unklar gestellt** oder die **Antwort** wird nicht **gehört.**

Die fragende Provokation muss direkt und doch freundlich sein. Aggression und liebloses Desinteresse sind keine Einladung zur Antwort. Zuweilen haben wir auch (verständliche) Angst vor der Antwort auf eine Frage und stellen diese daher mit einem für die Provokation unpassenden Zögern. Das verwirrt den Befragten und führt zu Antworten, die nicht interpretiert werden können.

Wird die Frage klar und interessiert gestellt (Wie geht es Ihnen?), kann die Antwort auch kurz und klar sein (gut, angestrengt, schlapp). Wenn wir bei der Frage um den heißen Brei herumreden, wird der Kern der Frage (Aktivität?) nicht gehört. Langsames einsinken und schwimmen im Gewebe, folgen von Zügen und Rhythmen ist keine klare und offenherzige Frage. Dabei verlieren wir uns im Gewebe, ohne eine klare Antwort zu bekommen.

Auch die beste Antwort muss gehört werden, um interpretiert zu werden. Haben wir Angst vor der Antwort, hilft auch die beste Fragetechnik nicht, sondern verwirrt den Interviewten. Typischerweise ist dann die fragende Kompression gut, aber bevor die Rückstellkraft in die Hände kommt, schrecken wir zurück und gehen aus dem Kontakt (➤ Abb. 13.9).

GUT ZU WISSEN

Die Hände vor der Antwort wegzuziehen, ist eine typische Fehlerquelle.

Eine weitere typische Fehlerquelle besteht darin, die **Antwort** erst gar **nicht zuzulassen.** Dann stellen wir eine Frage, sind aber nicht bereit, die Antwort zu hören. Die Hände gehen in die Kompression, lassen aber die Rückstellkraft nicht zu, weil sie die Kompression halten. Dann ist die Kontaktregulation mit dem Gewebe unterbrochen und der Test (die Antwort) nicht zu interpretieren.

13.4.3 Befunden der Belastbarkeit und Entlastbarkeit

Wir wählen hier den Begriff „Entlastbarkeit", um die Fähigkeit zu bezeichnen, durch Hilfe von außen (Entlastung) Hyperaktivität zu verringern oder zur Ruheaktivität zu kommen. Das Wort Entspannung wäre falsch, da es nicht immer um Spannung geht und Ruheaktivität auch kein Zustand der Entspannung, sondern der angepassten Spannung, ist.

Im Inhibitions- und Provokationstest wird die Veränderung der Aktivität während der Be- oder Entlastung evaluiert. Unser klinisches Interesse wird geweckt, wenn sich durch einen diagnostischen oder therapeutischen Reiz

- die Elastizität des Organs ändert,
- die Bewegung mehr oder weniger wird, neue Richtungen oder Rhythmen entstehen und wenn sich
- der volumetrische Ausdruck oder die Volumendynamik des Organs sich verändert.

GUT ZU WISSEN

Belastbarkeit und Entlastbarkeit sind grundlegende Reaktions- und Regulationsweisen eines gesunden Organs. Diese zu kennen, ist nicht nur diagnostisch relevant, sondern erlaubt eine erste Einschätzung der Behandlungsmöglichkeit. Die manuelle Behandlung ist nur möglich, wenn Gewebe auf äußere Reize reagieren kann, also belastbar und entlastbar ist.

In der Inhibition und Provokation zeigt sich die bestehende Aktivität und die potentielle Re-Aktivität im Sinne der Reaktionsbereitschaft und Belastbarkeit. Der Test zeigt, ob das Organ schon reaktiv ist und ob es noch mehr reagieren kann, also weiter belastbar ist.

Was belastet? Was entlastet?

Sprachlich, konzeptionell und handlungspraktisch müssen wir klären, was wir mit Inhibition und Provokation meinen. Das Bild des „multi-tasking" einer vielfach belasteten Mutter kann hier hilfreich sein. Für Väter gilt Ähnliches. Eine „typische" Situation wollen wir heuristisch bearbeiten: Die Mutter steht mit fünf Einkaufstaschen und drei kleinen Kinder an der Haustür; der Schlüssel für die Tür ist tief in der Handtasche verborgen. Im Inhibitions- und Provokationstest wollen wir herausfinden, was die Mutter in dieser Situation entlasten könnte, und was sie noch mehr belasten würde. Eine helfende Hand für die Einkaufstüten könnte entlasten; ein nörgelndes oder dringend auf die Toilette müssendes Kind könnte noch mehr belasten. Diese Annahmen müssen wir überprüfen, nicht nur unterstellen. Denn es gibt Hilfestellungen, die zur Störung werden, – denken wir nur an das – freundlich oder galant gemeinte, aber dilettantisch ausgeführte – „in den Mantel helfen", das zuweilen zu Torsionen oder gar Schulterluxationen führt.

Wenn wir vom typischen Fall der Inhibition und Provokation im klinischen Zusammenhang sprechen, meinen wir eine **gezielt** und **kurzfristig herbeigeführte Hilfestellung** oder weitere Erschwernis für die Mutter. Dabei prüfen wir, ob und wie die Mutter reagiert, wenn wir die Umgebung ändern. Wenn wir also davon sprechen, die Mutter oder ein Organ zu provozieren, dann meint das, dass wir gezielt die Umgebungsfaktoren ändern und wahrnehmen, wie das Organ reagiert. Das ist der typische Fall, auf den wir zuerst eingehen; Abweichungen davon diskutieren wir danach.

Aussagekraft von Inhibition und Provokation

Inhibitions- und Provokationstest sind in der Aussagekraft gleichwertig. Unten werden wir allerdings sehen, dass beide Tests nur in Kombination zu interpretieren sind. Zuerst wollen wir jedoch darauf hinweisen, dass die beiden Fragen was belastet, was entlastet, unterschiedliche, klinische Assoziationen wecken, da sie auf unterschiedliche physiologische Zusammenhänge verweisen.

Die **Entlastung** (Inhibition) am Beispiel der Mutter scheint klar: Tüten und Kinder weg, dann ist die Schlüsselsituation entspannt und leicht handzuhaben. Aber wir müssen zurückhaltend bleiben in der klinischen Interpretation und offen sein für andere Antworten. Vielleicht ist es die Tiefe einer Frauenhandtasche, die der Mutter zu schaffen macht; oder es besteht eine sensomotorische Schwäche, die das gezielte Handhaben des Schlüssels erschwert. Vielleicht ist es gar das – bei Inkontinenz – bekannte Schlüsselphänomen: Beim Umdrehen des Haustürschlüssels kommt es zum „Tröpfeln".

Es gibt somit störende Umgebungsfaktoren, die wir beim ersten Blick auf die Situation noch nicht wahrgenommen haben; und es gibt inhärente (in der Mutter bestehende) Probleme, welche die Situation bestimmen und die wir von außen nicht inhibieren können. Dann wäre die Mutter innerlich gehemmt, und könnte auf eine Entlastung der äußeren Faktoren keine neuen Freiheitsgrade im Verhalten entwickeln.

Bezüglich der weiteren Belastbarkeit der Mutter durch Provokationstests, geht unsere klinische Assoziation einen anderen Weg. Wir malen uns aus, was das Leben der Mutter im Alltag noch schwerer machen würde: ein weiteres nörgelndes Kind, Nachbars Hund der vorbeikommt, ein Schloss, das klemmt …

Reaktionsbereitschaft – Spiel und Ernst

Schon längeres Stehen ist für müde Organe und müde Patienten eine Provokation. Wir können beobachten, wie Stabilität in Ruhe gehalten werden kann; ob Bewegung und körperliche Unruhe bis hin zur Zappeligkeit auftreten, oder ob Stabilität nur um den Preis der Rigidität und Starre gehalten werden kann. Die Reaktionsbereitschaft kann im Provokationstests erkundet werden, im Spiel und im Ernst der Therapie.

Provokationstests bei Gesunden sind eine interessante Form, die **Reaktionsbereitschaft** spielerisch zu **erkunden.** Bei Patienten ist allerdings Vorsicht geboten. Oft können diese nicht mehr auf spielerische (sei es sprachliche oder gewebliche) Provokationen reagieren. Wenn ihre Reaktionsbereitschaft am Limit ist, kann eine Provokation zur unerwünschten Überreaktion oder zum Kollaps führen.

GUT ZU WISSEN

Provokation ist ein Stresstest, der ein Fenster der Einsicht in die Reaktionsbereitschaft eröffnet. Das Fenster soll keinen Durchzug provozieren und das gesamte Haus durcheinanderbringen.

Bei Patienten dürfen wir Provokationstests daher nicht mit zu hoher Intensität oder Dauer durchführen. Es könnten Reaktionen entstehen, die eine weitere Behandlung verhindern. Dann wird die Untersuchung zur aggressiven Therapie, in der mit nicht mehr regulierbaren Kräften eine Abwehrreaktion oder gar ein Kollaps herbeigeführt wird.

GUT ZU WISSEN

Sobald wir eine starke Stressreaktion erkennen, beenden wir die Situation.

Wenn wir genau beobachten, genügt das, um einen kurzen Einblick in die Reaktionsweise zu bekommen: Wir und der Patient haben die Bereitschaft und Weise der Reaktion erlebt – war sie sensomotorisch, neurovegetativ, emotional? Wenn ein minimaler Zug an den Organen im Stehen die gesamte Statik ins Wanken bringt, Schweiß und Schwindel auslöst, wissen wir bereits, dass Stehen im Alltag für diese Person eine große Herausforderung ist. Viele unserer Patienten können kaum eine Minute ruhig stehen. Sie werden hibbelig, das Atmen wird schwer oder nur noch durch Hochziehen der Schulter möglich.

Der typische Test der Inhibition der Mutter wirkt auf die Umgebung der Mutter. Wenn wir dabei beobachten können, dass sich die Mutter sichtlich oder spürbar verändert – und z. B. Leichtigkeit und Ruhe einkehrt – dann wissen wir, die Mutter ist belastbar und entlastbar. Das erlaubt eine hoffnungsvolle Prognose für die Behandlung.

Erweist sich im Test der Belastbarkeit und Entlastbarkeit (= Inhibition und Provokation), dass ein **Organ** weder auf **das eine** noch das andere **reagiert,** sollten wir innehalten. Ein solches Ergebnis wirft eine Frage auf und bringt eine Warnung mit sich. Die Frage wäre: Habe ich den Test richtig ausgeführt, habe ich wahrgenommen, was geschehen ist und kann ich es deuten?

CAVE

Die Warnung: Wenn Gewebe weder auf Inhibition noch auf Provokation reagiert, stimmt etwas nicht. Bevor ich zur allgemeinen Behandlung übergehe, muss ich klären, ob das Organ zu erschöpft ist, um es manuell zu behandeln. Ist es nur ein Organ oder sind viele, oder ist gar die gesamte Person erschöpft? Gibt es Hinweise auf pathologische Veränderungen?

13.4.4 Durchführung des Inhibitions- und Provokationstests

Inhibitionstest

Bei der mechanischen Inhibition **verringern** wir die **externen Einflüsse** (Zug oder Druck), die das Organ belasten. Dazu genügt es, die umliegenden Organe minimal zu unterstützen. Wir bieten den umliegenden Organen eine Unterstützung (ein Sofa), um die Kraft des Schwerkraftfelds zu vermindern. Dann beobachten wir, ob sich die angenommen Hyperaktivität des uns interessierenden Organs ändert.

GUT ZU WISSEN

Inhibition ist nur sinnvoll, wenn eine Hyperaktivität vorliegt, da diese sich – wenn kompensatorisch – spontan verändern kann.

Während des Tests beobachten wir die Reaktion in dem uns interessierenden Organ. Wir nehmen mit der einen Hand, der Mutter eine oder zwei der Einkaufstüten ab und beobachten ihre Reaktion mit der anderen Hand. Dann werden wir uns um das nörgelnde Kind kümmern und palpieren dabei wieder ihre Aktivitätsänderung.

Der prototypische Idealfall ist die Situation – **hyperaktives Organ** stützt **hypoaktives Organ.** Dann stützen wir das hypoaktive Organ und beobachten im erneuten Elastizitätstest wie die reaktive Hyperaktivität im anderen Organ spontan zur Ruheaktivität wird. Arbeitet das Querkolon, um den müden Magen zu stützen, stützen wir Therapeuten den Müden und beobachten, was mit dem Stützenden passiert. Unterstellt ist dabei, dass wir alles Mögliche tun, die Unterstützung des Magens so zu dosieren, dass wir weder das Querkolon noch andere Organe der Umgebung stören. Wenn wir dem Magen helfen, wird das Querkolon in seiner Hängematten-Arbeit entlastet und kann seinen Aktivitätszustand ändern – möglicherweise auch seine Bewegung.

VORGEHEN

- Der Elastizitätsbefund ergibt sowohl ein hyperaktives als auch ein hypoaktives Organ. Es steht die Frage im Raum: Kompensiert das hyperaktive Organ für das hypoaktive Organ?
- Antwort: Wir stützen das hypoaktive Organ und testen das hyperaktive Organ erneut. Baut das hyperaktive Organ spontan Aktivität ab, spricht dies für eine kompensatorische Aktivität.
- Beachte: Eine gewebliche Kompensation ist nur als Aktivität möglich. Ein hypoaktives Organ kann nicht mehr kompensieren.

GUT ZU WISSEN

Eine minimale Unterstützung der Position durch die Hände nennen wir die Organ-Couch oder das Organ-Sofa. Dabei ist das Ziel, das Organ in der bestehenden Position zu stabilisieren, ihm also etwas von der Arbeit im Schwerkraftfeld abzunehmen.

Das Sofa stützt das Organ, es „isoliert", soweit das möglich ist, das Organ für einen Moment von den externen, mechanischen Einflüssen. Reduzieren wir externe Einflüsse, erkennen wir, ob das Organ noch über die Fähigkeit verfügt, spontan in Ruheaktivität zu wechseln. Das spricht für ein belastetes, aber gesundes Organ und für eine hoffnungsvolle Prognose. Es ist eindrucksvoll wahrzunehmen, wie ein hyperaktives Organ durch die Inhibition der Ursache der Hyperaktivität spontan in wenigen Sekunden zur Ruheaktivität zurückkehrt. Die Überprüfung erfolgt über den Elastizitätstest.

Provokationstest

Zur Provokation reicht eine minimale Verstärkung der Belastung durch Zug oder Schub am uns interessierenden Organ oder an dessen Umgebung. In diesem Fall verstärken wir den **Druck** des müden Magens auf das Querkolon und beobachten, ob es noch weiter kompensieren könnte, wenn nötig. Insofern ist Provokation „gemein". Auf die Mutter angewandt: Wir suchen Wege, die Wirkung der Tüten oder nörgelnden Kinder zu verstärken, oder denken uns neue Herausforderungen aus, z.B. ein klemmendes Türschloss. Wiederum beobachten und palpieren wir die Reaktion der Mutter.

In der mechanischen Logik des Organismus sollte eine solche Änderung innerhalb von 2–10 Sekunden spürbar werden. Zuweilen ist es sinnvoll, länger zu warten; wenn wir aber mehr als eine Minute warten, kommen andere Mechanismen ins Spiel. Dann sind wir nicht mehr nur im Bereich der mechanischen Anpassung, sondern ebenso im Bereich der neurovaskularen, physiologischen Reaktionen. Oder schon im Zeithorizont von venösen Umverteilungen oder lokal-hormonellen Anpassungen.

VORGEHEN

- Die Provokation destabilisiert das Organ, indem es dieses nach inferior zieht oder den Druck der darüberliegenden Organe erhöht.
- Dabei überprüfen wir die Zunahme an Aktivität im Organ (Elastizitätsbefund) und beobachten Veränderungen im Bewegungsverhalten.
- Beachte: Ein gesundes Organ ist belastbar durch Zug und Druck. Die antigravitationelle Stabilisierung ist als Aktivitätszunahme palpierbar. Reagiert ein Organ nicht auf Belastung, müssen wir klären, ob es noch belastbar – oder schon erschöpft – ist.

Ein **gesundes Organ** in physiologischer Ruhe muss **provozierbar** sein, d. h. es muss Reize geben, die es zu mehr Aktivität anregen. Inhibition ist dagegen bedeutungslos, wenn ein Organ sich in physiologischer Ruhe befindet. Zugespitzt formuliert: Besser als Ruheaktivität in Ruhe geht nicht. Wenn ein Organ mit normaler Elastizität trotzdem inhibierbar ist, war es noch nicht ganz in Ruhe, oder unser Elastizitätsbefund war falsch. So können wir unsere Annahmen überprüfen.

Die Inhibition und Provokation eines hypoaktiven Organs sind wenig sinnvoll. Auf die Inhibition kann es nicht reagieren, weil die Müdigkeit nicht weggeht, nur weil es von externen Einflüssen entlastet wird (➤ 7.5.2). Provokation in Situationen der Überforderung und Erschöpfung sind schwer auszuhalten und sollten nur mit größter Vorsicht geschehen. Die Notwendigkeit der Frage muss erkennbar sein. Wir wissen ja bereist, dass das Organ müde ist. Jede unnötige Fragerei stört. Diese Störung muss begründet sein. Die Grenze der Reiz- und Störbarkeit zu erkennen, ist dann die delikate Aufgabe. In der Behandlung der Hypoaktivität wird es aber genau um diese Grenze gehen.

GUT ZU WISSEN

Bei der Stimulation eines hypoaktiven Organs muss genau an der Grenze zwischen Anregung und Ärgernis, Aufregung und Irritation, fördernde Forderung und Überforderung erfolgen.

Die Behandlung von Hypoaktivität ist daher eine interessante Herausforderung; sie braucht gewebliche Genauigkeit und Aufmerksamkeit, sie ist technisch schwierig, aber sehr effektiv.

Bei aller Argumentation im Rahmen der Logik der Aktivitätszustände muss diese Logik demonstriert (= überprüft) werden. Die Aussagekraft der Tests ergibt sich immer erst in der **Kombination** der **Reaktion** auf **Inhibition** und **Provokation.** Reagieren Organe weder auf Inhibition noch auf Provokation, muss in uns eine Frage oder eine Warnung entstehen.

Oft wird die innere Logik eines Systems dazu benutzt, logische Ableitungen zu machen. Das widerspricht dem Prinzip der Bestätigung und Falsifikation im Experiment und in der geweblichen Untersuchung. Unsere klinische Ableitung folgt der Logik der Aktivitätszustande, aber eine Diagnose entsteht nicht durch logische Ableitung, sondern durch Bestätigung im geweblichen Test.

Provokation und Inhibition im Stehen

Für Gesund und Kranke ist längeres Stehen ein **Test der Stabilität**. Wir können beobachten, wie gesunde Sportler oder Tänzer, über mehrere Minuten stehen; ob sie unruhig werden, wie sie atmen und wie sich die Haltung verändert. Die Beobachtung zeremonieller Wachen vor Königshäusern oder bei Mahnveranstaltungen kann aufschlussreich sein. Auch wenn wir diese Wachen, die Fähigkeit des Ruhigstehens trainiert haben, zeigt sich nach einer Stunde deutlich, mit welchen Kräften sie dies erreichen.

Da wir im Schwerkraftfeld leben, ist im Stehen der Zug nach unten meist eine Provokation, weil wir die Anstrengung des Organs sich im Schwerkraftfeld zu stabilisieren, erhöhen. Das ist auch eine der Ursachen, warum langes Stehen provozieren und destabilisieren kann.

Unterstützen wir im Stehen Organe in ihrer Position („Sofa") im Schwerkraftfeld, berichten Patienten oft von dem Gefühl der Erleichterung: Stehen und Atmen wird einfacher. Die Verstärkung der Unterstützung durch minimales Anheben des Organs kann den Effekt verstärken. Damit ist eine erste Einsicht verbunden: Das Organ belastet die Statik und die Atmung im Stehen – ein Hinweis auf ein müdes Organ Dieser Hinweis wird im Elastizitätstest bestätigt oder falsifiziert.

Bei der Provokation müssen die provozierenden (= belastenden) Kräfte nur minimal verstärkt werden. Ein anti-gravitationeller Zugang am Organ wird das Organ belasten und zu einer normalen und gesunden Aktivtitätszunahme führen. Selbst noch im Liegen kann der kaudale Zug am Organ Anstrengung hervorrufen. Im Liegen ist der Test einfacher durchzuführen, aber Organe müssen auch im Stehen stabil sein.

VORGEHEN

- Die anteriore Hand nimmt Kontakt mit dem Organ (Volumenausdruck) auf. Die posteriore Hand gibt Sicherheit und nimmt gewebliche Tonusänderungen wahr.
- Inhibition gegen die Schwerkraft (Sofa). Reaktion in der Statik und Atemform beobachten.
- Provokation mit leichtem Zug am Organ nach inferior. Spontane Reaktion in der Statik und Atemform beobachten.

GUT ZU WISSEN

Während des längeren Stehens ist öfters eine angestrengte Atemform zu erkennen. Es ist gut möglich, dass der Zug des Magens am Diaphragma das Atmen erschwert. Ist die viszerale Masse der Bauchorgane müde, kann oft ein Anheben einer oder beider Schultern bei der Einatmung beobachtet werden. Die Organe werden dann während der Einatmung gleichzeitig von oben durch das Diaphragma komprimiert und durch das Hochziehen des Thorax oben gehalten.

Diese Atemform ist anstrengend und benützt zu viele Hilfsmuskeln im Schulter-Nacken-Bereich. Sie kann durch Inhibition entlastet werden, indem wir im Stehen den Bauchorganen eine Unterstützung anbieten. Diese bewirkt eine spontane Änderung der Atemform, so diese mit der Instabilität der Organe zu tun hatte. Dann zeigt sich nach ein paar Atemzügen eine physiologische Atemform, die allseitige Expansion des Thorax ohne eine starke Betonung einer Richtung und ohne Hochziehen der Schultern.

Hier wird bereits erkennbar, was wir im nächsten Absatz weiter ausführen: Durch die Unterstützung müder Organe (Inhibition) wird Bewegung weniger. Wenn bei der minimalen Unterstützung, Bewegung weniger wird, wäre dies ein Hinweis darauf, dass Bewegung eine Kompensation war.

Klinische Einblicke: Wenn Inhibition zur Provokation wird

Realität und Intention sind nicht identisch. Wir sollten Menschen und Handlungen nicht nach ihrer Intention, sondern nach den Auswirkungen ihrer Handlungen einschätzen. Nicht jede will sich in den Mantel helfen lassen, nicht jeder kann Hilfe annehmen – dann werden Gesten der Höflichkeit und Hilfspakte zur Störung und Irritation.

Ähnlich verhält es sich in der manuellen Diagnostik und Behandlung. Immer wieder kommt es vor, dass unsere Inhibitionsintention eine Provokation für den Patienten ist. Das ist der Moment nachzufragen und nachzudenken. Es ist eine Chance, klinische Einblicke zu bekommen. Wenn Inhibition zur Provokation wird, entsteht eine Diskrepanz von Konzept und Realität, eine ideale Gelegenheit etwas über sich und/oder den Patienten zu lernen.

Wenn beispielsweise beim Stützen oder Anheben der Leber oder des Magens zusätzlich Anstrengung oder vegetativer Stress entsteht, beenden wir diese Annäherung und versuchen herauszufinden, woran es liegen könnten. Der Patient ist unser Kronzeuge und wir haben keinen Grund, dieser Aussage des Kronzeugen zu misstrauen. Prinzipiell sind zwei Kategorien von Ursachen in Erwägung zu ziehen: Eine hat mit dem Therapeuten zu tun, die andere mit dem Patienten:

- Die Untersuchung war nicht angemessen → fehlende Zugangserlaubnis neu erarbeiten. Wir fragen uns, ob die Ausgangslage oder die gewebliche Annäherung selbst schon eine Irritation ist, die ein Inhibition verhindert hat. Die Lösung wäre dann herauszufinden, wie unsere Inhibitions-Intention besser mit der Realität des Patienten zusammenkommt.
- Die von uns unterstellten physiologischen oder pathophysiologischen Voraussetzungen gelten nicht → Reflexion der Annahmen und neue Überlegung. Die Zugangserlaubnis wäre erfolgt, aber die Reaktion ist ein deutlicher Hinweis, dass andere Regulationsmechanismen dominieren. Neben manifest pathologischen Situationen kommen folgende physiologischen Regulationsmechanismen immer wieder vor:
  - Dominanz einer neurohormonellen Irritation
  - Die mechanische Unterstützung erzeugt Druck
  - Die Anpassungsfähigkeit ist erschöpft

Wenn bei der Untersuchung im Oberbauch schon das Gefühl der Übelkeit und Völle besteht, kann es sein, dass bereits der leichte Druck der Unterstützung die bestehende neurohormonelle Irritation verstärkt. Eine **Überstimulation** im Bereich des Plexus solaris kann ebenso dazu führen, dass der Zugang in einer anderen Region gesucht werden muss. Das ist noch kein Hinweis auf eine pathologische Situation, aber ein klarer Hinweis auf eine Überreaktion und veränderte Regulation.

Zum zweiten entsteht durch manuelle Inhibition möglicherweise **mehr Druck im Organ**. Die Intention will Entlastung, aber die mechanische Unterstützung erzeugt – wenn auch nur minimal – Druck von außen. Dies kann bei Organen, die gestaut sind (Leber?) oder die zu Reflux neigen (Magen?) unangenehm sein. Das war die Bedeutung der volumetrischen Annäherung, dass wir durch sie eine erste Warnung bekommen, ob die mechanische Unterstützung auch tatsächlich als unterstützend interpretiert wird.

GUT ZU WISSEN

Falls die Anpassungsfähigkeit durch große Anstrengung oder ein komplexes Gefecht an Kompensation erschöpft ist, kann selbst ein gut gemeintes Angebot stören. Die Inhibition kann sich auf die gesamte Statik auswirken und so diese Auswirkung nicht angenommen werden kann, wird sie nicht zugelassen. Damit ist aber der Inhibitionsreiz eine Störung, keine Entlastung.

Wenn wir im Stand die viszerale Fülle unterstützen, wollen wir die Wirbelsäule entlasten. Wenn aber diese Entlastung unangenehmen Druck auf ein Gelenk, wenn Schwindel und Atemnot entstehen, ist es ebenso klug wie gesund, dieses Angebot nicht anzunehmen. Möglicherweise stören wir eine Kompensationsstrategie des Organismus. Das ist zugleich der Erkenntnismoment. Jetzt erkennen wir, wie dünn das Eis ist, auf dem sich der Patient täglich bewegt. Denn wenn solche minimalen Änderungen bereits massive Störungen des Gleichgewichts auslösen, ist die Kompensationsfähigkeit ausgeschöpft und wir müssen uns und den Patienten fragen, wie er durch den Tag kommt. Wie oft Erschöpfung und Überforderung die Situation bestimmen? Wie reagiert jemand in diesen Situationen: mit Aggression oder Rückzug, hysterischem Ausflippen oder Kollaps und Ohnmacht?

So öffnet sich ein Fenster der Einsicht in die physiologische und psychische Reaktionsfähigkeit oder Reaktionsunfähigkeit. Diese Fenster sollten wir zu klinischen Einsichten nutzen, ohne die Patienten weiter zu irritieren.

13.5 Bewegung in Befund und Behandlung

In der osteopathischen Arbeit mit Bewegung unterscheiden wir gemäß der Physiologie von Ruheaktivität und provozierter Hyperaktivität zwischen

- Bewegung, die unter dem bewussten und provozierenden Einfluss des Untersuchers entsteht, und
- Bewegung, bei der wir annehmen dürfen, dass sie ohne den Einfluss des Untersuchers anwesend ist.

Technisch ist diese Unterscheidung durch den Wechsel zwischen einer **provozierend-fragenden** Palpation (Verformung, Verlagerung) und einer nur zuhörenden Annäherung (listening) möglich. Klinisch interessant ist, ob die Bewegung selbst, aber auch Schmerz oder Irritierbarkeit, bei der fragenden oder zuhörenden Annäherung entstehen, mehr oder weniger werden.

13.5.1 Wahrnehmung und Einteilung von Bewegung

Die phänomenologische und funktionelle Beschreibung (➤ Kap.9) beziehen sich auf die Frage nach dem Ort und der Kraftquelle der Bewegung.

- Die **phänomenologische Beschreibung** war zentral für das, was wir erspüren können: Volumen- und Formdynamik, Bewegungen im Organ oder im Raum.
- Die **funktionelle Einteilung** ist eine Ableitung aus den Erkenntnissen der Physiologie über den Unterschied von intrinsischen und extrinsischen Kraftquellen der Bewegung. Diese Ableitung ist klinisch relevant, aber meist nicht spürbar. So war Motilität eine Bewegung im Organ, aber sowohl Motilität (Kraftquelle im Organ) als auch Mobilität (Kraftquelle außen) kann innenorganische Bewegung hervorbringen. Der Unterschied ist meist nicht spürbar, möglicherweise aus der Frequenz ableitbar. In diesem Zusammenhang war auch die Erkenntnis, dass dreidimensionale Bewegung um eine Achse als ein Hinweis auf Pathologie von Bedeutung ist.

VORGEHEN

Zu Beginn der Untersuchung und Behandlung erspüren wir Bewegung, ohne zu intervenieren. Bewegung ist ein Teil der lebendigen Aktivität. Es geht darum, die anwesende Bewegung in ihrer klinischen Bedeutung zu ergründen. Die ersten Fragen in der Untersuchung der Bewegung sind daher:

- Welche Form der Bewegung ist spürbar?
- Findet die Bewegung im Organ oder räumlich (oder beides simultan) statt?
- Wie ist die Qualität: leicht oder schwerfällig, stockend oder flüssig?
- Ist die Bewegung rhythmisch?
- Ändern sich die Bewegungsformen, der Rhythmus oder die Amplitude während der Beobachtung?

Es ist immer wieder lohnenswert, die **Atembewegung** als anwesende Bewegung wahrzunehmen. Die Bewegung ist einfach zu spüren. Durch den hör- und fühlbaren Rhythmus ist sie relativ leicht – auch an thoraxfernen Stellen – der Atmung als Kraftquelle zuzuordnen. Zudem ist es ein gutes Übungsfeld für die Probleme der Interpretation und moralisierenden Intervention. Wir atmen, wie wir es brauchen und wie wir es können. Das sind die relevanten klinischen Kategorien: Bedürfnis und Bereitschaft, Notwendigkeit und Fähigkeit. Unsere Aufgabe ist zu verstehen, warum ein Patient so atmet, wie er atmet.

Da viele Menschen gelernt haben, es wäre möglich „richtig“ zu atmen, ist eine moralisierende Selbstinterpretation kaum zu vermeiden. Daher ist eine Voraussetzung der Beobachtung der Atembewegung, dass wir das Wort „Atmung" niemals vor der Untersuchung benutzen. Sobald dieses Wort erklingt oder die Patienten wissen, dass wir die Atmung untersuchen, wird der Großteil versuchen „richtig" zu atmen. Verhaltenspsychologisch ist das interessant, geweblich aber nicht relevant, da die meisten Menschen nicht den ganzen Tag daran denken richtig zu atmen. Unsere Aufgabe ist es nicht, „richtiges" Atmen anzuleiten.

Ein Patient atmet richtig! – außer er oder sie hat zu viel moralisierende Atempädagogik erlebt oder gehört zu eine Berufsgruppe die mit Atemsteuerung arbeitet (z.B. Sprecher, Sänger, Musiker).

13.5.2 Bewegung als Reaktion

Oben haben wir Elastizitätsveränderungen als Referenz bei der Provokation und Inhibition genommen. Dies liegt nahe, da **Elastizität** der direkteste **Ausdruck** der **Aktivität** ist.

GUT ZU WISSEN

Für die klinische Erkundung ist es hilfreich erkenntnisbildend gegenüber der Qualität, „Bewegung" zu provozieren und zu inhibieren. Dazu setzen wir wie bei der Elastizitätsdiagnostik verstärkende und entlastende Reize und beobachten die Veränderung der Organbewegung, der Atmung und der Sensomotorik.

Die **mechanische Störung** in Form einer Verlagerung, sei es durch andere Organe oder sei es durch Therapeuten, beantwortet ein gesundes Organ sehr eindeutig: Es verteidigt seinen Platz und Raum. Diese Platzhirsch-Mentalität ist gesund und kann provoziert werden. Nur müde Organe verteidigen sich gegen räumliche Verlagerungen – sei es Zug oder Schub – nicht. Wie sich das Organ verteidigt, folgt wieder der physiologischen Logik, zusammengefasst im Organcharakter und entsprechend der momentanen Ressourcen und bestehenden Einschränkungen. Insofern ist die Provokation von Bewegungen ein **geeignetes Diagnostikum,** um einen Eindruck von der Belastbarkeit, also der möglichen Aktivitätsanpassung des Gewebes, zu bekommen.

Ob Bewegung eine Reaktion auf eine Herausforderung sein kann, ist leicht durch einen Zug oder Schub am Organ zu eruieren. Wird das gesunde Organ aus seiner normalen Position gebracht, wird es reagieren. Daher sind räumliche Verlagerungen die einfachste Form, eine Bewegung zu provozieren.

Eine Inhibition kann ebenso eine Bewegungsreaktion auslösen bzw. verschwinden lassen. Sowohl Abnahme als auch Zunahme der Bewegung kann eine normale physiologische Reaktion sein. Falls eine Inhibition weder wirklich unterstützend noch störend ist, wird die Bewegung wahrscheinlich unverändert bleiben.

13.5.3 Bewegung als Kompensation

Bei kompensatorischer Hyperaktivität eines Organs kann die verstärkte **intrinsische** oder **räumliche Bewegung** den Modus der Kompensation ausmachen. Dann wird kompensatorische Bewegung durch die Inhibition der Ursache der Hyperaktivität weniger. Dieses Ergebnis enthält zwei klinisch relevante Aspekte,

- der Organismus hat Kraft zur Kompensation,
- die gewählte Form der Kompensation ist vermehrte Bewegung.

Entstehen **neue Bewegungsrichtungen** oder mehr Bewegung durch Inhibition sind zwei recht unterschiedliche Interpretation differenzialdiagnostisch zu erarbeiten:

- Die neue Bewegung ist Ausdruck der gesunden Physiologie, weil die Bewegung vorher in Richtung und/oder Frequenz vermindert oder verhindert war.
- Die entstehende Bewegung ist Ausdruck des reaktiven Widerstands; Inhibition stört anstatt zu unterstützen (s.o.).

13.5.4 Bewegung zur Entstauung: Kompressionstechnik

Rhythmische Kompression (Muskelpumpe) ist eine der dynamisierenden Kräfte im **venösen System.** Für die venöse Entstauung mancher Organe ist die rhythmische Kompression durch die Atmung ein physiologischer Mechanismus, den wir therapeutisch verstärken können. Paradigmatisch dafür ist die Leberentstauung; ähnliches würde aber für alle Organe gelten, die ihr Blut ins portale System abgeben. Die in ➤ Abb. 13.7 gezeigte volumendynamische

Leberpalpation erlaubt bei Ruheatmung oder leicht vertiefter Atmung ein zartes Widerlager gegen die Einatmung mit der Hand unter der Leber zu geben. Mit diesem Widerlager wird die Kompressionskraft des Diaphragmas verstärkt und eine Entstauung des Leberschwamms unterstützt. Dieses Vorgehen ist leicht auf andere Organe, die dem komprimierenden Einfluss des Diaphragmas unterliegen anzuwenden.

13.6 Behandlung der Aktivitätszustände

Behandelt wird die Aktivität des Gewebes. Somit ergibt sich die Einteilung der Behandlungsprinzipien gemäß ihres Effekts auf die Aktivität. Wir wollen je nach Befund und Indikation **inhibieren, stimulieren, balancieren.** Alle weiteren Einteilungssysteme treten damit in den Hintergrund.

Da Aktivität und Elastizität keinen Richtungsvektor kennen, entfällt die Einteilung in „direkte" und „indirekte" Techniken, da diese an Bewegungsparameter und ein Kraftrichtungsschema gebunden bleiben. Wenn wir diese Nomenklatur weiterhin verwenden, dann nur, um auszudrücken, dass wir im technischen Ablauf in oder gegen die „freie" Bewegungsrichtung arbeiten. Das Entscheidende ist aber, ob dabei mehr oder weniger Aktivität entsteht, nicht die Bewegung selbst.

13.6.1 Behandlung bei Hypoaktivität: Stimulieren

Die hohe Kunst der Behandlung ist es, ein müdes Organ zu aktivieren, ohne es zu überfordern. Im osteopathischen Wandertag haben wir gesehen, dass es am besten wäre, das müde Kind einfach ruhen oder schlafen zu lassen, Organe, die gebraucht werden kennen allerdings diesen Luxus der sich sorgenden Eltern nicht. Sie müssen trotz Müdigkeit weiterarbeiten. Therapeutisch stellt sich dann die Frage: Kann ich jemanden, der müde ist, aktivieren?

Wenn jemand müde ist, ist es leicht möglich, dass der Reiz zu stark ist und mehr schadet, als dass er hilft. Oder der Reiz läuft therapeutisch ins Leere, wenn er zu schwach ist. Die große Kunst besteht darin, einen **angepassten Reiz zu setzen.** Das ist nur in genauester geweblicher Arbeit und Rückkopplung zwischen Gewebe und therapeutischer Intervention möglich. Daher ist die Behandlung der Hypoaktivität eine Königsdisziplin der osteopathischen Organbehandlung. Zugleich ist der therapeutische Gewinn außerordentlich und anhaltend; eine neue Stabilität wird möglich, die wiederum weiteren therapeutischen Prozessen als Grundlage dient.

Die gewebliche Differenzierung unterschiedlicher Stufen der Hypoaktivität ist für die Behandlung sehr hilfreich. Zumindest eine Unterscheidung zwischen

- müde und noch ansprechbar **(milde Hypoaktivität)** und
- erschöpft und kaum noch ansprechbar **(deutliche Hypoaktivität)** wäre nötig.

Eine milde Form kann sich relativ schnell durch 2–3 Behandlungen in kürzeren Abständen (einmal wöchentlich) verbessern. Die deutliche Hypoaktivität braucht mehrere Behandlungen über längere Zeiträume und zuweilen auch die Unterstützung durch andere Methoden, die das Gewebe aktivieren und ernähren können. Dennoch bleibt die Hauptherausforderung dieselbe: Wie kann ich das Gewebe in eine Position bringen, in der es aktiver wird.

VORGEHEN

- Die Annäherung (Vordehnung) an die elastische Grenze des Organgewebes erfolgt langsam.
- Beim Aufbau der elastischen Rückstellkraft lassen wir die Aktivierung des Gewebes gewähren.
- Beachte: Der anfangs kaum spürbaren Reaktionsbereitschaft gilt die höchste Aufmerksamkeit. Ein zu schnelles und zu geringes Vorgehen wird keinen therapeutischen Effekt haben.

Eine didaktische Annäherung ist das, was wir im Englischen „taking out the slack" nennen. Wir könnten es übersetzen als „die Schlaffheit herausnehmen". Es geht um das Bild eines elastischen Bands, das etwas schlaff durchhängt. Langsam ziehen wir daran, Millimeter um Millimeter und erfahren so den anfangs nicht bestehenden, dann kaum spürbaren und erst nach einer Weile sich entwickelnden Aufbau von Widerstandskräften. Wenn wir diese zarten Widerstandskräfte spüren, sind wir im Bereich der therapeutischen Dosierung angelangt: Zu viel und zu schnell wäre nun, nachdem die Schlaffheit herausgezogen wurde, vom Gewebe nicht mehr integrierbar und der therapeutische Moment damit verspielt. Daher verweilen wir in diesem Moment und warten, bis sich die zarte zu einer spürbaren Aktivität auswächst. Das ist dann möglicherweise schon genug für diese Behandlung und muss öfters wiederholt werden. Es geht darum, normale Ruheaktivität anzuregen.

GUT ZU WISSEN

Wichtig ist, sich immer wieder klar zu machen: Stimulieren ist Regulationsmedizin, keine Trainingstherapie. Es geht nicht um öfters, weiter oder höher. Die Annahme der Regulationsmedizin ist, dass ein Reiz zur Eigenregulation führt. Das bedeutet aber, dass die Antwort auf den Reiz weit über dessen Intensität/Amplitude/Frequenz des Reizes hinaus geht oder weit drunter bleibt.

Der Reiz ist dann „gut angeboten" worden, wenn er zur Eigenregulation führt, nicht weil er zu dramatischen und aufsehenerregenden Reaktionen führt. Regulative Reize sind nur klinisch zu bewerten, wenn wir eine Methode oder einen Standard haben, die Wirkung dieser Reize zu erfahren und zu testen. Kein Reiz ist per se regulativ. Das müsse in der genauen geweblichen Arbeit herausgefunden werden. Die Überprüfung der Regulationsfähigkeit des Gewebes und des Gesamtorganismus, also lokal und ganzheitlich, erfolgt über die Aktivitätsdiagnostik der Elastizität und der geweblichen Tastdiagnostik.

13.6.2 Behandlung bei Hyperaktivität: Inhibieren

Bei hyperaktiven Organen ist die „counterbalance" zwischen expansiven (Mukosa) Geweben und konzentrischen (Muskel- und Bindegewebe) Geweben gestört. Eine Seite überwiegt und der spürbare Wechsel von Kompression und Expansion ist verändert oder ganz verloren.

Liegt eine nicht-kompensatorische Hyperaktivität vor, zielt die Behandlung darauf ab, den **rhythmischen Wechsel** wieder zu ermöglichen. Balancierungen der inneren Kräfte des Organs (im Organ) und Balancierungen zwischen den Organen (im Raum) sind das Mittel der Wahl. Während hyperaktive Muskeln das Organ verengen, wird eine expansive Mukosa das Organ ausdehnen. Wir lassen den Volumenausdruck – sei er in Kompression oder Expansion – zu. Dann integrieren wird alle Aspekte der Motilität (z.B. Torsion) in der intra-organischen Balance. Die bi-manuelle Palpation des Organs muss dabei möglich sein (z. B. oberer und unterer Magen).

In der **manuellen Arbeit** lassen wir sowohl den Volumenausdruck als auch alle anderen, inneren Verformungen zu. Ist dies nicht möglich, beginnen wir mit **Balancierungen** des **Organs** gegenüber anderen Organen (im Raum). Beides zielt darauf ab, die hyperaktive Starre in rhythmische Volumen- und Formdynamik (im Organ) zu überführen. Widerstände und Provokation verbieten sich. Bei expansiver Regulationsstarre sind raum- und rahmengebendes Zulassen der Hyperaktivität grundlegend. Die Behandlungserlaubnis und Einladung zur Regulation ist die Akzeptanz der Expansion und der Merksatz ist: „An den Rändern bleiben". Die Kontaktaufnahme mit einem expansiven Organ ist der entscheidende Schritt in der Behandlung. Wir könnten dies mit der liebevollen Begrenzung eines Kinds, das gerade „ausflippt", vergleichen. Es muss uns gelingen, an der Peripherie mit den expansiven Kräften des Organs in Kontakt zu kommen. Diese Form der Palpation ist funktionell, nicht anatomisch. Erst wenn wir mit der expansiven Aktivität des Organs in Beziehung sind, kann der Tanz der Behandlung beginnen. Zuerst gehen wir mit dem Ausdehnungsraum in Beziehung, halten diesen Kontakt, sodass das Organ die Grenze erreicht und gegenreguliert. Die Begrenzung des Ausdehnungsraumes ist kein Widerstand, die Begrenzung dient der Umkehr; sie entspricht dem, was wir mit Winnicott als räumliches „holding" bezeichnet haben. So entsteht möglicherweise ein therapeutischer Prozess mit wiedereinsetzender Rhythmizität und mit Übergängen in der counterbalance. Auch „stillpoints" begleiten diesen Prozess zuweilen.

VORGEHEN

- Die Zugangserlaubnis erfolgt über die Annahme des Volumenausdrucks und der spontanen Dynamik.
- Das Raum- und rahmengebendes Zulassen der Expansion oder Kompression erfolgt durch das „An den Rändern bleiben".
- Beachte: Therapeutische Impulse sind zu vermeiden. Der therapeutische Prozess zeigt sich an der wiedereinsetzender Rhythmizität

13.6.3 Räumliches Balancieren

Wir gehen von Sutherlands realistischem Konzept des **„point of balance"** aus und wenden es in der räumlichen Organisation der inneren Organe an. Sutherlands Balance-Konzept ist im Kern realistisch. Es sucht innerhalb der bestehenden Begrenzungen der Dysfunktion jene Kompromisse, die größte Freiheit und Regulationsbreite erlauben.

GUT ZU WISSEN

Wir beziehen uns auf die typisch amerikanisch-pragmatische Seite von Sutherlands Werk und lehnen die heute oft zu hörende buddhistische Interpretation des point of balance als Spannungsausgleich oder Spannungslosigkeit ab. Diese Interpretation ist klinisch nicht realistisch und führt dazu, dass der Unterschied von Osteopathie und philosophischen oder religiösen Praktiken verwischt wird.

Osteopathie und spirituelle Praktiken haben beide ihre Bedeutung. Ihre Berührungspunkte und Übergänge zu erkunden, ist unser Ziel, aber eine Verwischung ihrer Differenz schadet den Patienten. Der Körper sucht keine spirituelle Form der Spannungslosigkeit, sondern angemessene Aktivität und angepasste Spannung (Gindler 2002).

Das von uns praktizierte räumliche Balancieren sucht den Kompromiss zwischen den widerstrebenden Aktivitäten und Begrenzungen. Das ist Arbeit und darf anstrengend sein. So die selbstregulativen Mechanismen funktionieren, entsteht dadurch mehr Freiheit und Leichtigkeit in der Anstrengung, mehr Stabilität und darauf aufbauend mehr Freude an der Dynamik. Je nachdem, wie der Aktivitätszustand des Organs ist, wird die Arbeit der räumlichen Balancierung unterschiedlich ausfallen. Ein sich in Ruhe befindliches Organ wird ohne Mühe das Angebot der Balancierung mit anderen Organen annehmen und mehr Aktivität entwickeln. Es wird das Beziehungsangebot annehmen und die Zusammenarbeit mit der Umgebung aktivieren. Es kann sein, es lässt sich auf einen Tanz ein, indem es zu einem ständigen Wechsel der Rollen (Führen, Folgen, Initiierung) kommt.

Balance als Gleichgewicht der Kräfte (counterbalance)

Die manuelle Balancierung im Organ oder zwischen Organen spielt mit allen räumlichen Dimensionen: z.B. mit annähern, entfernen, rotieren, seitneigen, translatieren. Wichtig ist dabei, den **dreidimensional räumlichen Aspekt** der Balancierung niemals aufzugeben, also niemals flach und zweidimensional zu werden. Dominieren zweidimensionale Kräfte, ist dies – wie das Bestehen von Bewegungsachsen – ein Hinweis auf gewebliche Veränderungen.

GUT ZU WISSEN

Die Balance, die wir meinen, ist ein Gleichgewicht der Kräfte, im Amerikanischen auch „counterbalance" genannt. Diese ist spannungsreich und mit Arbeit und Anstrengung verbunden. Unterstellt ist aber, dass in der Balance etwa möglich wird, was keine der einzelnen Kräfte allein erreichen kann.

Widerstreitende Kräfte und Widerstand überhaupt sind in der „counterbalance" sowohl kreativ und formbildend als auch gesundheitsförderlich. Widerstreitende Kräfte und Widerstand führen zu Entwicklung und Bildung, machen aus zwei Kräften etwas Drittes und Neues.

In der hier angestrebten Balancierung zweier (oder mehrerer) Organe geht es darum, dass zwei Organe zuerst eine **räumliche Beziehung** finden, bei der es beiden gut genug geht. Es geht um ein Verhältnis, das für keines der beiden Organe ideal ist, aber beiden in Beziehung möglichst **viel Freiheit** und **Reaktionsbereitschaft** erlaubt. Möglicherweise ist diese Balancierung schon therapeutisch wirksam und wir beobachten die Veränderungen in der Beziehung der Organe oder in deren Umgebung.

Haben wir zwei Organe räumlich balanciert, können wir in einem weiteren Schritt beide Organe in **ihre Umgebung betten.** Es ist, als hätten sich zwei gefunden und würden sich dann noch einen Ort suchen, wo diese Beziehung mit noch mehr Fülle und Freiheit lebbar wird. So können wir nach der Balancierung von Leber und Magen diese beiden noch in den räumlichen Bezug zum Zwerchfell oder zur Milz setzen.

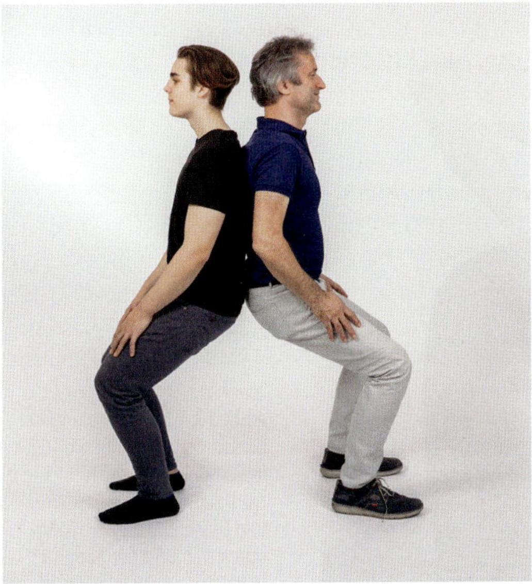

Abb. 13.10 Widerlager oder Counterbalance (1): Ineinanderlehnen stabilisiert gegenseitig. [K418]

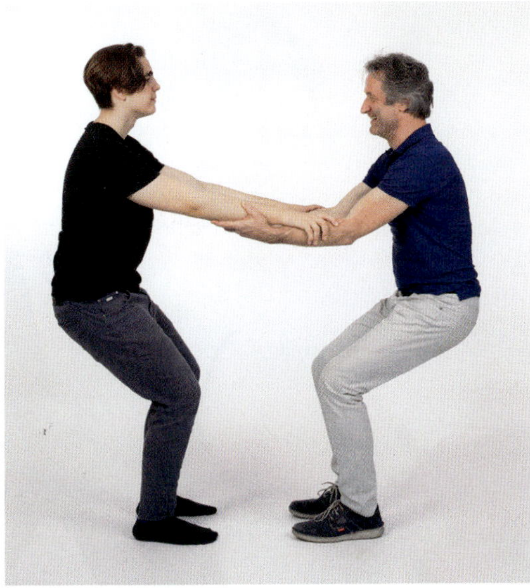

Abb. 13.11 Widerlager oder Counterbalance (2): Auseinanderlehnen stabilisiert gegenseitig. [K418]

Ein bekanntes Beispiel einer „counterbalance" ist die Wippe, die noch auf vielen Kinderspielplätzen steht. Beliebt ist das Spiel, die Anderen hochzudrücken oder plötzlich ins Leere fallen zu lassen, indem das Gegengewicht weggenommen wird – in der therapeutischen Beziehung würde das eine starke Störung verursachen. Bei der Wippe wirken Hebelgesetze, die für eine osteopathische Anwendung in der Organbehandlung zu eindimensional und therapeutenzentriert sind. Organe hebeln sich nicht gegenseitig und werden normalerweise auch nicht gehebelt.

Die Fotos (➤ Abb. 13.10, ➤ Abb. 13.11) zeigen eine „counterbalance" zwischen zwei Personen/Organen, die ineinander oder auseinander lehnen. Diese Form des unterstützenden Widerstands oder Widerlagers ist ein Bild für die therapeutische Arbeit in der Balancierung zwischen Organ und Therapeut sowie zwischen therapeutischer Hand und Organ.

➤ Abb. 13.12 zeigt eine Behandlung der Blasen-Umgebung im Vierfüßlerstand. Die Therapeutin stützt das Sakrum und stützt sich darauf. Mit der anterioren Hand lädt sie die Blase ein, in ihre Hand zu fallen und zieht zugleich an ihr. So spielt die Therapeutin mit der intrakorporal bestehenden Balance zwischen Sakrum und Blase und zugleich mit der Balance zwischen sich und der Patientin.

VORGEHEN

- Das jeweilige Organ (intra-organische Balancierung) wird unterstützt.
- Räumliche Balance zwischen zwei Organen (inter-organische Balancierung) herstellen.
- Für Balance der beiden Organe in ihrer Umgebung (Balancierung als lokale Regulation und Einbettung) sorgen.

Kräfte spielerisch kennenlernen

Eine schöne Form die Übergänge von Balance im Gleichgewicht (counterbalance) und dynamischer Neuordnung der Kräfte spielerisch zu üben, ist das in vielen Kampfsportarten und in der postmodernen Tanzform der „Kontaktimprovisation" bekannte **Push-hands** (➤ Abb. 13.13). Dies ist eine Übung, bei der sowohl Druck gegeben als auch der Gegendruck des Partners angenommen und umgewandelt wird. Dabei entstehen immer wieder Momente der gegenseitigen Unterstützung, aber auch Moment des Führens und Folgens. Fast immer entwickelt sich aus der Aktion von zwei Personen und Kräften etwas Drittes. Push-hands ist **kooperativ,** ohne dem Zwang zu erliegen, immer eine perfekte Lösung oder einen Ausgleich finden zu müssen. Das kommt der realistischen Interpretation von Sutherlands Konzept der Balancierung sehr nahe. Für uns ist

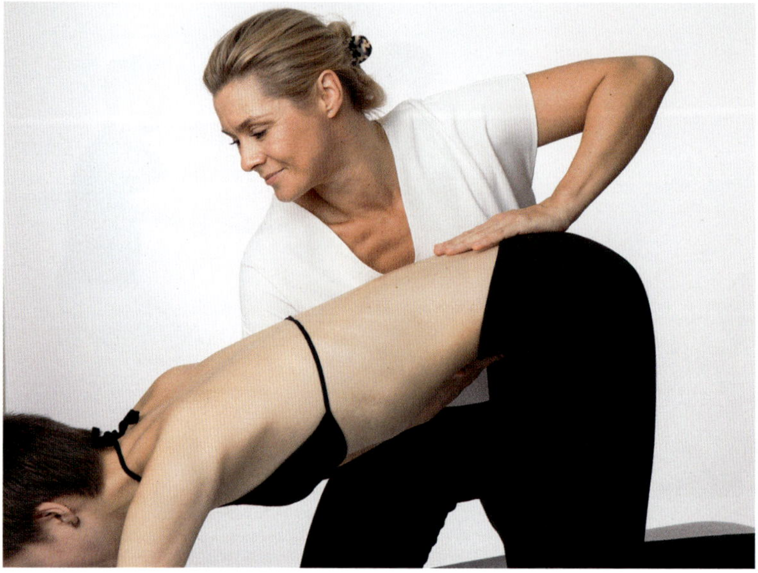

Abb. 13.12 Behandlung der Blasenumgebung im Vierfüßlerstand. Die Therapeutin sucht die Balance zwischen Sakrum und Blase und zugleich zwischen sich und der Patientin. [K418]

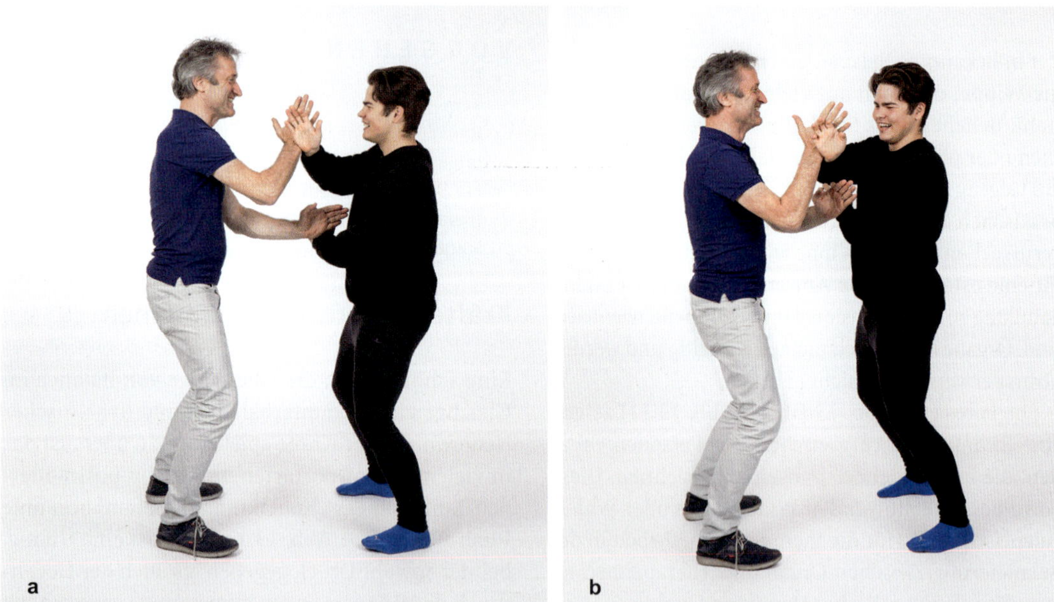

Abb. 13.13 „Push-hands with friends": Spielerisches und freundschaftliches Erproben der Übergänge von statischer und dynamischer Balance, Druck und Gegendruck, Führen und Folgen. Unter Freunden und im Spiel kann der Unterschied zwischen einem gemeinsamen Tanz und der zwingenden Dominanz bzw. plötzlichen Abwesenheit eines Akteurs bewusst herbeigeführt und erlebt werden. So kann auch eine Erfahrung entstehen, was es für Patienten heißen könnte, wenn wir therapeutisch über ihre Grenzen hinweg gehen bzw. sie ins Leere laufen/ fallen lassen. [K418]

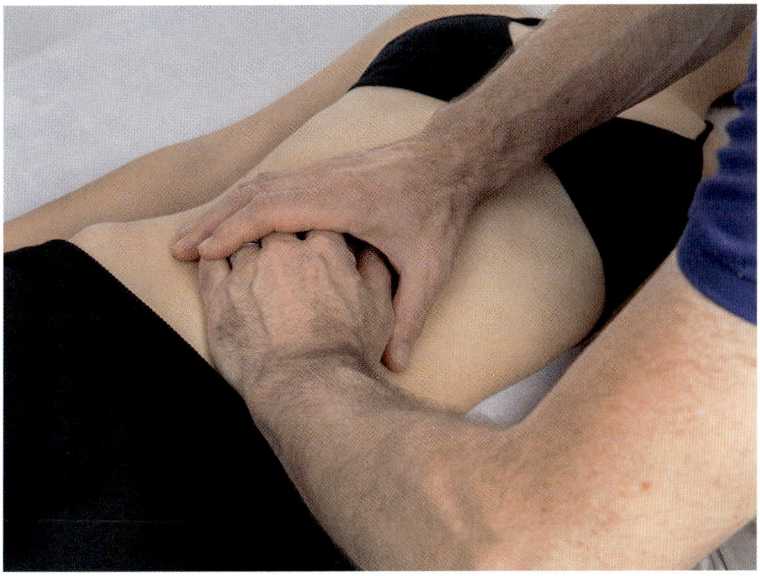

Abb. 13.14 Balancierung der Interaktion von Kolonrahmen und Dünndarm-Inhalt, von Stabilität und Dynamik. [K418]

es eine gute Übung, die sensomotorische Erfahrung der Interaktion mit dem Gewebe zur erleben und begrifflich zu reflektieren.

Balance von Stabilität und Dynamik, von Inhalt und Rahmen

Eine Sonderform der Balancierung ist jene von **Container** und **Inhalt.** Diese können wir am Verhältnis von **Kolonrahmen** und **Dünndarminhalt** entwickeln. Der Rahmen ist stabil, der Inhalt im Vergleich dynamischer. Inhalt und Rahmen sind nicht geweblich verbunden, kommunizieren aber über Druck und Gegendruck. Die Balancierung (➤ Abb. 13.14) nimmt die Kräfte des stabilen Rahmens und des beweglichen Inhalts an und setzt sie in Beziehung. In ➤ Kap. 14 gehen wir ausführlich auf die Balance von Stabilität und Dynamik, von Inhalt und Rahmen zwischen Dünndarm und Dickdarm ein.

13.6.4 Verlaufskontrolle und ganzheitliche Integration

Währende der Hands-on-Behandlung erspüren wir die **Veränderung** der **geweblichen Aktivität.** Diese Rückkopplung ist wichtig für die Durchführung der Technik. Darüber hinaus ist die Überprüfung des Behandlungseffekts grundlegend für die Gestaltung der Therapie. Ist die Behandlung indiziert, erwarten wir eine erkennbare Veränderung der diagnostischen Parameter und der Beschwerden des Patienten. Daher überprüfen wir die Veränderung der Aktivität im Elastizitätstest.

Für eine **Einschätzung** des **Behandlungsverlaufs** ist die Frage der ganzheitlichen Integration der Behandlung entscheidend. Hier bietet die Osteopathie bisher kaum manualtherapeutisch und klinisch nachvollziehbare Überprüfungssysteme der ganzheitlichen Integrationsfähigkeit an. Ein passendes System der geweblichen Nachvollziehbarkeit von Aktivitätszuständen ist die **Tastdiagnostik** (nach Werner Strebel).

KAPITEL

14 Dünndarm und Dickdarm: Aufnahme und Transport

14.1 Organcharakter des Dünn- und Dickdarms

Dünn- und Dickdarm teilen die Besonderheiten der Darmrohr-Familie, die empfindsame Schleimhaut als Innenauskleidung und den Muskelmantel für Selbstbewegung (Motilität). Zugleich sind sie in Form und Aktivität unterschiedlich. Sie reagieren auf Herausforderungen gemäß ihres Organcharakters.

Der Dünndarm ist mit seinen bis zu fünf Metern Länge ein langer, gewundener Schlauch. Er legt sich in vielen Schlingen und Schleifen im unteren Teil des Bauches aus. Lungen und Dünndarm ermöglichen Stoffe aus der natürlichen Umwelt in unser natürliches Inneres zu bringen. Sie verbinden innerer und äußerer Natur. Der Dünndarm trifft die Entscheidung was in diesem Grenzverkehr die Grenze passieren darf. Er ist der uns umgebenden Umwelt zugewandt und an dieser interessiert. Dem gegenüber repräsentiert sein Bruder, der Dickdarm, die Stabilität eines Rahmens.

14.1.1 Schleimhautorgan und Darmrohr

Der Dünndarm kann nur verstanden und behandelt werden, wenn wir seine **Schleimhaut** miteinbeziehen. Diese macht den Großteil seines Gewebes aus und kann ebenso Stoffe aufnehmen, wie Sekrete abgeben. Sie kann sich falten und entfalten, schwellen oder zusammenziehen. Sie kann mit der Nahrung und den Mikroorganismen in ihrem Lumen kommunizieren. Die Mukosa des Dünndarms kann schnell regenerieren. Sie kann aber auch bei Verletzungen vernarben und schlimmstenfalls sich in der Erosion auflösen. Das stark entwickelte mukosa-assoziierte lymphatische Gewebe ist für die lokale Immunantwort verantwortlich. Die Mukosa verwandelt mit ihren Enzymen die Substanzen zuerst im Lumen und dann bei der Passage. Der Dünndarm übersetzt somit nicht nur Informationen von außen nach innen; er ermöglicht die Passage von Stoffen und steht für die Fähigkeit zum stofflichen Austausch.

Der Dünndarm ist der Prototyp des **Darmrohrs:** Die Form ist **hohl, lang, schlingenbildend, fächerförmig.** Dieses ist immer gleich aufgebaut und biomechanisch bestimmt durch das Verhältnis von Wand und Inhalt. Die klinische Biomechanik und biomechanische Krankheitslehre wird daher Wand- und Inhaltsqualitäten erkunden und interpretieren. Der Dünndarm ist das längste, beweglichste und verschiebbarste Organ des Abdomens. Er ist ein langes, bewegliches Rohr an einer langen, beweglichen Leine, dem Mesenterium. Wenn wir den Dünndarm bei einer tiefen Einatmung palpieren, spannt sich das Meso zu einem Fächer auf. Da der Dünndarm Bewegung gut kennt, wird er diese als Kompensationsmöglichkeit verwenden.

14.1.2 Kolon als Begrenzung des Dünndarms

Der bewegliche und verschiebbare Dünndarm wird begrenzt und gehalten vom stabilen Rahmen des Dickdarms. Das Kolon legt sich als Begrenzung und Halt um den Dünndarm. Das hat Anatomen dazu veranlasst vom „Kolonrahmen" zu sprechen (➤ 14.1.7, ➤ 14.2.1). Auf dem Rahmen ist das Zelt des Omentum majus aufgespannt.

14.1.3 Dickdarm als Hohlorgan mit Variationen

Der Dickdarm ist dicker und dickt ein. Er entzieht dem Speisebrei Wasser und fügt gleichzeitig Schleim hinzu. Dadurch wird dieser zwar eingedickt, bleibt aber trotzdem weich und transportabel. Im Vergleich zum 5–6 Meter langen und mit nur 2,5 cm Durchmesser recht dünnen Dünndarm ist der Dickdarm nicht nur dicker, sondern auch kürzer. Bei Erwachsenen ist der Dickdarm ca. 1,5 m lang und mit einem Durchmesser von 7 cm vergleichsweise dick. Als Hohlorgan verfügt er über eine Muskel- und Schleimhautschicht. Die Dickdarmschleimhaut hat nur im Anfangsbereich noch Dünndarmfunktion und nimmt Nahrung auf. Die Mukosa ist daher auch dünner als jene des Dünndarms. Dick am Dickdarm ist nicht die Darmwand, sondern der Durchmesser des Darmrohrs. Die griechisch-lateinische Bezeichnung „colon" spielt auf die Wurstform des Darms an. Die Einschnürungen der Ringmuskeln lassen den Eindruck von abgebundenen Würsten entstehen.

14.1.4 Hohlorgan mit Variationen

Die Besonderheit des Dickdarms liegt darin, dass er unterschiedliche biomechanische Organcharaktere in sich vereint. In ➤ Kap. 10 haben wir ihn als Lehrbeispiel herangezogen, um deutlich zu machen, dass selbst innerhalb eines Organs die unterschiedlichen, biomechanischen Charaktere grundlegend für die Einschätzung der mechanischen Befunde ist.

Der Beginn des Dickdarms (**Zäkum**) kann schwellen und über physiologische wechselnde **Schwellungszustände** den ileozökalen Übergang regulieren; das Ende des Dickdarms (Sigma) sollte besser nicht schwellen; es wird bei anhaltenden Schwellungszuständen instabil. Ein geblähtes Sigma birgt die Gefahr der Divertikelbildung oder des Wachstums von Polypen. Der Organcharakter der beiden Kolonabschnitte ist so gegensätzlich wie der Charakter von Magen und Duodenum; der eine stabil in der Ausdehnung, der andere kompakt und kontraktil in der Enge.

Der **Querdarm** (Colon transversum) hat wieder dünndarmähnliche **Bewegungsqualität.** Er ist ausgestattet mit einem langen Meso der Bauchfellfaszie, er schwingt wie eine Girlande von rechts nach links und „trennt" so Ober- und Unterbauch. Aufgehängt ist die Girlande über die beiden Dickdarmwinkel am Zwerchfell und den unteren Rippen. Dickdarm- und Lungenbeweglichkeit sind aufeinander abgestimmt oder können sich wechselseitig bestimmen. Im Gegensatz zum beweglichen Querkolon ist der absteigende Kolonabschnitt (Kolon deichendes) meist stark an der Rückwand des Peritoneums fixiert und weder besonders beweglich noch verschieblich.

14.1.5 Autoregulativ

Der Dünndarm beeindruckt mit seiner autoregulativen Kompetenz. Diese wird als „Autonomie" bezeichnet, was nicht als Losgelöstheit oder Beziehungslosigkeit missverstanden werden sollte. Der Begriff verweist dagegen auf die lokale, mechanische und neuro-chemische Autoregulation der gesunden Ruhe- und Hyperphysiologie. Das betrifft alle wichtigen Funktionen des Dünndarms: Absorption. Sekretion, Motilität, Durchblutung und Immunreaktion werden lokal reguliert. Die Regulation erfolgt über mechanische, neuronale und parakrine Mechanismen. Das enterische Nervensystem spielt dabei eine zentrale Rolle. Es enthält so viele Nervenfasern, dass es immer wieder den Vergleich mit dem Gehirn hervorbringt. Zudem befinden sich im Dünndarm Schrittmacherzellen, die dem Darmrohr einen selbstproduzierten und -regulierten Rhythmus vorgeben, aus dem Motilität entsteht.

14.1.6 Enddarm

Der Dickdarm endet im **Enddarm,** einem Halteorgan besonderer Art. Der Stuhlverhalt ist die Kontinenz des Darms. Menschen entwickeln im Lauf der ersten Lebensjahre die Fähigkeit, den Stuhl im Enddarm zu sammeln und zu halten (Kontinenz), um ihn dann in regelmäßigen Abständen abzugeben. Diarrhö und Inkontinenz (Enkopresis) sind klinisch völlig verschiedene Themen.

Menschheitsgeschichtlich stellt uns diese Fähigkeit auch in eine Reihe mit den Jagd- und Raubtieren. Der Enddarm der Raub- und Säugetiere ist fähig, den Stuhlgang zu kontrollieren. Denn wer jagen will, braucht die Doppelfunktion der Kontinenzorgane: Stuhl und Urin halten beim Anschleichen und Angreifen, Stuhl und Urin entleeren in den Ruhephasen. Eine anpirschende Katze würde ständige Darm- oder Blasenentleerungen stören und den Erfolg des Jagens gefährden. Auch Menschen, die sich ihres Stuhlverhalts nicht sicher sind, fühlen sich dem Treiben des Alltags nicht gewachsen und vermeiden es zuweilen, das Haus zu verlassen. Anamnestisch wäre das eine wichtige Frage: Was brauchen Sie, um sich sicher in der Öffentlichkeit zu bewegen?

14.1.7 Dünn- und Dickdarm: zwei Brüder, beweglich und stabil

Dick- und Dünndarm drücken ihre Aktivitätsänderungen durch Änderungen der Beweglichkeit und Stabilität aus. Sie sind beweglich, brauchen aber auch Bewegungen. Denken wir nur an Verstopfung bei Bettlägerigen. Bewegungsmangel ist – neben Dehydrierung und mangelnder Stimulation durch Nahrung – eine der wichtigsten funktionellen Ursachen für Verstopfung im Dickdarm.

Verstopfung kann als physiologisches Symptom des hypoaktiven und hyperstabilen Dickdarms betrachtet werden. Dagegen ist **Durchfall** ein Symptom des hyperaktiven und hyperbeweglichen Dünndarms. Normalerweise laufen die peristaltischen Bewegungen des Dünndarms verlangsamt im Dickdarm weiter. Da der Dickdarm kaum Nahrung aufnimmt, braucht er weniger die vermischende Bewegung, die typisch für den Dünndarm war. Die analwärts gerichteten Bewegungen sind die funktionell bedeutsameren. Der Dickdarm verfügt zudem über eine Bewegungsform, die dem Dünndarm unbekannt ist, über die sog. Massenbewegung und über den gastro-kolischen Reflex. Eine Dehnung des Magens wird als Reflex durch den Dünndarm bis zum Dickdarm weitergeleitet und führt dort zu einer Massenbewegung und es kommt zum Stuhlgang. Dieser Reflex erklärt das morgendliche Phänomen: Die erste Mahlzeit stimuliert den ersten Stuhlgang. Auch hier wäre eine anamnestische Frage angebracht: Wann haben Sie das erste Mal Stuhlgang? Vor- oder auch nach dem Frühstück? Müssen Sie sich bewegen, Kaffee trinken oder Rauchen?

Während die Anatomen von dem Kolonrahmen (➤ 14.2.1) sprechen, sehen wir in der psychischen Entwicklung das **Rahmenhalten** der Eltern und Erzieher als grundlegend für die Entwicklung der Beziehungsfähigkeit an. Heute wird das Wort des englischen Kinderarztes und Psychoanalytikers Donald Winnicott verwendet: **„Holding“.** Diese Form der elterlichen Liebe (➤ Kap. 12) umhüllt und trägt die Entwicklung des Kindes: Sie wurde daher in die Veränderungsprozesse der Therapie – auch von Erwachsenen – übersetzt. Dann ist „holding“ die Fähigkeit des Therapeuten, den Rahmen der therapeutischen Beziehung aufzubauen und zu halten. In der Behandlung ermöglicht „holding“ die Therapie. Es ist der Türöffner im therapeutischen Prozess und hilft uns, die Zugangserlaubnis zu erarbeiten.

14.2 Makroskopische Anatomie des Dünndarms und Dickdarms

14.2.1 Dünndarm

Der Dünndarm besteht aus dem **Jejunum** und **Ileum.** Er ist der längste Abschnitt des Gastrointestinaltrakts. Da die Aufnahmeprozesse zum allergrößten Teil im Dünndarm stattfinden, ist die Mukosa das interessante und dominante Gewebe. Das langen Mesenteriums macht ihn zudem zu dessen mobilstem Abschnitt (➤ Abb. 14.1). Folgende Zahlen können eine Vorstellung der Größe und Länge des Darmrohrs und seines mesenterialen Fächers geben. Das Rohr selbst ist bei Erwachsenen 4 und 6 m lang. Das Mesenterium ist an seiner längsten Stelle bis zu 25 cm lang. Es hat ein jejunales und ein ileales Maximum, sodass wir von zwei Fächern in einem Fächer sprechen können. Von der Radix zum Ansatz am Darm wird es fortschreitend dünner. Die schräge Radix hat eine Länge von 15–18 cm. Sie überkreuzt die Faszien im Bereich des rechten Psoas und des rechten Ureters.

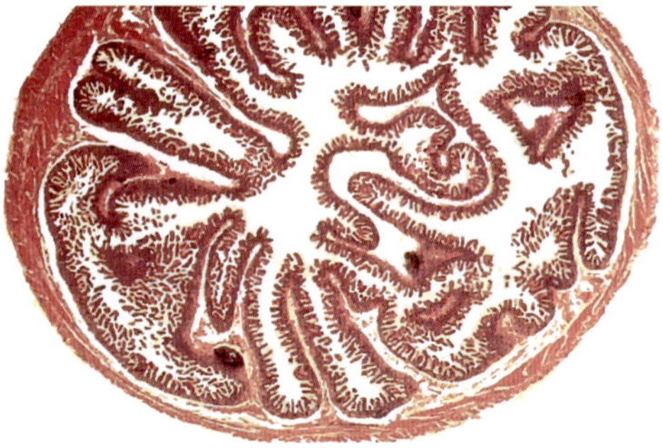

Abb. 14.1 Querschnitt durch den Dünndarm. Beachte die Dominanz der Mukosa gegenüber der Muskelschicht. [L143]

- **Beginn:** Der Dünndarm beginnt am duodenojejunalen Übergang und endet in der ileozäkalen Übergangsregion. Er ist über ein sehr bewegliches Mesenterium (aus dem Griechischen: meso = das Vermittelnde und Verbindende, enteron = Darm) mit der Körperrückwand über das Peritoneum parietale posterior (= Ppp) verbunden. Eine gewebliche Verbindung nach anterior zur Bauchwand besteht nicht. Die anteriore Bewegungsfreiheit und die lange, fächerartige Faszie (➤ Abb. 14.2) nach hinten erlauben ein hohes Maß and räumlicher Verlagerung des Organs.
- **Duodeojejunaler Übergang:** Der zuweilen auch „Winkel“ genannte Übergang zwischen Duodenum und Jejunum, liegt links neben der Mittellinie, ein bis zwei Fingerbreit lateral und oberhalb des Bauchnabels. Würden wir diese Region auf die Rückwand projizieren, kämen wir ungefähr in Höhe des Wirbelkörpers von L2 an. Dieser Über-

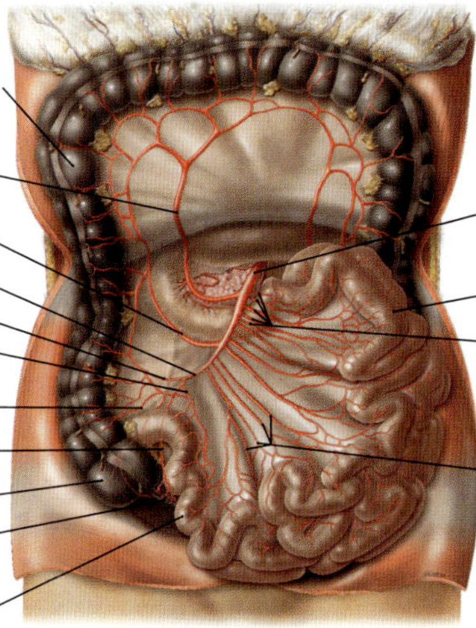

Abb. 14.2 Faszialer Fächer (Mesenterium) des Dünndarms. Das Colon transversum ist hochgeklappt und das Dünndarmkonvolut (Jejunum und Ileum) aus dem Kolonrahmen genommen. Dadurch wird das Mesenterium ausgezogen und die Arterien werden sichtbar. Die A. mesenterica superior versorgt mit ihren Ästen (meist vier bis fünf Aa. jejunales und zwölf Aa. ileales) den Dünndarm. [S700–L238]

gang ist myofaszial (Lig. suspensorius duodeni [Treitz-Band]) mit den Ansätzen des Diaphragmas an der Vorderseite der LWK 1–3 verbunden.

- **Kolonrahmen:** Dieser stellt eine räumliche Begrenzung des beweglichen Dünndarms dar.
  Da keine gewebliche Verbindung besteht, sind Dünndarminhalt und Kolonrahmen trennbar.
  Die räumliche Beziehung erfolgt über Expansion, Druck und Gegendruck (➤ Abb. 14.3).

Einem Missverständnis müssen wir vorbeugen: Die **Faszien des Peritoneums** setzen nicht direkt an den Wirbeln an! Organe hängen daher nicht an einzelnen Wirbeln und es gibt keine eindeutige Zuordnung zwischen Organ und Wirbelkörper. Die peritioneale Faszie faltet sich an der Radix um. Dieser Umschlag wurde von Anatomen als Radix (Wurzel) bezeichnet, da hier der Ursprung des Meso liegt. In der Radix treten Gefäße, Nerven und Fettgewebe ziehen in das Mesenterium ein bzw. aus.

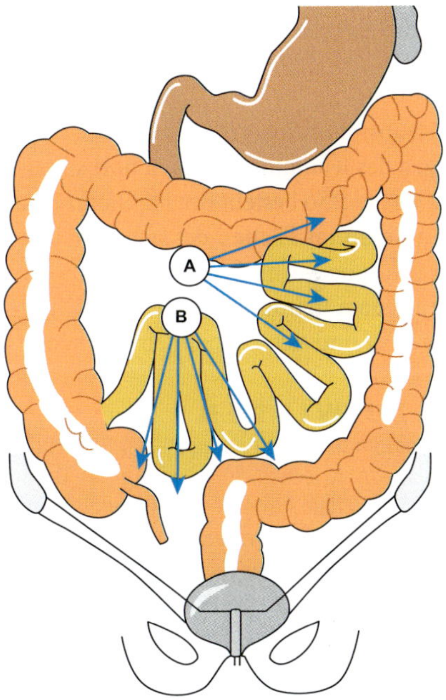

Abb. 14.3 Der Dünndarm im Dickdarmrahmen. [L143]

GUT ZU WISSEN

Das Peritoneum parietale (Ppp) läuft von der Radix aus gesehen nach oben und unten und verbindet sich mit den dort liegenden Faszien der Bauchwandmuskeln vor und um die Wirbelsäule. So können wir mit sachlicher Genauigkeit und klinischer Offenheit sagen: Der Dünndarm verbindet sich auf der Höhe von L2-L4 mit der Rückwand und hat so eine Auswirkung auf die Lendenwirbelsäule (➤ Abb. 14.3).

Anfang und Ende des Dünndarms sind relativ stabile Bereiche; d.h. trotz aller Beweglichkeit der Schlingen und Verformbarkeit des Gesamtorgans, sind das die beiden Bereiche, um uns in der Palpation zu orientieren. Die Hände liegen so an, dass Anfang und Ende markiert werden und die Finger den **doppelten Fächer im Fächer** erkennen lassen.

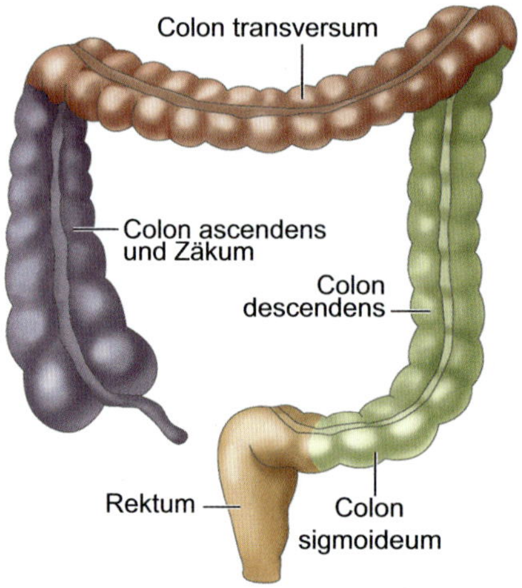

Abb. 14.4 Abschnitte des Dickdarms: Blinddarm (Zäkum) und aufsteigender Dickdarm, die Girlande des Querkolons vom rechten zum linken Kolonwinkel schwingend, der absteigende Dickdarm und das Sigma (Colon sigmoideum), das in den Enddarm (Rektum) übergeht. [G970]

Der Dünndarm liegt in seiner Masse links. Die Schlingen des Jejunums verlaufen horizontal, die des Ileums vertikal. So besteht der Dünndarm aus

- einem **Jejunum-Fächer,** der sich nach links öffnet und sich superior-inferior aufspannt,
- und aus dem **Ileum Fächer,** der mehr mittig gelegen ist und sich nach unten und lateral öffnet.

GUT ZU WISSEN

In der anatomischen und funktionellen Betrachtung sind Unterschiede zwischen dem Anfang des Dünndarms (Jejunum) und dem hinteren Teil (Ileum) erkennbar. Im Jejunum dominieren die rotatorisch angeordneten Muskeln während im Ileum die Längsmuskulatur überwiegt. Das kann als Hinweis darauf verstanden werden, dass im ersten Teil Vermischung überwiegt und im zweiten Transport. Die beiden Muskelschichten sind funktionell nicht getrennt und arbeiten immer zusammen.

14.2.2 Dickdarm

Der Dickdarm folgt dem Bauplan des Dünndarms und variiert diesen. Er ist kürzer und dicker im Querschnitt, und er weist unterschiedliche Abschnitte auf (➤ Abb. 14.4). Vom Dünndarm kommend und der Motilitätsbewegung folgend beginnt der Dickdarm mit dem Zäkum im linken Unterbauch und in der linken Fossa iliaca. Normalerweise ist der Übergang von Dünndarm ins Zäkum ungefähr auf einer gedachten Verbindungslinie zwischen dem Bauchnabel und der superiorer Spina des Ilium (SIAS rechts). Etwa drei Ouerfinger breit – von der SIAS ausgehend – auf dieser Diagonalen beginnen wir die Palpation.

Das **Zäkum** kann makroskopisch auch als eine blind endende Aussackung gesehen werden; daher auch der Name Blinddarm. Umgangssprachlich wird oft der Anhang der Aussackung, der Appendix vermiformis, als Blinddarm bezeichnet – besonders, wenn er entzündet ist. Während das Zäkum ca. 7 cm lang ist und ein weites Lumen aufweist, kann der Appendix vermiformis sehr lang sein. So sind 10 cm nicht ungewöhnlich; das Lumen des Appendix ist aber viel kleiner, ca. 0,5 cm im Durchmesser. Die räumliche Position des Zäkums ist variabel. Der kaudale Teil ist meist beweglicher (intraperitoneal), der kraniale Teil oft fixierter. Es bildet eine C-Form und in diese C-förmigen Geste der offenen Hand (Supination) nimmt es das terminale Ileum auf.

- Wenn wir der **Motilitätsrichtung** und der **Bewegung** des **Chymus** folgen, zieht dann der Darm als **Colon ascendens** nach rechts oben unter die Leber, als Colon transversum (Querkolon) von rechts nach links unter die Milz, um dann auf der linken Seite als **Colon descendens** abzusteigen und in einem S-förmigen Looping (Sigma) ins Rektum überzugehen.
- Folgen wir dem **embryologischen Wachstum,** würden wir links beginnen mit der ersten Verwachsung des Darms mit dem Bauchfell – dem linken Verwachsungsfeld, der späteren linken **Faszie von Toldt.** Dann, mit der sog. Drehung des Darms „schwingt" das Kolon nach rechts und legt sich auf der rechten Seite unter die dann noch sehr große Leber.

Das Kolon ist mit 1,3–1,5 m deutlich kürzer als der Dünndarm. Makroanatomisch erkennen wir den Dickdarm daran, dass seine Längsmuskulatur in drei Tänien konzentriert ist. Um das zu sehen, müssen wir aber zuerst das Omentum majus (das große Netz) hochklappen oder wegschneiden. Dieses Zelt liegt auf dem Kolonrahmen: Es ist an den Taenia omentalis auf der anterioren Seite des Dickdarms mit diesem verwachsen.

Die **Tänien** sind kürzer als die sonstige Darmwand, was zur Bildung von Haustren (Vorwölbungen) führt.

Innen im Darmrohr, würde uns die viel geringere Menge an Mukosa und das Fehlen der Zotten auffallen. Möglicherweise würden wir auch die Plicae semilunares coli als innen sichtbare Falten abgrenzen können: Diese zeigen sich äußerlich als Einschnürungen zwischen den Haustren. Außen sind die Appendices epiploicae als Besonderheit auffällig: Sie sind lappenförmige, mit Fett gefüllte Anhängsel des Dickdarms.

Valva Ilio-zäkalis – verengtes Dünndarmende

Das Ende des Dünndarms verengt sich wie ein Ventil (➤ Abb. 14.5). Dieses Ventil (Valva ileocaecalis) entsteht durch die Einstülpung oder Überstülpung zwischen Zäkum und Ileum. Die Klappe (Valva) mit zwei Lippen (Labien) wird von Ligamenten (Frenulae) verspannt. Die Labien sind Schleimhautfalten, die über Frenulae (Zügelchen) mit der muskulären Wand des Zäkums verbunden sind. Eine abgegrenzte und verstärkte Ringmuskulatur, die es erlaubt von einem Sphinkter zu sprechen, ist nicht zu finden.

Der **Übergang** vom **Ileum** ins **Zäkum** ist daher in erster Linie mechanisch zu verstehen. Die Ring- und Längsmuskulatur des Ileums und Zäkums verschränken sich zu einem scherenartigen Gitter. So wird verständlich, dass die Spannung und Kontraktion der ilealen und zäkalen Darmwand die Klappe reguliert. Im Bereich der ileozökalen Klappe sind viele submuköse Venen nachgewiesen, was einem angiomuskulären Verschlusssystem ähnelt (Stelzner 1999). Die ileozökale Übergangsregion ist somit mechanisch reguliert. Der sich füllende Blinddarm wirkt zurück auf den Dünndarm. Ein gefüllter und gedehnter Blinddarm verengt das Darm-Übergangs-Ventil zwischen den beiden Darmabschnitten. Überbläht der Blinddarm aber, wird das Übergangs-Ventil überdehnt und schlecht regulierbar.

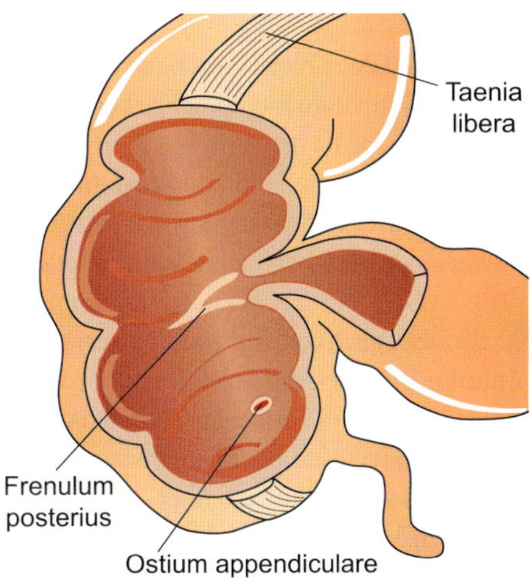

Abb. 14.5 Anatomie der ileozökalen Übergangsregion. [L143]

Anatomisch schiebt sich das **Dünndarmende** in das **Zäkum,** wie ein **Kopf in die Mütze.** Formal und gestisch könnte es aber auch sein, dass sich die Mütze auf den Kopf setzt. Beide Situationen sind möglich und kommen vor. In der embryologischen Entwicklung biegt sich (wächst) das Zäkum in C-Form und „setzt" sich als Mütze über das Ileum. In einer übertriebenen und daher klinisch relevanten Einstülpung des Ileums ins Zäkum, auch Invagination Darms, schiebt sich der Kopf zu sehr in die Mütze.

Aufsteigendes Kolon – Colon ascendens

Das aufsteigende Kolon (➤ Abb. 14.6) bildet einen **Winkel unter der Leber.** Dieser Winkel ist klinisch interessant, da bei Leberschwellung hier ein Enge und damit ein Motilitätshindernis entstehen kann. Rückstau ins Zäkum und Obstipation wären die Folge. Das Problem zeigt sich oft zuerst im Zäkums- und Inguinalbereich, da hier der Stau zur Empfindlichkeit und Schwellung führt.

Insgesamt ist die rechte Seite des Kolons wenig stark und oft auch mit kleinerer Anheftungsfläche an der Rückwand fixiert. Daher sind Überbeweglichkeit und Darmverdrehung auch eher Probleme des rechten Kolons.

Querkolon – Colon transversum

Der Querdarm (Colon transversum) zieht von rechts nach links und ist beidseitig über peritoneale Faszien mit dem Diaphragma im Bereich der 9. und 10. Rippe verbunden. Da er mit einem langen Meso ausgestattet ist, schwingt er wie eine Girlande und bildet

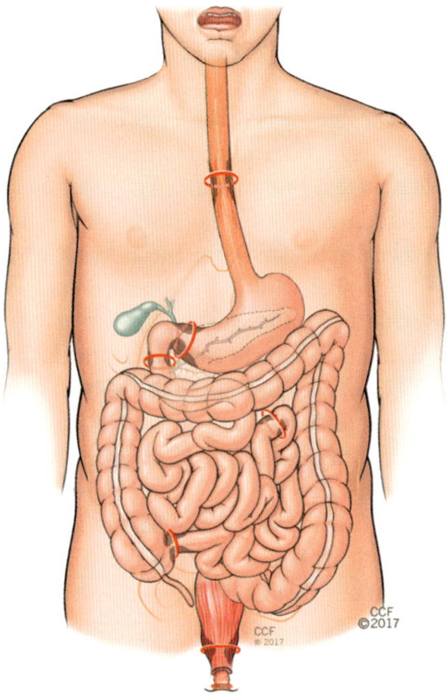

a

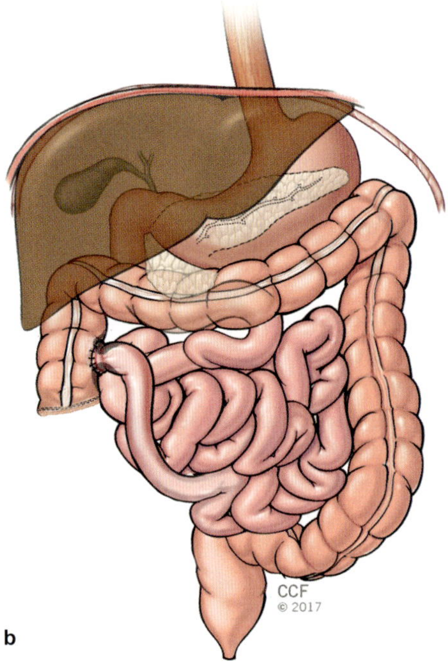

b

Abb. 14.6 Anatomie des rechten Kolonwinkels und Lagebeziehung von Querkolon, Leber und Magen (Milz nicht dargestellt). Die Leber kann auf den Kolonwinkel drücken und der Querkolon kann als Hängematte für den Magen agieren. [E1067]

eine Hängematte für die große Kurvatur und das Antrum des Magens. Ein müder Magen kann sich ins Querkolon legen und Hyperaktivität und Blähungen auslösen. Der linke Kolonwinkel ist enger und etwas höher. Manche Anatomen sprechen auch von einer Doppelflintenform, da das Ende des Colon transversum und der Beginn des absteigenden Kolons (Colon descendens) übereinander liegen können.

Der **absteigende Kolonabschnitt** (Colon descendens) ist eine der ersten und stärksten Verwachsungen (Faszie von Tollt links). Daher ist er meist stark an der Rückwand des Peritoneums fixiert und weder besonders beweglich noch verschieblich.

Der **linke Kolonwinkel** ist zwischen Magen und Milz „eingeklemmt“ (➤ Abb. 14.7). Er kann durch die regelmäßige Magenfüllungen und durch zum Glück selten auftretende Milzschwellungen abgedrückt werden. Da sich Darmentzündungen (Colitis ulcerosa) oft in dieser Gegend manifestieren, kann es in der Winkelgegend zu Schmerzen oder Missstimmungen des Magens kommen. Milzschwellungen kommen nur bei schwerwiegenden hämatologischen Erkrankungen oder bei Pfeifferschem Drüsenfieber vor.

Sigma

Das distale Ende des Kolons wird nach dessen formaler Ähnlichkeit mit dem kleingeschriebenen, griechischer Buchstabe Sigma benannt. Die Form des Sigmas ist einer Schlaufe oder einem Looping ähnlich. Diese Schlaufe verläuft nach posterior, um dann auf der Höhe des 3. Sakralwirbels ins Rektum überzugehen (➤ Abb. 14.8). Über das Meso sigmoideum ist das Sigma sehr beweglich und nur nach posterior verbunden. Anterior ist es frei und gegenüber der Bauchwand und den anliegenden Dünndarmschlingen verschieblich. Das Sigma legt sich bei Frauen wie eine Schleife über den Uterus, bei Männern über die Blase.

Die großen Variationen in der Länge – zwischen 12 und 100 cm – sind ein Hinweis auf die große Reaktionsmöglichkeit bei Beanspruchung und die unterschiedliche Länge des Mesosigmoideums. Der

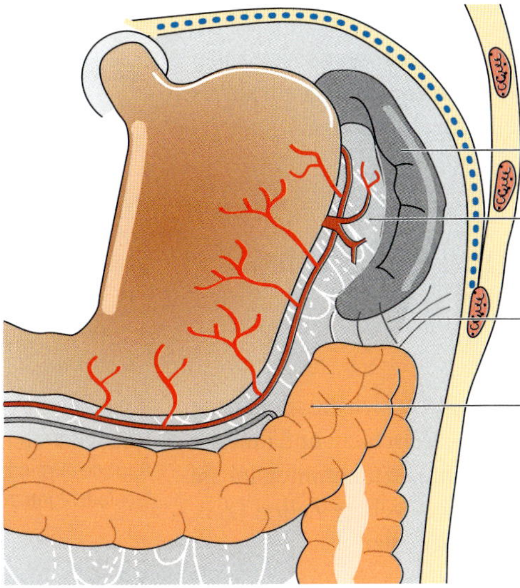

Abb. 14.7 Anatomie des linken Kolonwinkels und Lagebeziehung von Colon, Magen und Milz. [L143]

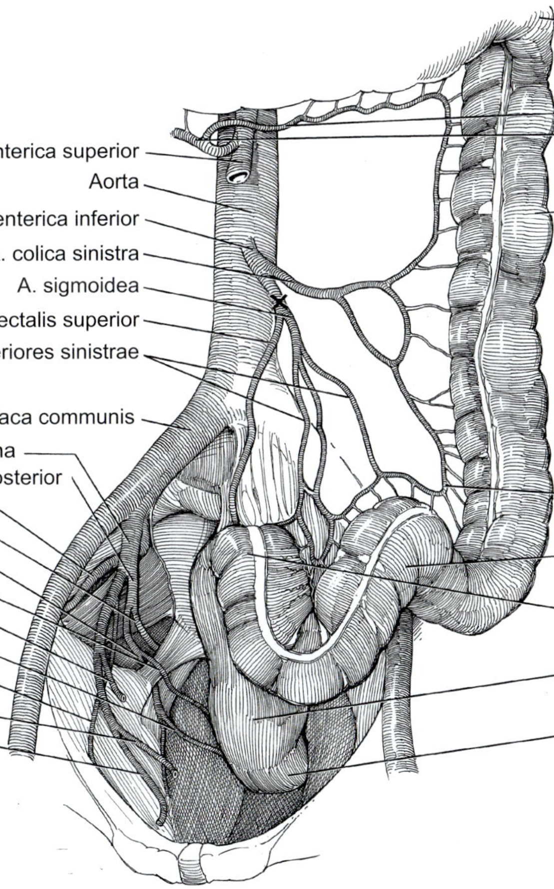

Abb. 14.8 Sigma mit Meso: Colon descendens und Colon sigmoideum mit Meso und Gefäßen. [R453]

Übergang Sigma-Rektum markiert das Ende der Peritonealhöhle und wir sind im Bereich des tief gelegenen Douglas-Raumes. Das Rektum verfügt über ein kurzes Meso und ist größtenteils extra-peritoneal.

14.3 Gewebe und Zellen des Dünn- und Dickdarms

Wie überall im Darmrohr lohnt es sich die spezifische Ausformung der äußeren Muskelschicht und inneren Schleimhaut klar zu machen. Dazu kommen lokale Neurone und Gefäße, bindegewebige Zellen (z. B. Mastzellen) und Schrittmacherzellen.

14.3.1 Muskeln und Mukosa

Das **Jejunum** besteht vermehrt aus **zirkulärer Muskulatur**, während im **Ileum Längsmuskeln** überwiegen. Die Wand des Jejunums ist dicker als die des Ileums. Der Durchmesser des Lumens wird analwärts geringer. Die Schleimhaut legt sich in Kerckring-Falten.

Zotten (Villi intestinales) sind Schleimhauterhebungen, die zusätzlich die Fläche für Absorption vergrößern. Sie stehen im Jejunum sehr eng beieinander und werden im Ileum lichter.

An der Basis der Zotten liegen Krypten, schlauchförmige Darmdrüsen (Glandulae intestinales), die für die Sekretion von Verdauungsenzymen verantwortlich sind. Zotten und Krypten vervielfachen bis zu 14-mal die Oberfläche des Dünndarms (➤ Abb. 14.9).

- Durchmischung und Absorption überwiegt im **Jejunum.** Die Verweildauer und Kontaktzeit für Absorption sind lange.
- Das **Ileum** absorbiert andere Stoffe und unterscheidet sich auch durch die Prominenz der Längsmuskeln zum Transport.

Der Dickdarm imponiert durch eine kräftige Tunica muscularis, Taenien und Haustren. Die Schleimhaut weist tiefe Krypten ohne Zotten auf. Reichlich Becherzellen (goblet cells) sorgen für eine ausreichende Schleimproduktion.

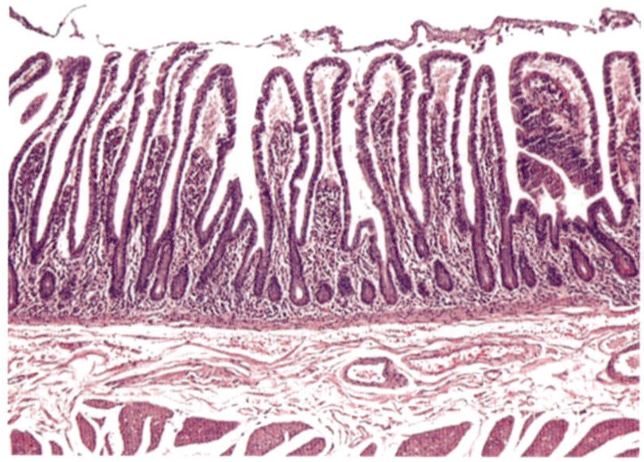

Abb. 14.9 Histologischer Schnitt durch die gesunde Schleimhaut des Dünndarms. An der Basis der Zotten liegen Krypten (schlauchförmige Darmdrüsen). [E1071]

14.3.2 Nervengeflechte

Das **intrinsische** und daher **enterisch** genannte **Nervensystem (ENS)** ist im Dünndarm besonders extensive und reguliert die wichtigen Vorgänge mit: Absorption, Sekretion, Motilität, lokale Durchblutung, Immunaktivität. Extrinsische Netzwerke (Nerven, Hormone) können die Motilität mitsteuern, z.B. im gastro-kolischen Reflex.

Ebenso finden sich entero-endokrine bzw. entero-chromaffine Zellen im Dünndarm. Diese bilden Peptide, die in der neuro-endokrinen Steuerung eine Rolle spielen. Hier sei nur auf die lokale Produktion und Funktion von Serotonin und anderen NANC-Neuropeptiden verwiesen.

14.3.3 Neuro-endokrine Zellen

Intestinale Mastzellen sind bindegewebige Zellen in der Darmmukosa. Sie sind nicht zu verwechseln mit M-Zellen, die zur Epithelschicht gehören. Mastzellen sind für die Homöostase des Bindegewebes notwendig; sie enthalten Histamin. Die intestinalen Mastzellen werden ebenso vom ENS mit gesteuert. Sie reagieren beispielsweise auf lokale NANC-Neurotransmitter des enterischen Nervensystem (ENS). Intestinale Mastzellen binden IgE Antikörper an sich und wirken auf Antigene, die im Darm ankommen. Außerdem produzieren Mastzellen Zytokinine, Enzyme und andere Mediatoren, welche die lokalen Nerven beeinflussen. Der Dünndarm ist somit ein neuro-endokrines Organ. Lokale Nerven und lokal produzierte Hormone regulieren in funktioneller Kommunikation die lokalen Prozesse.

Das ENS ist mit **nicht-neuronale Schrittmacherzellen** verbunden. Diese interstitiellen Zellen werden nach ihrem Entdecker auch „Interstitial Cells of Cajal" oder ICC genannt (➤ Abb. 14.10). Sie sind weder Muskel- noch Nervenzellen. Sie geben Impulse für die intrinsische, rhythmische Depolarisation der Muskeln des Darms und sind ebenso an der Übertragung von elektrischen Impulsen von den Nervenzellen zu den glatten Muskelzellen beteiligt. Sie koordinieren auch die Ausbreitung der Motilitätsmuster und fungieren als Dehnungsrezeptoren. Lange Zeit wurde angenommen, dass die interstitiellen Schrittmacherzellen wie die ENS-Nervenzellen aus der Neuralleiste entstehen. Dann wären sie Abkömmlinge von Nervenzellen und ihre rhythmisch-elektrische Aktivität wäre neuronalen Ursprungs. Bald wurde aber deutlich, dass es sich bei den ICCs – wie bei den Schrittmacherzellen des Herzens – um **spezialisiert Muskelzellen** handelt.

GUT ZU WISSEN

Die dynamische Aktivität der Motilität entsteht somit durch lokale Schrittmacherzellen. Diese produzieren elektrische Impulse. Die Abstimmungsprozesse zwischen den vielen Schrittmacherzellen führen zu einem Erregungsmuster, das Bewegungsmuster (Motilität) hervorrufen kann. Das spürbare Phänomen der Motilität ist nur möglich, da Schrittmacher-, Nerven- und Muskelzellen zusammenarbeiten.

14.3.4 Lokale Autonomie des enterischen Nervensystem

Die Annahmen zur autonomen Selbstregulation der Viszera wurden durch die Forschungsergebnisse zum enterischen Nervensystem (ENS) bestätigt. Daran muss sich die osteopathische Behandlung orientieren. Die funktionelle Organisation der lokalen Nervengeflechte ist so komplex, dass sie für die Steuerung der physiologischen Vorgänge ausreicht. Die Aktivität des

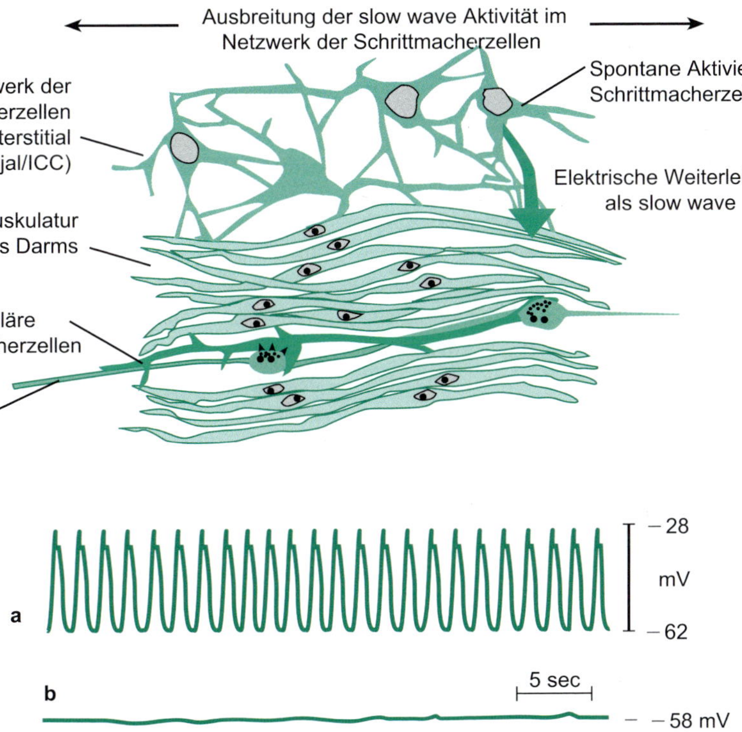

Abb. 14.10 Schrittmacherzellen im Darm, ICC (= interstitial cells of Cajal) sorgen für rhythmische Depolarsierungen, die als slow wave activity gemessen werden können (unten im Bild). [E1070]

Darms ist autonom. Von **lokaler Autonomie** können wir sprechen, weil

- lokale Funktionskreise die gastrointestinalen Aktivitäten (Absorption, Sekretion, Motilität, Vaskularisation, Immunreaktion) steuern,
- lokale Schrittmacherzellen einen autonomen Rhythmus der Membranpotentialänderung vorgeben und
- lokal produzierte Transmitter für die Neuromodulation zur Verfügung stehen.

Für die osteopathische Behandlung hat die lokale Autonomie Folgen: Die parasympathischen und sympathischen, extrinsischen Nervenzellen sind in den meisten Abschnitten des Darms nicht dominant und daher weder das Ziel der Behandlung noch notwendigerweise gute Bündnispartner. Die sensible vagale Information aus dem Darm muss nicht auf die zentralen neurovegetativen Zentren umgeschaltet werden, um eine lokale Reaktion zu ermöglichen. Das wäre mit Kanonen auf Spatzen schießen. Das ENS des Dünndarms enthält möglicherweise bis zu 100 Millionen Nervenzellen. Der N. vagus gibt maximal 1000 Nerven für die motorische Steuerung des Dünndarms frei. Zudem ist der N. vagus nicht für die Eigenrhythmizität verantwortlich.

Da die Nervenzellen des ENS nicht nur auf elektrische und chemische Reize, sondern auch auf mechanischen Zug reagieren, sind sie für die osteopathische Behandlung besonders interessant. Es gibt eine große Zahl **mechano-sensitiver, enterischer Nerven**, die bei Dehnungen (von innen durch Essen, von außen durch Osteopathen) des Darmrohrs elektrische Signale abgeben. Die physiologischen Reizschwellen dieser Nerven zu kennen, ist für die manuelle Darmbehandlung von großem Interesse, da unsere osteopathischen Techniken auf die innere Verformung der Organgewebe abzielen.

14.4 Physiologische Aktivität und gewebliche Aktivitätszustände des Dünn- und Dickdarms

Die physiologische Aktivität eines Organs bezeichnet die Aufgabenbereiche und Tätigkeiten eines Organs. Die physiologische Aktivität des Dünn- und Dickdarms sind vielfältig:

- Transport und Vermischung der Nahrung
- Umwandlung der Nahrung im Lumen
- Aufnahme von Nährstoffen: Proteine, Kohlenhydrate, Lipide
- Aufnahme von Vitaminen und Ionen: Kalium, Chlor, Bikarbonat, Vitamin B_{12}, Eisen.
- Flüssigkeitsregulation: Wasserresorption
- Vitaminproduktion (Vitamin K)
- Abgabe von Stoffen (Galle)
- Immunregulation

14.4.1 Stoff- und Flüssigkeitsregulation

Sowohl Umfang als auch Komplexität der Dünndarm-Aktivität sind erstaunlich. Schon ein kurzer Blick auf die Sekretion der Verdauungsenzyme und **Absorption** von **Flüssigkeit** und **Nährstoffen** aus dem Darmlumen macht dies deutlich (➤ Abb. 14.11).

Vom Duodenum bis zum Ende des Dünndarms werden wahrscheinlich 90–95 % der für uns lebenswichtigen Stoffe aufgenommen. Im distalen Duodenum und Jejunum werden der Großteil der Proteine, Kohlenhydrate und Lipide absorbiert. Das Ileum spielt eine wichtige Rolle bei der Aufnahme von Folsäure und Vitamin B_{12}. Diese sind für den Aufbau der DNA (Purine, Pyrimidine) essentiell.

Der gesamte Dünndarm **entzieht** dem Chymus ca. 8–10 Liter **Flüssigkeit** täglich, ohne diesen dadurch völlig einzudicken. Der Inhalt des Darms bleibt flüssig und wird bei Änderungen der physiologischen Aktivität zuweilen zu flüssig (Diarrhö). 2–3 Liter der gesamten Flüssigkeit stammen aus der oralen Aufnahme (Getränke, Nahrung) und 7 Liter von den Sekreten (Speichel, Magensaft, Pankreassekret, Galle, intestinales Sekret), wobei der Dünndarm selbst etwa 2 Liter produziert. Der Dickdarm nimmt nochmals 1–2 Liter Flüssigkeit auf, kann aber bis auf 5 l/d aufstocken. Der Flüssigkeitsdurchlauf ist also im Duodenum deutlich größer als im Bereich der Ileozökalregion. Hier ein Zahlenbeispiel zum Flüssigkeitsdurchlauf: Duodenum: 9 l/d, → Zäkum: 1,5 l/d = Aufnahme im Dünndarm 7,5 l/d, Zäkum: 1,5 l/d → 0,1 l/d im Stuhl = Aufnahme im Dickdarm 1,4 l/d.

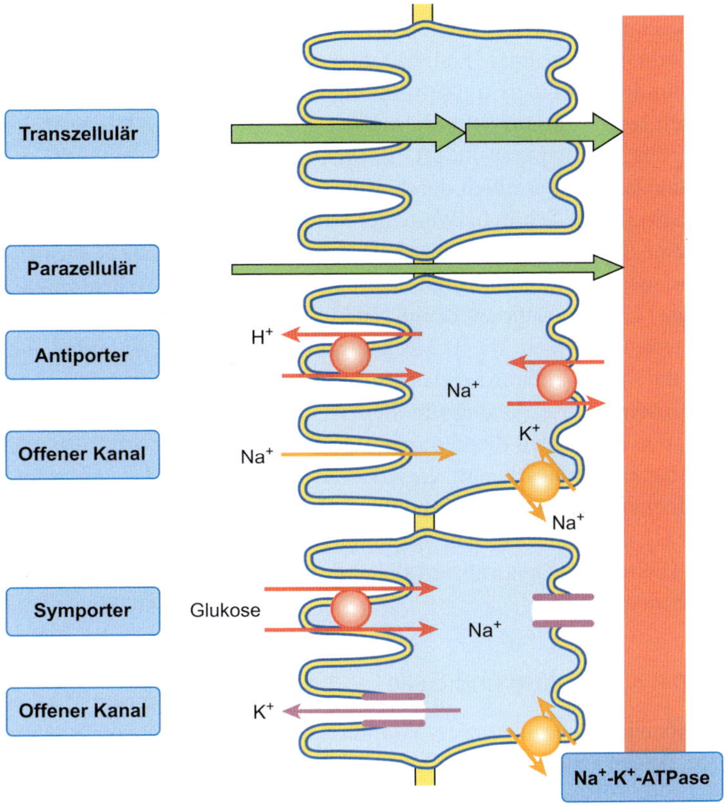

Abb. 14.11 Transportsysteme der Darmschleimhaut. [L143]

Ionenkonzentration im Dünn- und Dickdarm

Die Flüssigkeit im Darmlumen weist in den verschiedenen Abschnitten unterschiedliche Konzentrationen an Ionen auf. Wichtig für die inneren Prozesse sind **Natrium** [Na^+], **Kalium** [K^+], **Chlor** [Cl^-], **Bikarbonat** [HCO_3^-], **Vitamin B_{12}, Eisen.** Manche Stoffe werden in begrenztem Bereich aufgenommen (Eisen, B_{12}), andere – wie das Chlorid – im gesamten Darm. Die Aufnahmeprozesse sind sehr unterschiedlich, die funktionellen Reserven und kompensatorischen Möglichkeiten enorm. Das zeigt sich an der Breite der zu regulierenden Wassermenge. Die Funktionsreserve beträgt teilweise mehr als das Doppelte der normalerweise anfallenden Wasserresorption. Der Dünndarm des Erwachsenen resorbiert 6–8 l/d, kann aber bis zu 15 Liter Wasser pro Tag, aufnehmen. Der Dickdarm 0,5–2 l/d, aber auch bis zu 5 l/d. Mangelnde Aufnahme im Dünndarm kann der Dickdarm zumindest zum Teil kompensieren. Bei Diarrhö ist entweder die Sekretion oder die Aufnahme von Flüssigkeit aus dem Darm verändert.

Die Feineinstellung der Resorption sowie der Sekretion von Elektrolyten im menschlichen Kolon erfolgt durch den CFTR-Cl^--Kanal. CFTR bedeutet Cystic fibrosis transmembrane conductance regulator, da dieser Kanal bei Mukoviszidose (zystische Fibrose) Mutationen aufweist.

Natrium und Kalium

Bei salzreicher Kost werden ca. 0,6 Mol/d an **Natrium** im Dünn- und Dickdarm aufgenommen. Dies erfolgt mit unterschiedlichen Mechanismen. Na^+ wird entweder elektroneutral über den luminalen Na^+/H^+-Austauscher oder elektrogen durch den luminalen epithelialen Na^+-Kanal resorbiert – elektroneutral im Dünndarm, ektrogen im Dickdarm. Wasser folgt Natrium und wird so ebenso aufgenommen. Natrium ist das Ion, das die Regulation der extrazellulären Flüssigkeit bestimmt: Extrazelluläre Konzentration ≈ 140 mM ↔ Intrazelluläre Konzentration ≈ 10 mM.

Kaliumionen werden im Darm sowohl sezerniert als auch resorbiert. Im Dünndarm überwiegt die Resorption (passiv parazellulär), im Dickdarm die Sekretion von K^+ (vermittelt durch Aldosteron). Im Dickdarm finden sich hohe Werte der Kaliumkonzentration. Die Absorption von Na^+, H_2O, Cl^- erfolgt im Austausch für Kalium/K und Bikarbonat/HCO_3. Mit dem Cl^-/HCO_3-Antiporter kann NaCl in die Zelle aufgenommen werden. Dieser Mechanismus unterstützt die Nieren in ihrer regulatorischen Funktion der Salzhomöostase. Analog zur Niere ist die Na^+-Resorption im distalen Kolon durch Aldosteron stimulierbar. HCO_3 (Bikarbonat) reagiert mit den durch Fäulnis entstandenen sauren Produkten. Dabei entsteht CO_2, das zum Gasgehalt des Kolons beiträgt. HCO_3 (Bikarbonat) neutralisiert die in der Fäulnis entstehenden Säure.

Vitamin K, Zellulose und Galle

Ungewöhnlich ist die Bildung des **Vitamin K** im Dickdarm. Dessen Synthese erfolgt durch Bakterien und 80 % des Bedarfs an Vitamin K wird durch Produktion und Aufnahme im Kolon gedeckt. Vitamin K spielt eine wichtige Rolle in der Homöostase des Gerinnungsprozesses.

Der Chymus des Dickdarms enthält hauptsächlich – 60 % nach dem Entzug von H_20 – **Zellulose** und Bakterien. Das Kolon stellt eine funktionelle Reserve für den Dünndarm dar, da dort z. B. Kohlenhydrate mithilfe der Bakterien verdaut werden können.

Die Rückresorption von **Galle** im distalen Ileum ist klinisch von Bedeutung, da Malabsorption im Ileum oder operative Entfernung desselben (z. b. bei Tumoren oder bei Morbus Crohn) zu einer Diarrhö führen kann. Gallenanteile im Kolon führen dort zu einer vermehrten Wasser- und Elektrolytsekretion, die sich bis zum Durchfall entwickeln kann.

Aufnahme und Umwandlung von Fetten

Die komplexe Aktivität des Dünndarms bei der Aufnahme von Fetten ist ein anschauliches Beispiel dafür, welche enorme Arbeit der Dünndarm in Zusammenarbeit mit dem Zwölffingerdarm und der Gallen- und Pankreassekrete vollbringt.

Die **Gallensäuren** aus der Leber bilden im wässrigen Milieu **Molekülaggregate**, in denen sie sich so aneinanderlagern, dass die hydrophilen Gruppen nach außen weisen (ähnlich der Zellmembranbildung). Solche Molekülaggregate von Tensiden in wässriger Lösung bezeichnet man als **Mizellen.** Solche Mizellen aus Gallensäuren und Phospholipiden legen sich an die Fetttröpfchen an und stabilisieren diese, wodurch eine Emulsion entsteht. Fett klumpt in Wasser! Fette ziehen sich an.

Kleinere Fetttröpfchen bieten der **Pankreaslipase** eine große Oberfläche zur Spaltung der Triglyzeride in Monoglyzeride und freie Fettsäuren. Allerdings müssen die Gallensäuren durch eine Co-Lipase erst lokal von der Oberfläche des Fetttröpfchens entfernt werden, damit dort die Pankreaslipase angreifen kann.

Die freiwerdenden Gallensäuren und Phospholipide bilden mit den Spaltprodukten, insbesondere den wasserunlöslichen langkettigen Fettsäuren, wiederum Mizellen, welche (als „molekulare Schiffchen") die Spaltprodukte durch das wässrige Milieu des Darmlumens und die Glykokalix an den Bürstensaum herantransportieren. Beim Kontakt mit der Bürstensaummembran öffnet sich die Mizelle und entlässt die Fett-Spaltprodukte in die **Mucosazelle.** Die Gallensäuren bleiben jedoch im Darmlumen und werden erst im Ileum durch einen sekundär-aktiven Transporter absorbiert und gelangen auf dem Blutweg wieder in die Leber (**enterohepatischer Kreislauf** der Gallensäuren).

Die in die Mukosazelle eingetretenen freien Fettsäuren werden im glatten endoplasmatischen Retikulum mit den Monoglyceriden und mit Glycerin aus dem Zellstoffwechsel wiederum zu **Triglyzeriden** verestert. Die Triglyzeride werden, gemeinsam mit anderen Lipiden (Cholestrin, Phospholipide), an ein in der Mukosazelle synthetisiertes Lipoprotein (Proteinsynthese im Golgi-Apparat) gebunden und bildet Chylomikronen, „molekulare Fett-Transportkügelchen". Diese bestehen aus Tausenden Fettmolekülen und werden in den interstitiellen Raum ausgeschleust.

Da Chylomikronen zu groß sind, um in Kapillaren aufgenommen werden zu können, gelangen sie in die zentralen Lymphgefäße der Zotten (dem Chylusgefäß) und damit in die Lymphbahn über den Ductus thoracicus in das systemische Blut.

14.4.2 Gewebliche Aktivitätszustände

Die physiologischen Aktivitäten des Darms müssen wir nun wiederum an die geweblichen Aktivitätszustände rückbinden.

GUT ZU WISSEN

Dünndarm und Dickdarm sind Prototypen der Hohlorgane. Ihre Gesamtaktivität ergibt sich aus der Aktivität der Muskeln und der Schleimhaut, der Schrittmacherzellen den ENS und dem Bindegewebe. In der Palpation nehmen wir immer nur die Gesamtheit wahr.

Die spürbare Qualität der **Schleimhaut** ist – im Vergleich zur muskulären Kontraktion – ihre **Expansionsfähigkeit**. Die Mukosa kann schwellen und diese expansive Kraft erzeugt Druck nach außen auf die Muskelschicht und innen ins Lumen (> Abb. 14.12). Die erstaunliche Aktivität der Schleimhaut des Dünndarms zeigt sich beispielsweise an der Schleimproduktion (ca. 1,5 l/d) und an der enormen Aufnahme von Flüssigkeit aus dem Chymus (ca. 8 l/d).

Ebenso erstaunlich ist die Aktivität der oberen **Epithelschicht**, die sich innerhalb von 2–4 Tagen erneuert. **Regeneratives Wachstum** und aufnehmende wie abgebende Zellaktivität trägt zur Gewebeaktivität der Schleimhaut bei.

GUT ZU WISSEN

Diese gewebliche Aktivität der Schleimhaut ist so stark, dass sie nach außen drückt und eine Gegenbalance zur äußeren Muskelschicht bildet, deren Grundspannung kompressiv und konzentrisch wirkt.

Diese Aussagen gelten auch für den Dickdarm in vermindertem Maße, da dort die Mukosa einen geringeren Teil der Gesamtaktivität ausmacht. Der Dickdarm ist in seiner Position stabil gehalten über relativ feste, fasziale Verbindungen mit der Körperrückwand im Bereich des auf- und absteigenden Kolons. So gehört es zu den Aufgaben des Dickdarms, den Rahmen stabil zu halten, was ihm durch intrinsische Kraft und externen Halt gelingt.

Volumen- und Formdynamik

Die wichtigsten geweblichen Kräfte, die im gesunden Darm den volumetrischen Ausdruck der **Formdynamik** hervorbringen sind:

- Expansive Kraft des Darminhalts
- Expansive Kraft der Schleimhaut
- Kompressive Kraft der Muskeln

Die Balance dieser Kräfte bestimmt das Volumen, die normalen rhythmischen Änderungen dieser Kräfte führt zur Volumendynamik: Expansion–Kompression, Ausdehnung–Zusammenkommen, Exzentrische Kraft–Konzentration.

Die **Volumendynamik** ist ein Aspekt der Formdynamik. In den **Motilitätsbewegungen** kommt eine zweite Kraft zum Ausdruck, die ebenso zu Volumen- und Formveränderungen führt: Die Darmmuskeln kontrahieren und verformen das Darmrohr. Diese Verformung ist – weil muskulär initiiert – konzentrisch. Sie folgt zugleich der Architektur des Gewebes und kann daher ebenso Elemente von Torsion und Seitverbiegung enthalten.

Die **geweblichen Kräfte,** die zur Volumen- und Formdynamik in der Motilität führen waren: Schrittmacherzellen, ENS, Muskel. Der auslösende Reiz kann

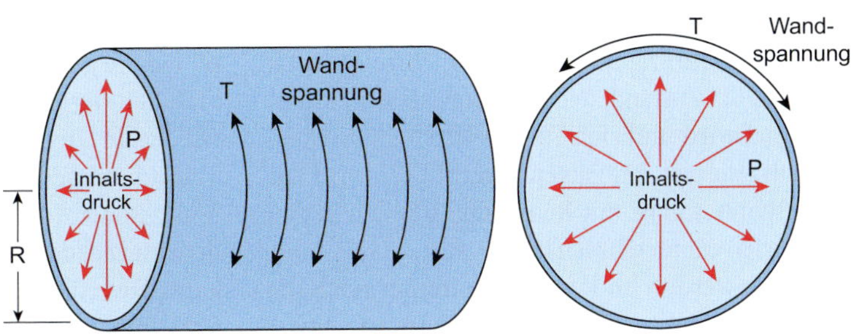

Abb. 14.12 Biomechanisches Modell für Hohlorgane und Blutorgane: Interaktion von Wand und Inhalt, Wandspannung (T). [L143]

aber auch über eine Dehnung von innen (Nahrung) oder eine Reizung der Mukosa kommen.

Elastizität

Die normale Elastizität des Dünn- und Dickdarms entspricht seiner intrinsischen Aktivität. Diese ist **formbewahrend** und **positionsstabilisierend.** Wirkt eine verformende und positionsverändernde Kraft auf das Organ, zeigt sich Elastizität in folgender Reaktion: Das Organ lässt sich verformen, kommt aber aus eigener Kraft wieder zu seiner Form zurück. Alle Gewebe des Darms und die mechanische Qualität des Inhalts tragen zur elastischen Verformbarkeit und Rückstellkraft bei. Veränderungen der Elastizität im Rahmen einer Hyper- oder Hypoaktivität des Organs können mit einem oder mehreren Geweben zu tun haben. Im Darm können die Muskeln ihre Anspannung verändern, die Bindegewebe ihren Spannungszustand variieren, die Mukosa ihre Volumen-Druck-Qualität ändern oder das ENS die neurologische Impulsfrequenz oder Amplitude erhöhen oder vermindern. Zudem können die Gefäße ihren Wandtonus und damit Druck oder Volumen ändern.

Ruhe-, Hyper- und Hypoaktivität

In der osteopathischen Behandlung kommen manuelle Diagnostik und das klinische Verständnis der Physiologie von Aktivitätszuständen zusammen. Neben der manuellen Diagnostik der Hyper- und Hypoaktivität im **Elastizitätstest,** sind Überlegungen zur Physiologie dieser Zustände hilfreich für Diagnose und Prognose. Die Hyperaktivität des Dünndarms kann als erhöhte Sekretion oder als vermehrte Motilität zum Ausdruck kommen. Das wäre der normale gesunde Ausdruck der Hyperaktivität ausgelöst durch Nahrung im Darm. Im Darm wird Ruheaktivität deutlich, wenn keine Nahrung im Lumen vermehrte Aktivität stimuliert. Ein Zustand, der als „fasten state" (Fasten) bezeichnet wird und sich zudem durch „housekeeping" auszeichnet. Im Fasten kommt der Darm zur Ruheaktivität und ist mit Reinigungsarbeiten in den eigenen vier Wänden beschäftigt.

In Ruhe werden im Dünndarm immer noch die höchsten elektrischen Oszillationen (slow wave activity: 8–12/sec) und Motilitätsfrequenzen gemessen. Somit ist die Ruheaktivität des Dünndarms recht hoch, warum wir ihn als den lebendigen und immer aktiven Darmabschnitt bezeichnet haben. Kommt Nahrung im Dünndarmlumen an, wird diese Aktivität weiter erhöht. Die Phase der Vermischung und Nahrungsaufnahme im Dünndarm wird dann als „fed state" (gegessen, gefüttert) bezeichnet. Alle Gewebe sind dann vermehrt aktiv: Mukosa, Muskeln, Nerven, Gefäße. Mehr Motilität, Sekretion und Absorption sind das Resultat. Wird die Hyperaktivität zu stark, kann es auch zu Diarrhö kommen. Die Definition der Diarrhö verweist auf zwei Gewebe (Mukosa und Muskeln) und betont zwei Aktivitäten: Hypersekretion und Hypermotilität, vermehrte Stuhlfrequenz bei erhöhter Flüssigkeit des Stuhls. In dieser Perspektive wäre Diarrhö ein typischer Ausdruck der Dünndarmhyperaktivität. Diese kann durch eine Reizung der Muskulatur oder Mukosa entstehen, aber auch durch Aktivierung des ENS oder des mukosaassozierten lymphatischen Systems. Die Schleimhaut des Dünndarms reagiert auf die chemische Qualität der Nahrung. Im Vergleich: Der Magen reagiert vermehrt auf die mechanische Qualität (Menge) und unser Essverhalten. Hyperaktivität kann eine gesunderhaltende Reaktion auf toxische Stoffe in der Nahrung sein.

Führt die **Hyperaktivität** nicht zu vermehrter Dynamik, sondern zu vermehrter Anspannung, reden wir von **muskulären Spasmen** oder in Hohlorganen auch von **Koliken.** Bei Verstopfung stellt sich die Frage, ob eine adynamische Hyperaktivität der Dickdarmmuskulatur in Form von zu viel Haltetaus vorliegt; oder ob eine Ermüdung der Motilität im Sinne einer Hypoaktivität in Frage kommt. Bei älteren Menschen ist oft letzteres der Fall. Wichtig natürlich bei Verstopfung: Trinkmenge beachten, sich ausreichend körperlich bewegen, für eine gute Qualität der Nahrung sorgen.

Es gibt Hinweise darauf, dass die enzymatische **Aktivität** der **Schleimhaut** im Alter **nachlässt,** was eine mögliche Erklärung für den Aktivitäts- und damit einhergehenden Stabilitätsverlust sein könnte. Da die gesamte körperliche Statik auch von der Stabilität der inneren Kissen bestimmt wird, ist dies wiederum ein möglicher Grund für die kyphotischen Veränderungen der Wirbelsäule im Alter. Auch der Muskeltonus der Darmwand lässt nach, was insbesondere im Dickdarm zur Bildung von Divertikeln führen kann. Divertikel sind Zustände verminderte Aktivität. Schleimhautwucherungen und Polypen könnten als

Versuch angesehen werden, Stabilität zu halten. All diese, aus der Physiologie der Aktivitätszustände, verstellbaren Veränderungen des Darms müssen in der Palpation evaluiert, also bestätigt oder verworfen werden. Eine reine Ableitung aus der Physiologie ist klinisch und ethisch nicht zu rechtfertigen.

14.5 Entwicklung und Biografie des Dünn- und Dickdarms

Wenn wir nun dem Wachstum des Dünn- und Dickdarms folgen, werden wir einige entscheidende Schritte in der Entstehung der räumlichen Organisation ansprechen. Wir beginnen mit der Bildung des Darmrohrs und der Entstehung und Veränderung der inneren Räume in der embryologischen Wachstumsphase. Dann gehen wir über zur Rolle des Dünn- und Dickdarms in der sensomotorischen Entwicklung.

14.5.1 Entstehung des primitiven Darmrohrs

Ende der dritten Woche nach der Konzeption sind im Embryo drei Gewebe unterscheidbar: **Endo-, Meso- und Ektoderm.** Die Embryologie spricht von einer dreiblättrigen Keimscheibe. Diese Scheibe faltet sich soweit, bis sich die beiden seitlichen Enden sich in der Mitte treffen und einen **dreidimensionalen Körperraum** mit inneren Räumen bilden (➤ Abb. 14.13). Dabei entsteht das primitive Darmrohr als Vorläufer der späteren Hohlorgane, die einen mit dem Außen verbundenen Raum im Inneren des Körpers ausmacht. Vorgeburtlich ist das Darmrohr nicht hohl, sondern mit Amnionflüssigkeit gefüllt. Damit ist von Anfang an die biodynamische Wechselwirkung von Darmwand und Darminhalt gegeben.

Das Darmrohr bildet sich aus allen drei Geweben der Keimscheibe und ist das einzige Organ, das diese volle gewebliche Repräsentanz aufweisen kann. Wir sagten daher, dass die Hohlorgane – geweblich gesprochen – die „komplettesten" und „ganzheitlichsten" Organe sind; nicht um sie damit über die andern zu erheben, sondern um ihrer wörtlich gemeinten **Vielschichtigkeit** in der Therapie gerecht zu werden.

- Die innerste Schicht, die spätere Mukosa, entsteht aus dem Entoderm und ist nur in den Abkömmlingen des primitiven Darmrohrs zu finden.
- Glatte Muskulatur entsteht aus dem lateralen Mesoderm.
- In der 11. Woche sind bereits abgrenzbare Ring- und Längsmuskeln im Darm darstellbar.

Die neuronalen Zellen, die das ENS bilden werden, wandern erst nach der Rohrbildung aus der Neuralleiste ein. Zuerst entsteht die lokale Biomechanik von In-

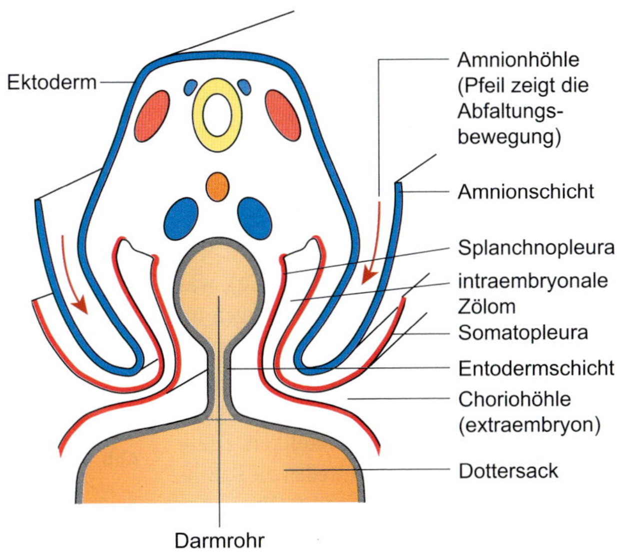

Abb. 14.13 Embryologische Bildung des Darmrohrs durch laterale Einfaltung der Keimscheibe. [L143]

halt und Wand (Mukosa, Muskeln), erst dann kommt die neuronale Steuerung dieser Dynamik hinzu.

Das Darmrohr läuft zu Beginn sagittal und mittig. Durch die nun folgenden Wachstumsschritte werden der Hinterdarm (Colon descendens) nach links, das Ende des Vorderdarms (Duodenum) nach rechts verlagert. Dadurch entsteht eine Drehung von 90° im dazwischenliegenden Darmabschnitt. Dieser Abschnitt wird **Mitteldarm** genannt.

Die nächste Phase ist durch ein **extensives Längswachstum** des Darmrohrs gekennzeichnet. Das starke Längenwachstum dieses Abschnittes führt – aufgrund des Platzmangels– die Leber nimmt den größten Teil der Bauchhöhle ein – zur Externalisierung des Darms im physiologischen Nabelbruch. Zudem kommt es zu einer weiteren Rotation des Mitteldarms gegen den Urzeigersinn und dabei zur Entstehung des **Kolonrahmens.**

GUT ZU WISSEN

Große Teile des Kolons gehören zum Mitteldarm und legen sich in der Rotation als Rahmen um den Dünndarm. Das Colon transversum kommt ventral vor dem Duodenum und Pankreas zu liegen. Die Leber reicht rechts bis in die Fossa iliaca. Das Wachstum des rechten Kolons und der „Rückzug" der Leber führt zur Bildung der rechten Flexur.

14.5.2 Sensomotorische Entwicklung

Nach der Geburt wird sich ein Säugling zu ersten Mal mit der mechanischen und chemischen Qualität der Nahrung, sei es Muttermilch oder Ersatzmilch, auseinandersetzen. Dies verläuft meist reibungslos, ist aber für manche Babies eine Herausforderung, auf die sie mit Verdauungsbeschwerden – von Diarrhö über Verstopfung bis zu Koliken – reagieren.

Da der **Dünndarm** das Hauptaufnahmeorgan für Nahrungsmittel ist, steht die Frage im Zentrum: Bekommt das Kind genug (Menge) und ist in dem, was es aufnehmen kann, alles enthalten (Qualität), was es zum Wachstum braucht. Aufnahmestörungen im Dünndarm führen zu allgemeinen Entwicklungsverzögerungen und zuweilen auch zu Gedeihstörungen.

Weniger dramatisch, aber störend für den Säugling und die Eltern, sind die ersten Darmkoliken. Diese können die Entwicklung stören, da zuweilen die Bauch- oder Rückenlage schwer einzunehmen ist. Oft werden die Kinder viel getragen und zu spät – erst im vierten oder fünften Monat – auf den Bauch gelegt. Die Auswirkungen der späten oder gar fehlenden Zeit in Bauchlage (ein 6 Monate altes Kind verbringt täglich etwa 4–6 Stunden auf dem Bauch) wird oft unterschätzt. Die **Stabilität** und **Kontrolle des Nacken** und damit das selbständige Halten des Kopfes beim Lagewechsel ist normalerweise mit 6 Monaten abgeschlossen (➤ Abb. 14.14). Ohne ausreichende Zeit auf dem Bauch spielend zu verbringen, ist die Nackenstabilität schwerlich zu erreichen. Ein irritierter Dünndarm kann die Leichtigkeit der Unterstützung in Bauchlage stören.

Ebenso störend ist aber in Bauch- und Rückenlage eine Überstreckung durch zu viel Luft im Darm. Dadurch werden weitere Entwicklungsschritte erschwert. Das Kind hat dann z.B. weniger Gelegenheit die Hand als Stützfläche zu benutzen. Da sich die nötige Schulterstabilität und Aufrichtung des Schulternackenbereiches erst durch die Belastung der Hände im Unterarm- und Hand-Stütz bilden kann, sind die spätere **Entwicklung** der **Feinmotorik** und **Haltung** möglicherweise schon durch die Darmprobleme und die verhinderte Bauchlage erschwert.

Stabilität, Zentrierung und Aufrichtung

Dünn- und Dickdarm spielen in der sensomotorischen Entwicklung des ersten Lebensjahres somit eine „tragende" Rolle. In der Streckreaktion in Bauchlage wird der Darm als Auflagefläche und Unterstützungspunkt eine besondere mechanische Bedeutung erhalten. In der Bauchlage, im sog. „Schwimmer" und im Un-

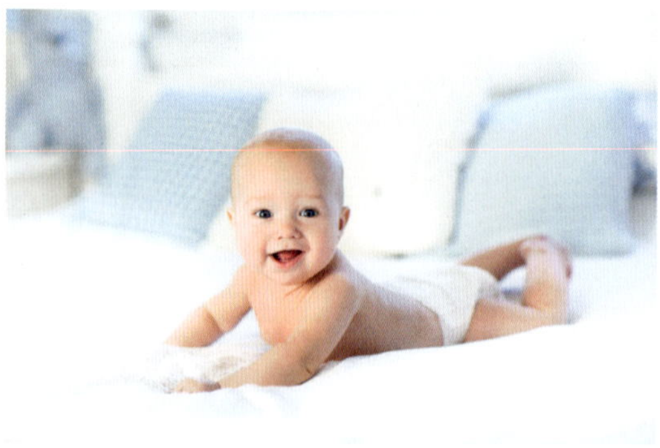

Abb. 14.14 Am Ende des dritten Lebensmonats liegen Säuglinge bequem in Bauchlage. Sie stützen sich auf die die Unterarme; ein Teil des Körpergewichts wird vom Dünndarm getragen. [F1080-001]

terarmstand wird der Schwerpunkt zum Bauch bzw. Becken hin verschoben. Der Dünndarm ist das Polster, auf dem das Kind liegt. Er übernimmt sowohl eine **stabilisierende** als auch integrierende Aufgabe, da sich in seiner Region die Kräfte der Längsausrichtung der Wirbelsäule und der vier Extremitäten verbinden.

Die tragende Rolle des Darms geht weit über die **Ausrichtung** und spätere **Aufrichtung** hinaus. Die Zentrierung in Rücken- und Bauchlage erlaubt dem Kind eine erste Fokussierung der Wahrnehmungen und Gefühle. Insbesondere die Arbeit gegen die Schwerkraft in Rückenlage und Bauchlage führt zu Stabilisierung und Zentrierung. Das Kind erarbeitet sich neue Fähigkeiten und Ausgangslagen, die wiederum neue Erfahrungsmöglichkeiten eröffnen. In **stabiler Rücken- und Bauchlage** beginnt das Kind, sich selbst zu zentrieren und den Kontakt mit den anderen Menschen zu modulieren. Die Regulation der Kopf-Position ist für die Eindämmung der Moro-Reaktion und den Aufbau des oro-faszialen Tonus (Lautbildung, Mundschluss) grundlegend. Im Entwicklungsprozess gehören Nackenstabilität, Umgang mit Erschrecken und Spannungsaufbau im Mund und Rachen zusammen. So werden erste Zentrierungen des Gefühlslebens möglich, die dem Kind erlauben, mit den Zuständen des libidinösen Ungenügens umzugehen. Die Unterstützung der Bauchlage durch Dünn- und Dickdarm ist ein Aspekt der sensomotorischen Entwicklung in den ersten Lebensmonaten.

GUT ZU WISSEN

In der osteopathischen Behandlung von Säuglingen mit Darmkoliken wird es daher darum gehen, die Voraussetzungen für symmetrische und dann asymmetrische Stabilität in Bauch- und Rückenlage zu schaffen. Der Dünndarm bildet das Zentrum der peripheren Aktivität der Extremitäten und des Kopfes; er muss im doppelten Sinn belastbar sein: Mechanisch durch Gewicht und chemisch durch Nahrung.

In die Welt hinausgreifen

Eine ähnliche Gleichzeitigkeit von nach innen und nach außen gerichteten Kräften findet sich in der sensomotorischen Entwicklung im **Wechsel** von **Push-patterns** zu **Reach-patterns.** Im Push-pattern, z.B. durch das Ablegen des Beckens in Bauchlage oder das vor und zurück im Vierfüßlerstand, stimuliert das Kind die Selbstwahrnehmung und die innere Stabilität. Das Push-pattern ist eine Form der Kompression, die durch Druck und Gewicht im Schwerkraftfeld entsteht. Sie führt zu Aktivierung und Propriozeption. Der Wechsel von Aktivierung durch Kompression und Schwerkraft (Ablegen des Gewichts) im Push-pattern zum – gegen die Schwerkraft gerichteten – Hinausgreifen in den Raum im Reach-pattern (to reach for something), markiert einen bedeutenden Entwicklungsschritt. Im Hinausgreifen wird innere Stabilität vorausgesetzt. Zuerst bilden wir Stabilität durch und im Schwerkraftfeld; dann arbeiten wir „gegen" es an.

Das Kind greift nicht nur nach Gegenständen und Person, die in seinen Raum kommen; es greift darüber hinaus und bringt sich in die Bredouille, sich in den Raum hinein zu bewegen. Das Kind bringt sich durch Neugier aus dem Gleichgewicht der stabilen Position. Es beginnt, einzelne oder mehrere Extremitäten so weit in den Raum auszustrecken, dass es Objekte greifen oder erreichen (to reach) kann, die **außerhalb** seiner **Reichweite** sind. Dies stellt eine Herausforderung der ersten Zentrierung dar. Die Stabilisierung der eigenen Position muss nun an den Erfordernissen der Neugier und der Bewegungslust weiterentwickelt werden. Dieser Prozess der Erkundung des Raumes außerhalb der unmittelbaren Reichweite der Extremitäten führt dazu, dass die Kinder **rollen** und **krabbeln,** ins Stehen und Gehen kommen. Dabei spielt das dreidimensionale, räumlichen Sehen in den sensomotorischen Bewegungsabläufen eine immer größere Rolle. So können kleine Kinder anfangs nur rückwärts tastend die Treppe runter gehen, aber mit 4 Jahren schon recht sicher und schnell (sensomotorisch automatisiert) eine Treppe hinunterrennen.

GUT ZU WISSEN

Push-Patterns führen zur propriozeptiven Stimulation (Kompression in Gelenken) und zur Selbstwahrnehmung und Bewahrung der eigenen Position im Raum. Reach-Patterns bringen uns aus dem Gleichgewicht der Position und führen dazu, dass wir uns in den Raum hinein bewegen. Diese Entwicklung bringt uns zum Stehen und Erkunden der Umgebung. Dabei müssen wir die Instabilität der räumlichen Bewegung und das Bedürfnis nach innerer Stabilität und Gleichgewicht balancieren.

14.6 Diagnostik und Behandlung des Dünn- und Dickdarms

14.6.1 Viszerale und parietale Symptomatik

Die spezifische Anamnese erfolgt entlang der Fragen zur viszeralen Symptomatik: Stuhlgang, Schmerzen oder Koliken und Reizdarm. Ebenso sind Veränderungen im Essverhalten (Diäten, Fasten) und des Allgemeinbefindens (Gedeihstörung) relevant.

Im Sichtbefund im Stand und in Rückenlage evaluieren wir Form und Lage des Dünn- und Dickdarms; ebenso Schwellungen, Einziehungen und das Verhältnis von Inhalt und Rahmen.

Die räumliche Verbindungen des Dünndarms zu anderen Organen und zum Bewegungsapparat ergeben Hinweise für Symptome, die auf eine Hyper- oder Hyperaktivität des Dünndarms hinweisen. Folgende Verbindungen und Kommunikationsmöglichkeiten des Dünn- und Dickdarms können klinisch relevant werden:

- Innere Kontinuität des Darmrohrs (Duodenum–Jejunum–Ileum–Zäum)
- Musculus suspensorius duodeni (Treitz-Muskel) → Crus diaphragma/LWK 1–3
- Mesenterium → Radix mesentrii → LWK 2–4
- Kolonrahmen und Blase/Uterus: räumliche Begrenzung des beweglichen Dünndarms. Keine gewebliche Verbindung, aber eine direkte räumliche Beziehung über Expansion, Druck und Gegendruck. Der Kolonrahmen ist mit der Körperrückwand, dem Diaphragma und den unteren Rippen verbunden.
- Anterior aufliegendes Omentum majus: räumliche Begrenzung (ohne gewebliche Verbindung) des beweglichen Dünndarms. Verwachsen auf mit dem Kolonrahmen. Thermischer, mechanischer und immunologischer Schutz. Beeinflusst die Oberflächenspannung der Bauchwand, insbesondere in der Palpation und bei der Zugangserlaubnis wichtig.

Inhibition und Provokation im Stand

Durch Inhibition und Provokation im Stand können wir erste Antworten auf die Frage geben, ob der Darm die Statik und Dynamik des Bewegungsapparats beeinflusst (= Sensomotorik) und die Atmung beeinflusst (➤ Abb. 14.15, ➤ Abb. 14.16).

- Die **Inhibition** stützt den Darm und beobachtet die Veränderungen in der Statik und Dynamik. Das Augenmerk liegt zudem auf den mechanischen und neurologischen Verbindungen.
- Die **Provokation** verstärkt die Wirkung des Schwerkraftfelds und beobachtet, welche Reaktionen und Kompensationen in der Statik und Dynamik möglich sind. Die Provokation kann Symptome verstärken und hervorrufen und muss daher kurz und deutlich sein.

VORGEHEN

- Anterioren Kontakt mit dem Organ (Volumenausdruck) herstellen. Die posteriore Hand gibt Sicherheit und nimmt gewebliche Tonusänderungen in den unterschiedlichen Bereichen der Wirbelsäule wahr.
- Inhibition gegen die Schwerkraft (Sofa) vornehmen. Reaktion in der Statik und Atemform beobachten.
- Die Provokation erfolgt mit leichtem Zug am Organ nach inferior. Spontane Reaktion in der Statik und Atemform beobachten.

14.6.2 Darmrohraktivität befunden und behandeln

Innerhalb des Palpationsbefundes folgen wir der inneren Logik der manuellen Arbeit mit dem Gewebe und dem Ziel, die Aktivität zu erkunden. Der Aufbau der Untersuchung folgt dem Schema: Zuerst das Organ selbst, dann die Umgebung befunden und behandeln. Bei der Untersuchung des Organs gehen wir in vier Schritten vor.

- Zugangserlaubnis erarbeiten
- Volumendynamik wahrnehmen und zulassen
- Elastizität testen
- Bewegung wahrnehmen, inhibieren und provozieren

Organspezifische Standardpalpation beim Elastizitätsbefund

- Ausgehend von der Organform des Dünndarms (Fächer) beide Hände fächerförmig auf den Dünndarm platzieren (➤ Abb. 14.17).

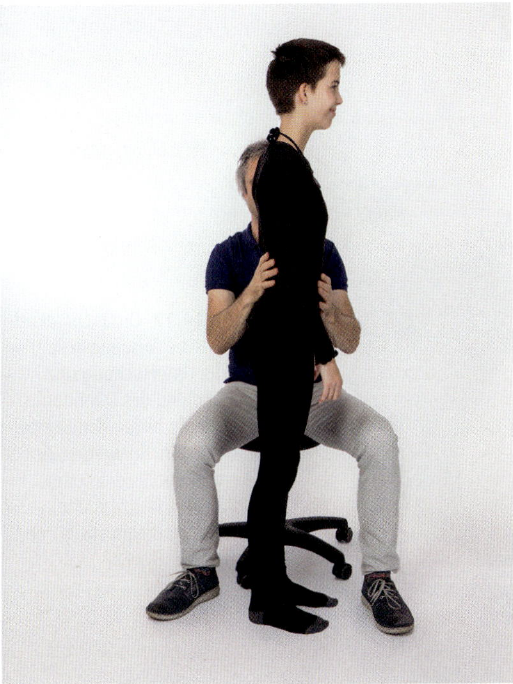

Abb. 14.15 Inhibition und Provokation im Stand: Untersuchung der mechanischen Interaktion von Dünndarm und LWS. [K418]

- Nach Wahrnehmen des Volumenausdrucks den dreidimensional-verformenden Impuls geben. So werden Elastizität und Rückstellkraft beurteilt und das weitere Vorgehen entschieden, je nachdem, ob Ruhe-, Hyper- oder Hypoaktivität vorliegt.

In dieser organcharakterspezifischen Ausgangspalpation erfolgt die Untersuchung und Behandlung des Dünndarms.

Bei der Behandlung der **Hypoaktivität** erfolgt aus dieser Ausgangsposition auch die rhythmische Stimulation des gesamten Dünndarms. Dabei werden die Impulse des Elastizitätstests mehrmals und mit gleichbleibendem Rhythmus wiederholt.

Das bisher Gesagte gilt auch für die Untersuchung und Behandlung des Colon sigmoideum. Auf der in ➤ Abb. 14.18 gezeigten Palpation werden Zugangserlaubnis, Volumen, Elastizität, und Bewegung erfahrbar und erfolgt die Behandlung von Rohr und Meso.

Bei **Hyperaktivität** im Dünndarm oder Sigma werden jene Organe inhibiert, die möglicherweise für eine kompensatorische Hyperaktivität verantwortlich sind, beispielsweise die Nieren, insbesondere die linke

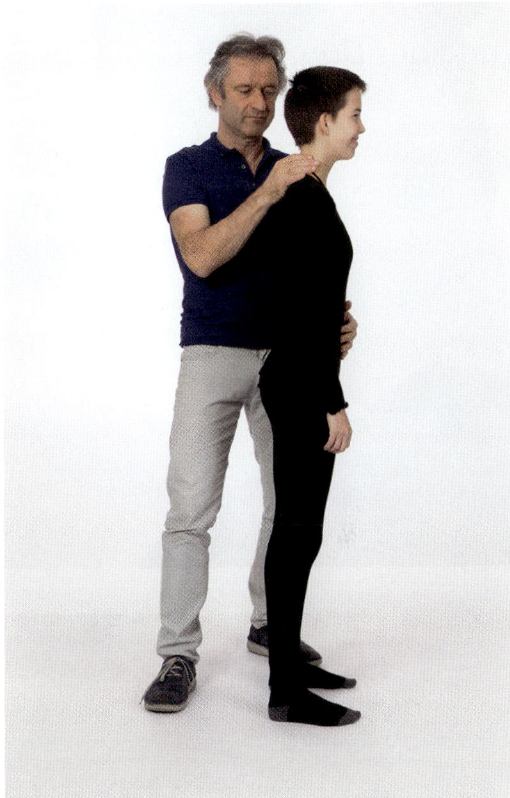

Abb. 14.16 Inhibition und Provokation im Stand: Untersuchung der neurologischen Interaktion von Dünndarm und HWS. [K418]

(➤ Abb. 14.19). Dies kann in Rückenlage erfolgen oder bei Schwangeren auch in der Seitlage bzw. im Vierfüßlerstand. Insbesondere bei Lumbago ist zuweilen eine Einbeziehung von Dünndarm und beiden Nieren zur LWS in Seitlage oder Vierfüßlerstand hilfreich (➤ Abb. 14.20, ➤ Abb. 14.21). Selbst wenn das Organ nicht die Hauptursache ist, kann die Balance von Organ und LWS den Zugang zur Behandlung der LWS erleichtern.

VORGEHEN

- Die organcharakterspezifische Ausgangspalpation ermöglicht die Zugangserlaubnis.
- Die Hände nehmen den Volumenausdruck auf und modellieren sich der Form des Organs an (Doppelfächer, Sigma). Dabei gehen wir in geweblichen Kontakt mit der Aktivität des gesamten Organs.

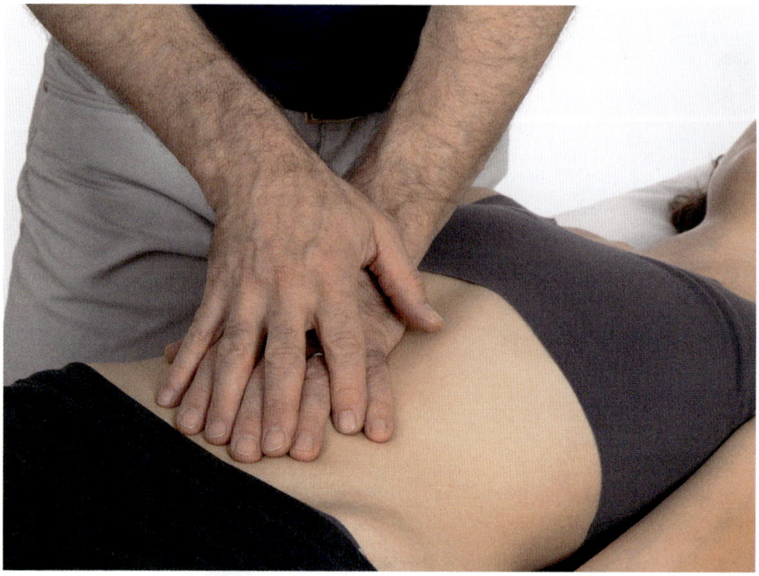

Abb. 14.17 Organcharakterspezifische Ausgangspalpation für die Untersuchung und Behandlung des Dünndarms. Die Hände bilden den Doppelfächer nach. So werden Zugangserlaubnis erarbeitet, Volumen, Elastizität und Bewegung diagnostiziert und behandelt. [K418]

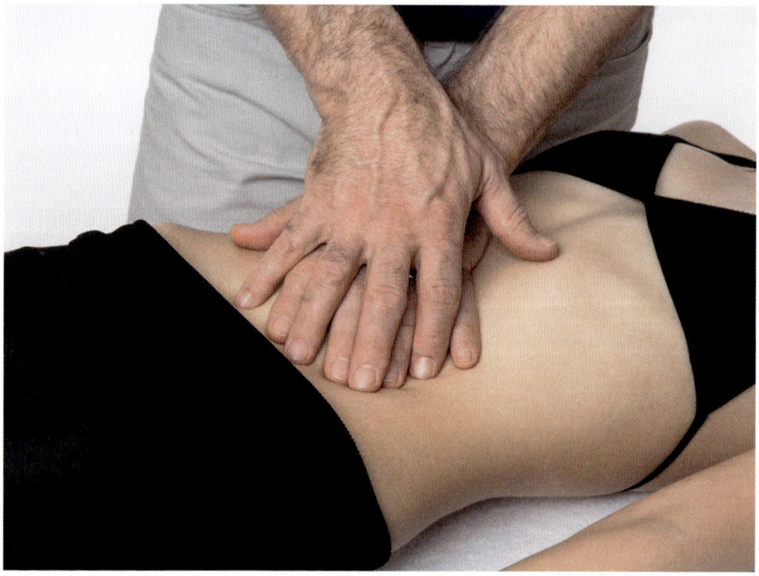

Abb. 14.18 Organcharakterspezifische Ausgangspalpation für die Untersuchung und Behandlung des Colon sigmoideum (Sigma). Die Hände bilden die Sigma-Form nach und nehmen den Fächer der Faszie des Mesos auf. So werden Zugangserlaubnis erarbeitet, Volumen, Elastizität und Bewegung diagnostiziert und behandelt. [K418]

Vom Elastizitätstest zur lokalen Behandlung des Darmrohrs

Im klinischen Ablauf folgt dem Elastizitätstest des gesamten Organs die lokale Behandlung des Darmrohrs, die sowohl bei Hyper- oder Hypoaktivität angezeigt ist. Das Rohr wird elastisch gedehnt und entsprechend der geweblichen Antwort behandelt,

- angenähert bei resistenter Hyperaktivität,
- stimulierend gedehnt bei ermüdeter Hypo-Reaktion.

Wir arbeiten uns durch das Darmrohr vom Duodenum zum Zäkum.

- Rhythmisches Vorgehen ist gut für die Patienten: Dazu in entsprechender Tiefe mit den Fingerkuppen in Kontakt mit der Wand des Darmrohrs gehen. Dabei die Fingerkuppen zuerst aufeinander zudrehen, dann zur Dehnung voneinander wegdrehen.

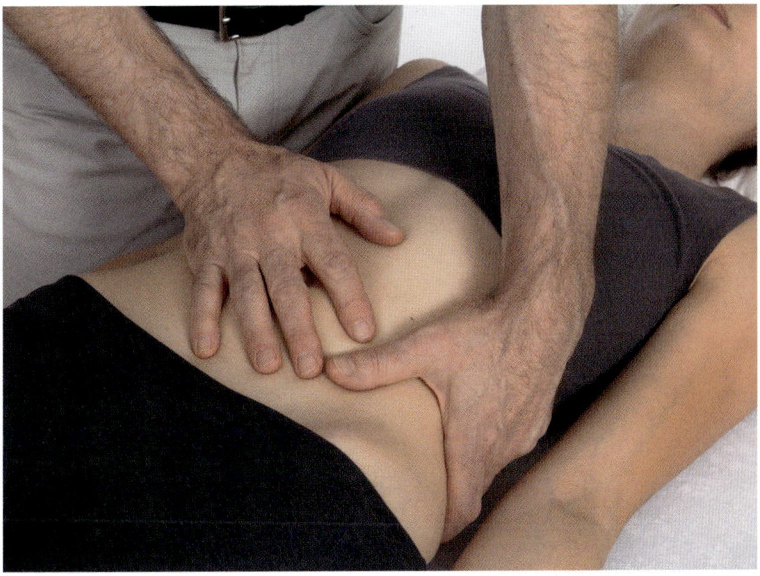

Abb. 14.19 Untersuchung und Behandlung des Zusammenwirkens von linker Niere und Dünndarm. [K418]

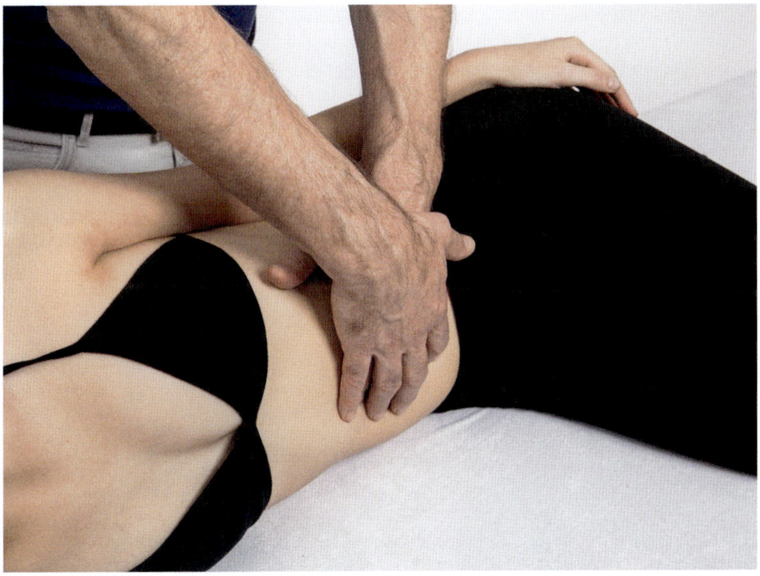

Abb. 14.20 Relationelle Untersuchung und Behandlung des Zusammenwirkens der Nieren und des Dünndarms in Seitlage. [K418]

- Bei diesem Test geht es (wie immer) um gewebliche Rückstellkraft, nicht um Amplitude.
  ➤ Abb. 14.22 zeigt die Behandlung der Dünndarmschlingen.
- ➤ Abb. 14.23 und ➤ Abb. 14.24 zeigen den Elastizitätstest und den nachfolgenden Zug am Colon transversum.

Die lokale Behandlung des Querkolons folgt der gleichen geweblichen Logik wie die Behandlung des Dünndarmrohrs. Über Dehnung und Annäherung (auch mit Torsion im Organ) können wir diagnostizieren, inhibieren und stimulieren (➤ Abb. 14.25)

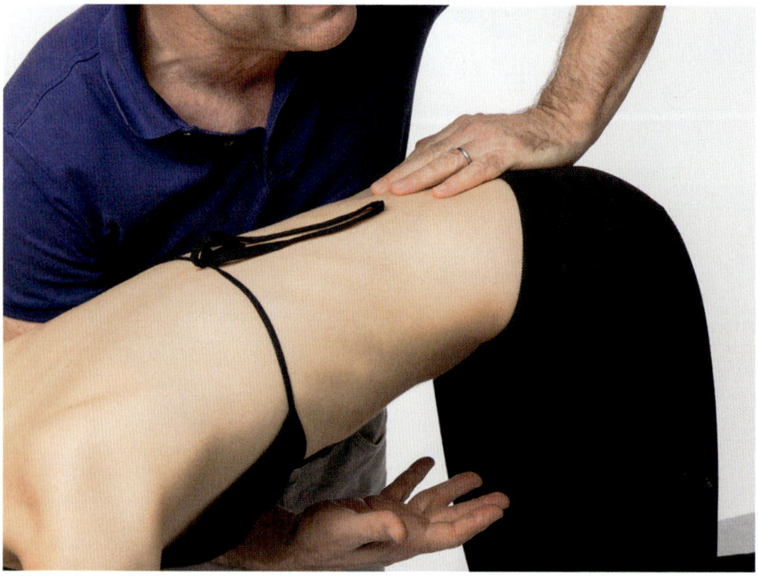

Abb. 14.21 Untersuchung und Behandlung des Zusammenwirkens der Nieren und des Dünndarms (oder des Sigmas) im Vierfüßler. Die untere Hand geht in Kontakt mit dem jeweiligen Organ; die obere Hand mit der relevanten Bezugsregion der Wirbelsäule (LWS für Dünndarm und Nieren, Sakrum für Sigma). [K418]

VORGEHEN

- Der typische Ablauf bei der lokalen, geweblichen Behandlung des Darmrohrs beginnt mit dem Test der lokalen Elastizität einer Darmschlinge oder eines Darmabschnitts und endet mit der aktivierenden oder inhibierenden Behandlung des Darmrohrs.
- Leichte Verformung herstellen zur Überprüfung der lokalen Elastizität. Die Verformung muss im Darmrohr ankommen, nicht das Darmrohr verschieben.
- Es gibt folgende Behandlungsoptionen (➤ Kap. 13)
  - Annäherung bei Rigidität (Hyperaktivität)
  - Geführte Dehnung bei Verlust der Rückstellkraft (Hypoaktivität)

Ileozökale Übergangsregion und Zäkum

Ileum (Dünndarm) und Zäkum regulieren zusammen die ileozökale Übergangsregion. Somit gehören zur

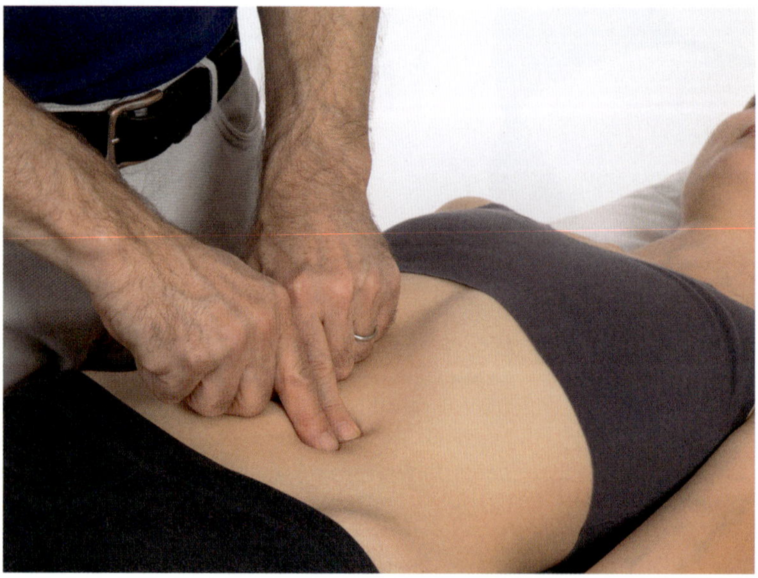

Abb. 14.22 Lokale Behandlung des Darmrohrs bei Hyper- und Hypo- Aktivität Untersuchung und Behandlung der lokalen Aktivität des Dünndarms: Dehnung und Annäherung der Schlingen des Dünndarms. Vom Anfang bis zum Ende mit einschätzbarem Rhythmus: die Fingerkuppen drehen zuerst aufeinander zu (Kontaktaufnahme und Annäherung), dann voneinander weg (Dehnung als Test und/ oder als Stimulation). [K418]

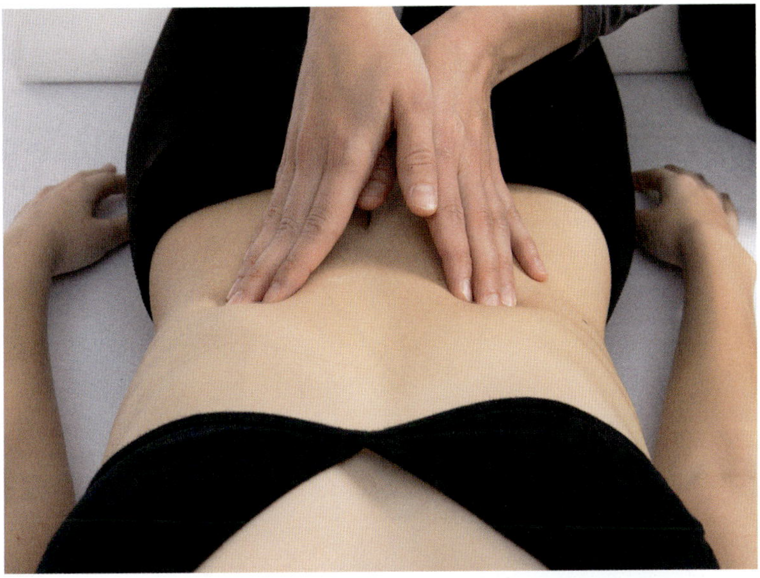

Abb. 14.23 Organcharakter-spezifische Ausgangspalpation für die Untersuchung und Behandlung des Colon transversum. Die Hände nehmen so Kontakt auf, dass die Dehnung und Bewegung (in Ruhe- oder vertiefter Atmung) der Girlande und der Aufhängung (Winkel) erspürt werden kann. So wird Zugangserlaubnis erarbeitet; Volumen, Elastizität und Bewegung diagnostiziert und behandelt. [K418]

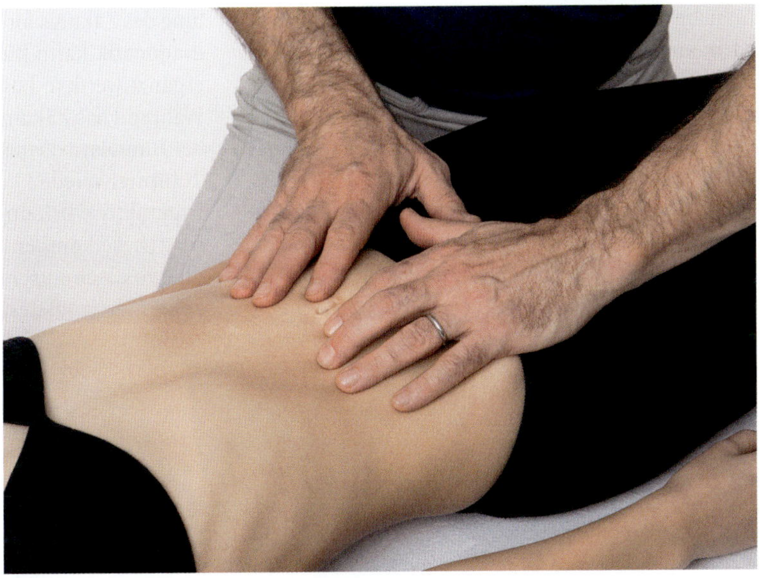

Abb. 14.24 Behandlung bei Hypoaktivität: Stimulierender Zug am Colon transversum. Die Finger liegen am Oberrand des Querkolons, der langsam - eine Gegenkraft stimulierend - gedehnt wird. Auch mit leicht vertiefter Einatmung möglich. [K418]

Untersuchung und Behandlung des Übergangs die Behandlung der beiden Organabschnitte für sich und die Balancierung zwischen den beiden. Oben hatten wir die klinische Frage aufgeworfen: Wer dominiert den Übergang (Kopf in die Mütze – Mütze auf den Kopf). Gibt es eine Einstülpung des Ileums ins Zäkum, oder wölbt sich ein zu geschwollenes Zäkum in Expansion über das Ileum. Beides stört die Übergangsmechanik. Die Untersuchung und Behandlung der ileozökalen Übergangsregion beginnt mit der Untersuchung der Verschieblich- und Trennbarkeit der beiden Organe. Die Hände sind wie zwei Zahnräder eines Getriebes ineinander verzahnt und drehen in entgegengesetzte Richtungen (➤ Abb. 14.26). Dabei kommt es wieder nicht auf die Amplitude der Bewegung an, sondern nur auf die gewebliche Verformbarkeit und Verschieblichkeit der Gewebe (Elastizität). Diese wird mit den üblichen geweblichen Prinzipien behandelt.

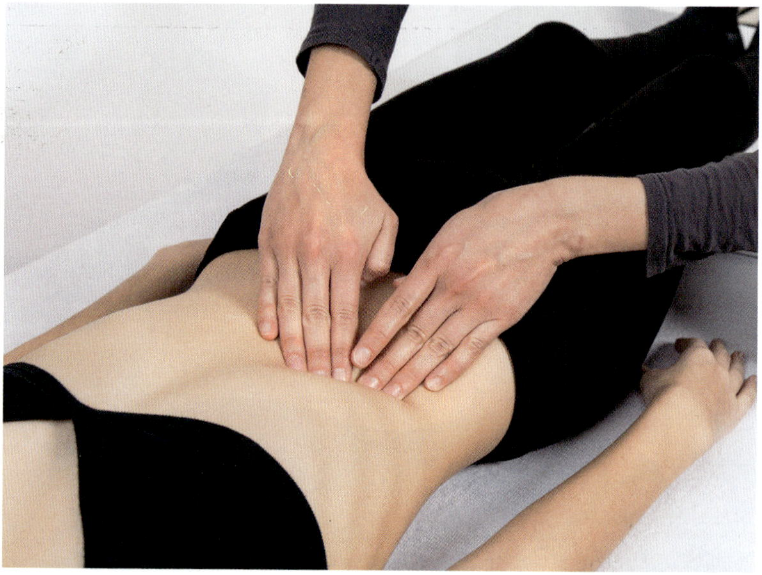

Abb. 14.25 Lokale Behandlung des Querkolons bei Hyper- und Hypo- Aktivität Untersuchung der lokalen Aktivität durch eine Längsdehnung mit Torsion. Annäherung bei Hyperaktivität, stimulierende Dehnung bei Hypoaktivität. [K418]

Insbesondere die Balancierung zwischen Dünndarm und Zäkum ist in dieser Handposition möglich. Da diese Region eine komplexe mechanische Regulation aufweist und zudem über die Sphinktersynergie einer neurologischen Regulation unterliegt, eignen sich Balancierungen hier besonders.

Falls diese Behandlung nicht Erfolg hat oder es Hinweise auf ein Aktivitätsproblem des Zäkums gibt, fahren wir mit der **organcharakterspezifischen Ausgangspalpation** für die Untersuchung und Behandlung des Zäkums fort (➤ Abb. 14.27). Die Volumendiagnostik kann hier auch durch eine Perkussion ergänzt werden: Luft ist expansiv und klingt sonor. Während das Zäkum etwas sonor klingen darf, sollte der Dünndarm keine Luft enthalten und matt klingen.

Immer wieder kommt es vor, dass das Zäkum hyperaktiv wird, um die **rechte Niere** zu stabilisieren. Diese kompensatorische Hyperaktivität kann diagnostisch durch eine Unterstützung der Niere beim Elastizitätstest des Zäkums erkundet werden

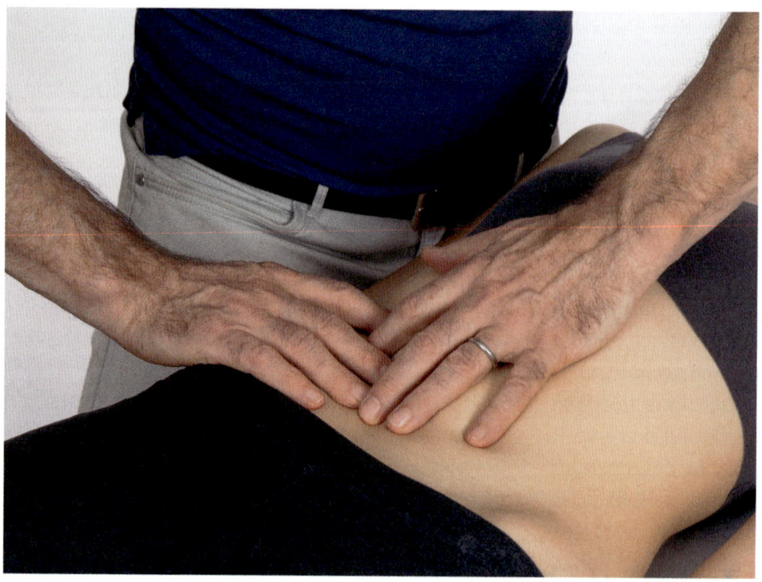

Abb. 14.26 Zwei verzahnte Zahnräder drehen in entgegengesetzte Richtung: Dünndarm und Zäkum. Untersuchung und Behandlung der ileozökalen Übergangsregion. Test auf elastische Verformung. Annäherung und Balancierung als Behandlung. [K418]

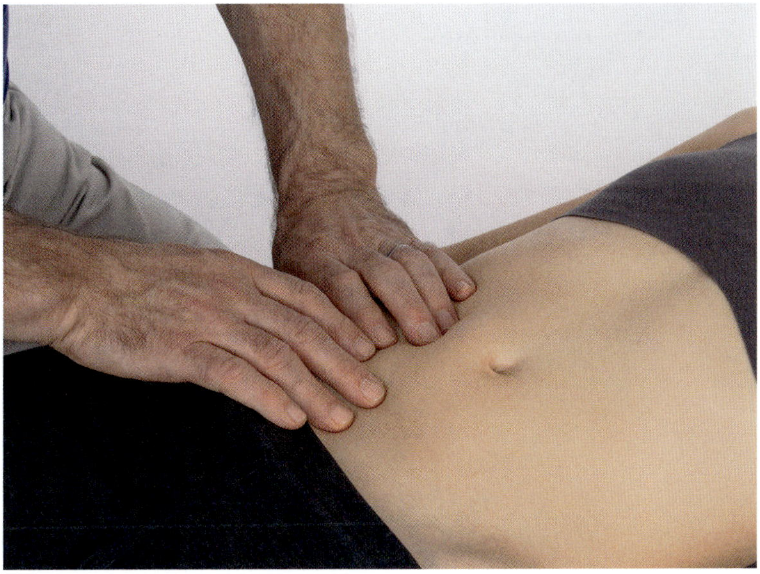

Abb. 14.27 Organcharakter-spezifische Ausgangspalpation für die Untersuchung und Behandlung des Zäkums – mit Zugangserlaubnis, Befunderhebung von Volumen, Elastizität, Bewegung. Aus dieser Position erfolgt die lokale Behandlung des Darmrohrs bei Hyper- und Hypo-Aktivität. Dehnung und Annäherung der gemäß der C-Form (Mütze auf Ileum). [K418]

(➤ Abb. 14.28). Der Einfluss der **Leber** auf den rechten Kolonwinkel kann bis zum Zäkum wirksam sein. Dann testen wir diese Reaktion durch eine Unterstützung der Leber beim Elastizitätstest des Zäkums (➤ Abb. 14.29).

Kolonrahmen und der Kolonwinkel

Neben den beweglichen Abschnitten des Kolons sind für die Stabilität des Kolonrahmens besonders die gut fixierten Winkel sowie der aufsteigende und absteigende Teil des Kolonrahmens wichtig. Da das linke absteigende Kolon stark mit der Rückwand verbunden ist, finden wir hier selten Fälle von Hypermobilität; auf der rechten Seite kommt es, auch wenn die Form-

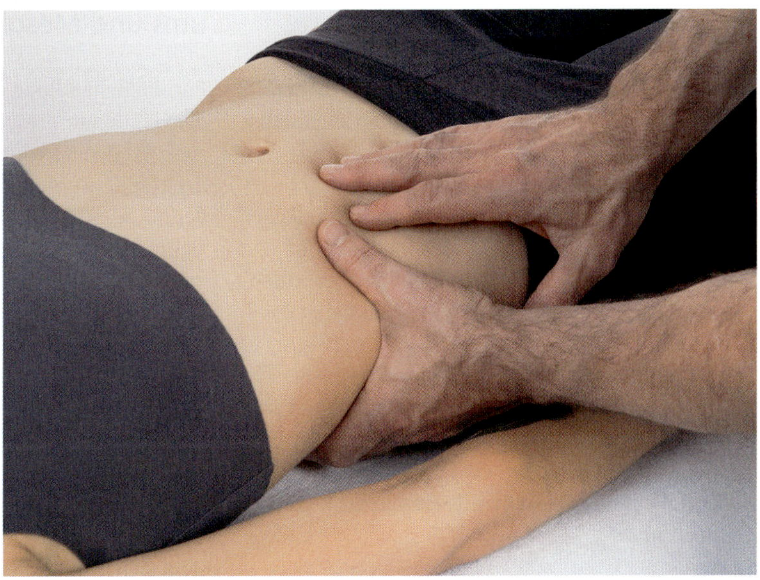

Abb. 14.28 Untersuchung und Behandlung des Zusammenwirkens von Zäkum und rechter Niere. [K418]

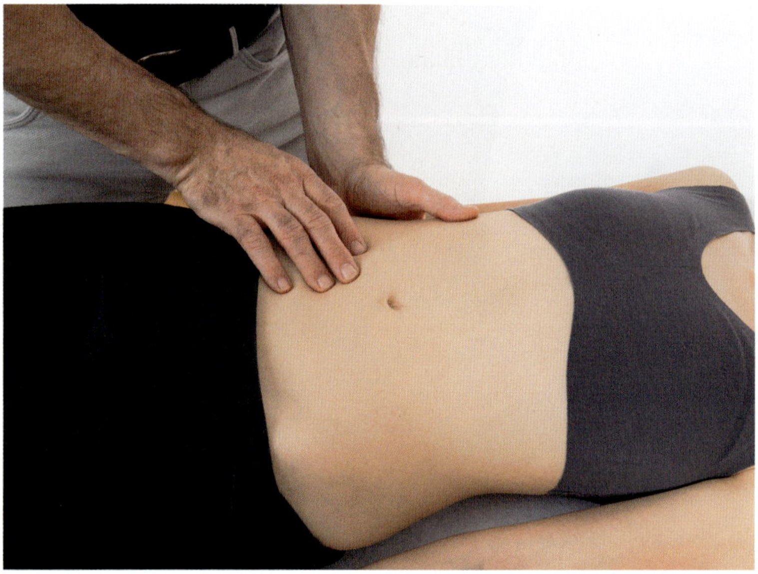

Abb. 14.29 Untersuchung und Behandlung des Zusammenwirkens von Zäkum und Leber. [K418]

stabilität des Darmrohrs noch erhalten ist öfters zur Hypermobilität. Dadurch kann die Darmpassage eingeschränkt sein, es kann auch zur Verstopfung kommen. Auch die Winkel spielen dabei eine Rolle, da sie abknicken könne oder von drüber liegenden Organen (Leber) abgedrückt werden.

Zusätzlich zur Untersuchung und Behandlung des **aufsteigenden** und **absteigenden Kolons** (➤ Abb. 14.30) ist die Behandlung der Kolonwinkel besonders für die Vermeidung von Verstopfung wichtig.

- Bei tiefer Einatmung kann die Verformbarkeit (Elastizität) und „Öffnung" der Kolonwinkel überprüft werden. Dies erfolgt folgendermaßen: Bei tieferer Einatmung bewegen Colon ascendens und Colon descendens nach unten, während der Querkolon nach anterior und in Außenrotation schwingt. Dadurch „öffnet" der Winkel (➤ Abb. 14.31, ➤ Abb. 14.32). Ist die Verformung durch Bewegung nicht möglich überprüfen wir im lokalen Elastizitätstest die Reaktivität des Darmrohrs.
- Ist diese Öffnung nicht möglich, sollte eine gewebliche Behandlung der Winkel gemäß der geweblichen Behandlungsprinzipien des Darmrohrs erfolgen. Dabei können wir eine Balancierung mit der Ruheatmung als dynamisierende Kraft kombinieren.

Auf der rechten Seite ist die Verbindung von Kolonwinkel und Leber zu beachten. Die Leber kann schwellen und dabei den Winkel abdrucken oder in eine Hyperaktivität zwingen. Dies ist einfach mit dem relationellen Test des Leber-Kolonwinkels zu überprüfen (➤ Abb. 14.33). Ein positiver Befund ist ein Hinweis, dass eine Behandlung der Leber nötig sein kann.

14.6.3 Diagnostik und Behandlung der Organumgebung, des Mesenteriums und Mesokolons

Für die Behandlung der **organnahen Mesos** werden die Hände nur etwas in die Speichen der Fächer zurückgezogen und durch das nachfolgende Auffächern der Hände werden das Darmrohr und das Meso gedehnt. ➤ Abb. 14.34 zeigt den ersten Schritt in der Dehnung des Dünndarm-Mesenteriums.

Von der nahen Organumgebung zur **breitflächigen Diagnostik** und **Behandlung** des **Mesenteriums** gelangen wir, indem wir den Fächer immer weiter aufspannen: vom „Schwimmen" zwischen den Schlingen zur breiten Auffächerung, die das gesamte Meso unter Zug bringt. Das Schwimmen der Hände zwischen den Schlingen trennt diese und dehnt zuerst das organnahe Meso (sic: lokale Gefäß-Arkaden ➤ Abb. 14.35) und bringt langsam das gesamte Meso auf Zug: Dabei stellt sich immer die Frage: Handelt es sich um – die

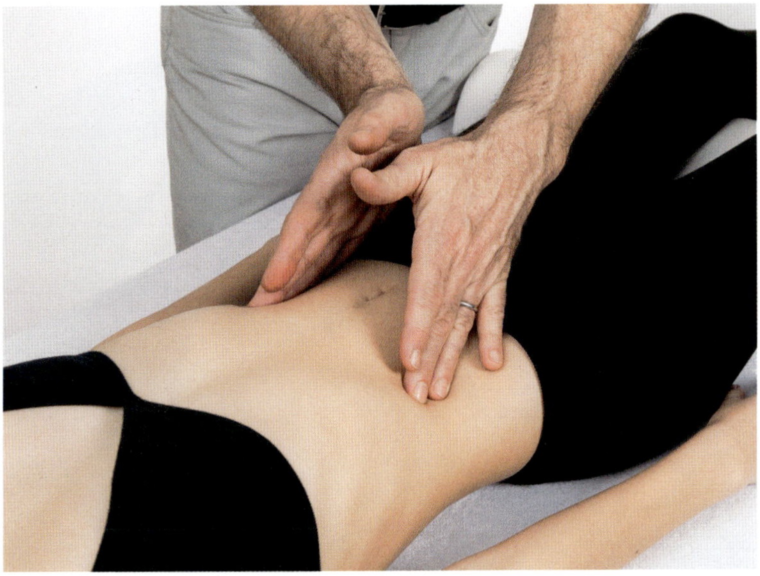

Abb. 14.30 Ausgangspalpation für die Untersuchung und Behandlung des Colon ascendens und Colon descendens. Aus dieser Position erfolgt die lokale Untersuchung (Zugangserlaubnis, Volumen, Elastizität, Bewegung) und Behandlung des Darmrohrs bei Hyper- und Hypo-Aktivität. Beachte: Während der Colon descendens sehr stabil an der Rückwand verwachsen ist, kann der Colon ascendens (oft unvollständig verwachsen) mobiler und variabler in seiner Position sein. [K418]

normale Rückstellkraft, um Resistenz, um Ermüdung? Gleiches gilt für das Meso des Colon sigmoideum.

Hyper- oder **Hypoaktivität** in der Faszie werden entsprechend mit Inhibition (Annäherung) und Stimulation (Dehnung) behandelt. Um das Mesenterium zu stimulieren, können wir auch die Atmung des Patienten zu Hilfe nehmen. Folgen wir während der Einatmung der Bewegung nach unten, lassen sich zarte, stimulierende Widerstände bei der Ausatmung setzen.

VORGEHEN

Nach der Behandlung des Darmrohrs richten wir die Aufmerksamkeit auf die Umgebung des Organs und vollziehen folgende Behandlungsschritte:
- Trennen der Darmschlingen: Schwimmen in den Schlingen
- Elastizität des Mesenteriums: aufspannen der Fächer
- Trennen des Organs von der Umgebung: Reise um den Dünndarm
- Balancierung: Rahmen – Inhalt

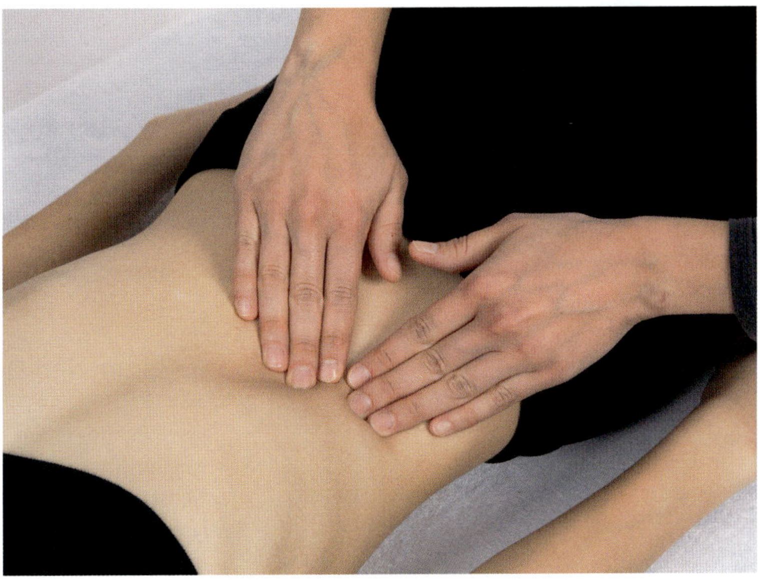

Abb. 14.31 Untersuchung und Behandlung des rechten Kolonwinkels. [K418]

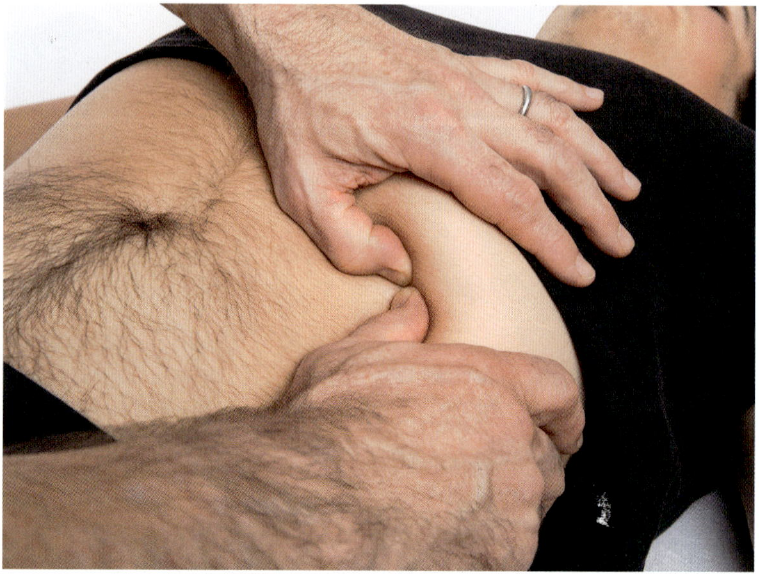

Abb. 14.32 Untersuchung und Behandlung des linken Kolonwinkels. [K418]

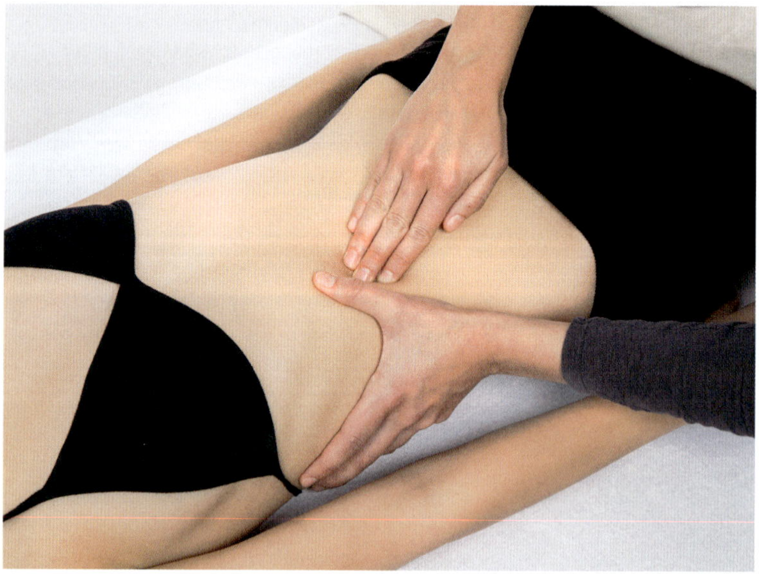

Abb. 14.33 Untersuchung und Behandlung des Zusammenwirkens von rechtem Kolonwinkel und Leber. [K418]

Auch bei den Faszien folgen wir der geweblichen Logik der Hyper- und Hypoaktivität und behandeln wie folgt:

- Inhibition durch Annäherung
- Stimulation durch geführte Dehnung

Die motorische Grenze kann durch den Therapeuten aufgesucht oder mittels der Atmung des Patienten erreicht werden.

Reise um den Dünndarm

Das Besondere am Dünndarm ist seine große Bewegungsfreiheit gegenüber seiner Organumgebung. Neben dem langen Meso ist er frei von der anterioren, lateralen und inferioren Fixation. Er liegt dem Kolonrahmen und der Blase an, ohne mit ihr verwachsen zu

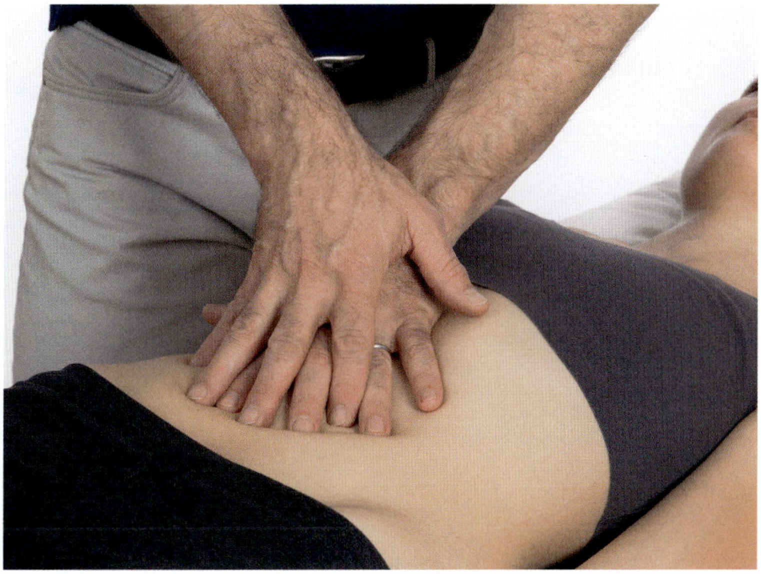

Abb. 14.34 Untersuchung und Behandlung des Mesenteriums. Erster Schritt: Schwimmen zwischen den Schlingen und Öffnen der Fächer. Zweiter Schritt: Dehnung oder Annäherung der faszialen Umgebung je nach Befund; verstärkte Dehnung mit vertiefter Einatmung. [K418]

sein. Diese Freiheit gegenüber den Umgebungsorganen ist wichtig und oft nach Operationen oder Entzündungen durch Verklebungen und Vernarbungen kompromittiert.

- Bei der Reise um den Dünndarm trennen wir den Dünndarm vom Kolonrahmen und von der Blase (➤ Abb. 14.36, ➤ Abb. 14.37).
- Finden wir hier Verklebungen und Vernarbungen werden diese – wenn möglich – mit den bestehenden geweblichen Techniken behandelt. Es geht nur um Trennbarkeit, nicht um Amplitude, weil lediglich sichergestellt werden muss, dass die normale Nicht-Verbundenheit (Trennbarkeit) des Dünndarms mit seiner Umgebung besteht.

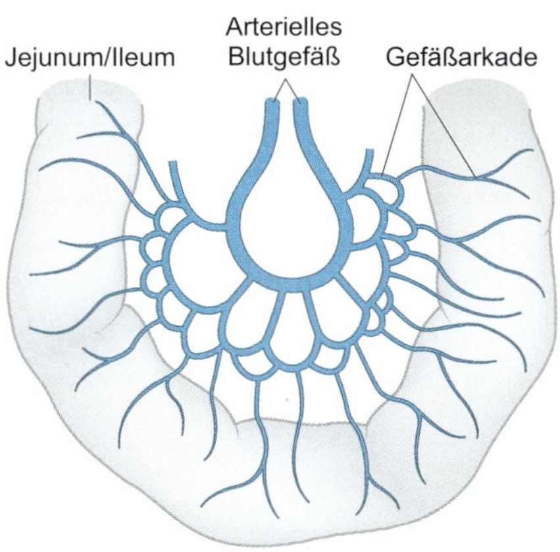

Abb. 14.35 Gefäßarkaden des Dünndarms im organnahen Mesenterium. [K418]

Kolonrahmen und Dünndarm-Inhalt

Bei Säuglingen und Kindern ist es relativ einfach, mit einer Hand den Kolonrahmen zu unterstützen und mit der anderen den Dünndarminhalt. In einer solchen Positionierung der Hände können wir die Beziehung von Kolonrahmen und Dünndarm-Inhalt, von Stabilität und Dynamik wahrnehmen. Auch entgegengerichtete Bewegungen zwischen den beiden sind wahrnehmbar. Hier geht es wieder um eine Balancierung zwischen zwei Organen entlang der Parameter Volumenausdruck, Elastizität und Bewegung. Diese Balance wird besonders interessant, da die Organcharaktere der beiden entgegengesetzt sind. Der Dickdarm steht für Stabilität, während der Dünndarm Dynamik verkörpert. Die beiden müssen immer wieder einen Kompromiss und Balance ihrer Aktivität finden. Bei Erwachsenen können wir die Herangehensweise auch so anpassen, dass wir einmal mehr den oberen Kolonrahmen (➤ Abb. 14.38), ein andermal den unteren Kolonrahmen (➤ Abb. 14.39) in Bezug zum Dünndarm setzen.

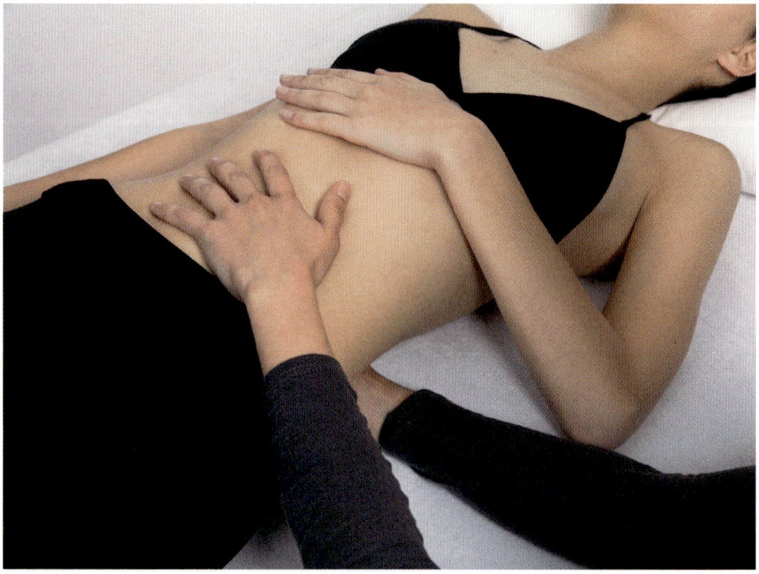

Abb. 14.36 Reise um den Dünndarm: Untersuchung und Behandlung der geweblichen Trennbarkeit des Dünndarms vom Kolonrahmen - hier Colon descendens. Ähnlich wäre mit der geweblichen Trennbarkeit gegenüber dem Colon ascendens zu verfahren. [K418]

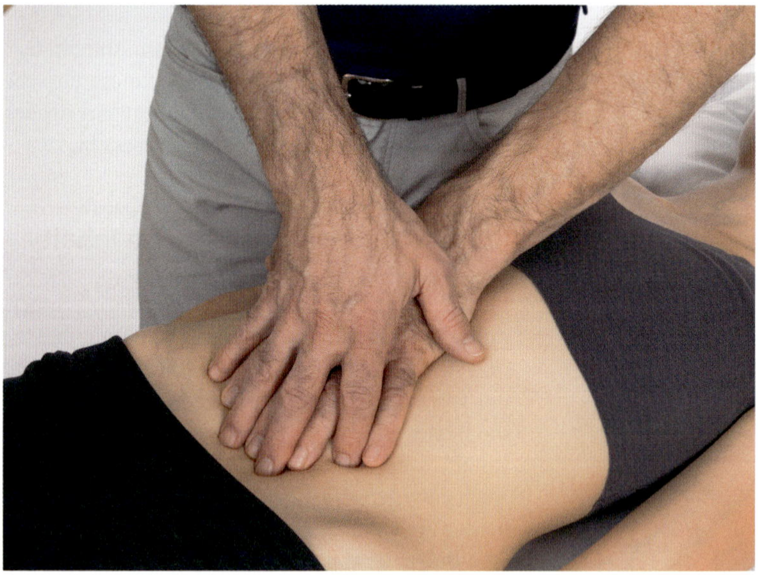

Abb. 14.37 Reise um den Dünndarm: Untersuchung und Behandlung der geweblichen Trennbarkeit des Dünndarms von Blase und Uterus. [K418]

VORGEHEN

- Kolon und Dünndarm können wir als Rahmen – Inhalt visualisieren; aber auch wie ein Rad in einem Rad beim Radlager wahrnehmen.
- Die räumliche Balancierung der beiden Räder erfolgt als dreidimensionale Orientierung wie in einem Kugellager.

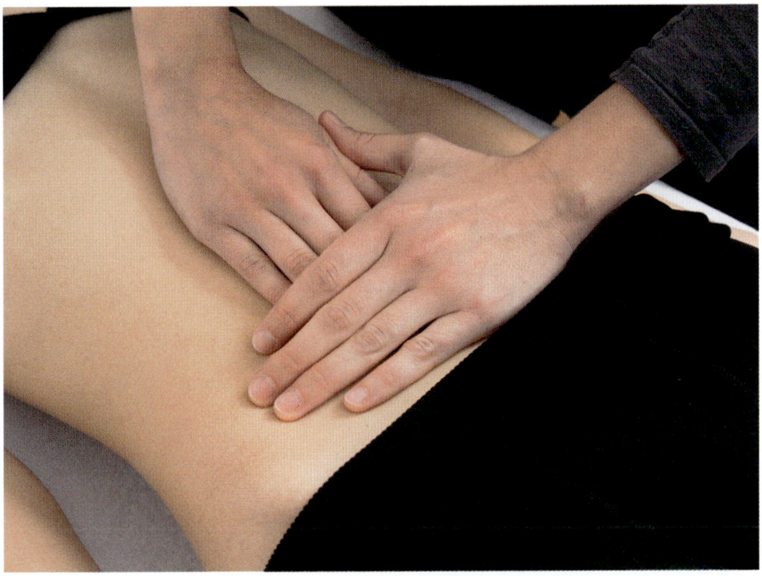

Abb. 14.38 Untersuchung und Behandlung der Beziehung von Kolonrahmen und Dünndarm-Inhalt, von Stabilität und Dynamik. Betonung des oberen Anteils des Rahmens. [K418]

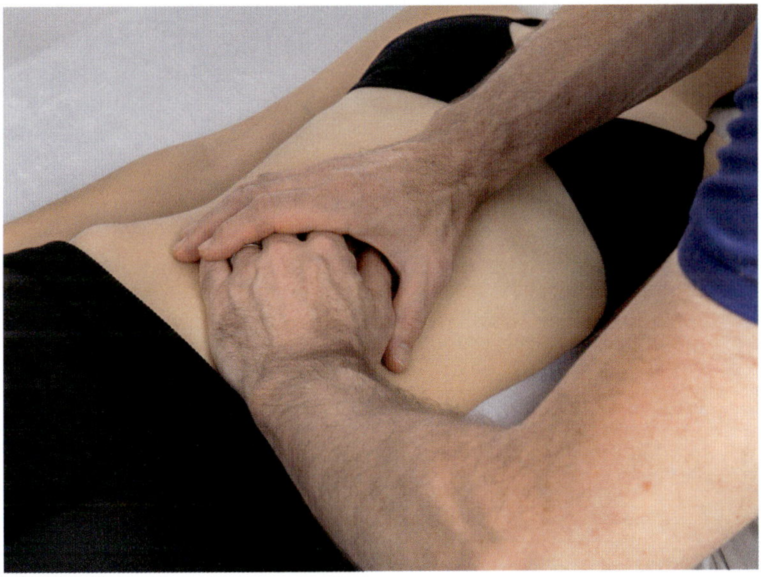

Abb. 14.39 Variation zur Untersuchung und Behandlung der Beziehung von Kolonrahmen und Dünndarm-Inhalt, von Stabilität und Dynamik. Betonung des unteren Rahmens. [K418]

KAPITEL

15 Magen und Duodenum – Mechanik und Hormone im Oberbauch

15.1 Funktionen des Magens und Duodenums

Das viszerale, kraniosakral verlaufende Darmrohr beginnt mit dem Mund und der langen, dünnen **Speiseröhre** (Ösophagus). Die Speiseröhre tritt durch das Diaphragma und öffnet sich in einem großen, offenen Raum: dem **Magen.** Hier kommt zerkautes Essen und Flüssigkeiten an, wird vermischt und weiter zerkleinert. Die Wand der Halle besteht wie überall im Darmrohr aus Muskeln und Schleimhaut. Ist der Speisebrei klein genug, passiert er die strenge Größenkontrolle des Magenausgangs (Pylorus) und landet im kurzen und nach seiner Länge in Querfingern benannten Zwölffingerdarm (Duodenum). Während die Arbeiten des Magens weitgehend mechanischer Natur sind, ist das Duodenum ein Ort der intensiven chemischen Verwandlung.

Die **Aktivitäten** des **Magens** sind eine Einladung an die manuelle Medizin, da sie meist auch mechanisch beschrieben werden können. So bewirkt eine Dehnung des Magens durch Nahrung in der Magenwand die Ausschüttung eines Hormons, das dort produziert wird (Gastrin). Solche mechano-hormonellen Mechanismen unterstreichen die Bedeutung mechanischer Reize. Sie sind zugleich eine Einladung und ein Anreiz, die Organmechanik kennenzulernen und für die Behandlung zu nutzen.

Das **Duodenum** bestimmt mit, wie schnell sich der Magen entleeren darf. Er ist das Zentrum der neurohormonellen Regulationsprozesse im Oberbauch (Drüsenbauch). Deshalb beziehen wir es in der Behandlung des Magens, der Leber und Gallenwege oft mit ein. Da es selbst tief im Bauch liegt und wir meist nur einen Teil des Organs palpatorisch erreichen, sind den osteopathischen Behandlungsmöglichkeiten Grenzen gesetzt.

15.2 Organcharakter des Magens und Duodenums

Magen und Duodenum sind zwei sehr unterschiedliche Ausprägungen des Prototyps Darmrohr. Der Magen bildet eine große Halle, die unterschiedslos alles aufnimmt, was ankommt. Das Duodenum dagegen ist ein schmaler Gang, der empfindsam auf die Menge und chemische Qualität reagiert. Beiden ist gemein, dass mechanische Aspekte und neuro-hormonelle vergesellschaftet sind. Daher ist der Oberbauch auch der Entstehungsort für Völlegefühl und Übelkeit.

15.2.1 Magen

Im Magen wird die typische Architektur des Darmrohrs zu einer **großen Halle** ausgebaut. Während die Speiseröhre durch Länge beeindruckt, ist der Magen an Größe und Volumen im Darmrohr nicht zu überbieten. Der Magen hat die im Magen-Darm-Trakt einzigartige Fähigkeit zur Entspannung bei Zunahme von Stress. Wird der Dünndarm durch Volumenzunahme vermehrt gedehnt, würde er sich vermehrt anspannen und den Druck erhöhen. Der Magen hingegen ist nicht so schnell unter Druck zu setzen – das entspricht nicht seinem genießerischen Charakter.

Der Magen füllt sich schnell, nimmt große Mengen in kurzer Zeit auf und kann dabei sein **Volumen verdoppeln.** Die Entleerung vollzieht sich allerdings nur häppchenweise und in Abstimmung mit dem Duodenum. Diese eigentümliche Mechanik des Magens gilt es klinisch zu beachten.

GUT ZU WISSEN

Der Magen nimmt an, nicht auf. Er kann große Volumina fassen und halten. Der Magen ist das deutlichste und wichtigste Beispiel eines Volumenorgans im Darmrohr. Seine volumetrischen Fähigkeiten sind nur mit der Blase zu vergleichen.

Während wir bei der Blase das Lob der Schwerkraft anstimmen, gibt uns der Magen Gelegenheit, den **Dehnungsreiz** wertzuschätzen. Bei der Blase ist es der Einfluss der Schwerkraft, der die letzten Schritte zur Kontinenz befördert. Vergleichsweise könnten wir beim Magen den Dehnungsreiz (stretch) als notwendigen Entwicklungsimpuls (stress) ansetzen. Dieser Stress wird vom Magen zuerst mit einer Reduktion der Wandspannung beantwortet und führt dann zu einer Zunahme der Motilität. So können wir das Magenmotto formulieren: **Stretch to relax and move.**

Bei ausreichender Füllung entsteht Motilität, die rhythmische **Kontraktion-Dekontraktion** der Magenmuskulatur zur Vermischung und Zerkleinerung des Inhalts. Neben der großen Volumentoleranz ist die **Vermischungsfähigkeit** die zweite erstaunliche Fähigkeit des Magens. Da nur kleine Stücke in den nächsten Darmabschnitt weitertransportiert werden, bearbeitet er den Mageninhalt wie ein Mixer: Er vermischt und zerkleinert. Die häppchenweise Abgabe des Inhalts funktioniert nur in Zusammenarbeit mit dem annehmenden Duodenum.

15.2.2 Oberbauchorgane

Der Oberbauch wird aufgrund seiner hormonellen und enzymatischen Aktivität der Drüsen (Leber, Galle, Pankreas) als Drüsenbauch bezeichnet. Die Drüsen geben hochaktive Substanzen in das Lumen ab. Nur durch diese ist die Aufnahme der Fette und Eiweiße möglich.

GUT ZU WISSEN

In Aktivitätsbegriffen gesprochen, müssen wir sagen: Das Duodenum ist sehr aktiv, in Ruhe und in Anstrengung.

Die beiden großen und bestimmenden Organe des Oberbauchs, Leber und Magen, sind in Form und Volumen dynamisch und anpassungsfähig. Die Stabilität und eingeschränkte räumliche Beweglichkeit des Oberbauchs resultieren aus der Enge der Organfülle und den faszialen Verbindungen. Die Organe des Oberbauchs sind mit der vorderen und hinteren Bauchwand verbunden. Insofern verbindet der Oberbauch räumliche Stabilität mit volumetrischer Formveränderung, während sich das Hauptorgan des Unterbauchs, der Dünndarm, räumlich frei bewegen kann, aber nur geringe Volumenschwankungen kennt. Das verbindende Organ, das Duodenum, vermittelt die beiden Bereiche. Es ist formstabil und räumlich stabil; es ist der stabilste Ort im Bauch.

15.2.3 Duodenum

Das Duodenum ist stramm, stabil und formbeständig. Muskel und Mukosa sind stark ausgebildet. Der mittlere Teil des Duodenums ist zudem fest mit den Faszien und Muskeln der Rückwand verbunden. Dadurch hat das Duodenum eine Auswirkung auf die Extensionsbereitschaft der Lendenwirbelsäule und die Ausbildung der Lordose.

Das Duodenum ist der Beginn des Dünndarms, dem **Verdauungs-** und **Aufnahmeorgan.** Es hat viele Aufgaben mit dem restlichen Dünndarm gemein. Im Gegensatz zu den beweglichen Dünndarmabschnitten (Jejunum und Ileum) bildet das Duodenum eine **stabile Mitte.** Diese ist wie geschaffen dafür, das regulative Zentrum der Magen-, Gallen- und Dünndarmaktivität zu bilden. Als regulierendes Zentrum ist es wie eine Spinne im Netz, die ihr Netz baut und die Fäden in der Hand halten will. Es gibt aber Situationen, da werden die vernetzten Organe dominant und bestimmen die Spinne.

Das Duodenum gibt den **peristaltischen Rhythmus** für die weiterlaufenden Darmbewegungen vor. Die Ruhefrequenz seiner intrinsischen Schrittmacher und Motilität ist die höchste im Darm.

15.3 Anatomie und gewebliche Aktivitätszustände im oberen Gastrointestinaltrakt

Wer an der Bedeutung der mechanischen Reize für die inneren Organe zweifelt oder aber daran interessiert ist, findet in der physiologischen Beschreibung der geweblichen Aktivitätszustände im oberen gastrointestinalen Trakt eine Menge Studienmaterial, das zur klinischen Erprobung einlädt. Die Vielzahl der beschriebenen mechano-hormonellen Mechanismen erleichtert uns die Darstellung, denn der Weg von der beschreibenden Anatomie zu den klinisch relevanten, geweblichen Aktivitätszuständen ist kurz.

15.3.1 Lage und Form des Magens in der Palpation

Zur palpatorischen Orientierung sind jene Organaspekte hilfreich, die relativ stabil und auch meist dort zu finden sind, wo die anatomischen Beschreibungen sie verorten. Die gute Verschieblichkeit und starke Variabilität in der Formdynamik führt dazu, dass wir uns palpatorisch immer orientieren und rückversichern müssen –, ansonsten betreiben wir „symbolische Osteopathie" (vgl. Stelzner 1992). Einigermaßen **ortsstabil** sind **Eingang** und **Ausgang** des Magens, und der **mittlere,** vertikal verlaufende Teil des **Duodenums,** Kardia und Pylorus (➤ Abb. 15.1).

Die funktionelle Morphodynamik der Füllung und Entleerung des Magen ist breit erforscht. Die Morphogenese wurde schon 1969 von Liebermann-Meffert beschrieben. Sie spricht in der Tradition der morphologischen Embryologie von „formbildendem

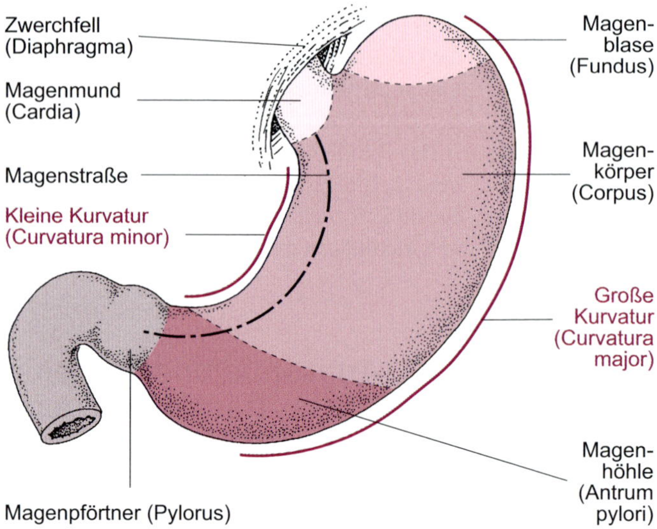

Abb. 15.1 Makroskopische Anatomie des Magens. [L190]

Wachstum" (Liebermann-Meffert 1969). Der Ösophagus tritt in den posterior gelegenen, muskulären Diaphragmaschleifen in den Oberbauch ein. Dadurch liegt der Mageneingang etwas links von der Mittellinie, intra-thorakal unter dem Sternum. Bei manchen Menschen ist diese Region der Palpation zugänglich, viele haben aber starke Widerstände gegen eine tiefgehende Palpation im epigastrischen Raum.

Der **Magen** selbst findet sich links, während er zum Ausgang hin etwas über die Mittelline nach rechts zieht. Der obere und untere Teil des Magens sind histologisch und funktionell so unterschiedlich, dass manche von zwei Organen in einem Organ sprechen. Mechanisch ist dies aber nichtzutreffend. Auch die Annahme, Schrittmacherzellen und elektrische Potenzialänderungen seien nur im unteren Magen (Antrum) zu finden, wurde nicht bestätigt. Daher betrachten und behandeln wir den Magen in seiner volumetrischen Ganzheit.

Die Formveränderungen des Magens in der embryonalen Wachstumsphase haben dazu geführt, dass die oberen und unteren Magenanteile gegeneinander rotiert und seitgeneigt sind.

- Die **Seitneigung** nach rechts entstand durch die Wachstumsdifferenz zwischen der medialen und lateralen Magenwand (➤ Abb. 15.2). So bildet sich die große und kleine Kurvatur mit ihren spezifischen Muskelschichten: In der kleinen Kurvatur verstärkt zur stabilen „Magenstraße", in der großen mit großer Nachgiebigkeit in der „Stress-Relaxation". Die **kleine Kurvatur** ist stabil und faszial eng verbunden mit der Leber (Omentum minus); die **große Kurvatur** ist dehnbar und lose verbunden mit dem Querkolon (Omentum majus).
- Die ebenso durch Wachstumsdifferenz entstehende intra-organische **Torsion** zwischen **oben und unten** führt zu einer Drehung der Muskelschichten des Magens und zu einer dritten, schräg verlaufenden Muskelschicht. Da sowohl der Ein- als auch Ausgang etwas weiter posterior liegen als der gesamte Magen, können wir auch von einer Extension sprechen oder davon, dass der Magen nach anterior ausgebeult ist. Die hinter ihm liegende Bursa omentalis stellt einen verschiebbaren Raum für Ausdehnung bereit.

GUT ZU WISSEN

Unsere bi-manuelle Palpation (➤ Abb. 15.13) nimmt diese Dualität vom oberen und unteren Magen auf: Eine Hand ist im Kontakt mit dem unteren Magenanteilen, der Antrum-Pylorus-Region und der großen Kurvatur; die zweite Hand befindet sich am oberen Magen mit Kontakt zur kleinen Kurvatur und Verbindung zum Eingang und Diaphragma.

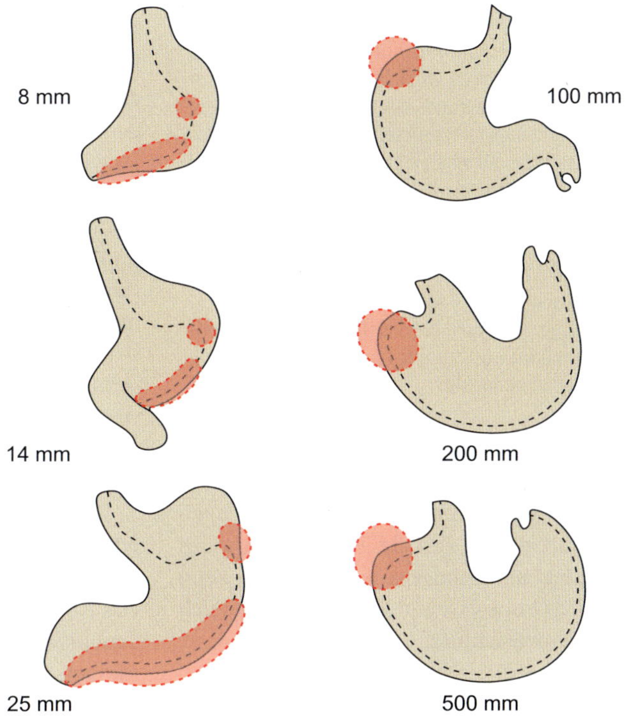

Abb. 15.2 Morphogenetisches Wachstum des Magens (nach Lieberman-Meffert 1969). Linke Reihe ist von vorne, die rechte Reihe von hinten gesehen. Die Altersstufen (an der Längenangabe ablesbar) sind zur besseren Erkennbarkeit der Formveränderung auf gleiche Größe gebracht. Der Ansatz des Mesogastrikum posterior ist gestrichelt gezeichnet. Durch das Größen und Formwachstum des Magens „verlagert" sich auch die Milz (rund) und der Pankreas (länglich). Die „Seitneigung", eine Formbildung des Magen, entsteht durch die Wachstumsdifferenzen zwischen der kleinen und großen Kurvatur. [L143]

Der **Eingang (Kardia)** liegt ungefähr auf der Höhe des BWK 10, der Ausgang (Pylorus) auf Höhe des LWK 1. Die morphodynamische Entwicklung hat den Magen soweit ausgebeult, dass weder der Eingang der höchste noch der Ausgang der tiefste Punkt im Organ ist.

Der **Fundus** liegt über dem Eingang und der Ausgang über dem Antrum. Die Form des Magens verweist auf seine Funktion – ein Behältnis zum Aufnehmen größerer Mengen, kein Rohr zum bloßen Durchfluss.

15.3.2 Formen der Muskulatur und Verschlussformen

Zusätzlich zu den üblichen längs und zirkulär verlaufenden Muskelfasern des Darmrohrs weist der Magen eine Besonderheit auf, eine dritte schräg (oblique) verlaufende Muskelschicht (➤ Abb. 15.3).

- Die **longitudinalen Muskelfasern** konzentrieren sich entlang der Kurvaturen.
- Die **zirkulären Fasern** der mittleren Schicht stehen senkrecht zu den longitudinalen Fasern, umschließen den Magen ganz und werden zum Pylorus hin dicker. Die innerste schräge Schicht konzentriert sich hauptsächlich an der anterioren und posterioren Seite des Magens und verliert sich an den Kurvaturen.
- Die schräg verlaufenden Fasern sind ein Erkennungszeichen des Magens.

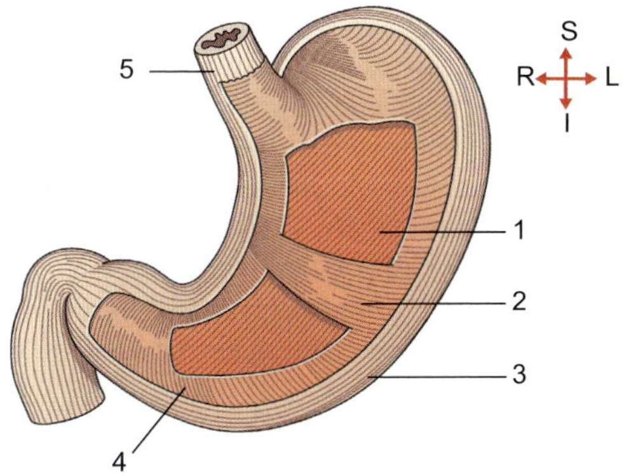

Abb. 15.3 Schematische Darstellung der drei Muskelschichten des Magens. 1 = Schräg (oblique) verlaufende Muskeln; 2 = Zirkulär verlaufende Muskeln; 3 = Longitudinal verlaufende Muskeln. [E1063]

EXKURS

Viele Autoren, besonders aber die bahnbrechenden Arbeiten des deutsche Anatoms und Chirurgen Stenzler, haben auf die erstaunliche Organisation der Muskeln im Bereich des Ein- und Ausgangs des Magens hingewiesen. Organisation und Architektur dieser Abschnitte des Darmrohrs verweisen klar auf einen mechanischen Steuerungsmechanismus. Stenzler spricht von diesen Abschnitten als Übergangszonen, nicht Sphinktern (Stenzler 1999). Der ilio-zäkale Übergang sowie der Ein- und Ausgang des Magens sind deutliche Beispiele für einen Dehn- und einen Drehverschluss. Die Morphologie bestimmt die Mechanik und diese die Regulation des Übergangs. Die osteopathischen Behandlungskonzepte bauen auf die Mechanik dieser Übergangszonen auf.

Der Mageneingang muss die Passage von Nahrung erlauben und Reflux verhindern. Kleine Mengen an Magensäure dürfen zurückfließen im Sinne des „house keeping" und Reinigens des Ösophagus. Beim Übergang von Ösophagus und Magen handelt es sich um einen **Dehnverschluss.**

- Die Muskelfasern verlaufen in diesem Bereich so, dass eine Längsspannung (Zug, Dehnung) das Lumen eng macht.
- Die Erweiterung des Lumens erfolgt über eine Muskelkontraktion.

Beim Schlucken wird der Larynx nach kranial gehoben. Diese Kraft und Bewegung kommen beim Magen an. Dieser wird nach oben und am Eingang auseinandergezogen – der Bolus kann durchrutschen. Neben der Steuerung des Schluckens durch den N. vagus koordiniert das Darmrohr mechanisch den Vorgang mit. Der Schluckvorgang ist aufgrund der Kontinuität des Darmrohrs von der Schädelbasis bis zum Magen spürbar.

Wenn bei gegebenem Grundtonus die Fasern des Verschlusssegment verkürzen, kommt es zu einer Öffnung des „Sphinkters" – wie beim Schlucken. Neben dem Dehnverschluss ist auch der Mechanismus eines **Drehverschlusses** erkennbar. Im embryologischen Wachstum kommt es zu einer Torsion im Darmrohr in dieser Region: Dadurch entwickelt sich ein Drehverschluss. Die intrinsische Aktivität der jeweiligen Abschnitte (z. B. Motilität) unterstützt durch die Anordnung der Fasern das Verschlusssystem. Bei der Durchmischung des Mageninhalts ist das ebenso von Bedeutung. Bei der Magenmotilität wird Nahrung durchmischt und zerkleinert. Durch die Kontraktion der Muskeln entsteht Druck im Lumen und ohne Verschluss des Mageneingangs würden größere Mengen hochgedrückt. Das wird dadurch verhindert, dass die schräg und zirkulär verlaufenden Muskelfasern der Kardia bei Kontraktion den Verschluss zuziehen. So wird in der Regulation des Mageneingangs sein **raffiniertes bio-mechanisches Gebilde** erkennbar, das für die osteopathische Behandlung von Reflux und Schluckbeschwerden möglicherweise von Relevanz ist. Mechanisch ist noch bedenkenswert, dass die Leber über (anterior) der Kardia liegt und über die straffen Anteile des Omentum minus eng mit dieser verbunden ist. Leberschwellungen, Form- und Lageveränderungen können die Mechanik der Übergangsregion beeinflussen.

Magenausgang und Entleerung

Das Antrum, der Pylorus und der Beginn des Duodenums (Bulbus duodeni) bilden eine **funktionelle motorische Einheit**, wobei der Pylorus schon von vornherein enger angelegt ist. Das Antrum bewirkt die Entleerung des Magens, der Bulbus verhindert den Reflux. Die Verengung des Pylorus wird durch die Orientierung der Muskelfasern in diesem Bereich und funktionell durch eine Längsdehnung (Zug) des Pylorus verursacht. Letzteres ist z.B. bei der Füllung des Magens der Fall: Die Dehnung der großen Kurvatur zieht am Ausgang und hilft beim Verschluss.

Wie auch die Kardia hat der Pylorus eine eher regulierende als hundertprozentig abschließende Funktion. Der Pylorus wird von dem sich kontrahierenden Antrum herangezogen, der Inhalt wie durch eine Düse durch den Pylorus gespritzt [Stelzner].

Verliert der Magen in der Hypoaktivität seine Formstabilität, kann es zu einem Dauerzug am Pylorus kommen. Reagiert dieser in der anfänglichen Phase durch eine Tonuserhöhung, entstehen möglicherweise Probleme bei der Magenentleerung mit Völlegefühl aufgrund der längeren Verweildauer der Nahrung.

Mukosa und Drüsen des Magens

Neben dem üblichen Aufbau der Schleimhaut fällt in der Magenwand eine **dicke Schicht** an **Drüsen** auf. Diese ist dicker als jene des Dünndarms. Diese Drüsen produzieren und sekretieren die für das Magenmilieu bestimmende Salzsäure (➤ Abb. 15.4). Im mikroskopischen Bild können wir im schleimproduzierenden Oberflächenepithel des Magens tiefe Einfurchungen erkennen. In diesen liegen die vielen und vielfältigen Drüsen. Deren Hormone wirken

- im Lumen (exokrin),
- manche über lokale venöse Wege (endo- und parakrin),
- oder systemisch (endokrin) auf das Gehirn.

Regionale Differenzen in der Drüsenausstattung sind erkennbar. Im Bereich der Kardia gibt es die mucusproduzierenden **Kardiadrüsen**, während im Corpus die **Belegzellen** (parietal cells) liegen, die unter hohem Energieverbrauch Salzsäure (HCl) aber auch den für die Aufnahme von Vitamin B_{12} im Dünndarm nötigen Intrinsic-Faktor produzieren. Hier finden sich auch die **Hauptzellen** (chief cells), die das zur Verdauung nötige Pepsinogen absondern. Im Korpus und im distalen Magen befinden sich schleimabsondernde Belegzellen (mucous neck cells) in den Falten des Epithels.

Unterschiedlichste hormonproduzierende Drüsen für Histamin und Somatostatin befinden sich in der Fundusregion. Im Bereich des Antrums und des Pylorus, aber auch im proximalen Duodenum, sind

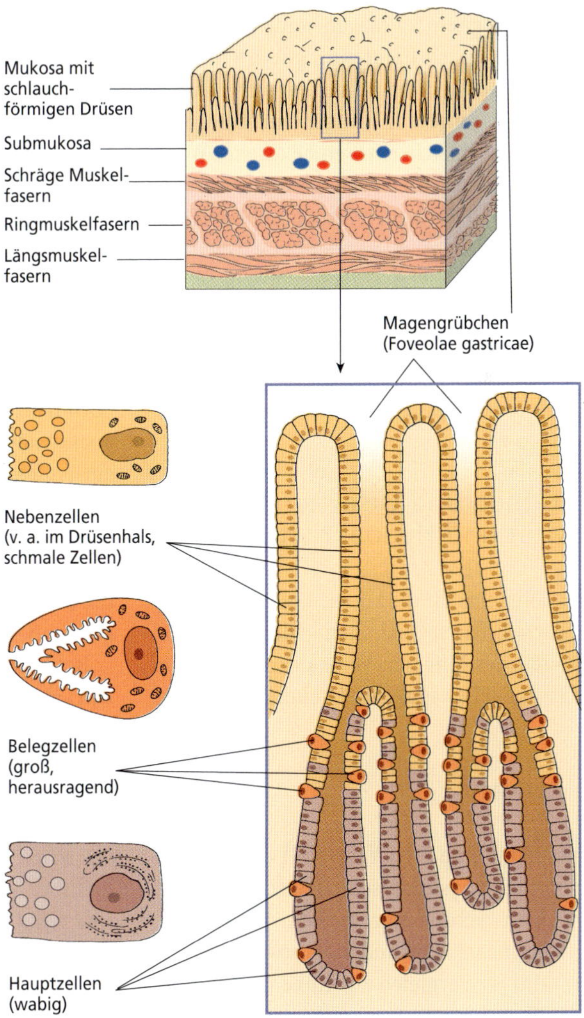

Abb. 15.4 Aufbau und Zellen der Magenwand: Muskeln und Schleimhaut. Magenschleimhaut enthält Drüsen: Haupt-, Beleg- und Nebenzellen. [L190]

jene Drüsen angesiedelt, welche die Motilität und Entleerung des Magens mit steuern. Diese **G-Zellen** produzieren das Hormon **Gastrin,** das bei der Dehnung der Magenwand freigesetzt wird. Gastrin regt den Magen an, mehr zur arbeiten. Diese mechano-hormonelle Reaktion (Dehnung des Magens → Ausschüttung mageneigener Hormone) war für die Frage nach den Bündnispartnern in der Behandlung geweblicher Aktivität grundlegend.

Neben Gastrin wird auch **Ghrelin** in Abhängigkeit von der Magendehnung freigesetzt. Ghrelin wirkt mit dem Leptin der Fettzellen auf die zentrale Wahrnehmung von Sättigung und Regulation des Essverhaltens. In der Anamnese ist die Frage nach Hunger- und Sättigungsgefühlen sowie dem Essverhalten zuweilen hilfreich, um die Aktivität des Magens einzuschätzen. Ein gesunder Magen braucht die regelmäßige Dehnung durch Essen, um gut arbeiten zu können. Wer zu wenig oder zu viel zu sich nimmt, kann den Magen irritieren. Hunger und Überfülle sind für den Magen gleichermaßen belastend. Wenn Mütter in den ersten Wochen nach der Geburt so sehr mit ihrem Kind und der neuen Situation beschäftigt sind, dass sie vergessen zu essen oder keine Zeit dafür finden, ist dies der Rückbildung der Organe wenig zuträglich. Ein gesunder Magen braucht Dehnung und Füllung. Dagegen essen Menschen mit Gastritis meist wenig und ohne Lust; sie vermeiden die schmerzhaft-unangenehme Dehnung des entzündlichen Organs.

15.3.3 Formen und Ursachen der Hyperaktivität und Hypoaktivität

Wir interessieren uns für die klinisch relevanten Veränderung der spürbaren Qualitäten in der Hypo- und Hyperaktivität des Magens. Verändern sich dabei Form und Position, Bewegung und Volumendynamik?

Hyperaktivität

Wie immer kann eine Hyperaktivität des Magens durch die normale **physiologische Belastung** (Stress) entstehen. Dann werden einzelne oder alle Gewebe des Magens vermehrt aktiv und die Antwort im Elastizitätstest wird im Vergleich zur Ruheaktivität verändert sein. Ebenso normal wie diese physiologische Reaktion auf Beanspruchung von innen (Nahrung), ist die **Reaktion** durch **Druck** oder **Zug** von außen. Zieht das Querkolon am oder drückt die Leber oder das Zwerchfell auf den Magen, wird dieser diesen Einflüssen widerstehen – also hyperaktiv.

Ein ganz anderer Grund für gewebliche Hyperaktivität liegt bei einer **Gastritis** vor. Unabhängig von den Ursachen der Gastritis – von einer H.-pylori-Infektion, scharfem Essen oder Alkoholabusus, bis zur Anorexia nervosa – widersetzt sich die entzündete Magenmukosa dem Verformungsreiz der Füllung und Behandlung. Oft vermeiden es dann die Patienten, größere Mengen an Nahrung zu sich zu nehmen. Übelkeit, Schmerz und krampfartiges Ziehen im Oberbauch sind typische Symptome. Die Behandlung orientiert sich am Hyperaktivitätszustand und Volumenausdruck; letzterer ist meist konzentrisch und a-dynamisch.

Hypoaktivität

Ein ganz anderes Bild zeigt der Magen in Hypoaktivität. Er braucht viel Füllung, viel Dynamik und neigt zum Formverlust. Der gesunde Magen kann große volumetrische Ausdehnungen regulieren, ist aber anfällig für Überdehnung. Zu oft und zu große Volumendehnungen führen zu einer Überlastung mit nachfolgender **Erschöpfung** der **inneren Kräfte** (Hypoaktivität). Formverlust ist die Folge. Dann beginnt ein Teufelskreis: Ein überdehnter hypoaktiver Magen braucht mehr Volumen, um gedehnt zu werden. Ohne Dehnung keine Aktivierung, deshalb essen manche Patienten mit Hypoaktivität und Formverlust mehr, um die nötige Stimulation zu erreichen. Andere trinken große Mengen zum oder kurz vor dem Essen.

Besonders gefährdet für **Formverlust** ist die **große Kurvatur**, die auch bei der Stressrelaxation die entscheidende Rolle spielt. Ist der Magen erst mal überdehnt, hat er ein Problem. Er kann den Inhalt nicht mehr so gut bearbeiten und transportieren. Das Essen bleibt zu lange in der ausgedehnten Kurvatur des müden Magens. Typischerweise sind wir dann nach einer Mahlzeit müde. Magenmüdigkeit und Völlegefühl sind typische Symptome der Hypoaktivität.

Möglicherweise wird die tragende Hängematte des Querkolons hyperaktiv und bildet Luft (➤ Abb. 15.5). Zu viel Volumen, das nicht bewegt werden kann, führt

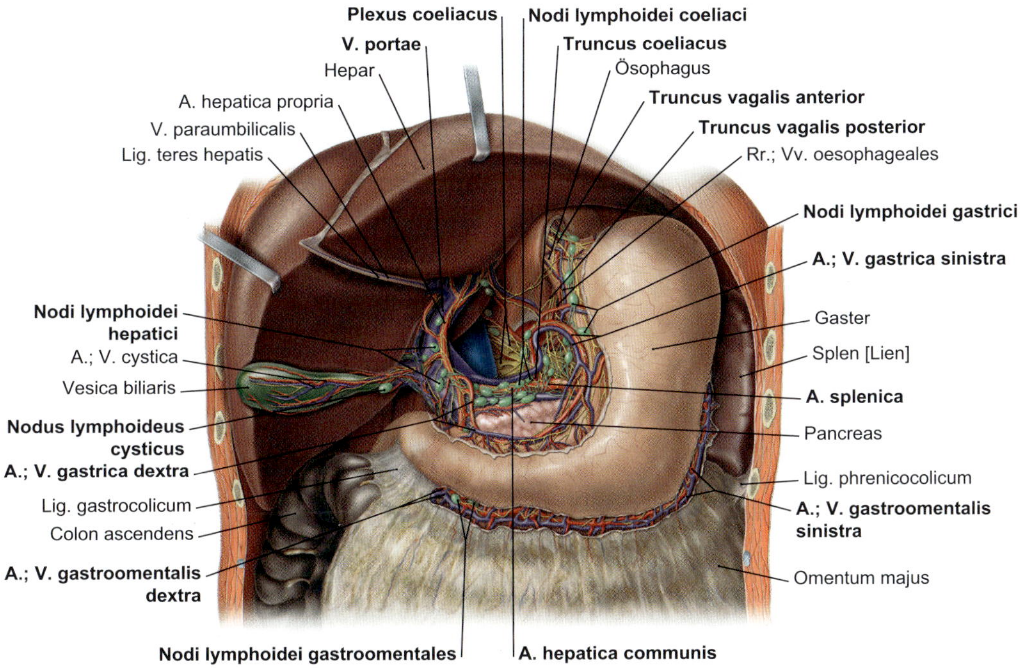

Abb. 15.5 Der Situs der Oberbauchorgane zeigt die Lagebeziehung von Magen, Milz, Querkolon und rechtem Kolonwinkel sowie die Leitungsbahnen der Organe. Der linke Teil der Leber liegt vor dem Magen und wurde hochgeklappt. Die Blut- und Lymphgefäße des Magens liegen entlang der beiden Kurvaturen in den Faszien des Peritoneums. An der kleinen Kurvatur setzt das Omentum minus an, das Leber und Magen verbindet und wichtige Gefäße und Nerven für beide Organe enthält. Dahinter ist der Pankreas zu erkennen. [S700-L238]

zur Völle bei erschwerter und verlangsamter Entleerung. Eine längere Verweildauer des Essens im Magen kann zu Gärung mit Mundgeruch, aber auch zu Aufstoßen und Reflux mit saurem Geschmack führen. Manchen Patienten ist das bewusst und unangenehm, sodass sie verstärkt Parfum benutzen.

15.3.4 Duodenum: Lage und Palpation

Projizieren wir das tieferliegende Duodenum auf die vordere Bauchwand, erscheint die verzogene **Form** des **Buchstabens C.** Manche Anatomen nummerieren die einzelnen Abschnitte des C von 1–4 durch (➤ Abb. 15.6). Für die osteopathische Behandlung sind v.a. die Übergänge zwischen **Magen und Duodenum** und zwischen **Duodenum und Jejunum** sowie der vertikal verlaufende Teil zugänglich und klinisch relevant.

- Die Höhenangaben im Folgenden beziehen sich auf die Projektion des Duodenums auf die vordere oder rückwärtige Bauchwand. Das Organ selbst liegt unterschiedlich tief in der Bauchhöhle.
- Der Beginn und das letzte Drittel des Duodenums sind peritonealisiert, also relativ beweglich und oberflächlich zu palpieren.
- Der mittlere Teil ist posterior an den Faszien der Körperrückwand fixiert, also wenig beweglich und nur der tiefen Palpation zugänglich.

Das an der posterioren Körperwand fixierte Duodenum bewegt nur mit dieser, also nur am Ende der vertieften Atmung mit dem Peritoneum parietale posterior oder wenn sich die Bewegungen des somatischen Systems – des Bewegungsapparats – auf das Organ übertragen. In der osteopathischen Tradition werden solche Bewegungen teilweise als **Motrizität** bezeichnet. Da dieser Begriff in der wissenschaftlichen Literatur kaum und oft unklar verwendet wird, ziehen wir die jeweils passende Beschreibung als Bewegung

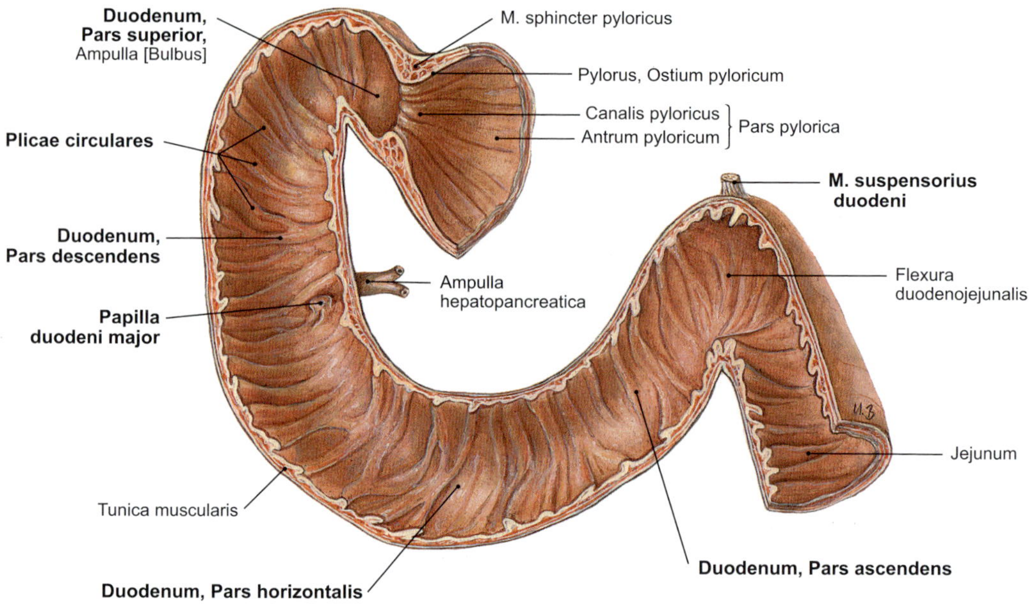

Abb. 15.6 Makroskopische Anatomie des Duodenums. Der Eintritt des Gallengangs ist meist von posterior. [S700-L238]

durch das somatische System und dessen sensomotorische Aktivität vor. Die sensomotorische Aktivität involviert stabilisierende und dynamische Aspekte, die sowohl den Bewegungsapparat als auch die mit ihm verbundenen Organe betreffen. Im Wachstum ist das besonders offensichtlich wie z.B. bei jenen Organen, die stark mit dem Bewegungsapparat verbunden sind (z.B. Lungen, Nieren) und hier dem mittleren Teil des Duodenums.

15.3.5 Duodenum: Form und Verbindungen

Räumlich beginnt das Duodenum rechts **oberhalb** des **Bauchnabels.** Dort geht der Magen in den Zwölffingerdarm über. Nach einem kurzen Anstieg nach hinten zieht der Zwölffingerdarm in einer scharfen Kurve nach unten. Dieser **absteigende Teil** des Zwölffingerdarms ist einer jener wenigen Abschnitte des Darmrohrs, die deutlich und statistisch häufig an die Körperwand geheftet sind. Dieser Teil des Duodenums „fixiert" wie das distale Kolon (Hinterdarm) früh in der embryonalen Entwicklung an der Rückwand in einer aus peritonealen Blättern gebildeten Faszie. Diese Faszie, auch **Faszie von Treitz** genannt, bildet mit dem Gefäß-Pankreas-Stiel eine der stabilsten Gegenden während der Entwicklung des Darmrohrs im Bauchraum. Die sog. Rotation des Mitteldarms hat hier und im Colon descendens ihren Fix- und Bezugspunkt.

Im absteigenden Duodenum gelangen auch die **Sekrete** der beiden wichtigsten Oberbauchdrüsen, die Gallenflüssigkeit der Leber und die Sekrete der Bauchspeicheldrüse, ins Darmrohr.

Nach dem Abstieg dreht der Zwölffingerdarm ungefähr in Höhe des Bauchnabels über die Mitte auf die **linke Körperhälfte**. Er steigt dabei etwas an und dreht in einer scharfen Haarnadelkurve in das Jejunum. Das über die Mittelline quer verlaufende Duodenum und der duo-jejunale Übergang sind mittels eines Mesenteriums beweglich, und über mesenteriale und myofasziale Verbindungen (Muskel von Treitz) in enger Kommunikation mit den Crus diaphragma an der Vorderseite der Lendenwirbelsäule.

Insbesondere, wenn der Dünndarm hypoaktiv ist und droht, seine stabile Form und Position zu verlieren, kann dieser **Übergang** eine stabilisierende Aktivität aufbauen. Wiederum zeigt sich, dass die physiologische Aktivität der Übergangszonen einen

Aktivitätsverlust kompensiert und die räumliche Stabilisierung eines erschöpften Organs übernimmt. Damit ist auch die Gefahr verbunden, dass die Stabilisierungsaktivität die normale physiologische Regulation des Übergangs stört. Dies ist durch die manuelle Inhibitionsdiagnostik zu klären.

GUT ZU WISSEN

Was fließt im Zwölffingerdarm zusammen?

- Saurer Speisebrei aus dem Magen
- Gallenflüssigkeit und Gallensalze aus der Leber
- Schleim aus den Brunner-Drüsen des Zwölffingerdarms
- Hormone aus der Schleimhaut des Zwölffingerdarms
- Verdauungsenzyme aus der Bauchspeicheldrüse

Typisches Darmrohr – mit residual strain

Der Zwölffingerdarm folgt der typischen Bauweise des Darmrohrs. Die Wand aus Muskeln und Schleimhaut ist stark ausgebildet. Im Bindegewebe zwischen der Schleimhaut und Muskelschicht finden sich viele der für das Organ typischen Brunner-Drüsen. Schleimhaut, Drüsen und Muskeln machen jeweils ein Drittel der Wanddicke aus. In der muskulären Wand überwiegt die Ringmuskulatur. Alle **drei Schichten** haben einen eigenen Tonus und tragen zur stabilen Form des Organs bei. Im Gegensatz zum Magen kennt das Duodenum nur geringe Volumenschwankungen. Die Darmwand lässt nur wenig Expansion zu. Schon früh haben Chirurgen bemerkt, dass bei einem längsgelegten Anschnitt des Zwölffingerdarms die innere Schicht nach außen drängt.

Dieses als „residual strain" beschriebene Phänomen belegt den **Expansionsdruck** der **Schleimhaut.** Die **Muskeln** kontrahieren zum Zentrum hin (**zentripetal**), die **Schleimhaut** expandiert in alle Richtungen, also auch **zentrifugal.** Die Schleimhaut weist eine hohe Drüsen- und Erneuerungsaktivität auf, deren Expansionskraft wird beantwortet von der staken zirkulären Muskulatur. Die beiden Kräfte finden in diesem Ringkampf (counter-balance) ein Gleichgewicht und stabilisieren so die Form des Zwölffingerdarms. Dieses Gleichgewicht fluktuiert, d.h. ein ständiges Hin und Her und kurzfristiges Überwiegen einer Kraft ist physiologisch. Schneiden Chirurgen in die Muskelwand, tritt die Schleimhautexpansion ohne Widerlager in Aktion.

Verbundenes Zentrum

Als Teil des Oberbauchs ist der Magen posterior und anterior über die Faszien des Peritoneums (Mesos und Omenta) mit der Bauch- und Rückwand verbunden.

- Das viszerale Peritoneum des Magens setzt sich im **Mesogastricum anterior** (Omentum minus) fort. Hier liegen in der kleinen Kurvatur die Gefäße des Magens, aber auch der Gallengang und die Gefäße der Leber. Das Omentum minus verbindet Magen, Leber, Duodenum und Diaphragma.
- Das **Mesogastricum posterior** ist die Verbindung zur Milz; auch hier verlaufen Gefäße und Nerven. Die Ausstülpung dieses Mesos wird zur Faszie zwischen Magen und Querkolon und zum Omentum majus.

Die faszialen Verbindungen des Magens zum Diaphragma im Bereich des Fundus und der Kardia sind kurz und fest; zudem ohne Gefäße und Nerven, sodass eine Behandlung dieser Ligamente klinisch kaum ins Gewicht fällt.

Das Duodenum vermittelt zwischen Magen und Jejunum und ist mit der Körperrückwand und allen Organen der Region verbunden. Das macht seine besondere Stellung aus. Über Gallengang und Omentum minus verbindet es sich mit der Leber; der Pankreasgang zur Pankreas. An der Vorderseite setzt das Mesokolon mit dem Colon transversum an. Faszie und Ligamentum von Treitz verbinden mit der prärenalen Faszie der rechten Niere und den Schlingen des Crus diaphragma mit der Lendenwirbelsäule.

15.3.6 Hormonelle und neurologische Aspekte

Auch der Zwölffingerdarm trägt seinen Teil zur **hormonellen Aktivität** des Oberbauchs bei. Während vom Darm aus Leber und Bauchspeicheldrüse als „Anhangsdrüsen" betrachtet werden, ist die Drüsenaktivität der Schleimhaut des Zwölffingerdarms selbst den Brunner-Drüsen geschuldet, die reichlich in der Schleimhaut des Zwölffingerdarms vorkommen. Diese produzieren Verdauungssekrete und alkalischen Schleim zur Pufferung des sauren Speisebreis aus dem Magen. Zudem stellt die Schleimhaut des Zwölffingerdarms Hormone her, die aktivierend auf die Peristaltik des Magens, der Gallenwege und des

Dünndarms wirken können. Das bekannteste ist CCK, das tut, was es sagt: Cholecystokinin – es bringt die Gallenblase (cysto) und Gallenwege (choledochus) in Bewegung (kinematik) und mobilisiert so die Gallenflüssigkeit.

In der Darmwand des Zwölffingerdarms findet sich ein weit verzweigtes, **enterisches Nervensystem,** das mit den in der Muskulatur gelegenen Schrittmacherzellen verbunden ist. Diese depolarisieren sich regelmäßig und führen selbst in Ruhephasen, also ohne stimulierende Dehnung durch Nahrung, zur **Motilität.** In den Phasen zwischen den Mahlzeiten stellt die Ruhemotilität eine Reinigungsaktivität dar. Kommt dann Speisebrei aus dem Magen, wird diese Aktivität erhöht. Die Frequenz der Ruhemotilität ist eine der höchsten im Magen-Darm-Trakt.

15.3.7 Retroperistaltik

Normalerweise sind die Motilitätsmuster so organisiert, dass sie zu lokaler Durchmischung oder zum analwärts gerichteten Transport führen. Neben den in Richtung Anus verlaufenden Motilitätsmustern gibt es im Darmrohr bis zur Mitte des Duodenums auch die physiologische Retroperistaltik. Diese spielt beim **physiologischen Reinigungsprozess** des Refluxes (house keeping = Kehrwoche), aber auch bei der **Reguritation (Erbrechen)** eine Rolle. Als Daumenregel gilt: Die Retroperistaltik ist das Mittel der Wahl, um unliebsame Nahrung, die in den Magen oder das Duodenum gelangt ist, loszuwerden. Daher enthält das Erbrochene zuweilen auch Gallenflüssigkeit. Ab der Mitte des Duodenums ist das Mittel der Wahl zur schützenden Entleerung die Diarrhö. Retroperistaltik ist im Dünndarm nicht mehr physiologisch.

15.3.8 Duodenum-Aktivität auf einen Blick

GUT ZU WISSEN

Zusammenfassend können wir die Duodenumaktivität in fünf miteinander verbundenen Aspekten ausdrücken:
- Das Duodenum hält eine fluktuierende Balance zwischen expansiver Mukosa und konzentrischer Muskelaktivität.
- Das Duodenum reguliert die Motilität und Entleerung des Magens.
- Es gibt den peristaltischen Rhythmus für die weiterlaufenden Darmbewegungen an.
- Im Zwölffingerdarm werden viele Stoffe (z. B. Eisen) aufgenommen.
- Für viele Stoffe beginnt der Zwölffingerdarm den Verdauungsprozess, der dann mit der Aufnahme im Jejunum oder Ileum beendet wird.

Klinisch fällt das Duodenum durch **Hyperaktivität** auf. Form- und Positionsverlust sind bisher nicht bekannt und möglicherweise nicht im Organcharakter angelegt. Es scheint keine spürbaren, physiologischen Hypoaktivitätszustände im Duodenum zu geben. Das mag mit daran liegen, dass so viele aktivierende Enzyme und Sekrete in ihm ankommen. Oder daran, dass die überzählige Kraft des residual strain auch bei Schwäche dafür sorgt, dass das Organ stabil bleibt. Wie immer die Erklärung ausfällt, klinisch verwenden wir die Inhibitionsdiagnostik, um herauszuarbeiten, ob ein hyperaktives Duodenum für andere Organe arbeitet, oder ob es vermehrt für sich selbst aktiv ist. Eine Hyperaktivität des Duodenums kommt oft vor und wenn sich diese als kompensatorische Aktivität herausstellt, spielt die Balancierung zwischen den Organen eine wichtige Rolle in der Behandlung.

15.4 Entwicklung und Biografie des Magens und Duodenums

In der Entwicklung und Biografie des Magens ist es klinisch besonders interessant, die Formveränderung zu beobachten. Klinisch können wir die Veränderungen der Magenposition ebenso vernachlässigen wie die Positionsveränderungen.

GUT ZU WISSEN

Die Oberbauchorgane sind Volumenorgane und als solche zeigt sich ihre Aktivität, ihre Entwicklung und Biografie, mechanisch an Veränderungen der Form und des Volumens.

15.4.1 Abfolge in der Entstehung des Magens

Die vorgeburtliche Entwicklung des Magens ist sehr lehrreich, um manche Missverständnisse und

Fehldeutungen der osteopathischen Faszination für Embryologie aufzuklären.

Erste Anlage des Magens

Die Embryologie spricht zuweilen von einer **„Anlage"** des Magens im Bereich des **Nackens.** Diese verbildlichende Redeweise meint, dass der Magen sich aus einem Abschnitt des primitiven Darmrohrs entwickelt, das anfangs im Embryo relativ kranial gelegen war. Erst nach der Verlagerung dieses Analogon nach kaudal beginnt die eigentliche Formentwicklung des Magens.

GUT ZU WISSEN

Damit ist eine Version der Organbiografie benannt: Zuerst findet das Organ seinen Ort und Platz (Topos), dann entwickelt es seine Form (Morphe). Diese Abfolge finden wir in manchen Organbiografien, z.B. der Nieren, wieder. Andere bilden ihre Form, während sie auf dem Weg zum letztendlichen Ort sind.

Fast kein Organ dreht die Geschichte um und verändert als vollständig gebildetes Organ noch seinen Platz. Möglicherweise sind die Hoden hier die einzige Ausnahme, aber auch diese reifen erst, nachdem sie aus der Körperhöhle in den Hodensack gewandert sind. Nur in diesem besonderen Fall beschreibt das Wort „Migration" die Realität; ansonsten entsteht die **Organposition** durch die ganzheitliche Umgestaltung der Räume und durch regionale Unterschiede in der Intensität des Wachstums. Die Morphologie, die Entstehung von Position und Form des Organs, hat mit diesen Wachstumsdifferenzen („differential growth)" zu tun, die Liebermann-Meffert morphogenetisches oder formbildendes Wachstum genannt hat. Damals war das Wort „genetisch" noch das Adjektiv von Genese (Entstehung), dass diese Arbeiten noch vom morpho-genetischen Wachstum (morpho-gentic growth) sprechen und nicht auf Gene, sondern auf Entstehung Bezug nehmen.

Längenwachstum

Anfangs, nach der Abfaltung und Bildung des Darmrohrs, lag die Anlage des Magens im Bereich des Halses. Dann beginnt das Darmrohr im Bereich der Speiseröhre, intensiv in die Länge zu wachsen. Diese Verlängerung der Speiseröhre führt zu einer Verlagerung der Magenanlage. Embryologisches Wachstum ist dreidimensional, aber unterschiedlich intensiv und schnell in die verschiedenen Richtungen. Während die Speiseröhre an Länge gewinnt, zeichnet sich das **Magenwachstum** durch eine **Zunahme des Volumens** aus.

Bildung der Beutelform

Die Speiseröhre schiebt den Magen vor sich her. Die Anlage des Magens gelangt so in den Bauch, unter das Zwerchfell, und fängt dort an, in seine eigentliche Volumenform zu wachsen. Der sich vergrößernde Magen wächst zuerst zu einem Beutel aus, dann vergrößert er sich durch vermehrtes Wachstum nach links und oben und im Weiteren entsteht die Ausbeulung der **großen Kurvatur.** Somit ist der Magen nicht länger ein Durchlauf gewährender Beutel, sondern ein **volumenbewahrendes Behältnis.** Die dabei entstehende Seitneigung und Torsion im Magen (in der Form) sind die gewebliche Vorlage der inneren Architektur (Form) für die Dynamisierung dieser Vorlage in der morphodynamischen Motilität.

Die Verlagerung des Magens aus der Hals- in die Oberbauchregion ist keineswegs als Aszensus zu bezeichnen. Sie erfolgt durch das **Längenwachstum** des **Ösophagus.** Der Magen sitzt – wie im Taxi – am Ende des in die Länge wachsenden Darmrohrs und wird chauffiert. Nur der N. phrenicus ist der einzig übriggebliebene Zeuge dieser Entwicklung.

GUT ZU WISSEN

Das kranio-kaudale Wachstumsgefälle ist einer der Gründe, warum diese Verlagerung möglich ist. Wachstumsgefälle, Wachstumsdifferenzen oder wie im Englischen „diffferential growth" sind die Ursache der Verlagerung von Organen.

Das gilt für den sog. Magen-Deszensus oder Nieren-Aszensus. Da diese Begriffe Deszensus/Aszensus in der Osteopathie immer wieder zu falschen Assoziation geführt haben, verwenden wir sie hier nicht. In der embryonalen Entwicklung und auch später migrieren Zellen, nicht Organe – wahrscheinlich das berühmteste Beispiel aus der neueren Forschung sind die Zellen der Neuralleiste, die in viele Regionen auswandern und an der Bildung des ENS und des Gesichts beteiligt sind.

Später – nach der Geburt – führen Wachstumsdifferenzen weniger zu Form- oder Lageveränderungen, sondern zu einer vermehrten Zugbeanspruchung der verbindenden Gewebe. Ähnliches gilt für alle Hunger- und Völlerei-Exzesse der verschiedenen Lebensphasen. Diese beanspruchen die faszialen Verbindungen zwischen Magen und Milz ebenso, da sich nun die ungleiche Ab- oder Zunahme des Magenvolumens auf die Milz überträgt.

Änderungen während der verschiedenen Lebensphasen

Das intensive Längswachstum in der **Pubertät** kann die elastische Anpassung der Gewebe des Ösophagus und des Magens belasten. Dies kann sich in Reflux, Widerstand gegen die Aufrichtung oder Rückenschmerzen äußern. Das mechanische Gegenstück stellt ein ganz anderer, aber ebenso physiologischer Fall von Wachstum dar: die Schwangerschaft. Die schwangere Frau erlebt den zunehmenden Druck und Schub der Organe zum Diaphragma. Dieses weicht aus, aber gegen Ende der Schwangerschaft kann Reflux auftreten, da die Regulation des Mageneingangs zwischen Kardia und Diaphragma verändert ist. Der Druck nimmt zu und der Mageneingang arbeitet nicht so effizient; Reflux ist die Folge und dieser kann zuweilen durch eine Balancierung von Magen, Zwerchfell und Leber verbessert werden.

- Im **Alter** kann eine vorgebeugte Haltung durch den Bewegungsapparat, aber ebenso durch die nachlassende Kraft der tragenden Organe entstehen. Dann kann die Aktivierung der Organe eine Erleichterung der Aufrichtung bewirken. Die gebeugte Haltung ist in jedem Alter eine Herausforderung für den Druck im Magen.
- Werden **Säuglinge** zu früh hingesetzt, leiden sie ebenso wie Jugendliche oder Erwachsene, die in entsprechender Haltung stundenlang an Geräten sitzen. Der andauernde Druck des Bewegungsapparats bringt den Magen in die Klemme. Er reagiert mit Übelkeit, Spuken oder Reflux.

Der alte Satz der Kinderärzte „Speikinder sind Gedeihkinder", kann in diesem Kontext erläutert werden. Normalerweise ist der Mageneingang in den ersten Monaten noch nicht geschlossen. Somit sind Reflux und Spucken normal und können bei einem vollen Magen ein Zeichen der gesunden Physiologie sein. Nimmt das Kind an Gewicht zu, schlagen die Kinderärzte keinen Alarm. Erst durch die Längsdehnung des Ösophagus im Unterarmstütz und den Einfluss der Schwerkraft beim zeitgemäßen und selbst initiierten und gehaltenen Sitz (9 Monate) und Hochziehen zum Stand (10 Monate), wird der Dehnverschluss entsprechend aktiviert. Dann kann dieser auch bei vollem Magen den Eingang verschlossen halten.

15.4.2 Nährstoffbedarf

Intensives Wachstum braucht mehr Nährstoffe; v.a. **Vitamin B_{12}** und **Folsäure,** aber auch **Eisen.** Die vermehrte Bildung von Erythrozyten und Muskelzellen bewirkt, dass der Eisenbedarf in der Pubertät zunimmt. Die Verkörperungsprozesse dieser Lebensspanne reagieren empfindsam auf eine Unterversorgung mit Eisen. Die besondere Stellung des Zwölffingerdarms ergibt sich daraus, dass er sowohl der Ort der Eisenaufnahme ist als auch eine erste Speicherfunktion übernimmt.

Eisen

Eisen braucht der Körper für Verbrennungs- und Heilungsprozesse. Es kommt zuhauf in der Erde und der Nahrung vor. In der Regulation des Eisenhaushalts arbeiten **Zwölffingerdarm** und **Leber** eng zusammen. Die Leber stellt einerseits die Transportproteine (Transferrin) her, in denen das toxische Eisen auf dem Blutweg zu den wichtigsten Abnahmestellen in Knochenmark, Milz und Leber gebracht werden kann. Andererseits produziert die Leber auch ein Hormon (Hepcidin), das dem Zwölffingerdarm mitteilt, wie viel Eisen aufgenommen und mobilisiert werden soll. Während die Leber Eisen speichert, wird das Eisenmolekül im Knochenmark in die entstehenden Erythrozyten eingebaut. Im menschlichen Organismus nimmt das Eisen einen zentralen Platz ein.

Erythrozyten

Dort, wo in den Erythrozyten das Eisen Platz nimmt, sitzt im Chlorophyll der Pflanzen das Magnesium. Ansonsten ähneln sich **Chlorophyll** und **Hämoglobin.** Das Häm des Erythrozyten ist eine Ringstruktur, das Eisenatom sitzt in der Mitte. Im Chlorophyll der Pflanzen, das O_2 aus CO_2 bildet, sitzt das Magnesium in dieser Ringstruktur. Hier zeigt sich die Verschränkung von innerer und äußerer Natur in aller bio-chemischer und bio-physikalischer Deutlichkeit. Biografische Änderungen dieser Einbettung und Verkörperung der äußeren Natur können sich auch hier niederschlagen. Die Bedeutung der Erythrozyten mögen einige Zahlen unterstreichen. Wir verfügen über ca. 20 Trillionen davon, immerhin 25 % aller Körperzellen. In einem Erythrozyt befinden sich 250 Millionen Hämoglobin-Moleküle mit je vier verschiedenen Polypeptiden (quartäre Struktur, also vier Häm-gruppen mit zentralem Fe^{++}). Also hätten wir es mit

20 Trillionen × 250 Millionen × 4 Eisenatomen

zu tun – eine kaum mehr vorstellbare Zahl. Deren Aufgabe ist es, **Sauerstoff** zu **binden,** um diesen **transportfähig** zu machen. Vier O_2-Moleküle werden pro Hämoglobin gebunden, d.h. ca. 1 Milliarde O_2 pro Erythrozyt. 98,5 % des O_2 ist an Hämoglobin gebunden. Nur 1,5 % ist frei im Plasma gelöst. Das CO_2 aus der Zelle wird nur teilweise (23 %) vom Hämoglobin gebunden (= carboxy-hemoglobin), der größte Teil wird verwandelt, aus Kohlensäure wird Bikarbonat ($H_2CO_3 \rightarrow HCO_3$- und H^+ Protonen). Etwa 7 % CO_2 sind frei im Plasma unterwegs, deutlich mehr als O_2, weshalb eine CO_2-Messung zur pH-Wert-Bestimmung einfacher ist.

15.5 Diagnostik und Behandlung des Magens und Duodenums

Die spezifische biomechanische Anamnese erfolgt entlang der Fragen zu Veränderungen im Essverhalten, Druck- oder Völlegefühl, Übelkeit oder Schmerzen im Oberbauch. Sinnvoll ist es, die Patienten zu bitten, den Ort des Schmerzes oder der Völle zeigen zu lassen. Typischerweise liegt die Hand im linken Oberbauch. Weiterhin sind Fragen nach Reflux und Erbrechen, Schluckauf oder Aufstoßen relevant. Möglicherweise treten – besonders nach einer Mahlzeit – auch Atembeschwerden auf. Starke Müdigkeit nach dem Essen weist möglicherweise auf einen müden Magen hin.

15.5.1 Inhibition und Provokation im Stand

Inhibition und Provokation im Stand erfolgt insbesondere gegenüber der **oberen Brust**- und **Halswirbelsäule.** Da der Magen über die Speiseröhre mit diesen verbunden ist, kann ein hypoaktiver Magen daran ziehen und die Sensomotorik beeinflussen. Die Muskelfasern des Darmrohrs ziehen weiter bis zur Schädelbasis und die Stabilität des Magens kann so die Art und Weise wie wir den Kopf halten, beeinflussen. Bei der Inhibition und Provokation im Stand stützen und ziehen wir am Magen und beobachten die Reaktion in der Sensomotorik sowie die Positionierung des Kopfes und die Spannungsänderungen im Kiefergelenk (➤ Abb. 15.7).

15.5.2 Palpationsbefund

Innerhalb des Palpationsbefundes sind besonders der **Volumenausdruck** und die **innere Torsion** beim Magen einfach zu spüren. Sie erlauben einen ersten Einblick in den Ausdruck der Aktivität. Da der obere Magen formstabil und luftgefüllt ist, kann eine Perkussion der Sonorität den ersten Eindruck unterstützen.

Im Vergleich zu den vielen kleinen Räumen der Lunge, die in der Auskultation ebenso sonor klingen, klingt die Halle des Fundus **hypersonor** mit mehr Volumen.

GUT ZU WISSEN

Der Aufbau der Untersuchung folgt wieder dem Schema:
- Zugangserlaubnis über Volumendynamik erarbeiten.
- Elastizität testen.
- Bewegung wahrnehmen, inhibieren und provozieren.

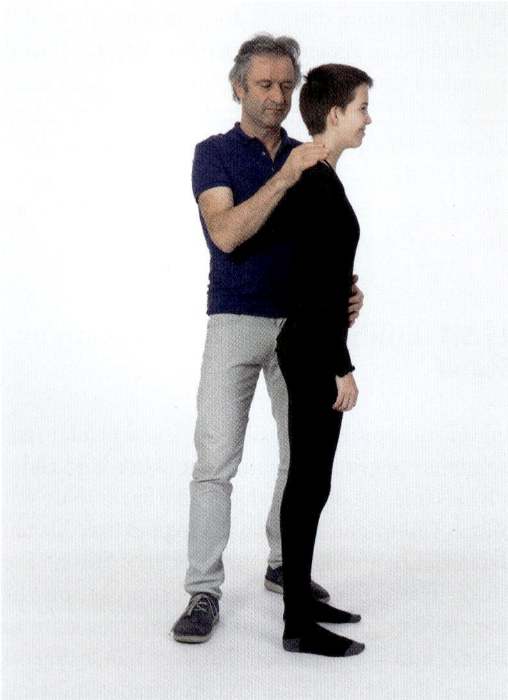

Abb. 15.7 Inhibition und Provokation des Magens im Stand. [K418]

15.5.3 Untersuchung und Behandlung der Aktivitätszustände des Magens

Die Organform des Magens indiziert eine organspezifische **Standardpalpation,** in der die intra-organische Rotation und Seitneigung einfach zu spüren sind (➤ Abb. 15.8). Nachdem wir die Zugangserlaubnis im Volumenausdruck erarbeitet haben, können wir den dreidimensional-verformenden Impuls des Elastizitätstestes durchführen. Bei Ruheatmung oder verstärkter Einatmung kann bei dieser Positionierung der Hände leicht die Verformung und räumliche Verlagerung erspürt werden. Auch die Motilität ist oft leicht zu spüren.

Therapeutisch können wir aus dieser organspezifischen Palpation stimulieren und inhibieren sowie das Organ in sich balancieren.

- Bei der **Stimulation** verstärken wir die Verformung in Motilität oder Mobilität und setzen dabei minimale Widerstände gegen einen Aspekt der rhythmischen Bewegung – da oft spürbar in die Torsion.
- Zur **Inhibition** geben wir Raum und unterstützen die Verformung, sei es in Expansion oder Kompression.

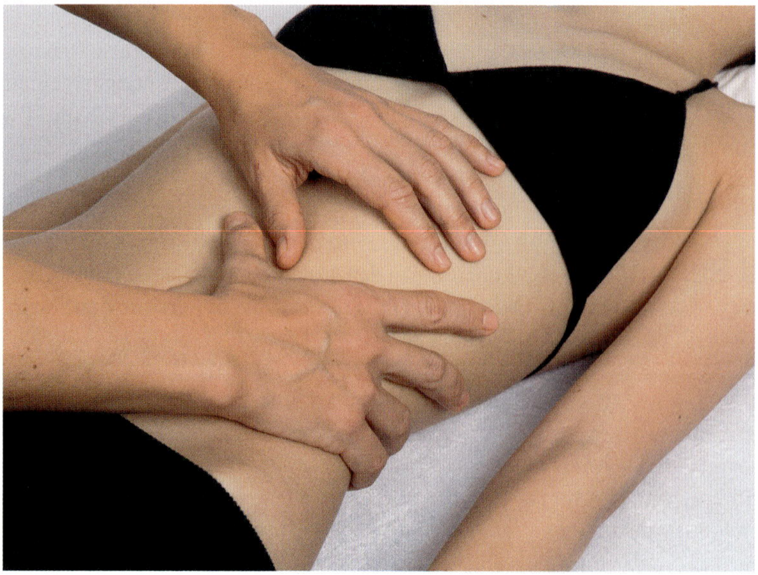

Abb. 15.8 Organcharakterspezifische Ausgangspalpation für die Untersuchung und Behandlung des Magens. Aus dieser Position erfolgt die Untersuchung (Zugangserlaubnis, Volumen, Elastizität, Bewegung: Torsion und Seitneigung) und Behandlung bei Hyper- und Hypo- Aktivität. Die aktivierende Torsion ist in dieser Position sowohl in der Motilität oder Mobilität einfach zu erarbeiten. [K418]

- Beim **Balancieren** bieten wir eine dreidimensionale Balance zwischen dem oberen und unteren Magen an.

VORGEHEN

- Organaktivität im Elastizitätstest evaluieren
- Wenn Hypoaktivität besteht, stimulieren: Beim Magen bietet es sich an, die innere Torsion mittels der Motilität oder Mobilität zu verstärken.
- Wenn Hyperaktivität besteht, gibt es folgende Möglichkeiten:
  - Mögliche Ursache in relationeller Diagnostik erkunden.
  - Mögliche externe Ursache erfragen.
  - Hyperaktivität behandeln: Inhibition durch Volumenakzeptanz und intra-viszerale Balance (im Magen: oben unten), Balancierung mit anderen Organen.

15.5.4 Untersuchung und Behandlung der Übergänge

Untersuchung und Behandlung der Übergangsregionen gehören mit zur Organbehandlung eines so stark mit **Füllung** und **Entleerung** befassten Organs wie dem Magen. Neben dem Ein- und Ausgang selbst spielen die mechanischen und hormonellen Verbindungen zu Duodenum und Leber eine klinisch wichtige Rolle. Daher werden diese Aspekte in den nächsten Schritten berücksichtigt.

➤ Abb. 15.9 zeigt die Untersuchung und Behandlung des Magens unter Einbeziehung der Übergangsregionen (Ösophagus-Kardia, Pylorus-Duodenum). Werden diese Bereiche gemäß ihres geweblichen Befundes stimuliert, inhaliert oder balanciert, kann sich die Entleerung des Magens verbessern.

Einen ähnlichen Effekt hat die Behandlung des Pylorus gegenüber dem Anfang des Duodenums (➤ Abb. 15.10). Der anfangs aufsteigende Duodenumabschnitt ist an der mechanischen Regulation des Pylorus beteiligt, während der absteigende Duodenumabschnitt durch die neuro-hormonelle Regulation der Magenentleerung hervorsticht.

Da die gastrointestinalen Übergänge neuro-hormonell miteinander verschaltet sind, ist es zuweilen leichter, einen Übergang in Synergie mit einem anderen zu behandeln. ➤ Abb. 15.11 zeigt die Pylorus-Duodenum-Region als Balancierung der Verbindung mit dem ileozökalen Übergang. Ähnlich könnte mit der Synergie von Pylorus und Sphinkter von Oddi oder der Synergie des Sphinkters von Oddi und ileozökalem Übergang verfahren werden.

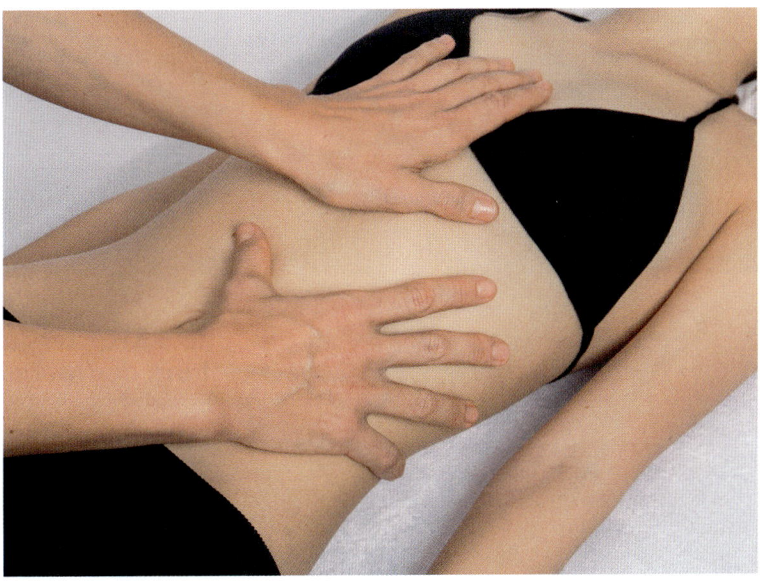

Abb. 15.9 Balancierung des Magens zwischen Eingang (Ösophagus -Kardia) und Ausgang (Pylorus-Duodenum). [K418]

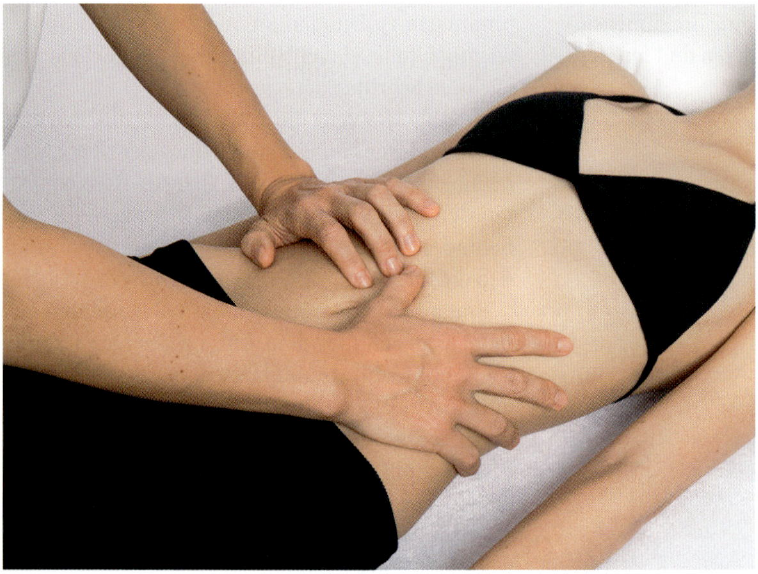

Abb. 15.10 Balancierung des Pylorus gegenüber dem Duodenum. [K418]

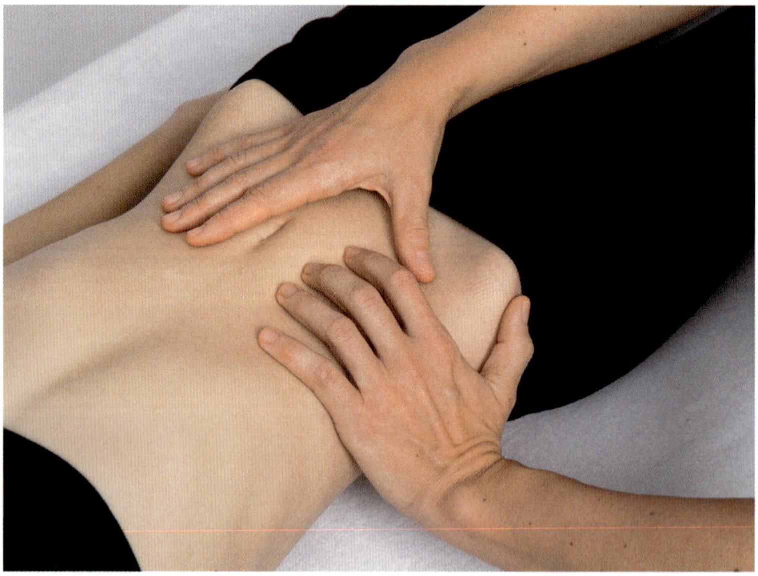

Abb. 15.11 Balancierung zwischen Duodenum und Dünndarm. [K418]

VORGEHEN

- Übergänge behandeln, um dadurch Entleerung zu ermöglichen.
  - Die jeweiligen Organe stützen, um den Übergang zu entlasten.
  - Das Gebiet zwischen Organ und Übergang balancieren.
  - In der Synergie der Sphinkter arbeiten.
- Beachte: Hypoaktive Organe belasten oft die Übergänge und müssen behandelt werden.

15.5.5 Untersuchung und Behandlung der Magen-Leber-Verbindungen

Der Einfluss der Leber auf den Magen ist **mechanisch** und **venös.** Die Leber kann den Mageneingang verdrehen und den Magen bedrücken, sie kann aber, wenn sie selbst unter einem venösen Stau leidet, diesen an

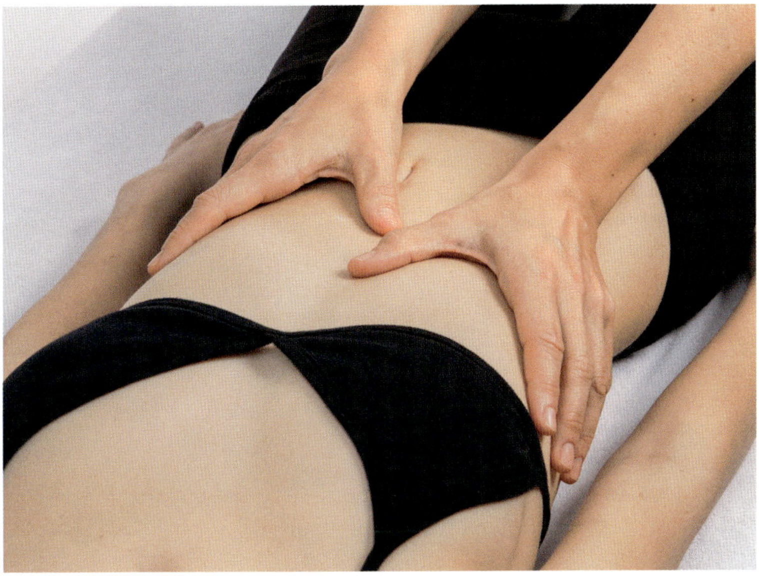

Abb. 15.12 Untersuchung und Behandlung des Zusammenwirkens von Magen und Leber. [K418]

den Magen weiterleiten. Dieser reagiert zuerst mit seiner empfindlichsten Schicht, der Mukosa. Besonders bei **Hyperaktivität** empfiehlt sich die Untersuchung und Behandlung der Magen-Leber-Verbindungen, zudem bei **Reflux** und **Gastritis.**

➤ Abb. 15.12 zeigt eine mögliche Inhibierung der Leber und Balancierung der beiden Organe. Bei der Balancierung ist es hilfreich, sich den schrägen Verlauf und wichtigen Gefäßinhalt des Omentum minus klar zu machen. Klinisch gehört zu diesem Komplex auch die Behandlung des Duodenums und seiner Beziehungen zur Leber (➤ Kap. 16).

VORGEHEN

- Magen und Leber in sich stützen (Sofa).
- Die beiden Organe räumlich balancieren.
- Volumetrische und räumliche Dynamik zulassen und beobachten (nicht folgen).
- Beachte:
  - Zeigt sich in der verformenden Magendynamik eine Bewegung um eine Achse, ist dies ein Hinweis auf eine gewebliche Veränderung im Magen. Dann wäre eine weitere Untersuchung und Behandlung des Magens indiziert.
  - Zeigt sich in der räumlichen Magendynamik eine Bewegung um eine Achse, ist dies ein Hinweis auf eine gewebliche Veränderung des Omentum minus oder anderer Verbindungen des Magens. Dann wären eine weitere Untersuchung und Behandlung dieser Verbindungen angezeigt.

15.5.6 Untersuchung und Behandlung des Duodenums

Insbesondere die Untersuchung und Behandlung der Aktivität des absteigenden Duodenums ist im Kontext der **Behandlung** des **Oberbauchs** wichtig. Im Bereich dieses Duodenumabschnitts fließen die Gallen- und Pankreassäfte durch den Sphinkter von Oddi ins Darmlumen ein. Daher ist eine lokale Behandlung insbesondere der **Hyperaktivität** klinisch relevant.

Aus der in ➤ Abb. 15.13 dargestellten Seitlage ist eine solche gewebliche Behandlung leichter möglich: Die Therapeutin unterstützt die Lendenwirbelsäule und kann durch Flexion die tiefe Palpation erleichtern. Die Behandlung erfolgt lokal auf dem Darmrohr oder auch als Balancierung zwischen Gallenblase, Leber und Duodenum (➤ Abb. 15.14).

Auch für die Behandlung des Sphinkters von Oddi ist die oben erwähnte neuro-hormonelle Synergie der gastrointestinalen Übergänge klinisch relevant. Eine Balancierung zwischen Duodenum und ileozökalem Übergang kann die lokale Duodenumbehandlung erleichtern.

VORGEHEN

- Zugangserlaubnis und Behandlung des Duodenums:
  - Da das Duodenum oft reaktiv ist, wird die Zugangserlaubnis zur Behandlung des Duodenums meist mit der Einbeziehung der Umgebungsorgane (Magen, Leber, Gallenwege) zu erarbeiten sein.

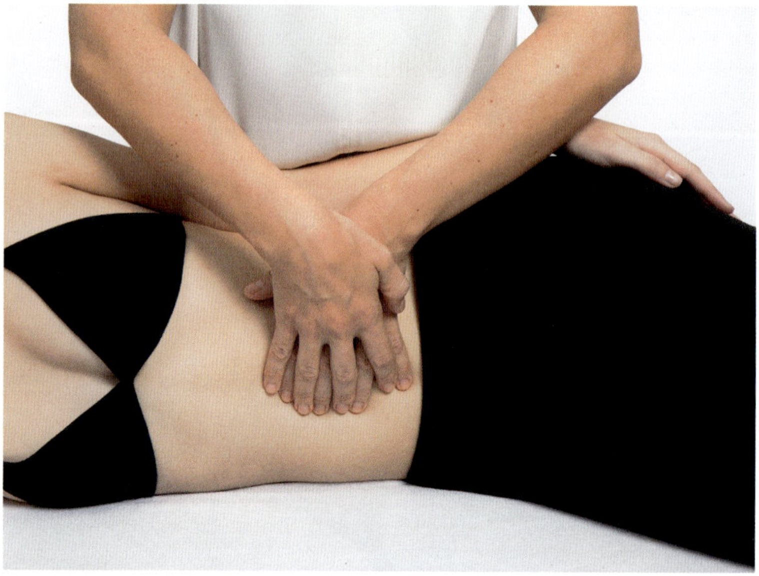

Abb. 15.13 Untersuchung und Behandlung des Duodenums und Sphinkters von Oddi (in Seitlage). [K418]

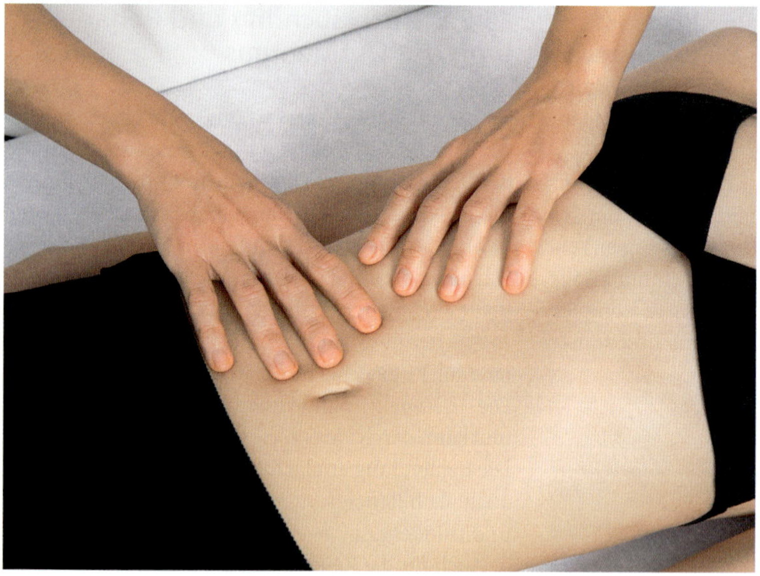

Abb. 15.14 Untersuchung und Behandlung des Duodenums in seiner Beziehung zur Gallenblase und Leber. [K418]

- Die Zugangserlaubnis ist in Rückenlage mit angestellten Beinen, aber oft auch in rechter Seitlage mit leichter Flexion der LWS möglich.
- Das Organ in der Umgebung stützen, um besser in die Tiefe zu gelangen.

- Der absteigende Teil des Duodenums und der Sphinkter von Oddi liegen ähnlich tief wie die Nieren.

Beachte: Bezugspunkt der geweblichen Palpation ist der absteigende Teil des Duodenums. In dieses ist der Sphinkter von Oddi eingebunden und nicht isoliert spürbar.

Untersuchung und Behandlung der viszero-viszeralen und viszero-parietalen Verbindungen des Magens

Wie immer beginnen wir im Behandlungsablauf, wenn möglich, beim Organ und widmen uns dann dessen Beziehungen zur Umgebung. Hier eine Auswahl an relevanten Untersuchungen und Behandlungen der Verbindungen des Magens mit anderen Organen und dem Bewegungsapparat.

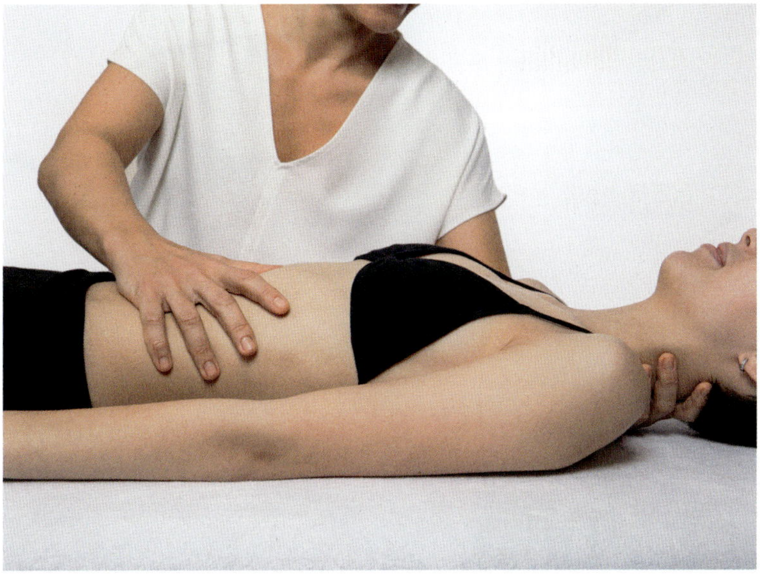

Abb. 15.15 Balancierung der viszero-parietalen Verbindung des Magen zur oberen Brustwirbelsäule und zur HWS. [K418]

Wirbelsäule

Die direkte Vermittlung zur Wirbelsäule moderieren der Ösophagus und das Zwerchfell. ➤ Abb. 15.15 zeigt die Balancierung der viszero-parietalen Verbindung des Magens zur oberen Brustwirbelsäule und zur HWS. Für die Beziehung des Magens zur Schädelbasis oder zum Viszerokranium wäre die kraniale Handposition entsprechend im Bereich des Okziput (SSB) oder der Gesichtsknochen.

VORGEHEN

Relationelle Diagnostik und Behandlung der viszero-viszeralen und viszero-parietalen Verbindungen

- Wir stützen den Magen (Sofa) und
  - beobachten die jeweilige Reaktion in den anderen Organen oder Regionen des Bewegungsapparats,
  - wir behandeln im Sinne der Balancierung.
- Beachte: Normalerweise sind Organe in Beziehung, aber nicht gebunden; sie kommunizieren aber zwingen sich nicht gegenseitig. Wenn andere Organe oder Regionen des Bewegungsapparats für den Magen arbeiten (Kompensation) oder vom Magen zur Reaktion gezwungen werden, wird dies in der relationellen Diagnostik und Behandlung offenkundig.

Zwerchfell

Die lokale Verbindung des Magens zum Zwerchfell ist ein kurzes Ligament, da sie ohne Gefäße und Nerven sind und deshalb nur eine geringe Bedeutung für die Therapie haben. Dagegen ist die mechanische Anpassung oder Reaktion des Zwerchfells, der Wirbelsäule und des Herzbeutels klinisch interessant. Während ➤ Abb. 15.16 die Balancierung der Verbindung des Magen zum Perikard zeigt, geht es in der Balancierung in ➤ Abb. 15.17 um die Magen-Milz-Diaphragma-Relation. Insbesondere die fasziale und vaskuläre Verbindung von Magen und Milz sind so wichtig, dass wir sie im ➤ Kap. 16 (Leber und Milz) nochmals aufgreifen.

Niere

In rechter Seitlage (➤ Abb. 15.18) ist eine Einbeziehung der **Niere-Magen-Milz-Interaktion** möglich. Auch wenn es darum geht, die Entleerung des Magens zu unterstützen, hilft die Schwerkraft in der rechten Seitlage mit. Seitlage links wäre dagegen angebracht, um den Mageneingang unter Zugspannung (Refluxbehandlung) zu bringen, oder den Druck der Leber auf den Magen durch Anheben zu reduzieren (Refluxbehandlung oder Behandlung in der Schwangerschaft).

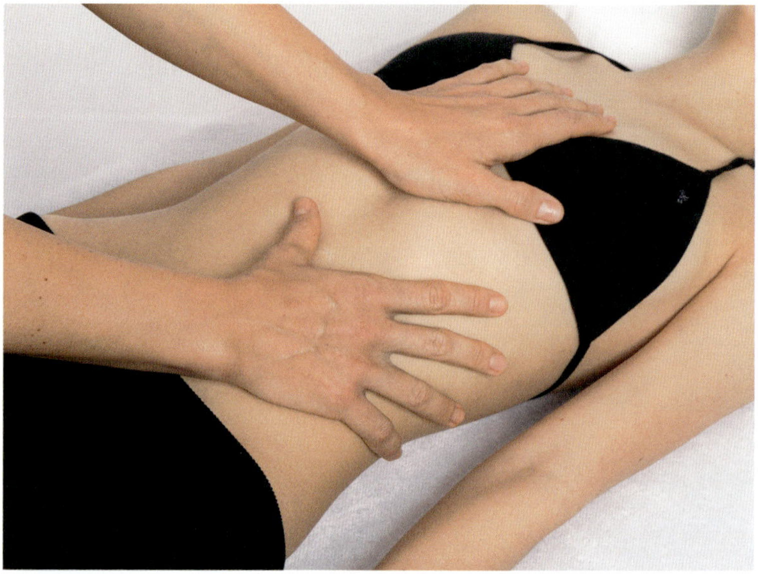

Abb. 15.16 Balancierung der Magen-Perikard-Verbindung. [K418]

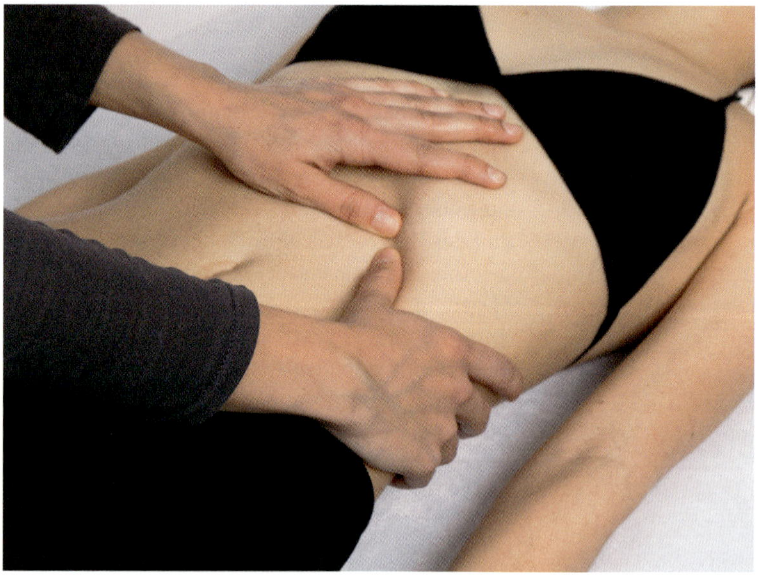

Abb. 15.17 Balancierung des Zusammenhangs von Magen-Milz-Diaphragma: fasziale und vaskulär Verbindung von Magen und Milz; fasziale und Verbindung von Magen und Milz zum Diaphragma. [K418]

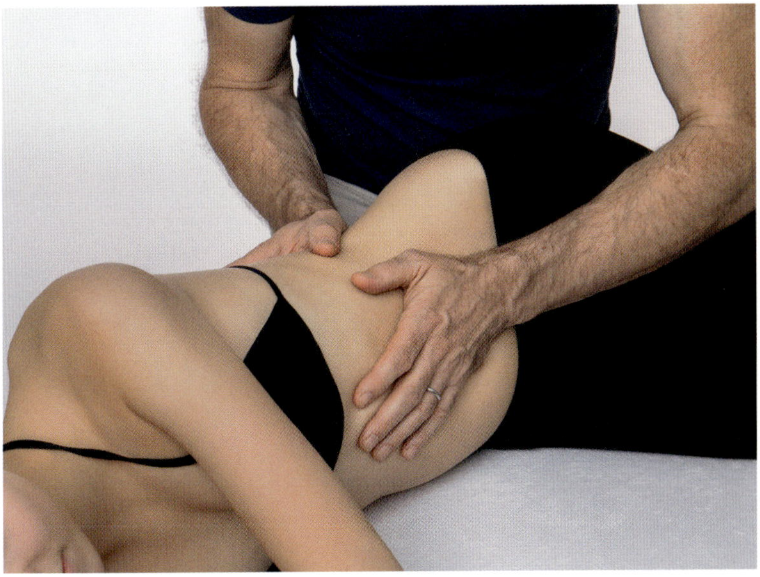

Abb. 15.18 Einbeziehung der Nieren-Magen-Milz-Interaktion in Seitlage. Ebenso zur Unterstützung der Entleerung des Magens. [K418]

KAPITEL

16 Leber und Milz – Blutschwammorgane im Oberbauch

16.1 Organcharakter der Leber und Milz

Leber und Milz sind die beiden **Blutorgane** des **Oberbauchs**. Rechts und links des Magens gelegen, beeindruckt die Leber durch die venöse Fülle des Blutes, während sich die Milz als arterielles Organ zu erkennen gibt.

Leber und Milz sind die Organe der **Blutfülle** und des **Rhythmus.** Die eine liebt die venöse Fülle, die andere stabilisiert sich durch arterielle Kraft. Beide sind durch eine Schwammarchitektur gekennzeichnet. Die Fülle des Leberschwammes wird gespeist aus den Stoffwechsel- und Aufnahmeorganen des Bauchraums. Die venöse Leber kann und darf rhythmisch schwellen, die arterielle Milz nicht.

16.1.1 Schaffenskraft, Volumenfähigkeit, Substanzbildung

Die Leber ist das erste Organ aus der Familie der Blutorgane, das wir hier vorstellen. Sie neigt zu Superlativen, da sie über eine schier endlose Liste an Fähigkeiten und Aufgaben verfügt. Ihre Schaffenskraft wirkt sich auf fast alle Gewebe und Zellen des Körpers aus.

Schaffenskraft

Die Leber ist eine **Macherin** und **Bastlerin.** Sie steckt voller Schaffenskraft. Sie ist das größte, wärmste, aktivste, energiereichste und regenerationsfähigste Organ der Organfamilie. Die Regenerationsfähigkeit der Leber wurde schon im griechischen Mythos von Prometheus beschrieben. Als Strafe für seinen Opferbetrug haben die Götter Prometheus an ein Gebirge gefesselt. Jeden Tag kam ein Adler, der einen Teil der Leber – Sitz der Leidenschaften in der antiken, griechischen Medizin – auffraß. Diese wuchs aber immer wieder nach. Die moderne Transplantationsmedizin hat diese außergewöhnliche Regenerationsfähigkeit bestätigt.

Zugleich ist die Leber das prototypische Organ im Blutsystem und unterscheidet sich damit deutlich von den bisherigen Hohlorganen. So steht die Leber nicht mit der Umwelt in direktem Kontakt. Ihre **innere Fülle** und **Kraft** ist das in den **Gefäßen fließende Blut.** Das Volumen und die chemische Qualität des Blutes sind der Schaffensbereich und der Erfahrungshorizont der Leber. Dem Blut entnimmt die Leber die Grundbausteine des Lebens und wandelt diese um. Kaum ein Bauelement des Körpers, das nicht von ihr mitgebaut, kaum eine Zelle, die nicht von ihr mitbeliefert wird. Ohne die Leber lässt es sich nicht leben. Ist sie krank, nimmt sie alle anderen Organe in Mitleidenschaft.

GUT ZU WISSEN

Das Besondere an der Leber ist, dass sie arteriellen und venösen Zufluss erhält. Das ist nahezu einzigartig im Körper und wurde daher begrifflich abgegrenzt als Portalsystem.

Die Leber erhält 25–30 % des Herzauswurfs bei nur 2,5 % der Körpermasse. Das venöse Blut dominiert, da es den größeren Volumenanteil stellt. Ca. 75 % kommt aus der Vena porta, 25 % aus der A. hepatica propria. Der venöse Fluss bringt 1,5 l/min zur Leber; dieses Blut hat eine geringere Sauerstoffsättigung als das arterielle Blut, macht aber dennoch einen Großteil der Sauerstoffversorgung der Leber aus.

Die Fülle der Leber ist **venös.** So erinnert sie uns an einen der wichtigsten Unterschiede zwischen dem venösen und dem arteriellen System:

- Venös bedeutet viel Volumen bei geringem Druck.
- Arteriell bedeutet wenig Volumen bei hohem Druck.

Das ist für uns der wichtigste, da palpable, Unterschied zwischen venös und arteriell.

Volumenfähigkeit

Die Leber ist eines der **größten Organe.** Zudem kann sie sich bei Bedarf noch mit Leichtigkeit ausdehnen. Sie kann sich an die wechselnde Fülle mittels ihrer bindegewebigen Schwammstruktur und einer adaptiven Hülle anpassen. So vermeidet sie trotz großer Volumenveränderungen starke Druckschwankungen: Sie kann auf 150 % ihres Volumens anschwellen, ohne den inneren Blutdruck zu erhöhen. Dabei bleibt ihre Funktion erhalten. Diese **Volumentoleranz** macht ihr kaum ein Organ nach. Denken wir an die geringe Schwellungsfähigkeit des Gehirns und der Nieren. Schwellen diese, kommt es schnell zu Druckerhöhungen und lebensbedrohlichen Funktionsveränderungen. In der Volumendynamik sind Leber und Magen, Blase und Herz die Spitzenreiter. Während das Herz mit zunehmender Blutfüllung zur Kontraktion neigt, saugt sich die Leber voll wie ein Schwamm und wird auch ausgepresst wie ein Schwamm. Die venöse Dynamik der Leber braucht die rhythmische Aktivität der Atmung und die Kompression des Diaphragmas.

Stoff- und Substanzbildung

Die Physiologie der Leber dreht sich um Stoffe und Substanzen, um Stoffwechsel und Substanzbildung. Die Leber ist katabolisch und anabolisch; sie umspannt somit das ganze Feld des Metabolismus. Der Verdauung und Aufnahme der Stoffe im Magen-Darm-Trakt folgt der Umbau in den Leber- und Körperzellen. So können wir die Verwandlungskraft von Leber und Magen unterscheiden.

- Der **Magen** verändert die **Form** und **Größe,** nicht die Substanz.
- Die Aktivität der **Leber** zielt auf die **Substanzänderung.** Fleißig baut und verwandelt sie, was ihr über das Blut aus dem Magen-Darm-Trakt, der Milz und des Pankreas sowie aus der Leberarterie zugeführt wird. Sie baut Proteine und andere Grundbestandteile, aus denen dann Zellen und Hormone gemacht werden. Besonders für die schnell erneuernden Gewebe, wie die Blut- und Schleimhautzellen, ist ihre Arbeit von großer Bedeutung. Netto arbeitet die Leber mehr für den gesamten Organismus als für sich selbst. Sie entnimmt relativ einfache Bauteile aus dem Blut und reichert es mit sehr komplexen Enzymen, Vitaminen und Proteinen an.

16.1.2 Milz rot-weiß

Milz und Leber sind blutgefüllte Organe: Beide bilden eine innerer Schwammarchitektur aus. Die Kontinuität der Gefäße löst sich im Bereich der Kapillaren auf und wird daher als offene Zirkulation bezeichnet. Das Blut fließt quasi ins Gewebe, den aus Gefäßbindegewebe gebildeten Sinusoiden. Der Schwamm der Milz ist noch weniger geformt und noch löcheriger ist als der Leberschwamm. Während die Leber größtenteils aus Schwamm und etwas Gallenwegen besteht, ist die Milz ein **reines Blutorgan.**

GUT ZU WISSEN

Das Herausstechende der Milz ist, dass sie den hoch entwickelten lymphozytären Aspekt der Blutzellen stark betont und viel lymphatisches Gewebe bildet. Daher ist sie rot wie Blut und weiß wie Lymphe.

In der histologischen Anfärbung erscheinen im Mark der Milz rote und weiße Gebiete. Das rote Mark im Bereich der venösen Sinuse, ist voll mit Blutzellen, v.a. mit Erythrozyten. Das weiße Mark wird von den lymphatischen Zellen und Geweben gebildet.

Im Gegensatz zur Leber macht die Höhlenarchitektur des Milz-Schwammes nur einen kleinen Teil des Innenlebens der Milz aus. Nur ca. 15–20 % des postkapillaren Blutes landet im **Sinusschwamm.** Der Rest des Blutes, das in die Milz fließt, weist eine im menschlichen Organismus einzigartige Form der Blutführung auf. Der größte Teil der Arteriolen endet nicht in einem dem Kapillarsystem ähnelnden Schwamm, sondern **offen** im **Gewebe.** Bevor der geschlossene Blutkreislauf von Harvey postuliert und von anderen nachgewiesen werden konnte, war das eine der diskutierten Ideen: Das Blut verliert sich in der Peripherie und muss dort neu gebildet werden. Die Milz wäre das einzige Organ, das diese Idee zum Teil bestätigt.

Die Milz hat ihren sicheren Platz im **hämatologischen** und **lymphatischen System.** Ihr Arbeitsgebiet sind die Zellen des Blutes und die Antigene, die zuweilen im Blut zirkulieren. Wir könnten es so auf den Punkt bringen: Jeder Aspekt des Blutes wird von der Milz berührt.

Es besteht eine **arterielle Kontraktionsfähigkeit** der Milz, die auch teilweise durch den arteriellen Impulsgeber (das sympathische Nervensystem) beeinflusst ist. Trotzdem ist die Milz ein Paradebeispiel der lokalen Autonomie. Sie verrichtet ihre Arbeit an den Blutzellen weitgehend **ohne** äußere **neuro-hormonelle Einflüsse.** Sie verfügt über autorhythmische Kontraktionen und regelt ihren inneren Stoffwechsel weitgehend selbst. Alles, was sie braucht, ist das Blut, das ihr vom Herzen zugeführt wird, – das galt bereits im embryonalen Wachstum. Wird eine Milz operativ extrahiert (z.B. bei Blutzellerkrankungen), reicht manchmal ein kleines Überbleibsel an Milz-Blutgefäßen, dass dieses zu erstaunlicher Größe nachwächst.

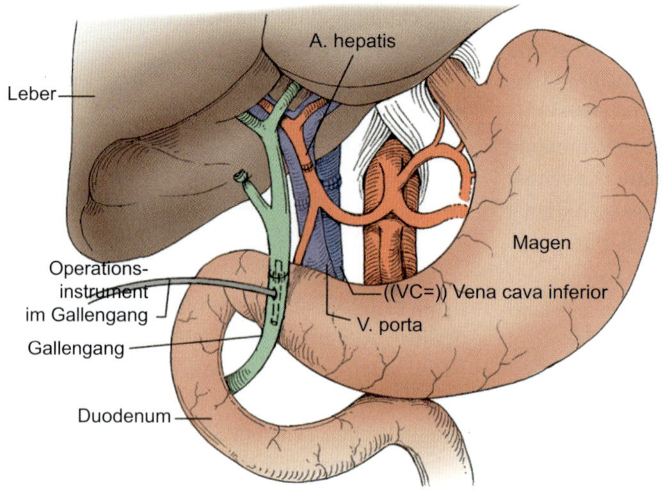

Abb. 16.1 Blick auf den Hilus der Leber mit doppelten Blutzufluss: V. porta und der A. hepatica propria. [ES21-002]

16.1.3 Milzschwellung

Das Schwellungsverhalten der Leber ist nicht milzkompatibel; eine geschwollene Milz ist Grund zur Besorgnis, da dies ein möglicher Hinweis auf pathologische Prozesse im Blut- und Lymphsystem oder in der Milz selbst ist, da die Milz auf nahezu alle Aspekte des Blutes und der Blutzellen wirkt, indem sie

- T- und B-Lymphozyten aktiviert,
- Erythrozyten abbaut,
- für Thrombozyten ein Reservoir anlegt, das bei Bedarf aktiviert werden kann.

Die Milz ist bei vielen **Entzündungsprozessen,** aber auch bei vielen Formen der **Leukämie** (Blutkrebs) beteiligt. Selten ist sie selbst die Ursache. Schwellungen bei Pfeiffer-Drüsenfieber sind häufig, aber auch bei Borreliose. Blutzellverformungen wie Sichelzellen sind eine ständige Belastung der Milz, die auch zur Schwellung führen kann. Jeder Hinweis auf eine Milzschwellung muss medizinisch abgeklärt werden. Nach Unfällen oder mechanischen Traumen im Bauch- oder Thoraxbereich ist es meist die festere und formstabilere Milz, und nicht die amorphe Leber, die reißt.

GUT ZU WISSEN

Eine Milzruptur ist ein Notfall, auf den sofort chirurgisch reagiert werden muss. Die Milzkapsel ist relativ stabil. Aufgrund der offenen Zirkulation der Milz gerät bei einem Riss schnell und viel Blut in die freie Bauchhöhle – ein lebensgefährlicher Zustand.

16.1.4 Magen – Milz: eine Geschichte der Loslösung

Im makroskopischen Blick auf den Oberbauch erkennen wir die Milz als **vaskuläres Anhängsel** des **Magens.** Wir werden sie wegen ihrer Lage – hinten oben links – mit einem Rucksack vergleichen, den sich der Magen locker über die linke Schulter geworfen hat. Die tatsächliche Geschichte des Rucksacks verlief, völlig anders und gar nicht locker, wie wir unten sehen werden.

Die Milz ist vom Peritoneum umhüllt und über die Ausläufer des Peritoneums geweblich stark mit dem Magen, Diaphragma und dem linken Kolonwinkel verbunden. Verbunden mit und doch ganz anders als der Magen, wächst die **vorgeburtliche Milz** in engster Einbindung in die Magenwand heran. Obschon mit dem Darmrohr wenig gemein, entsteht sie an der **Magenwand.** Dort wächst sie erst langsam und zart, dann – wenn gelöst – extensiv und bleibt im Loslösen verbunden durch eine enge und feste peritoneale Faszie und gemeinsame arterielle Blutversorgung. In ihr Eigenes kommt die Milz erst nach der **Herausentwicklung** aus der Wand des **Darmrohrs.** Dann wird sie groß und als Milz erkennbar, entbunden und in enger Beziehung. Wer so eng am Magen lebt, bekommt in dieser Verbundenheit auch die alltäglichen und außergewöhnlichen Veränderungen des Essverhaltens mit.

Die **Milz** wird durch die **Fülle** des **Magens** getragen und bei übermäßiger Fülle so sehr ans Zwerchfell gepresst, dass das Atmen schwerfällt oder Seitenstechen entsteht. Sie nimmt aber auch an den Hungerphasen des Magens teil, sei es durch mangelbedingte Unterernährung, durch motivierten Widerstand im Hungerstreik oder durch zwanghaft-neurotisches Selbst-Aushungern in der Essstörung.

Ein sich durch Hunger verkleinernder oder durch vermehrtes Erbrechen verkrümmender Magen wird die Beziehung zur Milz belasten. An diese gereizte Beziehung, die sich auch als fiebrig-entzündliche Verbundenheit und postentzündliche Verfestigung oder gar Sklerifizierung zeigen kann, darf therapeutisch nur mit äußerster Sensibilität gerührt werden. Gelingt das nicht, werden wir zu Recht zur Zielscheibe oder zum Mitspieler in der intensiven und teils als überwältigend empfundenen Verstrickungs- und Ablösungsdynamik.

16.2 Anatomie der Leber

Die Komplexität der Leber ist erstaunlich und schon bei einer oberflächlichen Betrachtung wird deutlich, welche **Widersprüche** die Leber verkörpert.

- Sie ist venös und arteriell,
- verfügt über einen offenen, schwammigen Höhlenraum als Kapillargebiet und wird stabil zusammengehalten in einer Kapsel.

Als Blutschwamm enthält sie mit den Gallenwegen zudem klassische Elemente eines Hohlorgans: Muskel und Mukosa, Motilität und Koliken. Die anatomische Beschreibung der Leber wird aber immer wieder auf die Gefäße und deren Architektur zurückkommen. Denn diese bestimmen die makroskopische und mikroskopische Anatomie.

GUT ZU WISSEN

Das Besondere an der Gefäßarchitektur der Leber ist:

- Die Leber hat mit der V. porta und der A. hepatica propria eine doppelte Blutversorgung (➤ Abb. 16.1).
- Die Kontinuität der Gefäßwand wird im Kapillargebiet zu Gunsten einer Schwammarchitektur verändert (➤ Abb. 16.2).

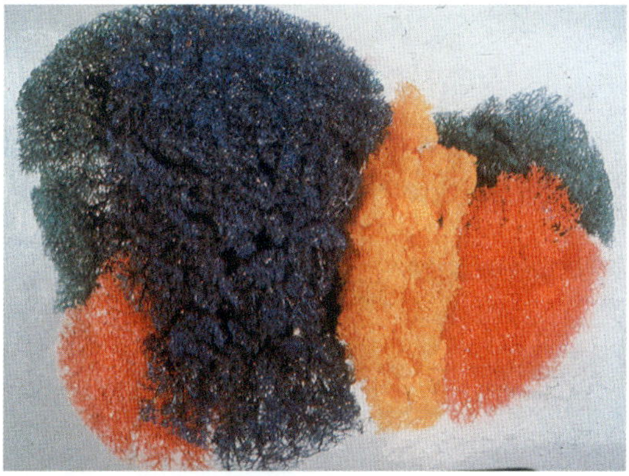

Abb. 16.2 Leber-Milz-Schwamm-Architektur: Die Leber entsteht und besteht aus Blut und einem fein differenzierten Gefäßnetz und Gefäßschwamm. [E1065]

16.2.1 Portales System

Das gesamte venöse Blut der unpaaren Bauchorgane (Magen, Darm, Milz, Pankreas) läuft in der Vena porta zusammen und in die Leber (➤ Abb. 16.3). Ungewöhnlich ist, dass das Blut aus dem Kapillarsystem der unpaaren Bauchorgane nicht im venösen System – wie bei allen anderen Organen und Gewebe – auf direktem Weg zum Herzen zurückfließt, sondern ein weiteres Mal in den **Lebersinusoiden** in ein **Kapillarsystem** mündet. Äußerst ungewöhnlich auch, dass im **Kapillarsystem** der Leber das **arterielle** und **venöse Blut** zusammenfließen. Diese Verhältnisse weichen so sehr von der üblichen Organisation der Durchblutung ab, dass die Anatomen und Physiologen einen eigenen Begriff dafür prägten, den portalen Kreislauf (Pfortadersystem).

Beim Eintritt in die Leber fächert sich die **portale Vene** in einen rechten und linken Ast auf. Diese Aufzweigung führt dazu, dass wir von einer linken und rechten Leber sprechen können. Sie ist innerlich und entspricht der Architektur des Gefäßbaums. Der Eintritt zur Leber (die Pforte, der Hilus) führt sowohl die venösen, arteriellen und lymphatischen Gefäße als auch den Gallengang und die vegetativen Nerven in sich. Gebildet wird der Hilus durch die fasziale Kontinuität des Peritioneums, hier in Form des Omentum minus, das dann in die Leberkapsel übergeht.

Der Begriff **„portale Trias"** verweist auf Blutgefäße und Gallengang. Da die Leber bei der Produktion der Lymphe entscheidend mitwirkt – ca. 50 % der Flüssigkeitsmenge entstehen in der Leber – zählen wir die Lymphgefäße im Hilus dazu.

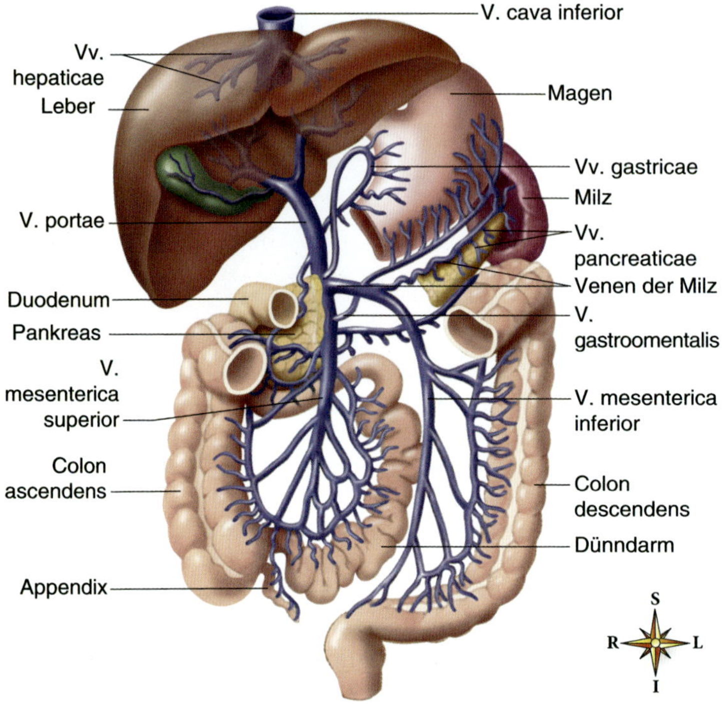

Abb. 16.3 Portaler Kreislauf. Zuflüsse zur Vena porta. [E1064]

Die vegetativen Nerven verlaufen ebenso im Omentum und dann im Hilus. Sie spielen aber bei der Regulation der Leberaktivität eine geringe Rolle. Wie das venöse System wird die Leber vom sympathischen und parasympathischen System kaum beeinflusst.

Gefäßbaum, Lappen und Segmente

Wie die Entwicklung der Leber zeigt, ist das venöse System verantwortlich für die Strukturierung und Aufteilung der Leber. So ist es nicht verwunderlich, dass diese Gefäße auch die Einteilung der Leber in zwei Lappen und acht Segmente vorgeben.

Durch die Verzweigung der Vena portae entstehen abgrenzbare **Segmente** in der Leber (➤ Abb. 16.4). Der französische Anatom Couinaud hat diese 1957 ausführlich beschrieben (Couinaud 1957). Im Bereich des Leberhilus teilt sich der Pfortaderhauptstamm in mindestens zwei Äste, die den rechten und den linken **Leberlappen** unabhängig voneinander versorgen. Lediglich der Lobus caudatus distal des Hilus, wird sowohl vom rechten als auch linken Gefäßstamm versorgt.

Die Gefäße werden in ihrem intrahepatischen Verlauf von einer bindegewebigen Scheide umhüllt (Capsula fibrosa perivascularis = Glisson-Kapsel), die aus der Tunica fibrosa, der äußeren Leberhüllschicht, hervorgeht.

EXKURS

Das Couinaud-Segmentmodell wird heute noch als eine modellhafte Näherung an die individuellen Segmentgrenzen der Leber genutzt. Das Konzept der segmentalen Gliederung der Leber in Abhängigkeit von den intrahepatischen Gefäßverläufen kommt v.a. in der Leberchirurgie zur Anwendung. Die einzelnen Segmente sind hinsichtlich der Blutversorgung von anderen Segmenten vollständig unabhängig, dass sie individuell entfernt werden können. Die Schnittführung im Bereich intersegmentaler Grenzen schont die intrahepatischen Gefäßstämme und verhindert größere Blutungen, Devaskularisierung und Nekrose.

GUT ZU WISSEN

Für die manuelle Behandlung ist festzuhalten, dass die Grobstruktur der inneren Architektur der Leber bestimmt ist durch ihren Gefäßbaum. Intrahepatische Verformungen werden also von Gefäßen und den damit verbundenen Bindegeweben aufgenommen und modelliert.

Gefäß-Architektur des venösen Abflusses

Das arterielle und venöse Blut fließt in den Sinusoiden zusammen und mündet dann in die Lebervenen. Die venöse Drainage der Leber bewegt alles Blut letztendlich in die drei Vv. hepaticae, die dann nach dem Austritt aus der Leber auf die V. cava inferior kurz unterhalb des Diaphragmas konvergieren (➤ Abb. 16.5).

GUT ZU WISSEN

Die hepatischen Abflussvenen verlaufen in den Fissuren, die die Segmente voneinander trennen, wohingegen die portalen Stämme im Zentrum dieser Segmente liegen.

Die Hauptfissur, welche die rechte und linke Leber trennt, und in der die mittlere hepatische Vene liegt, zieht schräg von unten (ungefähr wo die Gallenblase liegt) nach oben links in Richtung V. cava inferior. Diese rechte und linke Leber wird wiederum durch eine Fissur in zwei Segmente untergliedert. In diesen Fissuren liegen die rechte und linke V. hepatica. In der linken Leber sind die Verhältnisse etwas komplizierter.

16.2.2 Bedeutung der Architektur und Flüssigkeitsdynamik für die osteopathische Behandlung

Faszien-Gefäß-Skelett der Leber

Wann immer wir von der spürbaren intra-viszeralen oder intrinsischen Dynamik bei der Leber sprechen, nehmen wir auf die Organisation des Leberschwamms entlang dieses Faszien-Gefäß-Skeletts der Leber Bezug. Die innere **Wachstumsdynamik,** welche die Form der Leber und ihre elastische Eigenschaft und Ausrichtung der Elastizität und der Kraftrichtungsorganisation ausbildet, ist erkennbar an der **Verzweigung** der **Gefäße.** Wie jedes Wachstum geschieht es an-isotroph, d.h. in verschieden Richtungen mit unterschiedlicher Intensität und Schnelligkeit – beispielsweise hört das Wachstum der linken Leber während der Fetalzeit früher auf als das der rechten Leber. Um den intra-hepatischen manuellen Zugang zu erarbeiten, „folgen" wir den zuführenden portalen Verästelungen und den abführenden hepatischen Venen, als könnten wir uns so an die innere Architektur der Leber anlehnen.

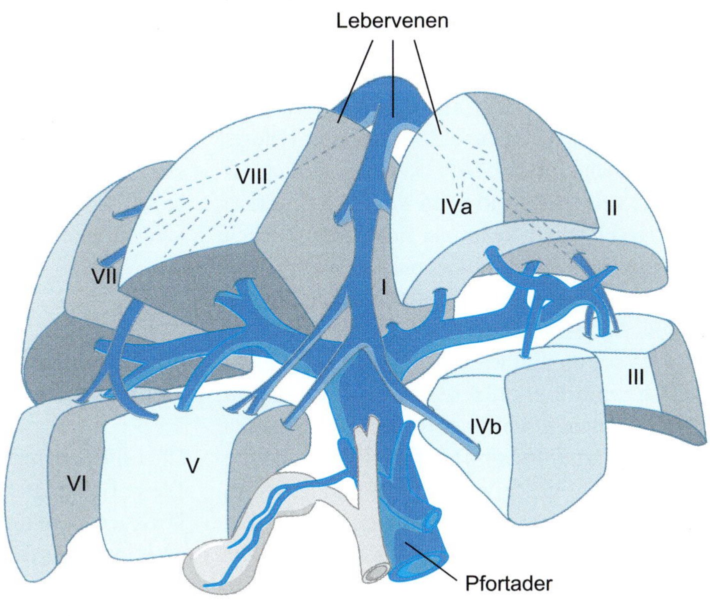

Abb. 16.4 Schematische Darstellung der Lebersegmente (I-VIII) und ihre Beziehung zu den intrahepatischen Gefäßen und Gallengängen, Ansicht von ventral. Die Grenze zwischen dem funktionellen rechten und linken Leberlappen liegt in einer sagittalen Ebene zwischen V. cava inferior und Gallenblase („Cava-Gallenblasen-Ebene") und nicht auf Höhe des Lig. falcifome hepatis. [S700]

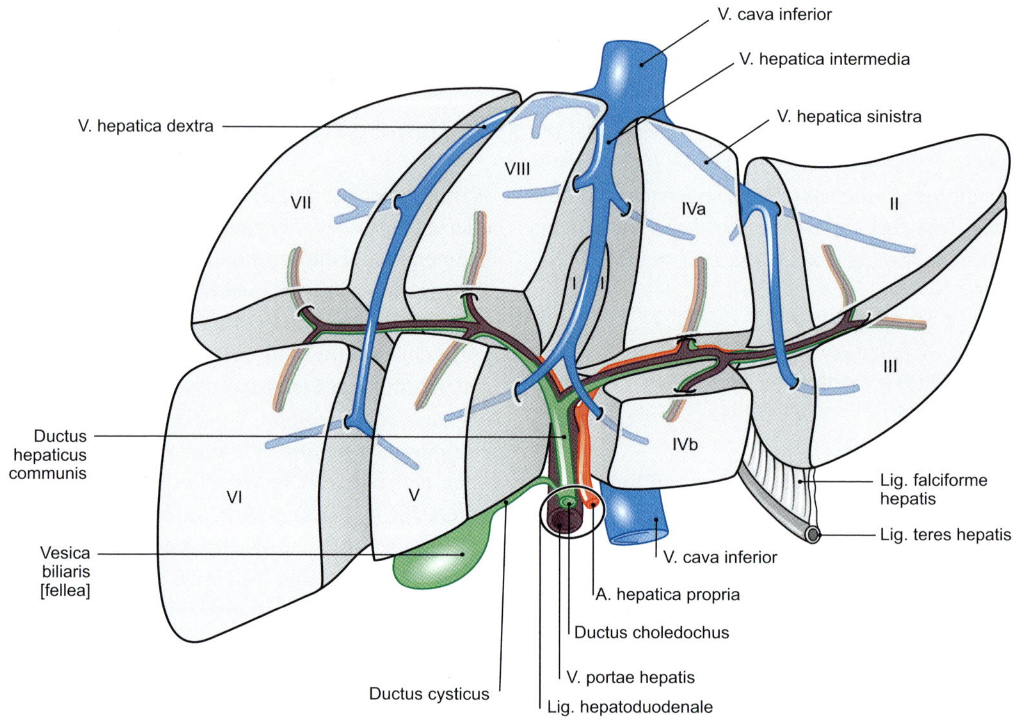

Abb. 16.5 Venöser Abfluss der Leber: Venea hepatica zur Vena cava inferior kurz unter dem Zwerchfell. [S700]

Flüssigkeitsdynamik

Für die osteopathische Behandlung ist die Flüssigkeitsdynamik der Leber relevant. Die Blut-Flüssigkeits-Menge, die pro Minute die Leber durchströmt, ist erstaunlich: 1,5–2 l Blut/min. Davon sind 70–80 % venöses Blut. Das wären um die 80–100 Liter venöses Blut, das stündlich und ca. 2000 Liter venöses Blut, das täglich die Leber füllt und dann weitertransportiert wird. Dagegen fallen die immer noch ansehnlichen Mengen an Galle und Lymphe nicht so sehr ins Gewicht: 0,5–1 l produzierte Lymphflüssigkeit täglich, 0,5 l produzierte Galle täglich.

Fraglich ist, ob und wie wir manuell diese **Flüssigkeitsdynamik erspüren** und **Einfluss** darauf **nehmen können.** Wie immer ist der Stoffaustausch in der Kapillare (Sinusoid) das Ziel. Noch ist die Physiologie nicht sicher, wie Blutfluss und Druck im Sinusoid reguliert werden. Die portalen Venolen und hepatischen Arterien, die Sinusoide selbst und die darin enthaltenen kontraktilen Endothezellen sowie die Rückstellkraft der Sinusoide selbst und die perisinusoidalen Sternzellen kommen infrage. Es scheint nicht realistisch, von einem osteopathischen Einfluss auf die lokalen Austauschprozesse auszugehen. Wahrscheinlicher ist anzunehmen, dass wir auf die **venöse Druckdifferenz** zwischen Zufluss und Abfluss einwirken können. Diese Druckdifferenz ist eine wichtige Kraft, die den Blutfluss richtet: 6 mmHg in der Portalvene und 2 mmHg in der V. hepatica. Hier haben möglicherweise entstauende Techniken oder leberfüllende Techniken einen Einfluss. (Kleinstreuer 2006).

16.2.3 Leber als Drüse und Hohlorgan

Die Leber ist eine Drüse, die **Gallensaft produziert.** Dieser Gallensaft wird in einem Hohlorgan, den Gallenwegen, die durch Auswachsung aus dem Darmrohr entstanden, zum Duodenum transportiert. Somit enthält die Leber auch einen typisch viszeralen Aspekt: Hohlorgan mit Muskeln und Mukosa.

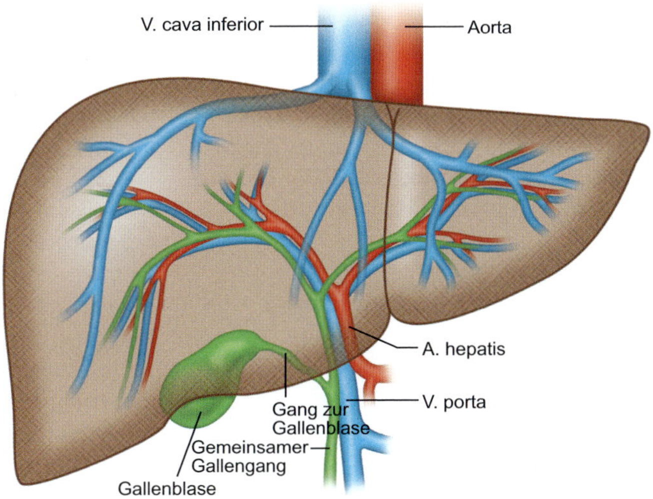

Abb. 16.6 Gallenwege: in der Leber, außerhalb der Leber, in der Gallenblase. [G1097]

Die **Galle** enthält Abfallprodukte zur Ausscheidung und wichtige Enzyme für die Umwandlung und Aufnahme von Fetten im Dünndarm. Die Gallenwege (➤ Abb. 16.6) beginnen als intrahepatisches Sammel- und Gangsystem; sie verlaufen gemeinsam mit den Arterien und Venen im faszialen, intrahepatischen Skelett. Außerhalb der Leber setzen sie sich als Gallenwege und Gallenblase fort. Der Ductus choledochus führt zum Duodenum und hat ein Durchmesser von 4–5 mm. Er zieht nach unten und etwas nach links in Richtung Duodenum. Oft liegt er in einer Parenchymrinne des Pankreaskopfes und zwischen den anterioren und posterioren Gefäßarkaden des Duodenums. Der **abschließende Teil** der **Gallengänge** ist in die Wand des Duodenums eingebunden. Er vereinigt sich häufig mit dem Pankreasgang und tritt dorso-medial in das Duodenum ein. Der Mündungsgang stülpt sich in das Darmrohr ein. Diese Einstülpung wird als Papilla bezeichnet. Die papilläre Konstruktion hilft, einen Reflux aus dem Duodenum in den Gallen- und Pankreasgang zu verhindern. Daneben spielt der Sphinkter von Oddi die entscheidende Rolle des Wächters am Übergang. Dieser ist so sehr Teil der Duodenumwand, dass die lokale Behandlung des Duodenums möglicherweise einen Effekt auf den Sphinkter hat.

Gallenblase

Die Gallenblase entsteht als **Reservoir** für Galle am Unterrand der Leber. Dieses Reservoir kann bei Bedarf (Fett im Duodenum) größere Mengen an Galle mobilisieren. Sie liegt unterhalb der Leber in einer Fossa und ist durch die Glissonkapsel von dem Organ getrennt. Der Fundus der Gallenblase überragt normalerweise die vordere Leberunterkante. Da sie mechano-sensibel ist, kann sie bei der Palpation der Leber stören. Eine irritierte Gallenblase wird den Zugang zur Leber erschweren. Möglicherweise ist zuerst eine Behandlung der Abflusswege und des Sphinkters von Oddi hilfreich.

Der besondere Saft der Leber: Galle

Die Endprodukte des Cholesterin-Stoffwechsels (Gallensäure) und des Hämoglobin-Stoffwechsels (Bilirubin) landen in Gallensaft (Kasten) und somit im Darm. Hier zeigt sich auch eine metabolische Zusammenarbeit von **Milz, Leber** und **Darm.**

Der Abbau der Erythrozyten beginnt in der Milz. Das Abbauprodukt Bilirubin wird auf venösem Wege der Leber zugeführt. Dort wird es wasserlöslich gemacht (konjugiert) und der Gallenflüssigkeit beigefügt. Im Darm sorgt **Bilirubin** dafür, dass der Kot durch Gärungsprozesse braun wird. Am Ende des

Dünndarms wird Bilirubin teilweise wieder ins Blut aufgenommen, da im Gallensekret wichtige Stoffe enthalten sind, die der Körper nicht verlieren will. Der Darm resorbiert 95 % der Gallenbestandteile wieder ins Blut. Die Wirkgeschichte des Bilirubins ist aber noch nicht zu Ende, denn Teile davon werden als **Urobilinogen** im Harn ausgeschieden. Urobilinogen gibt dem Harn seine typisch urin-gelbe Farbe.

GUT ZU WISSEN

Die Gallenflüssigkeit setzt sich wie folgt zusammen:
- 97 % Wasser
- Gallensalze (konjugierte Gallensäure mit Endprodukten des Cholesterin-Stoffwechsels)
- Konjugiertes Bilirubin (aus dem Häm des Hämoglobins)
- Phosphorlipide, Cholesterol, Fettsäuren, Lecithin
- IgA
- Anorganische Salze

16.2.4 Verbindungen der Leber mit der Umgebung

Verbindungen erlauben Kommunikation. Wie immer unterscheiden wir gewebliche Verbindungen unterschiedlicher Stärke und nicht-gewebliche Verbindungen über räumliche Nähe und Ausdehnung.

Die **Leber** ist peritonealisiert, nur im Bereich der Area nuda nicht. Die engste gewebliche Verbindung geht die Leber mit dem **Diaphragma** ein (➤ Abb. 16.7). Beide verwachsen in der **Area nuda.** Die Leber folgt dem, was das Zwerchfell tut, die Leber bekommt alles mit, was das Zwerchfell bewegt und umtreibt. Die beiden „hängen zusammen" und brauchen einander. Die Leber wir durch die rhythmischen Kompressionen des Diaphragmas venös entstaut. Der Leberschwamm bildet ein stabiles Kissen, auf das sich das Diaphragma stützen kann, da es einen Gegenhalt bei der Kontraktion braucht.

Die **Ligg. triangulare** und **Ligg. coronaria** bilden einen Saum um die Area nuda. Das linke Lig. triangulare reicht bis zum Mageneingang und verbindet Leber und Magen mit dem Diaphragma. Das Lig. falciformis ähnelt einem Beil (Falx), das spaltet und verbindet. Es trennt den oberen Peritonealraum und verbindet die anteriore Leber mit dem Bauchnabel und der prävesikalen Faszie (Urachus). Im Lig. faciformis liegt das Lig. teres hepaticum, die obliterierte V. umbilicalis dexter. Diese anteriore Organanheftung

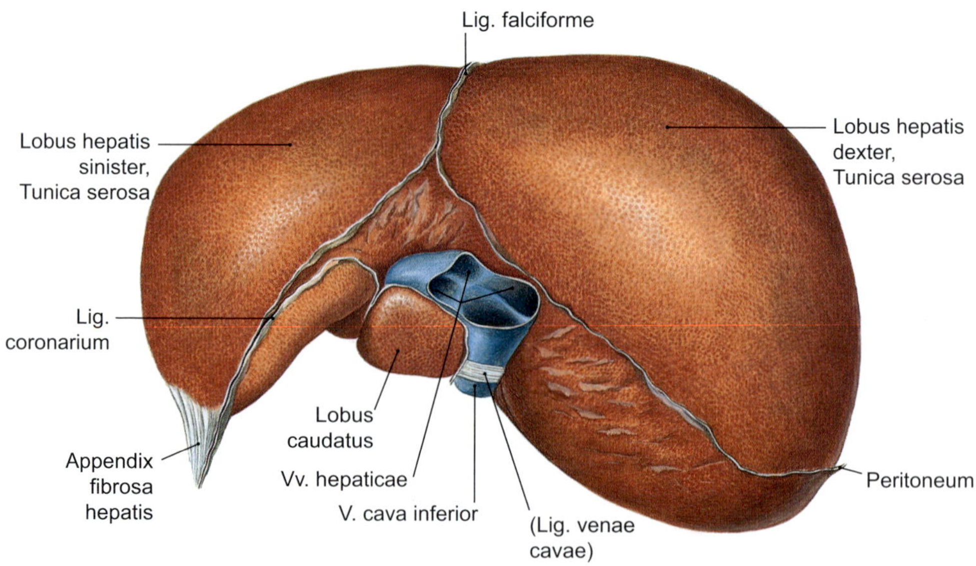

Abb. 16.7 Die Ansicht der Leber von kranial zeigt die dem Zwerchfell anliegende Facies diaphragmatica. Diese ist teilweise mit dem Zwerchfell verwachsen (Area nuda). Die enge Beziehung des venösen Abflusses der Leber – über die hepatischen Venen, die direkt unter dem Zwerchfell in die V. cava inferior münden – ist erkennbar. [S700]

begrenzt die räumliche Beweglichkeit der Leber. Im Vergleich dazu war der Dünndarm, das Hauptorgan des Unterbauches, anterior nicht angeheftet und daher sehr beweglich und verschieblich.

16.3 Die Milz in der osteopathischen Behandlung

In den Lehrbüchern wird die Milz sowohl im Rahmen des gastrointestinalen Systems als auch im Rahmen des vaskulären oder lymphatischen Systems vorgestellt. Für die osteopathische Behandlung spielt besonders die Verbindung der Milz zur **Leber** und zum **Magen** eine wichtige Rolle. Das ergibt sich auch aus dem Umstand, dass die intrathorakale Lage der Milz diese weitgehend der Palpation entzieht. Daher bieten wir hier einen Überblick über die wichtigsten Aspekte der Milz an und verweisen auf die begrenzten osteopathischen Einflussmöglichkeiten.

16.3.1 Milz: Größe, Farbe, Form

Konsistenz und Größe der Milz variieren minimal mit den physiologischen Änderungen, dem Durchblutungszustand und der lymphatischen Aktivität. Bei Abwehrreaktionen gegen externe Antigene und Erkrankungen des Blutsystems ändern sich **Größe** und Aktivität der Milz. Die immunologischen Prozesse im Lymph- und Blutsystem machen die Milzaktivität aus. Die **Farbe** der Milz ist vom Blutinhalt bestimmt (➤ Abb. 16.8): Sie ist rot beim Säugling, kirschrot beim Kind, rötlich bis blau-violett beim Erwachsenen und teilweise auch braun bei älteren Menschen. Ihre **Form** ist mit einer Kaffeebohne vergleichbar. Milz und Niere sind durch arterielle Qualitäten bestimmt und daher formstabil (➤ Abb. 16.9).

Die Milz sitzt mit ihrer nach anterio-medial gerichteten Viszeralseite (Facies viszeralis) der großen Kurvatur des Magens auf (➤ Abb. 16.10). Hier besteht eine kurze, straffe Ausformung des Peritoneums, des Milz-Hilus, der Gefäße und Nerven führt. **Magen** und **Milz** liegen eng aneinander und sind straff verbunden. In den peritonealen Faszien verlaufen gemeinsame Gefäße von Magen und Milz. Die Milzarterie gibt vor dem Eintritt in die Milz eine wichtige Arterie zur groben Kurvatur ab.

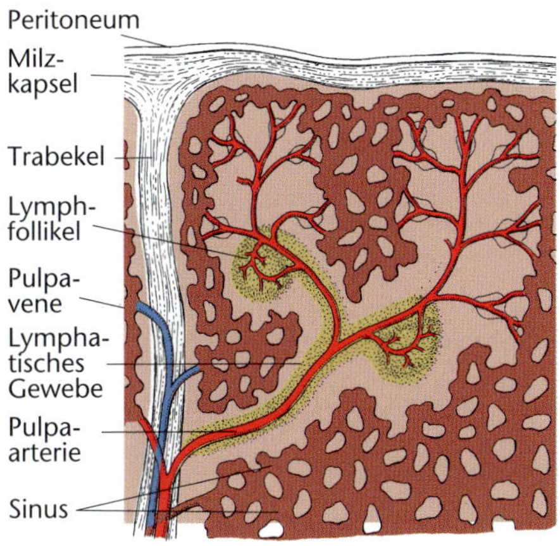

Abb. 16.8 Histologischer Feinbau und Färbung der Milz. [L190]

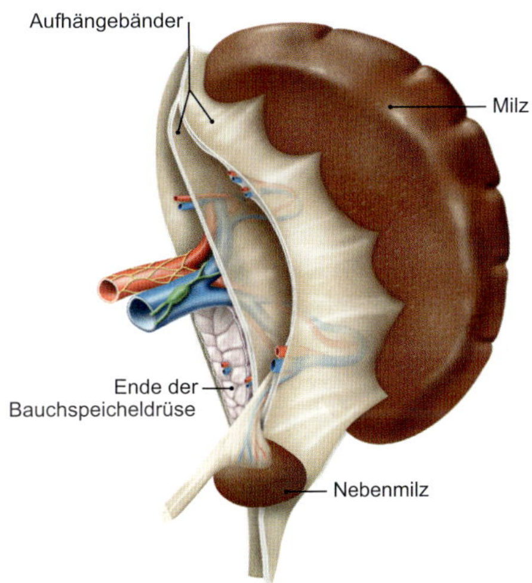

Abb. 16.9 Form und Hilus der Milz. [L275]

Durchblutung des Milzschwamms: „offene Zirkulation"

Die immunologischen Zellen im weißen Mark und in den peri-arteriellen Lymphscheiden sind v.a. T- und B-Lymphozyten sowie Monozyten (Makrophagen).

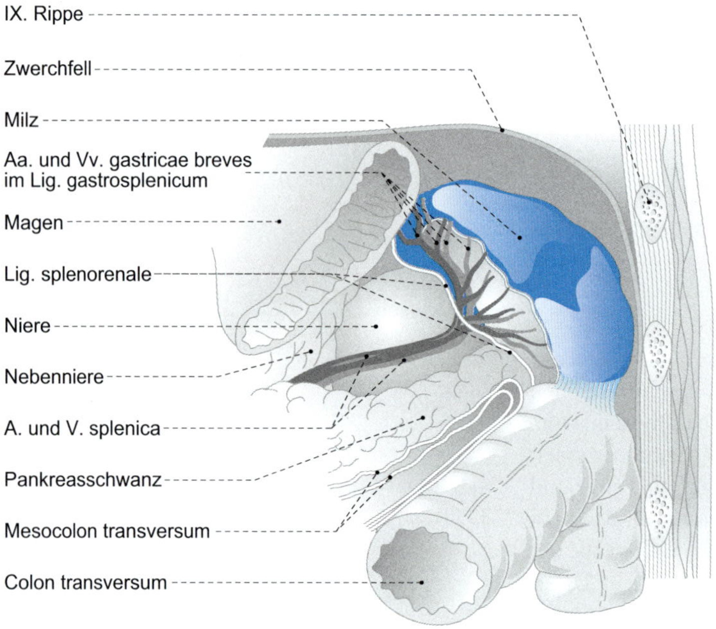

Abb. 16.10 Umgebung der Milz im linken Oberbauch. [L106]

Sie siedeln sich einerseits ärmelartig entlang der Arteriolen an und bilden ebenso Zonen, die Lymphfollikeln ähneln. Die Erythrozyten befinden sich sowohl im venös-sinusoidalen Schwamm als auch – die Milzbesonderheit – frei im losen Bindegewebe des Zwischenzellraums. Da hier die Kontinuität der Blutgefäße völlig aufgelöst ist und auch kein Endothel zu finden ist, spricht die Physiologie von einer „offenen Zirkulation“ (➤ Abb. 16.11).

Die Blutzufuhr der Milz ist anfangs typisch. Sie beginnt mit einer aus dem Truncus coeliacus abzweigenden und sich im Organ verzweigenden, zuführenden Arterie. Das Blut ist nicht vorrangig für die Versorgung des Organs gedacht, sondern kommt mit einem Arbeitsauftrag an das Organ: Die Milz bearbeitet die Bestandteile des Blutes, insbesondere die Zellen; ähnlich den anderen Blutorganen (Leber, Nieren), die das Blut in seiner Zusammensetzung verändern.

GUT ZU WISSEN

Vergleichen wir die Blutversorgung des Magens und Dünndarms, fällt das völlige Fehlen der extra-organischen Anastomosen auf. Leber, Milz und Nieren haben meist nur ein oder zwei Gefäße, die am Hilus eintreten – das war's. Der muskuläre Blut-Container des Herzens weicht hiervon ab, da er wie die Lungen, Vasa publica (Arbeit für die Allgemeinheit) und (Selbstversorgung) trennt. Die Gefäße, die das Blut zum Herzen bringen, versorgen nicht das Gewebe. Das Herz muss mit dem Blut arbeiten, ohne davon etwas abzubekommen. Ein eigenständiges Gefäßnetz (Herzkranzgefäße) sorgen dann für die Versorgung der Herzmuskeln von außen.

Die in die Milz eintretende A. lienalis (A. splenica) folgt dann – wie die Lebergefäße – den bindegewebigen Septen, die wiederum ein tragendes Stützgerüst, ein intra-organisches Faszienskelett, darstellen. Ein kleiner Teil endet in einer Kapillare und nachfolgend in einem venösen Milz-Sinousoid (➤ Abb. 16.12). Der größte Teil des Blutes fließt allerdings nicht in ein Kapillarsystem, sondern ins offene Milzgewebe, das Interstitium. Damit fällt selbst die schwammige Formierung der Höhlen weg.

In der offenen Zirkulation sickert das Blut zu den weißen Markzonen durch und trifft auf die vielen

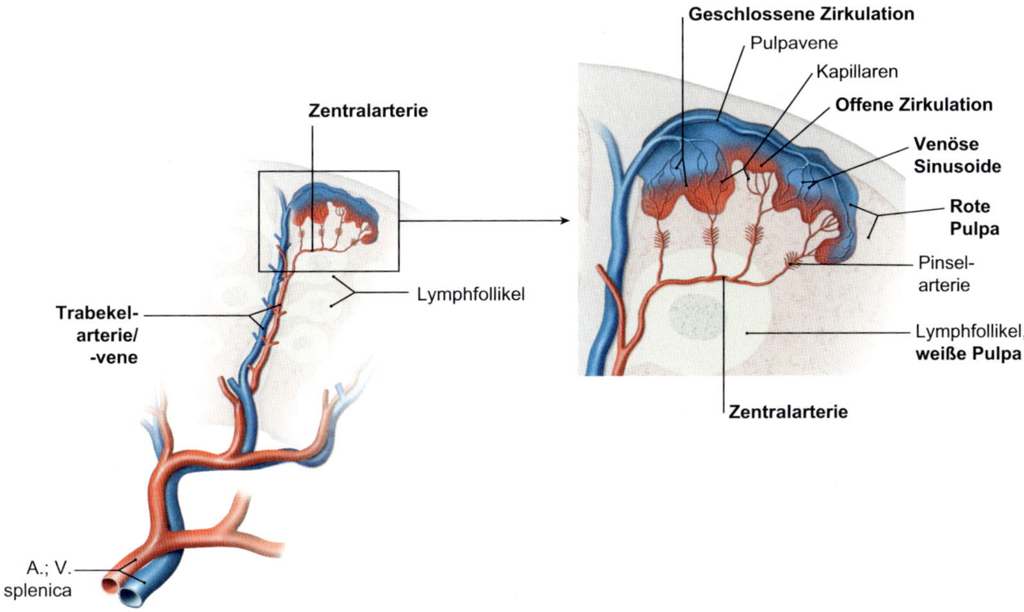

Abb. 16.11 Offene Zirkulation: Schematische Darstellung der Milzpulpa und des Blutgefäßsystems der Milz. [S700-L275]

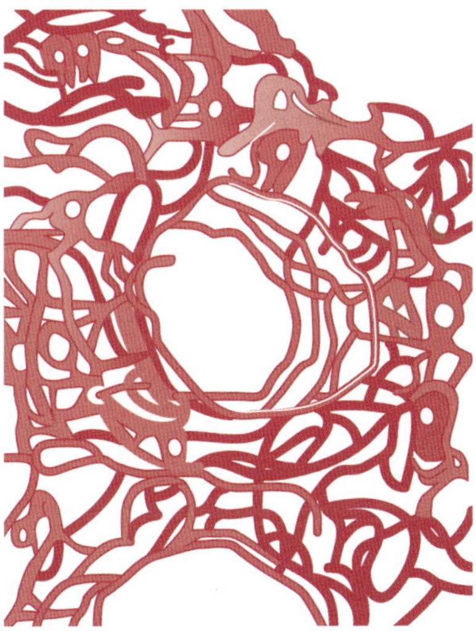

Abb. 16.12 Architektur des Milzsinus. [L143]

immunkompetenten Zellen der Milz. Hier werden die Erkennungsprozesse und erste Abwehrvorgänge initiiert. Blutplasma und Blutzellen müssen dann wieder zurück ins Blutgefäß, den Milzsinus. Besonders für die recht großen Erythrozyten ist diese Rückkehr (reverse Diapedese) ein gefährlicher Schritt. Die alten und daher weniger elastischen sowie die aus unterschiedlichen Gründen deformierten Erythrozyten werden bei diesem Prozess aussortiert. Erythrozyten-Abbau und Recycling der wichtigen Baustoffe (Eisen, Protein) gehört zu den Hauptaufgaben der Milz.

16.3.2 Möglichkeiten und Grenzen der osteopathischen Behandlung der Milz

Wir müssen realistischerweise annehmen, dass wir durch die osteopathische Behandlung wenig Einfluss auf die hämatologischen und immunologischen Aktivitäten der Milz haben. Die manuelle Diagnostik und Behandlung ist in diesen Bereichen nicht spezifisch genug, um hier sinnvolle Behandlungsziele anzugeben. Zudem liegt die Milz so tief im Thorax, dass wir sie nicht wie Leber, Magen oder Dünndarm

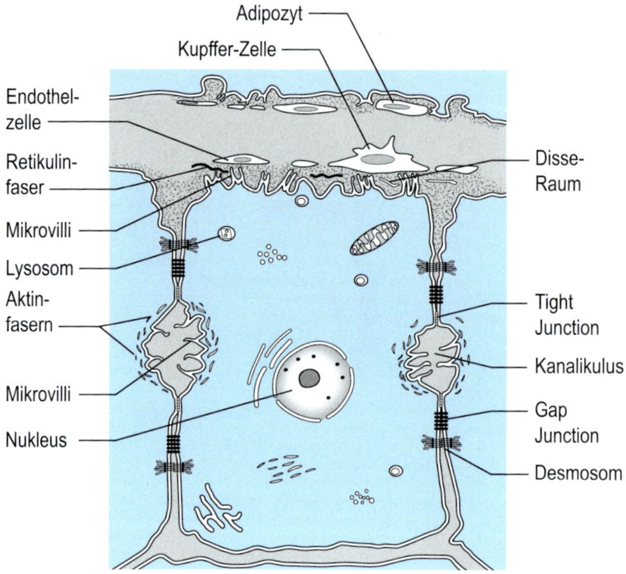

Abb. 16.13 Hepatozyten, Kupferzellen, Gallencanaliculi, Disse-Raum und Sinusoid. [L141]

dreidimensional wahrnehmen und behandeln können. Der Anspruch intra-organisch zu wirken, lässt sich angesichts der räumlichen Verhältnisse nicht verwirklichen.

Was wir manuell gut erreichen und auch mit einem manuellen Behandlungsansatz beurteilen und behandeln können, ist die **Verbindung** zwischen **Magen** und **Milz** sowie die **Verbindung** der **Milz** zum **linken Kolonwinkel** (➤ Kap. 14). Das ist der Fokus der osteopathischen Milz-Behandlung; eine Einschränkung der osteopathischen Methode, nicht der Milz selbst.

GUT ZU WISSEN

Die Behandlung der Milz wird sich auf die Behandlung der Organ-Verbindungen begrenzen, auf die

- faszialen und vaskulären Verbindung von Milz und Magen,
- faszialen Verbindung von Milz und linkem Kolonwinkel,
- vaskulären und venösen Verbindung von Milz und Leber,
- faszial-lymphatischen Verbindung der Milz als Rhythmusgeber des Peritoneums,
- faszialen und vaskulären Verbindung von Milz und Atmung bzw. Diaphragma,
- Behandlung der Milz-Umgebung nach einer Entzündung.

16.4 Gewebe und Zellen

Das Parenchym der Leber besteht hauptsächlich aus **Hepatozyten** (ca. 60 %) und **Kupferzellen** (ca. 30 %). Zwischen den Hepatozytenreihen liegen die Gallencanaliculi (➤ Abb. 16.13). Wir betrachten die Leberzellen von innen nach außen, vom Blutpol bis zum Gallenpol.

Die Wand der **Sinusoide** werden durch Endothelzellen (10 %) gebildet. Diese weisen wie die Endothelzellen der Kapillaren Öffnungen auf, sind aber so porös, dass das Blutplasma weitgehend unbehindert hindurchgelangt. Sie werden daher auch als diskontinuierliche Kapillare bezeichnet. Durch das Endothel gelangt Blutplasma und die darin gelöste Stoffe in den Zwischenzellraum und zu den Hepatozyten. Die Größe der Fenster ist abhängig von der Anwesenheit von Giften (z. B. von Alkohol), Hormonen (z. B. Serotonin) und vom venösen Blutdruck. Da der onkotische Druck im Sinusoid und im Zwischenzellraum nahezu gleich ist, hängt die Lymphbildung zuallererst vom Blutdruck ab. Normalerweise ist der onkotische Druck der Kapillare höher, dass Wasser zurück ins Gefäß fließt. Im Lumen der Sinusoide haften Kupferzellen an der Endothelwand. Diese sind für die Immunfunktion der Leber wichtig. Kupferzellen sind Phagozyten.

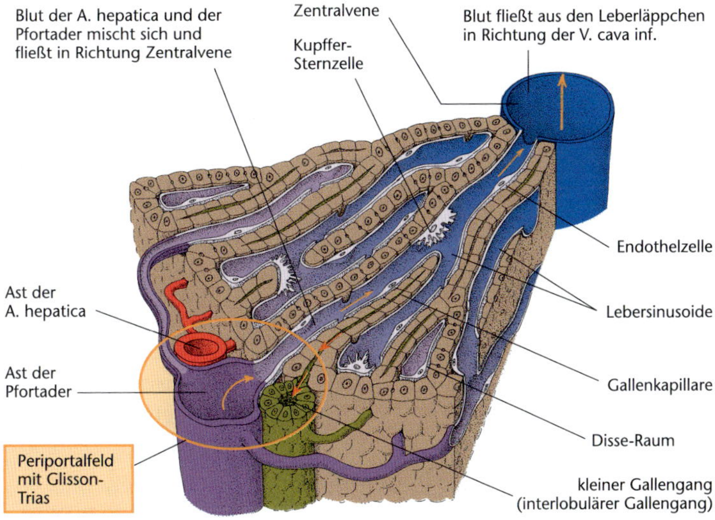

Abb. 16.14 Lebersinusoid und Gallenkapillare. Blutfluss in Richtung Zentralvene. Die interlobulären Gallengänge vereinigen sich in den Gallenkapillare. Die Galle fließt zur Leberpforte. [L190]

Die **Hepatozyten** (Leberzellen) sind in Platten angeordnet, die auch Leberbälkchen genannt werden. Formal sind sie als Epithelzellen anzusehen: Sie weisen einen Blutpol und einen Gallenpol auf. In dem zwischen der Sinuswand und den Hepatozyten gebildeten Zwischenzellraum – dem nach dem Anatomen Joseph Disse benannten „Raum von Disse" – wird die Leberlymphe gebildet und die kurze, aber wichtig Transportstrecke zwischen Blutraum und Leberzelle überbrückt. In diesem Raum finden auch die Entzündungsprozesse der Leber statt, die zur Zirrhose (irreversiblen Sklerifizierung) führen können. Hier spielen die im Disse-Raum befindlichen Sternzellen eine wichtige Rolle.

Mit den Gefäßen tritt auch die intrahepatische Faszie, das **Glisson-Bindegewebe**, in die Leber ein. Weitestgehend entspricht das intra-hepatische Faszienskelett dem Gefäßverlauf der Verzweigungen der Vena porta und Vene hepatica (> Abb. 16.14).

16.4.1 Muskeln und Mukosa der Gallenwege

Die **Tunica mucosa** mit hochprismatischem Epithel kleiden den extrahepatischen Gallengang und die Gallenblase aus. Dieses Epithel ist in der Lage, Wasser und Elektrolyte zu absorbieren und zu sekretieren und so die Gallenflüssigkeit je nach Bedarf einzudicken oder zu verdünnen. In der Gallenblase wirft sich die Tunica mucosa zu Zotten auf und kann auch Schleim produzieren.

In der weiter außen liegenden **Tunica fibromuscularis** liegen die mukoiden Drüsen, kollagene und elastische Fasern, aber auch längsgerichtete Muskeln. Bei der Gallenblase sind die glatten Muskelfasern scherengitterartig zum Gallenblasenhals hin orientiert gerichtet. In dieses Netz sind kollagene und elastische Fasern eingewoben. So kann sich die Blase füllen und mit Muskelkraft entleeren.

16.4.2 Nerven der Gallenwege

Die klinisch wichtigen Nerven finden sich in den **Wänden** der **Gallengänge**. Hier besteht ein Netz intrinsischer Neurone und Ganglien, die verschiedenste Neurotransmitter wie CCK und VIP enthalten. Dieses Netz verdichtet sich in der Wand der Gallenblase und im Bereich des Sphinkters von Oddi. Die Fasern dieser Plexus versorgen das innere Epithel, die glatte Wandmuskulatur, die Drüsen und Blutgefäße.

Sowohl das parasympathische als auch das sympathische Nervensystem stehen in Kontakt mit den intramuralen Plexus der Gallengänge bis zum Sphinkter von Oddi.

- Die ableitenden Gallenwege werden **parasympathisch** über die Nn. vagi versorgt.

- Die **sympathische** Versorgung der Gallenwege erfolgt aus dem thorakalen Mark von Th 6–9.

Gallenblase und Gallenwege sind besonders stark nozizeptiv versorgt. Eine verstärkte Drucksteigerung in den Gallenwegen und eine damit verbundene Dehnung der Gallenwege wird als Schmerz über die rechten interkostalen Nerven Th8–10 dem zentralen Nervensystem zugeleitet. Auch der N. phrenicus (C3–5) versorgt das Peritoneum in der ganzen Leber-Gallen-Region. Klinisch führen Leber-Gallen-Beschwerden daher öfters auch zu Schulter-Nacken-Beschwerden.

16.5 Physiologie der geweblichen Aktivitätszustände

GUT ZU WISSEN

Die Leberaktivität umfasst die ganze Breite des Metabolismus, sie ist katabol und anabol. Ihre Ruhe-Aktivität ist sehr hoch, vergleichbar dem Gehirn.

Hyperaktivität entsteht durch Belastung. Es kann sich hier um Auf- und Abbauprozesse handeln, die mit körperlicher Aktivität einhergehen. Die Aktivität der Leber verändert sich auch dadurch, ob und was (Toxine) wir zu uns nehmen oder ob wir im „fed or fastened state" sind.

Nach einer Mahlzeit ist viel Glukose im Blut, das mittels des Pankreashormons Insulin in der Leber (als Glykogen) für weniger glukosereiche Zeiten gespeichert wird. Ähnliches gilt für die Aminosäuren (Proteine) und Lipide (Fette). Eine der ungewöhnlichen Transformationsfähigkeiten der Leber besteht in der Glukoneogenese, der Bildung von Glukose aus Nicht-Kohlenhydraten: Aminosäuren, Glycerin, Milchsäure.

GUT ZU WISSEN

Wir können die wichtigsten Aufgaben der Leber in fünf Gebiete zusammenfassen:

- Energiemetabolismus (Glukosespeicher, Glukoneogenese)
- Immunfunktion (Kupfer- und Sternzellen)
- Proteinsynthese (z.B. Hämoglobin, Albumin)
- Detoxifikation (Ammoniak, Medikamente, Toxine)
- Gallenproduktion

16.5.1 Spürbare Zustandsänderungen

Obwohl in der Leber alle diese bio-chemischen Prozesse ablaufen, lässt sich manuell nur der mechanische Effekt der Zustandsänderungen wahrnehmen. Deutliche Veränderungen sind in der Volumendynamik und Elastizitätsänderung zu erwarten.

Die Leber wird bestimmt durch das **Volumen** und die **Qualitäten** des **Blutes**. Beide Blutzuflüsse sind reich an Nährstoffen und störenden Substanzen, die mit einem Auftrag die Leber erreichen: Sie müssen umgeformt und umgearbeitet und dem Gesamtorganismus zur Verfügung gestellt werden, sie müssen detoxifiziert und für die Ausscheidung aufbereitet werden. Diese Arbeit beschäftigt die Leber den ganzen Tag. Sie wirkt **im Dienst** der **Ganzheitlichkeit** des **Organismus.** Die Vasa privata und Vasa publica sind nicht wie bei der Lunge getrennt. Die Daumenregel war, dass die Leber viel mehr dem Gesamtorganismus zur Verfügung stellt, als dass sie für sich selbst nimmt. Insofern ist ihre öffentliche Arbeit (publica) für anderer viel wichtiger als die private Selbstversorgung.

Die Umformungsprozesse in der Leber sind energieintensiv, und die Leber selbst hat einen hohen Bedarf an ATP. Dadurch ist sie der **wärmste Ort** im Körper. Vergleiche mit einer produktiven Chemiefabrik liegen nahe und zuweilen ist eine erhöhte Wärmeabstrahlung in der Leberregion wahrnehmbar.

16.5.2 Gewebliche Basis der spürbaren Hyper- und Hypoaktivität

Was wir manuell erspüren, ist der Gesamtausdruck im Rahmen **wechselnder Aktivitätszustände** der Leber. Diese Aktivität ist Ausdruck der verschiedenen Gewebe und Flüssigkeiten:

- Das Parenchym besteht hauptsächlich aus Hepatozyten und Kupferzellen und ist wie jede Zelle mit einem Gewebsdruck (Turgor) ausgestattet.
- Die Drüsenaktivität der Zellen bewirkt durch Resorption und Sekretion eine Veränderung des Volumens.
- Die elastische Bindegewebsschichten bauen eine Rückstellkraft bei Verformung auf.
- Die Gefäßwand der intrahepatischen Gefäße und Gallengänge gibt mit dem Bindegewebe dem Or-

gan eine innerer Formstabilität (intra-hepatisches Faszienskelett).
- Die wechselnde Blutmenge über die V. porta füllt, ernährt und aktiviert.
- Die intra-hepatischen Vv. hepaticae ermöglichen Abfluss oder Stau.

GUT ZU WISSEN

Die biomechanischen Qualitäten, die durch die Leberaktivität spürbar werden, sind v.a. die Volumendynamik und die elastische Rückstellkraft. Hyper- und Hypoaktivität kann sich als verändertes Volumen oder veränderte Elastizität äußern.

Vergrößerungen und Verkleinerungen der Leber sind daher ebenso wichtige Anzeichen wie Stau und gewebliche Rigidität. Bei entzündlichen Veränderungen der Leber oder gar bei einer Zirrhose ist die Rückstellkraft deutlich verändert. Die Leber war das erste Organ, bei der die moderne Elastografie klinisch erfolgreich als diagnostisches Instrument angewandt wurde.

Der **Leberschwamm** als Ganzes ist a-morph und in Maßen verformbar. Daher kann die Formwahrnehmung der Leber kaum klinisch relevante Ergebnisse beitragen. Da die Leber stark mit dem Diaphragma verwachsen ist, sind auch relevante Positionsänderungen (Ptose) sehr selten. Die normale Ruheatmung führt zu einer Kompression der Leber und ist eine der physiologischen Kräfte der Entstauung des venösen und lymphatischen Abflusses. Die bei tieferer Einatmung entstehende innere Torsion (Verformung) des Leberschwammes kann zu einer Regulation im Rahmen der physiologischen Grenzen beitragen.

GUT ZU WISSEN

Massive Kompressionen und sog. Recoil-Techniken entsprechen nicht der Physiologie der Leber.

Eine Eigenbewegung der Leber im Sinne der **Motilität** wurde bisher in der Physiologie nicht beschrieben. Fraglich wäre auch, welches Gewebe der Träger dieser Motilität sein könnte. Glatte Muskulatur findet sich in der Leber nur in den Gallenwegen und in manchen Arteriolen. Bisher sind intra-hepatische Schrittmacherzellen zur intrinsischen Eigenbewegung der Gallenwege in der Leber nicht gefunden worden. Für die Gallenwege außerhalb der Leber bis zum Duodenum gibt es inzwischen ausreichende Belege von Schrittmacherzellen die eine viszerale Motilität erklären (Chen und Yu 2018.). Die intrinsische, rhythmische Dynamik der Leber ergibt sich somit aus der rhythmischen Füllung durch den portalen Zufluss und der Entleerung durch die rhythmische Kompression in der Einatmung.

16.5.3 Organentzündung und Organaktivität

Eine **entzündete Leber** kann geschwollen sein. Bei mehr Durchblutung würde sich ihre Farbe nur geringfügig verändern, weil sie sowieso ein blutgefülltes Organ ist. Die Leber selbst ist wenig schmerzempfindlich und in der allgemeinen Krankheitslehre gilt der Satz: Die Müdigkeit ist der Schmerz der Leber. Da sie aber durch die Schwellung das umliegende Gewebe irritiert, kann Schmerz entstehen. Auch eine erhöhte Temperatur in der Leber wäre möglich. Die attestierte Müdigkeit ist die des ganzen Patienten, da die Leber es nicht mehr schafft, ihre Aufgaben zu erfüllen. Die Entzündung als Gewebe-Hyperaktivität und Hypofunktion wäre abzugrenzen von einer situativen Überbeanspruchung durch z. B. einen Alkoholexzess. Bei einem hohen Angebot an giftigen Substanzen würde die gesunde Leber durch Hyperaktivität und Hyperfunktion mit dieser großen Herausforderung (Entgiftung) umgehen, und dann wieder zu ihrem normalen Wechsel von Ruhe- und Hyperaktivität zurückkehren.

Am Ende einer chronischen Leberentzündung droht eine **Zirrhose,** bei der es zu dauerhaften Sklerifizierungen kommt. Diese Veränderungen erlauben der Leber nicht mehr, sich auszudehnen und ihre Elastizität ist nicht mehr physiologisch. Die zirrhotische Leber ist **rigide, ohne hyperaktiv** zu sein. Die Rigidität entspricht der Vernarbung des Bindegewebes, wie im Bewegungsapparat.

16.5.4 Intrinsische Regulation und Kompensationen

Ein intrinsischer Regulationsmechanismus zur intrahepatischen Kompensation stellt die myogene Autoregulation der Gefäße dar. Diese wird auch arterieller Puffer (hepatic arterial buffer response) genannt und stellt eine Reaktion des arteriellen Systems auf venöse Änderungen dar.

- Die **Vena porta** ist Teil des Kapazitätssystems bestehend aus wenig Druck (8–10 mmHg), geringem Widerstand, langsamer Fließgeschwindigkeit (9 $cm.s^{-1}$), hoher Volumen-Kapazität, aber ohne Autoregulationsmöglichkeit.
- Die **Arterie** ist Teil des Hochdrucksystem bestehend aus hohem Druck und Widerstand, hoher Fließgeschwindigkeit (18 $cm.s^{-1}$) bei geringer Volumen-Kapazität und der Fähigkeit der Autoregulation. Diese Fähigkeit der Autoregulation kommt zum Tragen, wenn die venöse Versorgung abfällt oder für die Anforderungen nicht ausreicht.

Meist deckt die Leber den größten Teil ihres Sauerstoffbedarfs über das venöse Blut. Dessen Sauerstoffsättigung variiert mit der Darmaktivität. Sie ist hoch, wenn der Darm ruht (resting gut: SpO_2 is ~85 %) und geringer, wenn der Darm sehr aktiv ist (active gut: SpO_2 is ~75 %). Der Widerstand der intrahepatischen Arteriolen passt sich dem venösen Fluss an. Nimmt dieser ab, kann das arterielle System kompensieren, indem es den Widerstand senkt (Gefäßdurchmesser vergrößert). So kann die A. hepatis bei hoher Anforderung den erhöhten Bedarf decken; sie wirkt als Puffer gegen stressbedingte Unterversorgung.

16.5.5 Extrinsische Regulationsmechanismen und Kompensationen

Neben der lokal-autonomen Regulation der Ruhe- und Belastungsaktivität spielen extrinsische Regulationsmechanismen in der Hyperphysiologie und Kompensation eine wichtige Rolle. Zu den extrinsischen Regulationsmöglichkeiten gehören:

- Das aus der Umgebung (parakrin) zuströmende **Hormon CCK** reguliert die Motilität der Gallenwege und den Gallenfluss.
- **Systemische Hormone** wie Adrenalin, Glukagon, Angiotensin II und Vasopressin beeinflussen die Aktivität der Leberzellen und der Gefäße.
- Der **Druckabfall** vom portalen System, zur Leber und zum rechten Herzen bestimmt den Blutfluss.

16.6 Entwicklung und Biografie der Leber und Milz

Sowohl das vorgeburtliche als auch das postnatale **Wachstum** der Leber ist eng mit dem **Blutzufluss** verbunden. Das Blutorgan Leber wächst entsprechend dem Sauerstoff- und Nahrungsangebot. Da sie am Anfang der Entwicklung das erste Organ in der Kette ist, wächst sie enorm und dominiert die gesamte Bauchhöhle. Die Leberentwicklung und ihre Segmentation wird durch den Fluss sauerstoffreichen Blutes in der Umbilikalvene determiniert. Die innere Zweiteilung der Leber in einen jeweils rechten und linken Teil geschieht schon intrauterin. Vorgeburtlich wird die linke Leberhälfte über die V. umbilicalis mit arterialisiertem Blut aus der Plazenta versorgt und ernährt. Die V. portae versorgt die rechte Leberhälfte. Die V. umbilicalis ist mit der V. portae über ein schmales Gefäßband verbunden. Aufgrund der bevorzugten Versorgung wächst die linke Leberhälfte vorgeburtlich stärker. Nach der Geburt fällt diese Bevorzugung weg und der linke Leberlappen bildet seine Dominanz zurück.

Die Leber ist eingebunden in die physiologischen Umstellungsprozesse. In den ersten Tagen nach der Geburt erfolgt eine **respiratorische** und **kardiovaskuläre Adaptation,** in welche die Leber einbezogen ist:

- Gefäße der Nabelschnur obliterieren, der Blutfluss zur Leber erlischt.
- Die fetalen Kreislaufwege (shunts) versiegen, die pulmonalen Strombahnen öffnen sich.
- Der alveoläre und arterielle Sauerstoffpartialdruck steigt an, der pulmonale Gefäßtonus (Dilatation) fällt ab und die Lungendurchblutung nimmt zu.
- Der Druck im linken Vorhof steigt an; es erfolgt der funktionelle Verschluss des Foramen ovale.
- Die Leber bekommt ihr Blut aus dem portalen Kreislauf und aus der A. hepatica Sie gibt ihr Blut zum rechten Herzen ab.

GUT ZU WISSEN

Interessanterweise ist das vorgeburtliche Wachstum der Milz mit der Entwicklung des Herzens verbunden. Es gibt fast keine Missbildung der Milz, die nicht mit einer abweichenden Entwicklung des Herzens einhergeht.

Die Leber ist ein Organ, der wir das **Alter** nicht unbedingt ansehen. Bei entsprechendem Lebenswandel und guter Gesundheit kann die Leber eines 80-Jährigen immer noch jugendlich aussehen. Dies lässt sich niemals für die Lunge sagen. Ihr sehen wir im Alter an, wie sie sich mit den Umgebungsfaktoren auseinandergesetzt hat. Auch die Milz, insbesondere die lymphatischen Bereiche, verändern sich mit dem Alter und der Erfahrung durchgemachter Infektionen (Turner und Mabbott 2017).

16.6.1 Leberschwellung und Asymmetrie

Nach der Geburt durchlaufen manche Kinder eine kurze Phase der **physiologischen Gelbfärbung (Ikterus).** Durch die Umstellungen des Kreislaufs und der Blutbildung auf nachgeburtliche Verhältnisse entsteht vermehrt Bilirubin, das die noch ungeübte Leber überfordert. So kommt es manchmal in den Tagen nach der Geburt zu einer zeitlich begrenzten Gelbfärbung der Haut, die den meisten Kinder aber kaum zu schaffen macht. Da in diesem Alter die Blut-Hirn-Schranke noch durchlässig ist und Bilirubin für das Gehirn toxisch wäre, wachen die Kinderärzte mit Argusaugen darüber, dass der Bilirubinwert im Blut nicht zu hoch wird. Dieser postnatale Ikterus ist eine physiologische Reaktion auf eine erhöhte Belastung, eine typische Hyperaktivität. Zuweilen ist eine Vergrößerung der Leber spürbar und es kommt zu typischen Anpassungsproblemen.

Die physiologischen **Umstellungsreaktionen nach der Geburt** führen zu einer Überlastung der Leber. Ist die Leber so sehr gefordert, dass sie expansiv mehr Raum einfordert, kann dies bei manchen Kindern zu einer Seitneigung in Rückenlage führen. Dadurch wird eine Rotationspräferenz der Halswirbelsäule induziert. Zuweilen präsentiert sich dieser Zustand wie eine **Torticollis**. Die Eltern berichten, dass das Kind „sich weigert" den Kopf auf die andere Seite abzulegen oder immer „wie ein C" daliegt. Im osteopathischen Befund zeigt sich aber, dass die Halswirbelsäule beweglich ist, die Rippen-Leber-Brustwirbelsäule-Region aber im Elastizitätstest mit einer erhöhten Rigidität antwortet und im vollmetrischen Befund der Leber die expansive Qualität dominiert. So kann eine hyperaktive Leber die normale Rückenlage eines Säuglings stören und möglicherweise die anfängliche Entwicklung zur Symmetrie beeinflussen. In dieser Phase sind das Halten des Kopfes in der Mitte und die erste Ausrichtung des Blickes (Fokus, Konvergenz) ein Ausdruck der Symmetrie und Zentrierung. Auch spätere Leberschwellungen können in ähnlicher Weise einen Einfluss auf die Statik und Dynamik der Wirbelsäule und der Verformung bei der Atmung haben.

16.6.2 Biografie der Milz: Von der frühen Immunität zur Pubertät

Die Milz spielt eine wichtige Rolle in der Entwicklung der adaptiven Immunantwort und verändert sich daher bis ins hohe Alter (Kruschinski et al 2004). Inzwischen werden viele Aspekte des sich entwickelnden Immunsystems in den ersten Lebensjahren breit erforscht. Insbesondere in die Entwicklung der T-lymphozytären Immunantwort ist die Milz eingebunden (Semmes et al 2021). Dass die Milz von der Geburt an in der Immunantwort auf Viren und Bakterien eine wichtige Rolle spielt, ist unstrittig. Wie sich diese Veränderungen aber in der geweblichen Qualität ausdrücken, lässt sich noch nicht absehen.

Ausgerechnet in den Ablösungskonflikten der Pubertät, trifft die Milz das **Pfeiffer-Drüsenfieber.** Dies kann ein Segen oder eine Qual für die Jugendlichen sein. Die Müdigkeit ist zuweilen so intensiv, dass sie nicht in die Schule gehen können. Die Milz stellt in ihrem doppelten Bezug zur Fülle des Essens und zur Fleischlichkeit (Soma) eine fulminante Bejahung der Lust und der „fleischlichen Begierden". Das intensive Wachstum der somatischen aber auch der drüsenhaft-sexuellen Körperlichkeit in der Pubertät braucht diese Bejahung. Hier finden die Ablösungsprozesse aus der Familie und die Entdeckung der Individualität statt. Intensive Impulse, die eigene Sinnlichkeit und genitale Geschlechtlichkeit zu erleben, mischen sich mit starken Ängsten und Impulsen, eben diese Ausbildung zu verzögern oder ihr ganz abzuschwören, was mit der Entwicklung in ein selbstverantwortetes und eigenständiges Leben einhergeht. In dieser Phase entstehen Essstörungen, Tics und es werden regressive Bindungen aktiviert. Manches davon spiegelt sich auch um die Milz herum geweblich wider.

GUT ZU WISSEN

Eine Milzbehandlung in der Pubertät und bei regressiver Abwehr von Ablösungsprozessen bedarf höchster Zurückhaltung des Therapeuten. Eine forcierte Ablösung oder Lockerung ist ebenso wenig angebracht wie jede Form der psychologischen Deutung. Osteopathie bleibt beim Gewebe, auch wenn psychische Entwicklungsprozesse in der Therapie entstehen.

16.7 Diagnostik und Behandlung der Leber und Milz

Physiologische Änderungen der Leber- oder Milzaktivität sind kaum anamnestisch herauszuhören. Beide Organe haben die Fähigkeit **starke** und **lange Belastungen** mit relativ wenigen Symptomen zu meistern. Möglicherweise gibt es Hinweise auf einen venösen Stau im Oberbauch oder im Becken, auf Stauungskopfschmerz oder Reflux. Viele der Oberbauchsymptome, wie sie beim Magen und Duodenum auftraten, können auch mit Änderungen der Leber-Gallen-Aktivität einhergehen. Empfindlichkeiten der Gallenblase führen zu hoch-thorakaler Atmung. Jegliche tiefere Atmung, die einen Reiz auf die empfindsame Gallenblase setzt, wird vermieden. Starke Leberbelastungen, z.B. beim Pfeiffer-Drüsenfieber, führen zu allgemeiner Erschöpfung.

16.7.1 Inhibition und Provokation im Stand

Inhibition und Provokation im Stand wären bezüglich einer geschwollenen **Leber** relevant. Da es meist um venöse Prozesse geht, ist die Reaktionszeit einer Unterstützung (Inhibition) länger, daher selten angebracht. Empfindlichkeiten im Oberbauch wirken sich möglicherweise durch längeres Stehen auf die Atemform und die Reaktion auf Palpationsdruck aus.

Die **Milz** wird sich – außer in extrem pathologischen Situationen – kaum im Stand inhibieren oder provozieren lassen.

16.7.2 Untersuchung und Behandlung der Aktivitätszustände der Leber

Die enge gewebliche und funktionelle Verbindung der Leber mit dem Diaphragma erfordert eine organspezifische **Standardpalpation**, in der die beiden in Balance sind. Abweichend vom bisherigen Vorgehen wird die Leberpalpation immer mit einer Hand am Organ und einer am Diaphragma-Rippenkomplex erfolgen (➤ Abb. 16.15). Zuweilen ist es für die Zugangserlaubnis nötig, die posterioren Aspekte der Leber und des Diaphragmas mehr zu unterstützen (➤ Abb. 16.16).

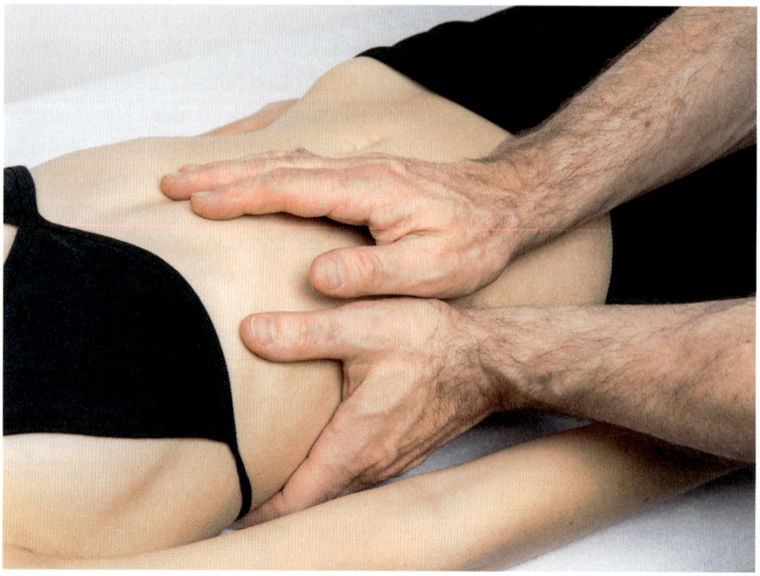

Abb. 16.15 Organspezifische Standardpalpation der Untersuchung und Behandlung der Leber – mit räumlicher Balancierung von Leber und Diaphragma als Zugangserlaubnis. So werden das Volumen wahrgenommen und die Elastizität mit beiden Händen getestet. Kompressionstechniken zur Entstauung erfolgen aus dieser Position. [K418]

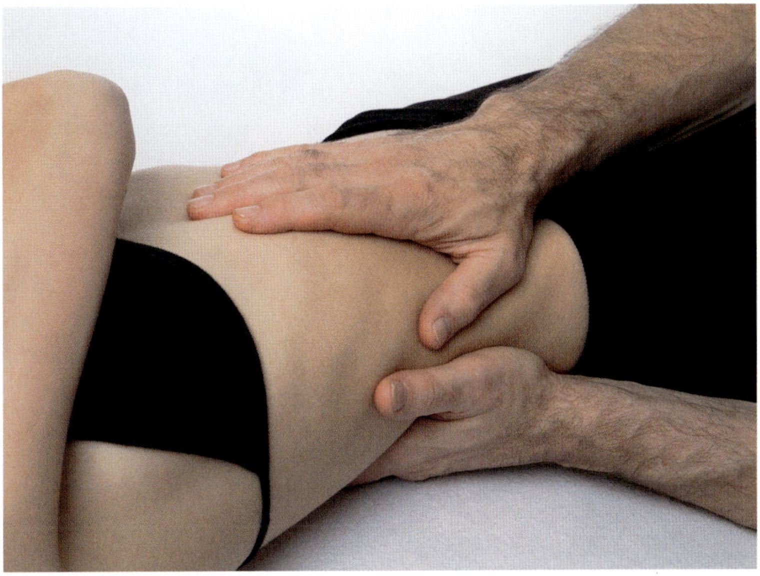

Abb. 16.16 Variation zur organspezifischen Standardpalpation mit Unterstützung der posterioren Aspekte der Leber und des Diaphragmas. [K418]

VORGEHEN

- Einsinken ins Gewebe und Wahrnehmung der Aktivität: An die Aktivität der Umgebung anpassen: Solidarisierung mit der geweblichen Anstrengung der Rippen, Muskeln incl. des Zwerchfells.
- Zugangserlaubnis erarbeiten: Der Leber als Gesamtorgan ein Sofa anbieten.
- Akzeptanz des Volumenausdrucks (Zugangserlaubnis)
- Balancierung von Leber und Diaphragma und Volumendynamik wahrnehmen.
- Elastizitätstest durchführen.
- Hypo- und Hypoaktivität, Fülle und Leere behandeln.

Beachte: Die Kompressionstechniken zur Entstauung (unten) erfolgt aus dieser Position.

Da der Volumenaspekt die Spürbarkeit der Leber dominieren kann, ist eine volumetrische Anpassung für die **Zugangserlaubnis** grundlegend. Die untere Hand nähert sich von inferior an und bietet der Leber ein „Sofa“ an. Die obere Hand solidarisiert sich mit der Aktivität des Diaphragmas und der Rippen und sucht die Balance mit der Leberhand. Aus dieser Position erfolgt der Elastizitätsbefund als dreidimensionale (= volumetrische) Kompression: eine kurze Frage, die Antwort auf die Verformung wird beurteilt.

Bei einer gefüllten oder gestauten Leber kann so auch die Entstauung mit einem minimalen Widerstand gegen die Einatmungsbewegung (in Ruheatmung) erfolgen. Dann kommt zur Kompression von oben noch eine minimale Kompression von unten dazu. Dies kann, wenn keine unangenehmen Symptome auftreten (Kopfdruck, Schmerz), über 2–3 min rhythmisch durchgeführt werden.

Bei einer **hypoaktiven Leber** würde die Füllung der Leber als Aktivierung erfolgen (➤ Abb. 16.17). Dabei werden mit einer Hand möglichst viele Organe (oder jedes einzeln) des Zuflussgebietes durch ein Gegenlager gegen die Einatmungskraft entstaut und so die Füllung der Leber befördert.

VORGEHEN

- Behandlung von Hypo- und Hyperaktivität, von Fülle und Leere:
  - Zugangserlaubnis erarbeiten: Der Leber als Gesamtorgan ein Sofa anbieten.
  - Zuerst entstauen, dann füllen. Vor dem Füllen sollten die venösen Wege überprüft werden.
  - Abflusswege balancieren: Diaphragma, Vena jugularis, Herz.
  - Kompressionstechniken zur Entstauung ergeben sich aus der Balancierung zwischen Leber-Zwerchfell: Entweder wird die Volumendynamik über einige Minuten mit wiederkehrenden Balancen begleitet; oder die inferiore Hand (Sofa) gibt einen minimalen Widerstand gegen die Einatmung, um eine Verstärkung der Kompression zu ermöglichen.
  - Organe, die den venösen Zufluss ausmachen komprimieren, damit eine Füllung der Leber angeregt wird. In Ruheatmung (Einatmung) oder bei leicht vertiefter Einatmung einen minimalen Widerstand gegen die nach unten gerichtete Kraftentwicklung setzten.
- Abschluss: Balance Leber-Diaphragma herstellen.

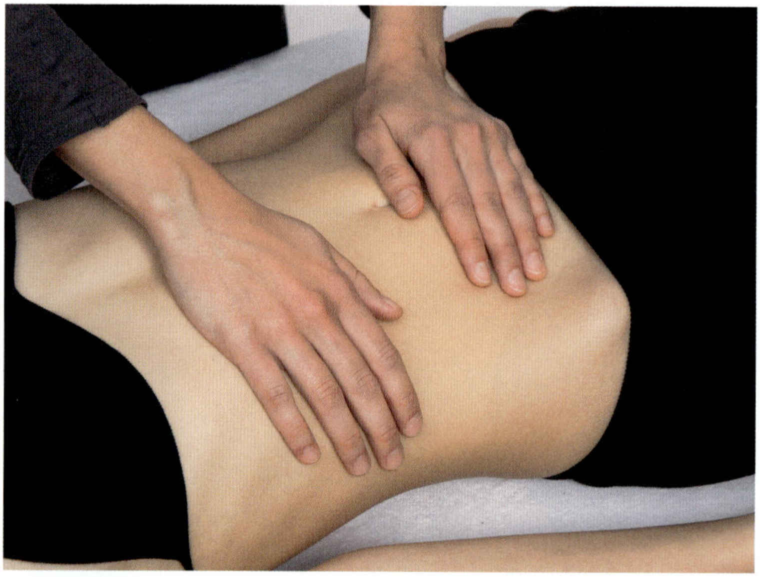

Abb. 16.17 „Füllen" der Leber mit dem Blut des portalen Kreislaufs. Behandlung der Leber bei Leere und Hypoaktivität. [K418]

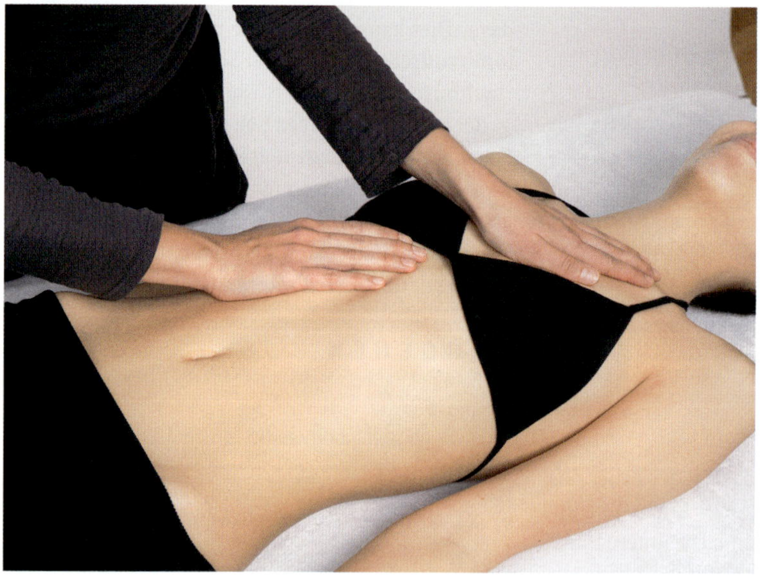

Abb. 16.18 Balancierung zwischen Leber und der venösen Abflussregion in den linken oder rechten Venenwinkel. [K418]

Um wiederum den physiologischen Rhythmus der Leber zwischen Füllen und Entleeren zu befördern, sind die **Balancierungen** der mechanischen Verbindungen und des venösen Abflusses zum rechten Herz die nächsten physiologischen Schritte.

Um die Anpassungsfähigkeit der venösen Systeme zu überprüfen und mögliche Symptome oder Reaktionen zu erkennen, beginnen wir mit einer Balancierung zwischen der Leber und der venösen Zuflussregion in den linken und rechten Venenwinkel (➤ Abb. 16.18). Dabei ist es hilfreich, Veränderungen in der Prominenz der Vena jugularis wahrzunehmen. Dann erfolgt eine (gewebliche) Balancierung zwischen Leber-Diaphragma und Herzbeutel (➤ Abb. 16.19), um dann in die (venöse) Balance zwischen den ausfließenden Vena hepatis und dem Zufluss der Vena cava inferior zum Herzen überzugehen (➤ Abb. 16.20).

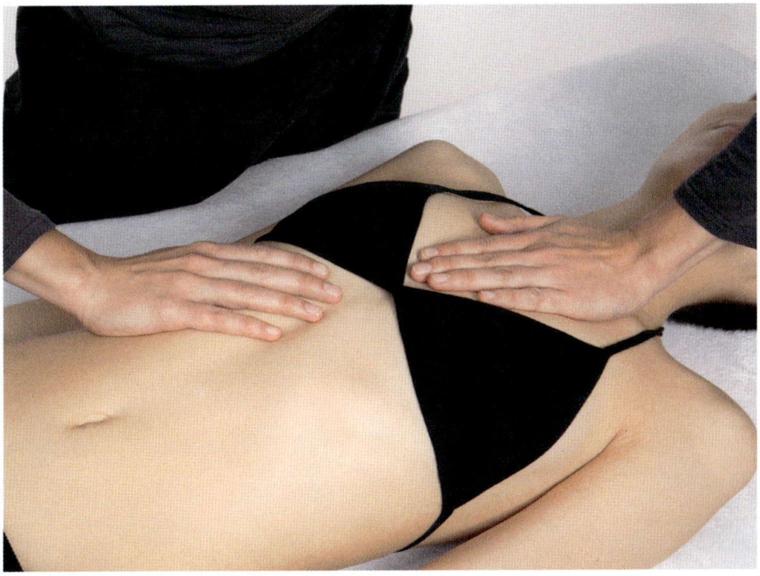

Abb. 16.19 Balancierung der mechanischen Interaktion zwischen Leber, Diaphragma und Herzbeutel. [K418]

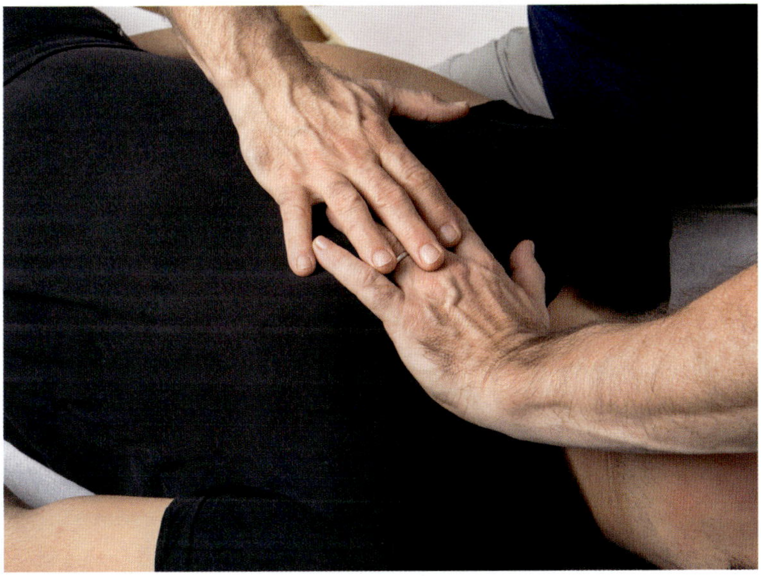

Abb. 16.20 Venöse Balance des venösen Abflusses der Leber: Vena hepatis – Vena cava inferior – rechter Vorhof. [K418]

16.7.3 Intra-hepatische Behandlung

Um der Herausforderung der Behandlung der inneren Architektur und Aktivität der Leber gerecht zu werden, wählen wir einen **Zugang,** der **von unten** den zufließenden Gefäßen und **von oben** den abfließenden Gefäßen folgt (➤ Abb. 16.20). Wir tun so, als könnten wir dem Verlauf der Gefäße ins Organ folgen, als würden wir von oben und von unten in einen Fingerhandschuh schlüpfen, dann die Finger im Gewebe „verschränken" und den Leberschwamm von innen „fassen" (➤ Abb. 16.21).

Aus dieser Position inhibieren, aktivieren und balancieren wir die Leber, arbeiten mit den Verformungen der Motilität oder Mobilität, und suchen, wenn möglich, gewebliche Balancen zwischen Zustrom- und Abflussarchitektur. Sind die Hände groß genug, ist eine Einbeziehung der Milz in die Balancierung möglich und klinisch sinnvoll (siehe Daumen in ➤ Abb. 16.21).

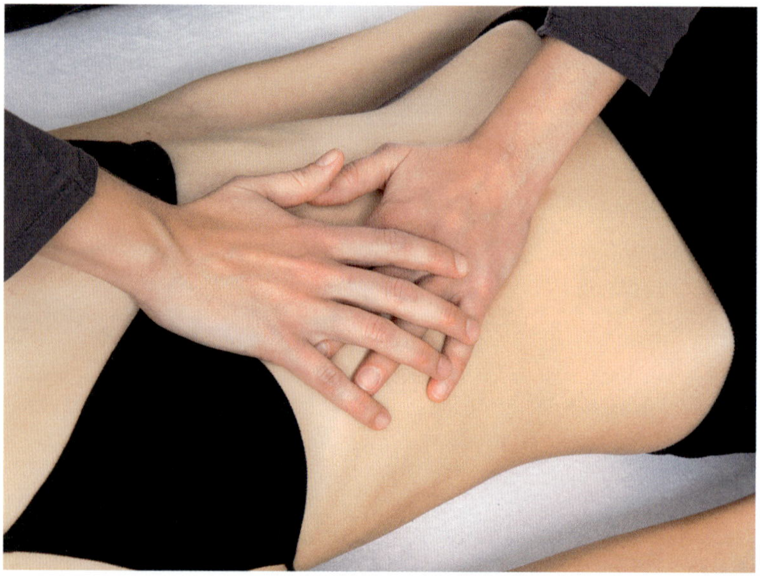

Abb. 16.21 Behandlung der inneren Architektur und Aktivität der Leber (Fingerhandschuh). Die Finger „verschränken" sich im Gewebe und inhibieren, aktivieren oder balancieren. In diesem Kontakt sind zuweilen die Verformungen der Mobilität zu spüren. Ziel ist es eine gewebliche Balance zwischen Zustrom- und Abflussarchitektur herzustellen. [K418]

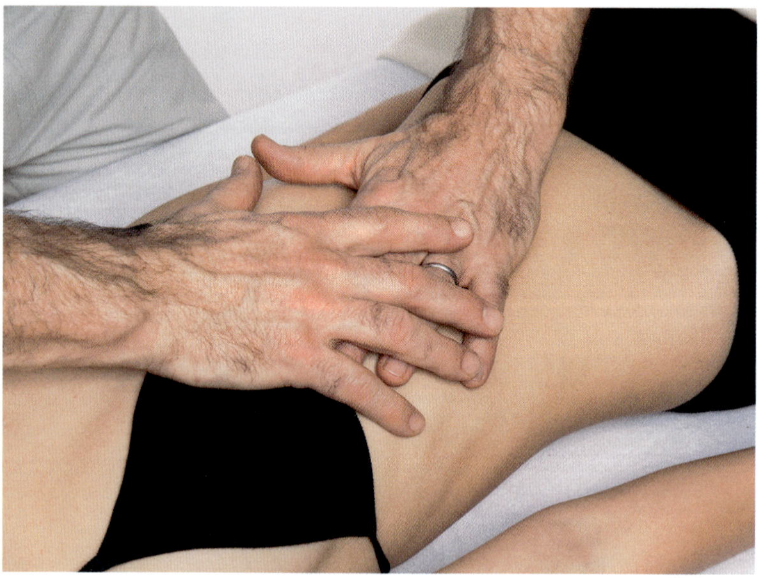

Abb. 16.22 Behandlung der inneren Architektur und Aktivität des Leberschwammes. Handschuh-Technik unter Einbeziehung der Milz (siehe Daumen). [K418]

16.7.4 Relationelle Diagnostik und Behandlung der viszero-viszeralen Verbindungen der Leber

Die Bedeutung der Leber für den Magen haben wir in ➤ Kap. 15 bereits angesprochen. Hier sei noch auf die Möglichkeit verwiesen, dass ein hypoaktiver, müder Magen an der Leber hängt und diese zur Reaktion provoziert. Da der Zug über das Omentum minus übertragen wird, kann es auch dort zu Reaktionen kommen, die zu einer Irritation im Oberbauch führen.

➤ Abb. 16.23 zeigt die Handposition bei der relationellen Aktivitätsdiagnostik (stützen des Magen → Reaktion Leber?) und Balancierung der Organ-Organ-Verbindung mit Fokus auf dem Omentum minus und den darin verlaufenden Gefäßen (inkl. Gallengang) und Nerven.

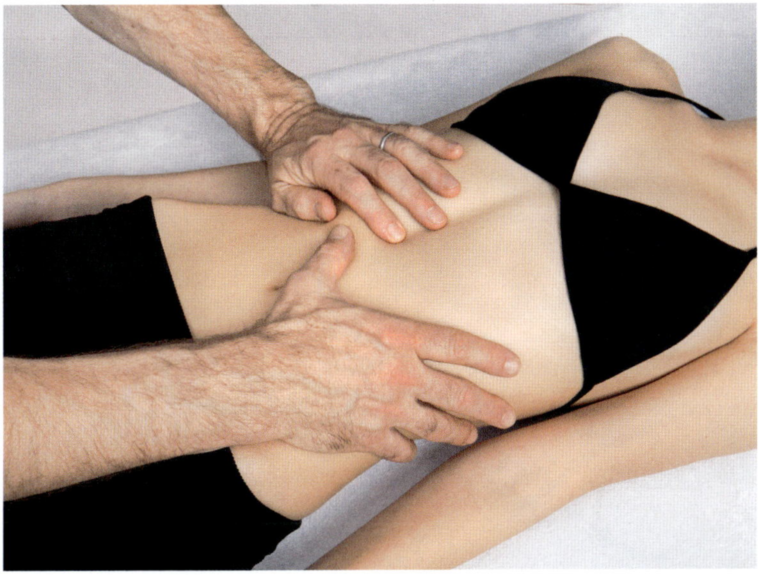

Abb. 16.23 Relationelle Aktivitätsdiagnostik: Provokativer Zug oder unterstützendes Sofa für den Magen —> Reaktion der Leber? Ebenso Balancierung der Organ-Organ-Verbindungen mit Fokus auf dem Omentum minus. [K418]

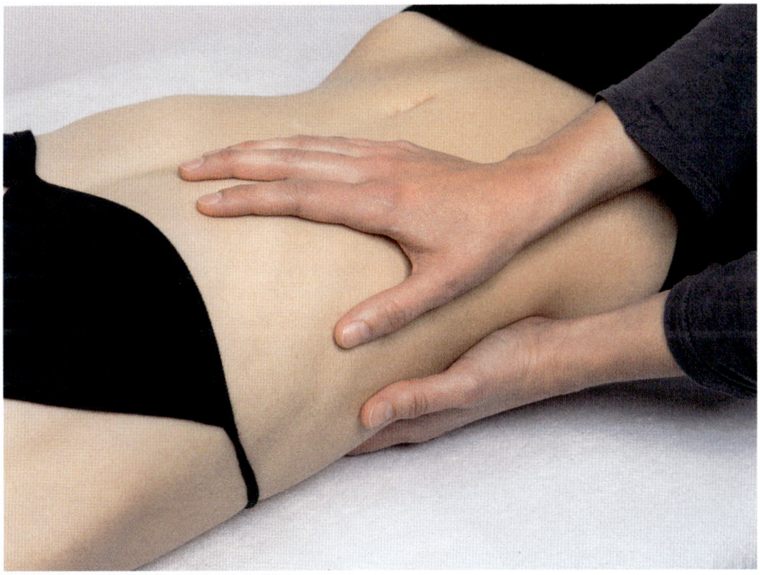

Abb. 16.24 Relationelle Aktivitätsdiagnostik: Provokativer Zug oder unterstützendes Sofa für die rechte Niere —> Reaktion der Leber? Dann Balancierung der Organ-Organ-Interaktion. Im Sinne der Nierendiagnostik wäre der Ablauf umzudrehen: Anheben der Leber —> Reaktion im Nierenlager? [K418]

Die Volumenzunahme der Leber kann eine **Kompression** der **umliegenden Organe** bewirken und diese zu einer Aktivität provozieren. Dies kann z.B. die rechte Niere und den rechten Kolonwinkel betreffen. Hier stützen wir die Leber und nehmen wahr, ob sich dadurch eine Hyperaktivität im Nierenlager (➤ Abb. 16.24) oder Kolonwinkel ➤ Abb. 16.25) regulieren kann.

VORGEHEN

Die relationelle Aktivitätsdiagnostik kann zwei Fragen beantworten:

- Inhibition: Kompensiert die Leber durch vermehrte Aktivität? Die Inhibition erfolgt durch ein unterstützendes Sofa für den Magen, die rechte Niere oder für den Kolonwinkel —> Reaktion der Leber?
- Provokation: Könnte die Leber ihre Aktivität zur Kompensation verstärken? Provokativer Zug am Magen oder Kolonwinkel —> Reaktion der Leber?

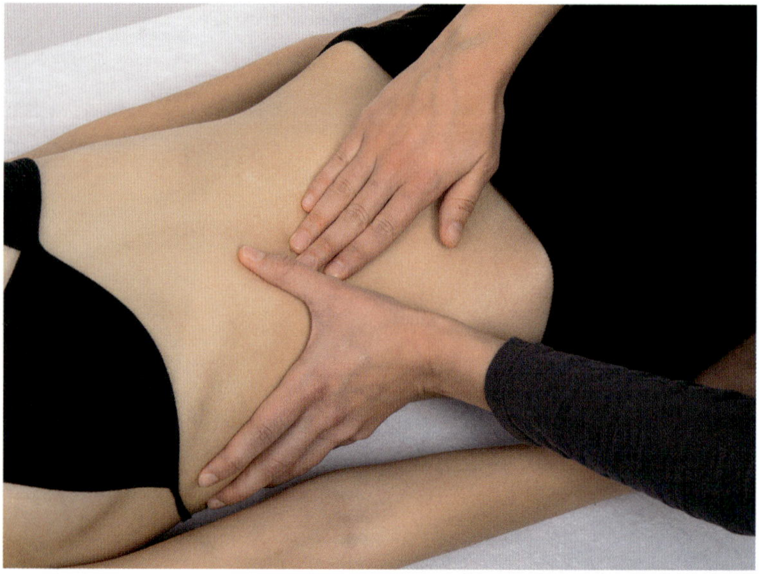

Abb. 16.25 Relationelle Diagnostik und Behandlung von Leber und rechtem Kolonwinkel: Provokativer Zug oder unterstützendes Angebot für den Kolonwinkel —> Reaktion der Leber? Anheben der Leber —> Reaktion im Kolonwinkel? [K418]

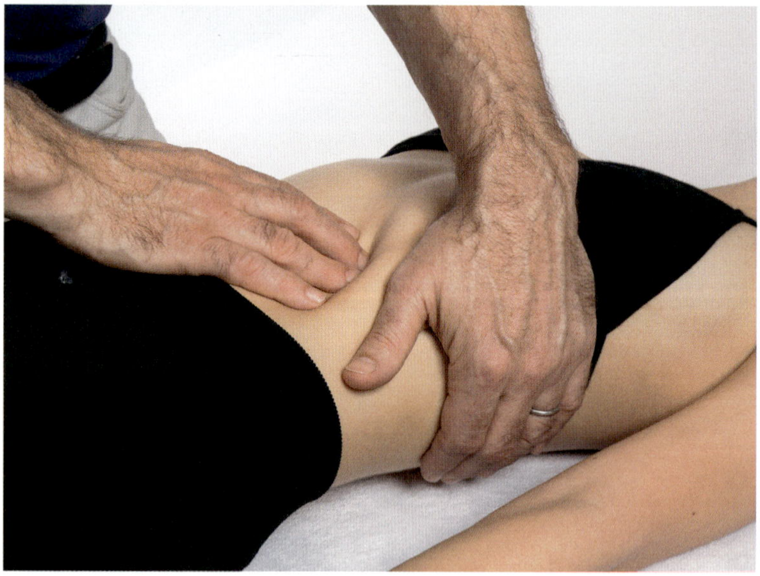

Abb. 16.26 Untersuchung und Behandlung der faszialen und räumlichen Verbindung von Magen und Milz. [K418]

16.7.5 Untersuchung und Behandlung der Umgebung der Milz

Realistischerweise haben wir Einfluss auf die Umgebung der Milz, insbesondere auf die wichtige peritoneale Verbindung zum **Magen** im Bereich der **Milzhilus.** Dafür nähern wir die Milz zum Magen an, indem wir diese über die Rippen nach vorne und medial bringen (➤ Abb. 16.26). So gelangen wir mit den Fingerspitzen entlang der großen Magenkurvatur schräg nach hinten, oben und lateral zu Faszie und Hilus.

Der **Elastizitätstest** dieser Region bestimmt den Aktivitätszustand der Organverbindung. Eine minimale elastische Verschieblichkeit der beiden Organe ist normal und wir erwarten hier keine große Amplitude. Richten wir die Finger mehr nach lateral (➤ Abb. 16.27), können wir die elastische Verschieblichkeit zwischen Milz und Kolonwinkel prüfen

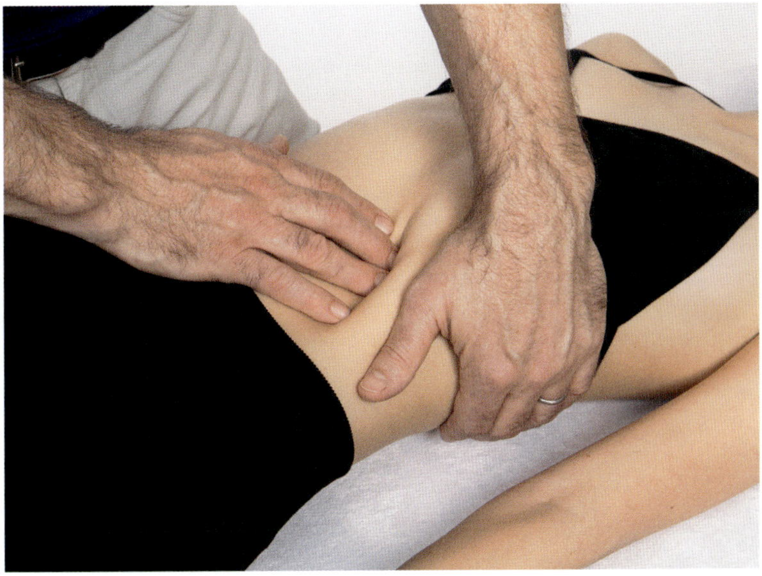

Abb. 16.27 Untersuchung und Behandlung der Umgebung der faszialen und räumlichen Verbindung von Milz und Kolonwinkel. [K418]

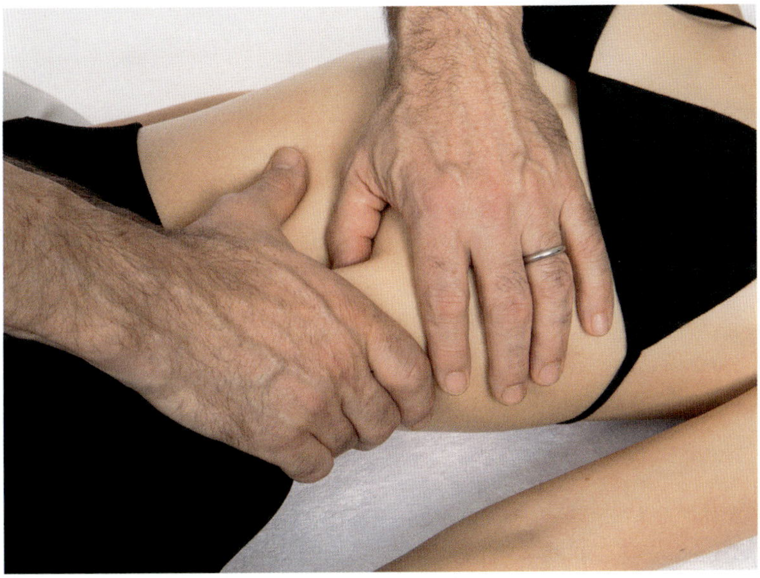

Abb. 16.28 Balancierung von Magen und Milz. [K418]

und behandeln. Da Colitis ulcerosa oft das linke Kolon betrifft, ist eine Behandlung dieser Gegend für die immunologischen Prozesse relevant.

VORGEHEN

- Zugangserlaubnis herstellen und Milzhilus behandeln:
  - Stütze des Magens zur Milz anbieten.
  - Zwerchfell zur Milz hin annähern lassen.
  - Finger zwischen Magen und Milz einsinken lassen
  - Elastizität der Gewebe testen
- Behandlung: weitere Annäherung, gewebliche Balance, rhythmische Dynamik in Ruheatmung.

16.7.6 Balancierung der Organverbindung der Milz

Ist die Umgebung der Milz hyperaktiv (Beanspruchung) oder geweblich verändert (Entzündungen, Essstörungen), ist diese Region nur mit Einbeziehung der umliegenden Organe zu behandeln.

➤ Abb. 16.28 zeigt die Unterstützung und Balancierung des Magens zur Milz hin, um deren Umge-

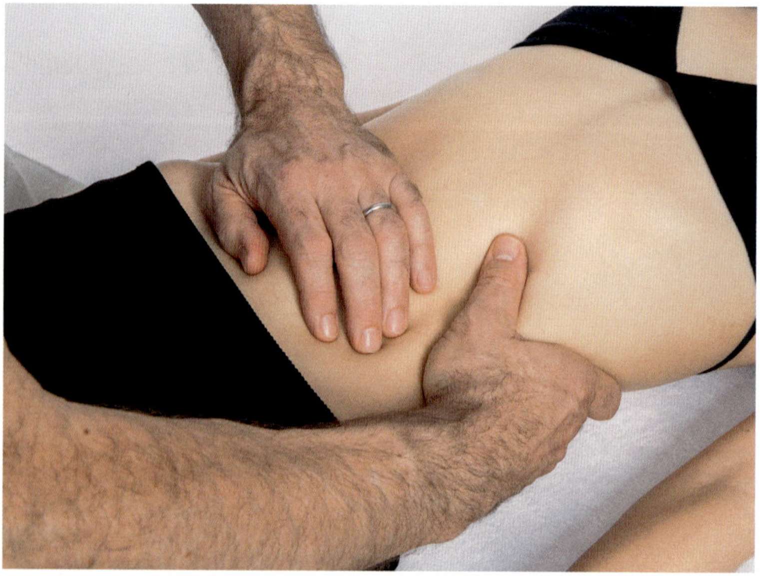

Abb. 16.29 Balancierung von Colon descendens und Milz. [K418]

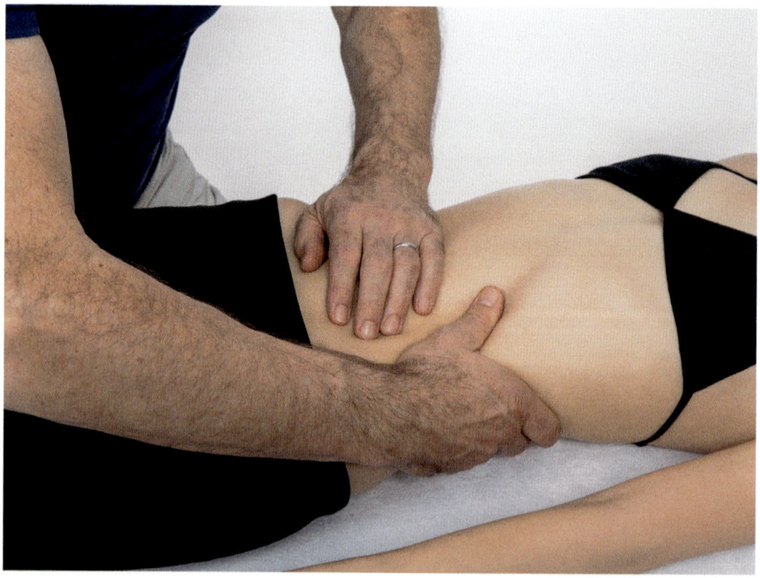

Abb. 16.30 Einbeziehung des gesamten Dünndarms und des Omentum majus in die Behandlung der Milz. [K418]

bung besser behandeln zu können. ➤ Abb. 16.29 zeigt die Einbeziehung des Colon descendens. Oft wird erst durch die Einbeziehung des gesamten Dünndarms und des Omentum majus – also der faszialen und immunologischen Verbindung der Milz – die Milzbehandlung möglich (➤ Abb. 16.30).

VORGEHEN

- Fasziale und volumetrische Balancen der Milz herstellen:
  - Magen und Milz ausbalancieren.
  - Kolon und Milz ausbalancieren.
  - Omentum majus, Dünndarm und Milz ausbalancieren.

Beachte: Die arterielle Milz gibt den Rhythmus vor und unterliegt selbst den rhythmischen Veränderungen der Bauchorgane. In der Behandlung beziehen wir Kräfte der rhythmischen Volumenänderungen (Motilität) und der Ruheatmung (Verformung durch Kompression) mit ein.

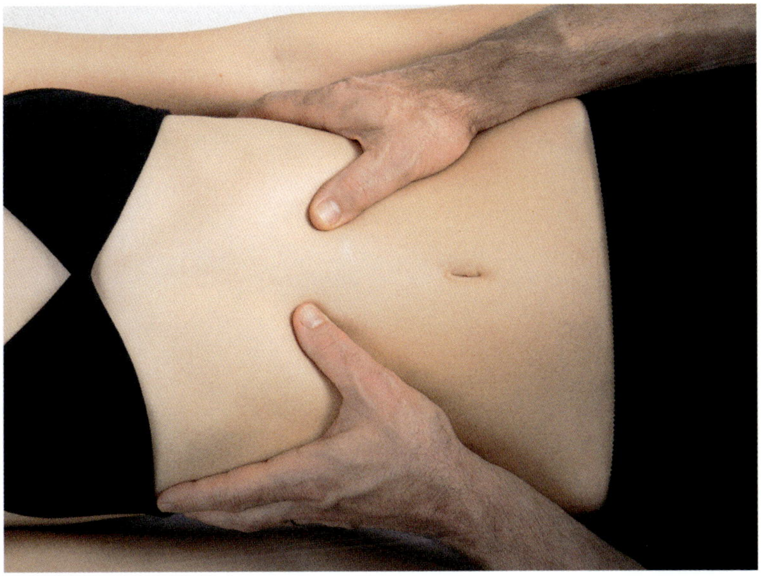

Abb. 16.31 Venöse Balance der Blutschwammschwestern, Leber und Milz mit dem Diaphragma als Motor der venösen Dynamik. [K418]

16.7.7 Venöse und andere Verbindungen der Blutschwammschwestern Leber und Milz

Die Verbindung von Leber und Milz ist v.a. auf dem venösen Weg osteopathisch relevant und zu beeinflussen.

Ein **Leberstau** wir schnell die Milz venös belasten; eine Leberleere kann gut mit Milzblut gefüllt werden. Die wichtigste entstauende Kraft dieser Region ist die rhythmische Aktivität des Diaphragmas in der Atmung. So verbindet die venöse Balance zur Entstehung der Leber diese mit der Milz und dem Diaphragma (➤ Abb. 16.31).

Um die **Leber** vom Zug der Milz-Magen-Region zu **entlasten**, stützen wir diese beiden in Richtung Leber: Dabei bietet es sich an, die linke Niere mit in den unterstützenden Griff einzubeziehen.

VORGEHEN

- Venöse Dynamik harmonisieren durch Ausbalancieren von Leber und Milz:
  - Unterstützung der beiden Organe in sich (Sofa anbieten): lokale Kompression unterstützt entstauende Dynamik.
  - Leber und Milz ausbalancieren.
  - Leber-Milz-Beziehung mit dem Diaphragma harmonisieren.
  - Ruheatmung als Motor der venösen Dynamik.

Beachte: Venöse Veränderungen haben ihre eigene Zeit, sind nicht spontan. Es geht um Blutvolumen im Kapazitätssystem. Eine venöse Balance oder Entstauung darf 3-5 min dauern. Es geht darum die rhythmische Wiederkehr von Kompression und Expansion wahrzunehmen.

KAPITEL

17 Lungen und Atmung

17.1 Lunge als Hohlorgan mit Schleimhautkontakt

Die **Aktivitäten** der **Lungen** sind vielfältig. Der Gasaustausch ist sicherlich ihre wichtigste. Die paarig aber nicht zwillingshaft angelegten Organe sind ebenso aktiv beteiligt beim Sprechen und Singen. Sie spielen eine Rolle bei der Aufrichtung gegen die Schwerkraft und der Ausrichtung im Raum. Als Hohlorgan mit Schleimhautkontakt zur Außenwelt sind sie am Stoffwechsel mit der Natur und an den immunologischen Prozessen beteiligt.

Das Ungewöhnliche der Lunge besteht darin, dass sie das einzige Organ ist, das **Sauerstoff** in ausreichender Menge **aufnehmen** und **Kohlendioxid abgeben** kann. Transport der Luft und Aufnahme des Sauerstoffs (Gasaustausch) sind räumlich und funktionell getrennt. Gasaustausch erfolgt ausschließlich in den Alveolen und nach eigenen Gesetzen. Ist die Atmung rhythmisch, ist der lokale Gasaustausch in den Alveolen beständig und folgt der zentralen physiologischen Formel der Lunge: Der Gasaustausch ist bestimmt vom Verhältnis von Belüftung und Durchblutung. Diese Formel verweist auf den Organcharakter der Lunge. Sie ist ein **Beziehungs-, Vermittlungs- und Balanceorgan.** Wenn die zentrale Aktivität des Gasaustausches in der Lunge nur in der Vermittlung von Ventilation (Belüftung) und Perfusion (Durchblutung) möglich ist, muss jede therapeutische Intervention diesen Beziehungsaspekt respektieren.

GUT ZU WISSEN

Jeder Ansatz, der einseitig einen Aspekt betont – oft wird von Ventilation gesprochen, als würde das den Gasaustausch meinen – wird an der Lungenphysiologie scheitern.

17.2 Organcharakter der Lungen

Im Gegensatz zu Organen, die in der Tiefe verborgen kaum im Alltag zum Ausdruck kommen, sind die Lungen sehr präsent. Auch in der Begegnung mit Patienten erleben wir die **Präsenz** der Lunge durch die Qualitäten der Atmung. Kurzatmigkeit ist hier nur ein extremes Beispiel. Unbewusst reagieren viele Menschen auf Stimmlage und Atemweise des Gegenübers. Atemform, Leichtigkeit oder Anstrengung in der Ruheatmung, Volumeneindruck des Brustkorbs und die Haltung des Patienten sind Ausdruck der Aktivität der Lungen. Zudem gibt es die bekannten Haut- und Schleimhautzeichen der Sauerstoffsättigung.

17.2.1 Variation eines Hohlorgans

Dem makroskopischen Röntgenblick zeigt sich die Lunge als ein **Hohlorgan** aus zwei Anteilen,

- aus dem Stamm der Bronchien
- und aus der Krone der Alveolen.

Die Bronchien ähneln dem Darmrohr und bestehen innen aus Mukosa und außen aus Muskeln. Die Al-

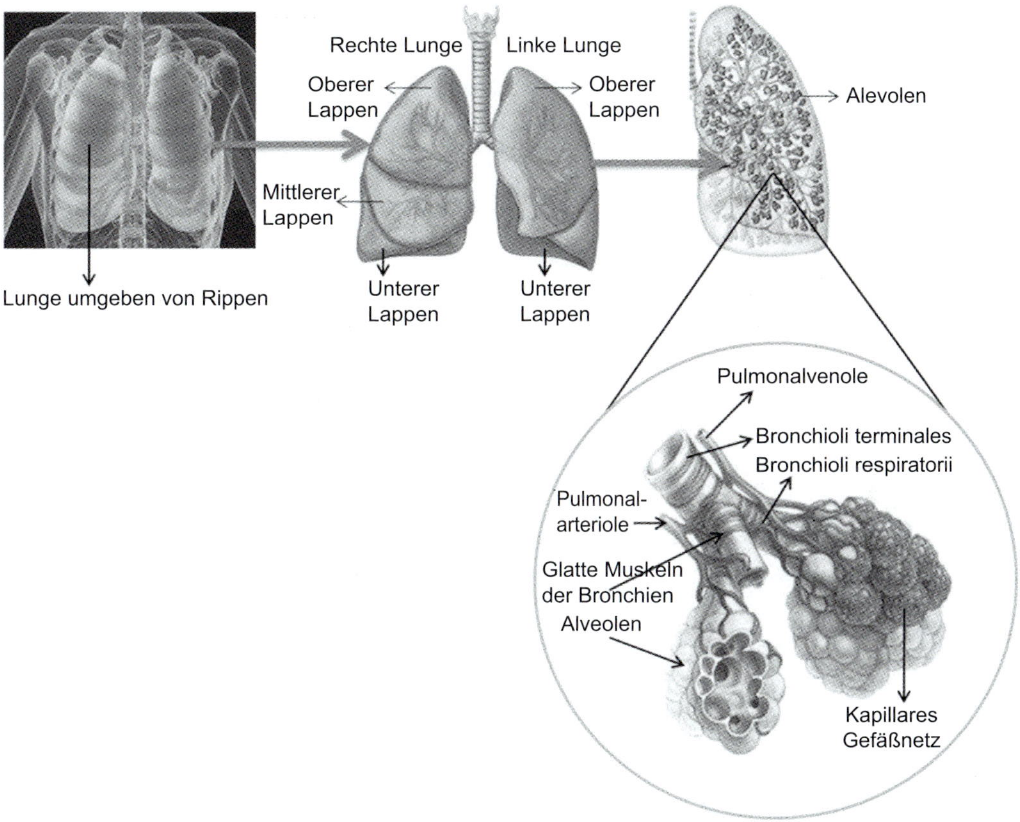

Abb. 17.1 Die beiden Lungen im Brustkorb: Die Trachea verzweigt sich, der rechter und linker Hauptbronchus zieht in die Lungenlappen; aus Bronchien werden Alveolen. [E1069]

veolen weichen ab und bestehen nur aus einer dünnen Membran (➤ Abb. 17.1). Die Lunge ist Transport-, Aufnahme- und Abgabeorgan zugleich. Umgangssprachlich sprechen wir vom „Atem holen" und „Luft bekommen". Atem holen führt zur Belüftung der Lungen. Luft bekommen wir durch das Einatmen, aber erst durch den Gasaustausch in den Alveolen kommt der Sauerstoff ins Blut.

Die Lungen stellen eine Variation des Bauprinzips der Hohlorgane dar. Diese entstehen durch das **aussprossende Wachstum** aus dem primitiven **Darmrohr** (➤ Abb. 17.2). Daher weisen sie die üblichen biodynamischen Aspekte der Hohlorgane auf (➤ Abb. 17.3), die

- Inhalt-Wand-Relation, die
- rhythmische Volumen- und Druckänderung sowie die
- Elastizität und Formdynamik.

In der osteopathischen Praxis sind all diese Aspekte des mechanisch spürbaren Ausdrucks der Aktivität des Lungengewebes relevant. Im Vergleich von Lunge und Dünndarm wird eine Eigenart der Lunge deutlich. Sie **trennt örtlich** und **geweblich,** was der Dünndarm verbindet: Transport in den Bronchien und Aufnahme in den Alveolen.

Die Lungen gehen mit **atmosphärischer Luft** um. Sie transportieren und nehmen auf, ziehen sie ein und pressen sie aus, drücken und schieben. Bewegt und bedrückt werden das Lungengewebe, die Luft und das Blut. Die Physiologie und Pathophysiologe der Lungen ist daher voller Begriffe der angewandten **Mechanik:** Bewegung und Spannung, Zug und Schub, Widerstand und Elastizität, rhythmische Volumen- und Druckänderung.

Die Lunge **vermittelt** stofflich **zwischen Innen** und **Außen,** stellt eine Beziehung zwischen dem in

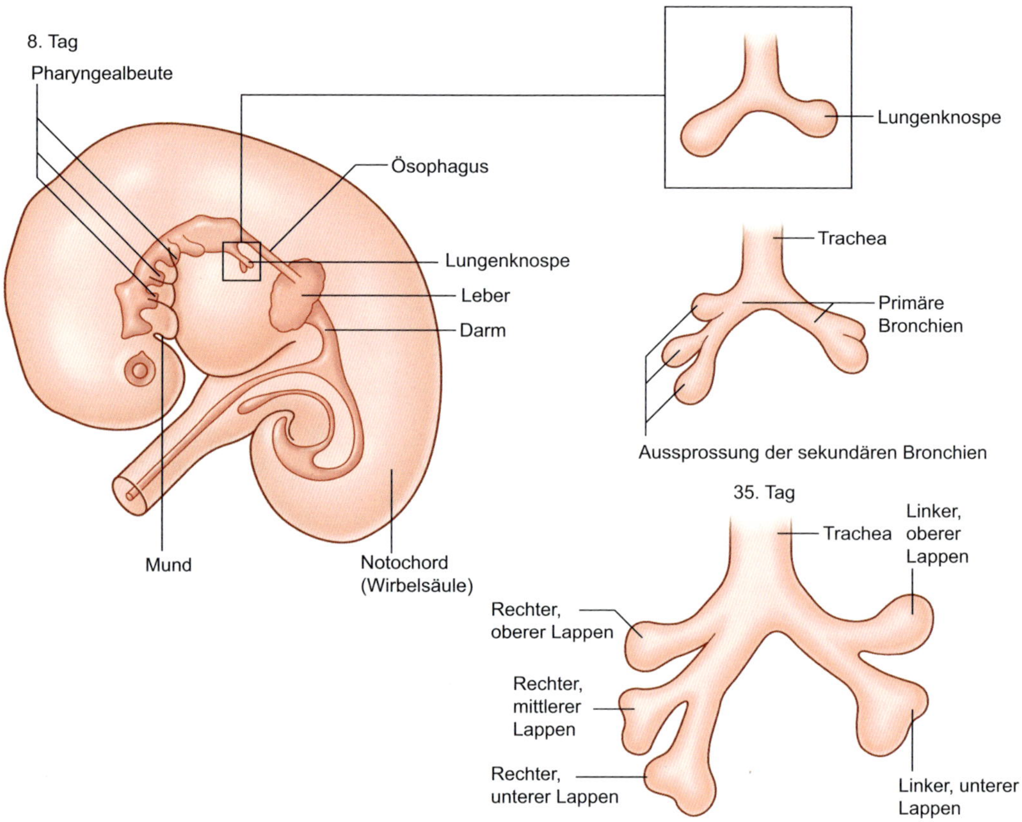

Abb. 17.2 Die Lunge sprosst in der embryonalen Entwicklung aus dem kranio-kaudalen Hohlorgan (= Darmrohr) aus. [G884]

den Pflanzen produzierten Sauerstoff und der sauerstoffbasierten Verbrennung in unseren Zellen (Mitochondrien) her. Der Gasaustausch in den Alveolen „tauscht" Substanzen an der Grenze von Luft- und Blutraum. Getauscht werden (fast) nur Sauerstoff und Kohlendioxid.

Wichtigste Formel der Lungenphysiologie

Nachdem wir die beteiligten Gewebe angesprochen haben, können wir die wichtigste Funktion der Lunge bestimmen: Gasaustausch an der Grenzmembran der Alveolen. Eine der entscheidenden Formel der Lungenphysiologie drückt das Geschehen an der Grenzmembran als Beziehung zweier Größen aus: Gasaustausch ist bestimmt durch das Verhältnis von Ventilation und Perfusion. Alveolärer Gasaustausch ist mathematisch berechenbar: V/P = Ventilation/Perfusion. Die Aufnahme von Sauerstoff in den Lungen ist bestimmt durch die Druckdifferenz der Gase zwischen alveolärem Innenraum (Ventilation) und alveolären Kapillaren (Perfusion).

GUT ZU WISSEN

Der Konzentrationsunterschied von Sauerstoff in der Alveole und in den Kapillaren um die Alveole ist die Triebkraft des Austauschs; gleiches gilt für Kohlendioxid. Die wichtigste Formel der Lungenphysiologie drückt daher ein Verhältnis aus, das von Belüftung (Ventilation) und Durchblutung (Perfusion).

Jede einseitig auf eine der beiden Größen fixierte Intervention wird entweder keine therapeutischen Effekte produzieren oder dem Patienten schaden. Die mechanische Beatmung kann beispielsweise die Lungen so schädigen, da sie mit viel Druck Luft in

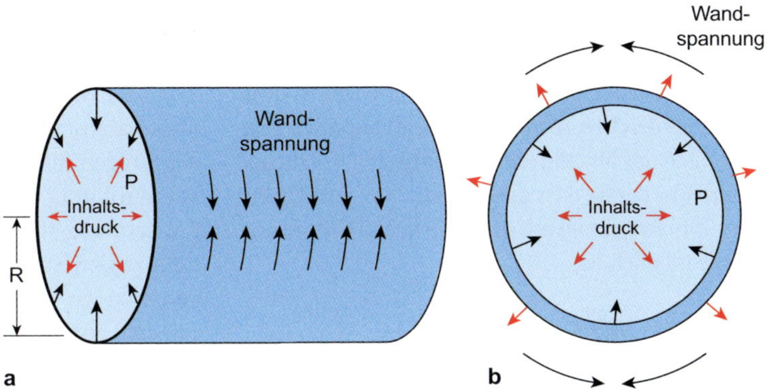

Abb. 17.3 Das biomechanische Modell für Hohlorgane und Blutorgane gilt auch hier: Wandspannung und Inhaltsdruck beeinflussen sich wechselseitig: Wandspannung (T) und Inhaltsdruck (P). Der Inhalt ist expansiv (zentrifugale Pfeile), die Wandspannung sorgt für eine Kompression (zentripetale Pfeile). Die Wand des Hohlorgans Lunge enthält im Bereich der Bronchien ebenso Muskeln und Mukosa. Die Mukosa wirkt je nach Schwellungszustand mehr oder weniger expansiv, nach innen und außen. Die Besonderheit des Hohlorgans Lunge liegt im Bereich der Alveolen, die weder Muskeln noch Mukosa aufweisen. [L143]

das – möglicherweise durch Pneumonie bereits verletzte – Lungengewebe drückt.

Die Besonderheit der Lungen besteht in ihrer einzigartigen Fähigkeit, mit atmosphärischer Luft umzugehen. Während Darm und Blase mit Nahrung oder Urin umgehen, befassen sich die **Lungen** mit den Bestandteilen der **Luft.** Ihre Aktivität zu spüren, ist leicht, denn sie schwingen in jedem Atemzug und in jedem gesprochenen Gedanken mit. Die Kraft der Lungen zeigt sich in der Ausdehnung des Brustkorbs beim Atmen, Sprechen und Husten. Im Gegensatz zu jenen Organen, die in der Tiefe leben, ist die **Aktivität** der **Lungen oberflächlich** und **wahrnehmbar.**

Die Lunge zeigt sich in der Haltung und Form des Brustkorbs und in der Anstrengung oder Beiläufigkeit des Atmens. Sie bestimmt das Lebensgefühl und die Überlebensanstrengung.

17.2.2 Kontakt- und Abwehrorgan

Als Hohl-, Kontakt- und Aufnahmeorgan mit Mukosa ist die Lunge ebenso stark am Umgang mit externen Störfaktoren beteiligt, wie der Dünndarm. Die Luft muss von groben und feinen Staubpartikeln, die wir einatmen, gereinigt werden. Die Lungen verfügen dafür über ein eigenes Reinigungssystem, das mit diesen Partikeln durch Schleimbildung und Schleimtransport umgehen kann. Durch Atemluft und Nahrung gelangen Viren und Bakterien, Pilze und andere Kleinzeller in den Rachen und zuweilen in die Lungenflügel. Dafür ist das Immunsystem der Lunge gut gerüstet. Im Gegensatz zum Dünndarm gibt es bisher keine Hinweise auf eine schleimhautständige Symbiose zwischen Viren/Bakterien und der Lunge.

Wie der Blasebalg zieht die Lunge Luft ein und gibt sie wieder her. Wie der Luftballon lässt sie sich durch einströmende Luft aufblasen und wird dann durch die elastische Rückstellkraft wieder zu ihrer Form zurückkehren. Ein Kollaps der Lungen wird dabei von einer doppelten Gegenkraft verhindert. Von außen hält der Brustkorb den Luftballon auf, von innen wirkt die Oberflächenspannung (Surfactant) der Lunge gegen das Kollabieren der Lunge.

Physiologsicherweise führt die **Expansion** des **Containers** (Brustkorb) dazu, dass die Lunge von „außen" gedehnt wird und Luft einzieht. Diese Ausdehnung wird von der Elastizität der Lunge fein moderiert. Genauigkeit und Abstimmung dieser mechanischen Regulation des Gewebes können wir besonders schätzen, wenn wir uns die Probleme bei der künstlichen Beatmung der Lunge vergegenwärtigen. Hier wird die Lunge von innen mit einem mehr oder wenig modellierbaren Luftstrom aufgepumpt. Bei dieser für die Lunge ungewohnten Form der Dehnung kommt es oft zu Verletzungen des Gewebes. Zudem bleibt wie immer das Problem, dass Belüftung nur hilft, wenn Perfusion möglich ist.

Wer atmet, lebt. Die Lungen tragen uns durch das irdische Leben. Die erste Strecke des menschlichen Lebens, vom Mutterkuchen zur Mutter Erde, endet mit dem ersten Atemzug des Neugeborenen. Die erste Belüftung der Lungen markiert das Ende des intrauterinen Paradieses und die Ankunft im atmosphärisch geprägten Leben. Die Lungen sind der **Garant,** dass wir in der **irdischen Atmosphäre** leben können und sie begleiten uns bis zum letzten Atemzug. Die Lungen erinnern uns daran, dass dieses Leben von Anfang bis Ende nur in Beziehung mit der natürlichen Umgebung der Erde möglich ist.

GUT ZU WISSEN

Über die Lungen stehen wir im permanenten Austausch mit anderen Menschen und der Umwelt.

17.3 Anatomie der Lungen und Physiologie der Atmung

Beim Durchgang durch den Organcharakter der Lungen und durch die Physiologie der Atmung werden die wichtigen **Aktivitäten** und **Qualitäten** der **Lunge** erkennbar:

- Rhythmische Volumendynamik, Vasodynamik und pH-Wert-Regulation
- Vermittlung zwischen innerer und äußerer Natur durch Diffusion, Kommunikation und Einbettung durch stofflichen Austausch
- Abwehr und Reinigung
- Verbindung zum Bewegungsapparat, Aufrichtung und Ausrichtung im Raum

Um nun einen konkreten Eindruck der Dimension und Leistungsfähigkeit der Lungen zu bekommen hier ein paar Zahlen, die für den „typischen" Erwachsenen gelten. Beide Lungen zusammen wiegen ca. 1–1,5 kg. Der Anteil der Alveolen am Gewicht ist viel größer als der Anteil der Bronchien. Wenn wir die Länge der Luftwege zusammenzählen, kommen mehr als 2000 km heraus. Die etwa drei Millionen Alveolen machen den größten Raumanteil der Lunge aus: 0,15 l in den Bronchien, 3–5 l in den Alveolen. Ausgebreitet wäre die alveoläre Lunge so groß wie die Hälfte eines halben Tennisplatzes (ca.70 m^2). Die Lungenspitze liegt im Bereich des letzten Halswirbels (C7) und reicht hinunter bis zum zehnten Brustwirbel (Th10).

Die Textur des Lungengewebes ist schwammig. Ihre Farbe verändert sich im Lauf des Lebens von anfangs bräunlich zu – je nach Qualität der Luft – zunehmend angeschwärzt. In der Ruheatmung liegt das Luftvolumen der Lungen im Bereich von 3 Litern im Bereich der Alveolen und bei 0,15 Liter (150 ml) in den Luftwegen (anatomischer Totraum genannt, da ohne Gasaustausch). Die maximale Volumenkapazität der Lungen für Luft bei maximaler Einatmung liegt bei 5–6 Liter. Wenn wir ansetzen, dass wir in der Ruheatmung 10–15-mal pro Minute atmen und pro Atemzug zwischen 200–300 ml eingeatmet werden, kommen wir auf 4–5 Liter Luft, die wir pro Minute ein- und ausatmen.

Der Luftseite (Ventilation) steht die Blutseite (Perfusion) im Gasaustausch gegenüber. Die Perfusion der Lunge liegt in Ruhe bei einem Durchfluss von ca. 5 Liter Blut/min. So besteht das für die Lungenphysiologie sehr wichtige Verhältnis von Ventilation zu Perfusion im Bereich von 5/5 = 1.

GUT ZU WISSEN

Wie immer ist die Differenzierung von Funktion und Gewebe (gewebliche Aktivitätszustände) für unser Vorgehen zentral. Funktionen der Lunge sind: Ventilation und Perfusion, Diffusion und Gasaustausch. Diesen stehen die spürbaren Qualitäten der Aktivität der Gewebe zur Seite: Anspannung und Entspannung, Verformung und Rückstellkraft, Ausdehnen und Zusammendrücken, Bewegen und Halten.

17.3.1 Architektur in Dynamik: Flügel und Lappen, Stamm und Krone

Die Lungen werden als **Flügel** bezeichnet, ein naheliegendes Bild beim Blick auf Ihre Form und gewebliche Qualität (➤ Abb. 17.4). Biomechanisch wäre ein Vergleich des biologischen Flügelwesens mit einem Flugzeug oder einer Libelle/Schmetterling interessant. Dann wäre die biomechanische Frage: Was hält die Mitte zwischen den Flügeln – das Herz? Wer trägt wen – tragen die Flügel das Zentrum oder trägt das Zentrum von der Herzmitte aus die Lungenflügel? Wichtig ist, dass beides möglich ist: Das Zentrum stützt die Peripherie, die Peripherie steuert und stabilisiert das Zentrum. In der Palpation werden wir beide Aspekte differenzieren.

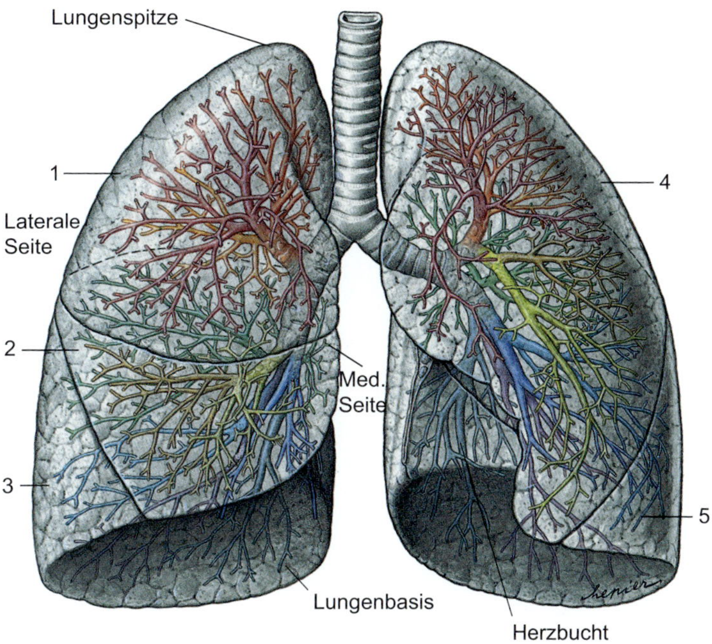

Abb. 17.4 Lungen mit Luftröhre und (durchschimmernd gezeichnetem) Bronchialbaum. Die Aufzweigungen der Bronchien in den Lappen und Segmenten sind farblich verdeutlicht. [S700-L238]/[[Q300]

Lappen

Neben der Flügelbildung in eine recht und linke Lunge sind zwei weitere Aspekte der äußerlichen und inneren Organisation erkennbar: die Unterteilung des Organs in Lappen und die Dualität von Bronchien und Alveolen (➤ Abb. 17.5). Aus vielerlei Gründen, von der inneren Architektur bis zu den äußerlichen Verbindungen, werden sich die beiden Flügel in der Atmungsbewegung nicht völlig gleich verhalten. Ähnliches gilt auch für die Lappen, den Stamm und die Krone.

Die äußerlich erkennbare Trennung der Lungenlappen ermöglicht die **Verschieblichkeit** der durch Fissuren getrennten **Organabschnitte.** Fissuren sind die makroskopisch deutlich sichtbaren Einschnitte in die Lunge – eine tief ins Organ ziehende Rinne ausgekleidet durch Bindegewebe und Flüssigkeit (Pleura). Da die Lappen unterschiedlich belüftet werden, werden sich die unterschiedlichen Lappen während der expansiven Anpassung (Entfaltung der Lunge bei Einatmung) gegeneinander bewegen. Diese intraviszerale Torsion ist zuweilen in der bi-manuellen Palpation eines Lungenflügels als verformende Ausdehnung zu spüren. Dann bewegen sich die oberen und unteren Lungenbereiche gegeneinander. Eine Bewegung, die durch die Fissuren möglich wird und die bei Verklebungen nach Pleuritis (Brustfellentzündung) beeinträchtigt sein kann.

Bronchienstamm und Alveolenkrone

Die innere Architektur der Lunge ist durch die geweblichen und morphologischen Unterschiede zwischen Bronchienstamm und Alveolenkrone bestimmt (➤ Abb. 17.6).

Die **Bronchien** sind organisiert wie ein Baum mit Stamm und immer feiner werdender Verästelung. Diese sorgt für Formstabilität. Die Stabilität der Atemwege in der Ventilation ist für den freien Fluss der Luft grundlegend. Kollabierende Atemwege führen zu schwerwiegenden obstruktiven Atemproblemen. Die rhythmischen Kontraktionen des Zwerchfells führen zu einer Ausbreitung und Dehnung des Lungengewebes. Während die Atemwege formstabil sind, muss das Gewebe am Ende der Verästelung – die Krone aus Laub – verformbar sein. In den Alveolen kommt es zu den Form- und Volumenänderungen, die für die Atmung typisch sind. Sind diese Volumenänderung

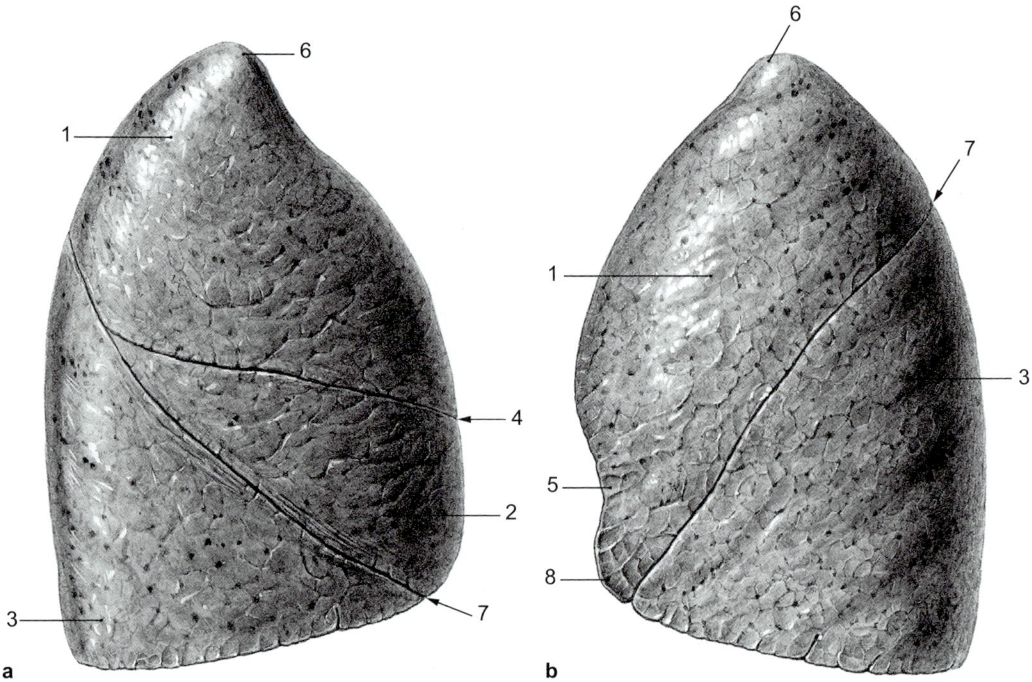

Abb. 17.5 Lungenlappen mit Fissuren. a) Rechte Lunge, Ansicht von lateral. b) Linke Lunge, Ansicht. [S700]

beeinträchtig durch gewebliche Veränderungen der Alveolen, sprechen wir von **Restriktionen** oder restriktiven Lungenerkrankungen.

Da die Form- und Volumenänderung im Laub der **Krone** nicht überall gleichzeitig und gleichmäßig geschieht, entsteht eine intra-viszerale Gleitbewegung zwischen den Lungenlappen. Eine Verklebung der Lappen stört die Verformung und Verschieblichkeit der Lungenlappen und führt zu spürbaren Widerständen bei der Atmung. Diese sind aber klinisch von einer Restriktion abzugrenzen.

EXKURS

Eine erstaunliche Einsicht in die Lungenphysiologie baute auf die morphometrische Modellierungen der Lunge durch den Schweizer Anatomen Ewald Weibel (Weibel 1963) auf. Im relativ kleinen Totraum der Atemwege strömt Luft durch die Kraft der Atmung. Die volumetrische Begrenztheit auf nur 0,15 l Luft endet in einer großen Öffnung, der Respirationszone. Diese beginnt mit den Bronchioli respiratorii, die einmünden in die Ductuli alveolares und Sacculi alveolares, ein Gebäude aus Gängen (Ductus alveolaris) und um die Gänge gelegenen Kammern (Alveolen).

GUT ZU WISSEN

Massive morphologische und funktionelle Unterschiede zwischen rechter und linker Lunge drücken sich oft in einer Verformung des Thorax oder in einer Skoliose aus. Dies muss nicht notwendig mit Atemproblemen assoziiert sein. Insbesondere im Wachstum ist es klinisch wichtig, den Zusammenhang von Lungen, Thoraxform und Aufrichtung der Wirbelsäule im Blick zu behalten.

Wege der Luft und des Staubs

Folgen wir den Wegen der Luft bei der Einatmung, lernen wir die makroskopische Anatomie der Lungen kennen. Die Luftröhre verzweigt sich ungefähr auf der Höhe des 3./4. Brustwirbels in zwei Hauptbronchii. Der Hauptbronchus verzweigt rechts in drei und links in zwei lappenbildende Unterbronchii. Diese führen die Luft in immer kleineren Verästelungen zu den vielen Bläschen der Alveolen. Die Verästelung ist dichotom, aus einem werden zwei. Die Lappenbronchien (Bronchi lobares) verästeln in **Segmentbronchien** und dann in Subsegmentbronchien (= kleine Bronchien), die wiederum eine Einheit, ein **Lungenläppchen** (Lobuli) mit Luft versorgen. Das

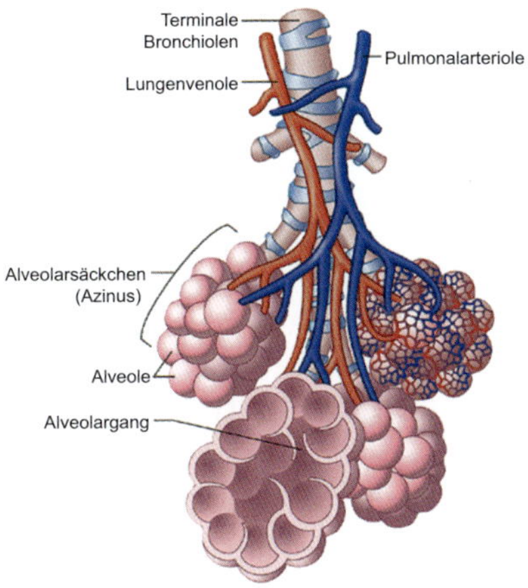

Abb. 17.6 Bronchienstamm und Alveolenkrone [H243-001]

Ende des Bronchienstamms erkennen wir in den Bronchioli terminales, die noch Kinozilien, aber keine Becherzellen mehr aufweisen. Hier befinden sich auch die sekretorisch aktiven Keulenzellen. Ihr Sekret enthält spezifische Antiproteasen und Oxidasen, die in den lokalen Abwehrprozessen eine Rolle spielen. Der Übergang von Bronchien und Alveolen wird als Übergangszone bezeichnet. Die Übergangszone beginnt ca. bei der 17.–19. Verästelung des Bronchialbaumes mit den Bronchioli respiratorii und dann Ducti alveolares (Alveolargänge). Ab der 20. Ebene des Bronchialbaumes beginnt die Respirationszone, welche aus Alveolargängen besteht, die dicht mit Alveolen besetzt sind (➤ Abb. 17.7).

EXKURS

Keulenzellen sind ein spezialisierter Zelltyp, der in den Bronchiolen der Lunge vorkommt. Es handelt sich um sekretorische Zellen der distalen Luftwege (Bronchioli terminales, respiratorii und Ductus alveolares), die sekrethaltige Granula besitzen und große, spezies-abhängige Unterschiede aufweisen.

Die Keulenzellen wurden bis 2012 nach ihrem Entdecker Max Clara bezeichnet. Als Entdecker von nichtflimmernden bronchialen Epithelzellen, sog. Clara-Zellen (1937), erlangte Clara innerhalb der anatomischen Wissenschaft bleibende Berühmtheit. Seinen verbalen Bekenntnissen zum Nationalsozialismus wurde dagegen kaum Bedeutung beigemessen. Neuere Forschungen machen jedoch deutlich, dass C. offenbar tiefer in die NS-Wissenschaftspolitik verwickelt war und auch nicht davor zurückschreckte, die administrative Gewaltherrschaft für seine wissenschaftlichen Versuche zu nutzen. Vor diesem Hintergrund forderten namhafte medizinische Fachzeitschriften 2012 die Umbenennung der nach ihm benannten „Clara-Zellen" und unterzogen den zweifelhaften Ruhm Claras erstmals einer kritischeren Würdigung.

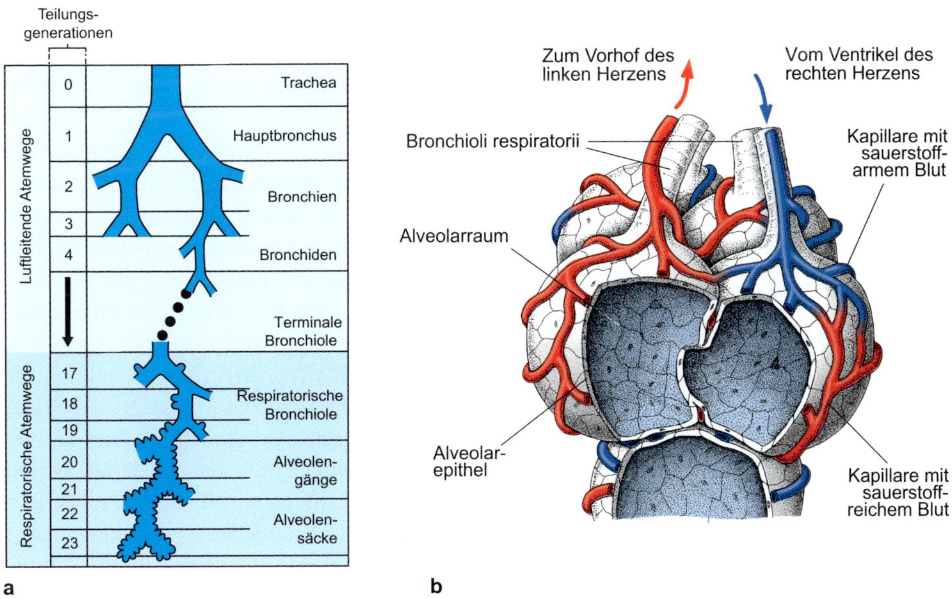

Abb. 17.7 Verzweigungsmuster der Bronchien nach Weibel und Alveolargefäße. a) [L231] b) [L190]

GUT ZU WISSEN

- Strömen der Luft in den Leitungsbahnen vom Mund bis zur Übergangszone: Mechanismus der forcierten Konvektion
- Strömen der Luft ab der Übergangszone: Konzentrationsgefälle der Atemgase erzeugt Diffusion.

Die **Übergangszone** ist physiologisch und pathophysiologisch interessant, da sich hier die Form und treibende Kraft des Luftstroms ändert. Die Luftwege oder Leitungsbahnen nehmen mit ca. 150 ml einen sehr kleinen Teil des Luftvolumens der Lunge ein. In diesem Bereich wird die Luft durch die starke Kraft der Atmung bewegt. Daher ist die Strömung der Luft in den Lungen bis kurz vor der Übergangszone durch die Ausdehnung der Lunge über die Verformung des Zwerchfells und des Thorax (Container) möglich.

- Die Lunge wird in der Einatmung vom Container (Zwerchfell und Thorax) ausgedehnt, wodurch eine Druckdifferenz zwischen innen und außen und ein „Ansaugen" der Luft entsteht. Die Luft strömt ein, da zeitweise innen der Luftdruck geringer ist.
- Bei der Ausatmung komprimieren die Rückstellkräfte der Lunge und des Containers die Luftsäule und erwirken eine umgekehrte Druckdifferenz. Nun ist der Druck in den Lungen höher und die Luft wird „rausgedrückt".

Dieser Mechanismus der **forcierten Konvektion** erklärt das Strömen der Luft in den Leitungsbahnen vom Mund bis zur Übergangszone zwischen Bronchien und Alveolen. Dies ändert sich mit Eintritt in die Übergangszone, da sich die Flache und Volumina stark vergrößern (3000 ml). Ab der Übergangszone gelten daher andere physikalische Gesetze für die Luftströmungen. Hier ist es die Druckdifferenz durch das Konzentrationsgefälle der Atemgase zwischen den Bronchioli respiratorii und den Alveolen. Dadurch entsteht Diffusion. Diese Übergangszone ist klinisch besonders interessant, da sich hier die Kräfte der Ventilation verlaufen und Bewegung im Gasgemisch durch Diffusion entsteht.

GUT ZU WISSEN

Kohlenstaub lagert sich in der Übergangszone ab, da dieser zu schwer ist, um durch Diffusion bewegt zu werden. Er findet sich daher am Beginn der Respirationszone in den Bronchioli respiratorii und nicht in den Alveolen. Bis kurz vor der Übergangszone finden wir die typischen Kennzeichen der Bronchien: schleimbildenden Becherzellen und schleimbewegende Kinozilien.

17.3.2 Alveolen: Früchte am Rebstock

Die makroskopische **Alveolenarchitektur** wirkt wie ein mit Früchten voll hängender Rebstock. Fruchttrieb und Ranke sind zart aber stark, die Beeren oder Trauben dagegen sind groß und schwer. Ebenso macht die Blätterpracht des Laubbaums dessen Fülle und Form aus. Die dicht an dicht liegenden Alveolen nehmen den größten Teil des Organvolumens ein. Die Alveolen kennen weder die Anspannungsmöglichkeiten der Muskeln noch die Schwellungsmöglichkeiten der Schleimhaut. In der Wand der Alveolen finden sich dafür elastische Fasern und eine sehr dünne Grenzmembran. Die Fasern ermöglichen die Volumenzunahme und Rückstellkraft der Alveolen, die bei der normalen und vertieften Atmung erfolgt. Die dünne Grenzmembran trennt die Luft vom Blut in den Lungengefäßen.

17.3.3 Luftorgan im Wasserbett: Pleura und pleurale Flüssigkeit

Die Einbettung der Lunge in die Organumgebung geschieht mechanisch mittels der flüssigen Phase der Pleura (➤ Abb. 17.8). Ähnlich dem Peritoneum wird die Lunge von einer doppelblättrigen Faszie umhüllt, die eine Flüssigkeit enthält, der Pleura (Brustfell). Dem Organ liegt die **Pleura viscerale** auf. Ein Pleuraspalt mit trennt die viszerale von der parietalen Schicht, die sich wiederum der Thoraxwand und dem Diaphragma anlegt. Die **Pleura parietalis** sorgt über die Anheftungen an der bewegenden Umgebung dafür, dass das Lungenparenchym bei der Einatmung auseinandergezogen wird. Die Lunge wird von außen bewegt, sie atmet nicht selbst. Diese Mitbewegen der Lunge ist möglich da – im Unterschied zum Peritoneum – eine Anziehungskraft im Pleuraspalt die Lunge an der Thoraxwand

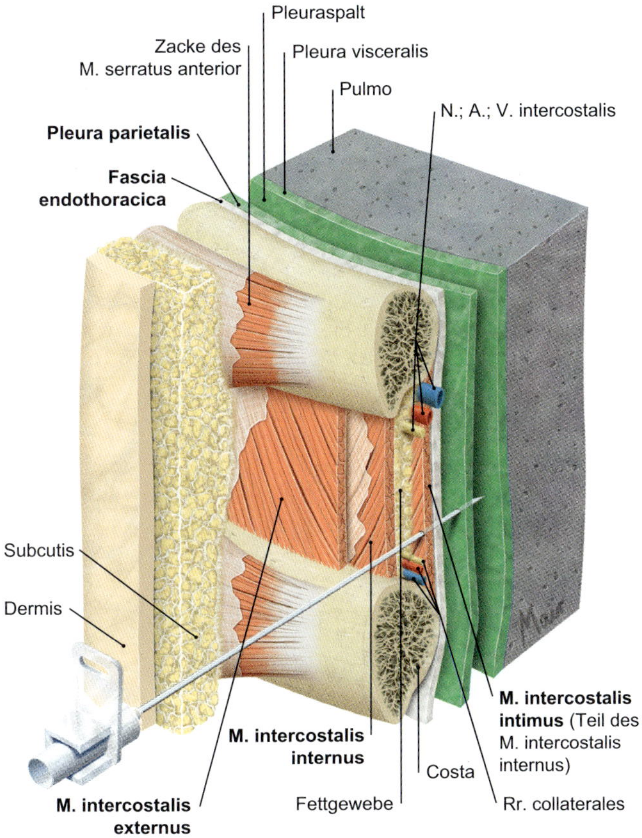

Abb. 17.8 Die beiden Schichten der Pleura – Pleura parietalis und Pleura visceralis – bilden den Pleuraspalt, in dem sich Flüssigkeit befindet. Aufbau der Brustwandschichten von außen nach innen. Nadellage bei der Pleurapunktion. [S702-L127]

hält. Der **negative intra-pleurale Druck** sorgt für die Anhebung, die intraperitoneale Flüssigkeit für die Verschieblichkeit und Verformbarkeit des Organs in der Atmung.

17.3.4 Vasa privata und publica

Die Pleura eröffnet – wie die Mesenterien des Peritoneums – **Wege** für **Gefäße** und **Nerven.** Die Lunge hat auf jeder Seite nur eine solche Öffnung, die wiederum als Hilus bezeichnet wird. Diese Eintrittspforte befindet sich auf der Höhe von Th3/Th4. Durch den Lungenhilus gelangen die Hauptbronchien und die großen Gefäße vom bzw. zum Herzen ins Lungengewebe (➤ Abb. 17.9). Diese Gefäße, die Vena und Arteria pulmonalis, dienen aber nicht der Versorgung des Lungengewebes. Sie dienen der Allgemeinheit, sind Vasa publica, da sie für die Sauerstoffversorgung des gesamten Körpers – des ganzen Gemeinwesens (res publica) – arbeiten.

Die **Vasa privata**, die das Lungengewebe selbst versorgen, folgen seltsamerweise der segmentalen Logik des somatischen Körpers (➤ Abb. 17.10) – ein weiterer Hinweis, dass die Lunge als Organ am Übergang von viszeralem und parietalem System anzusiedeln ist. Die Arterien der Vasa privata stammen überwiegend aus der Aorta thoracica und den Interkostalarterien Die Venen münden – wiederum der Organisation der parietalen Körperwand folgend – in die Vena azygos (rechts) und Vena hemiazygos (links).

17.3.5 Was wir über das Diaphragma abdominalis sagen können

Die Lungen sind über die Pleura mit den Rippen und dem Diaphragma abdominalis verbunden. Dieses ist

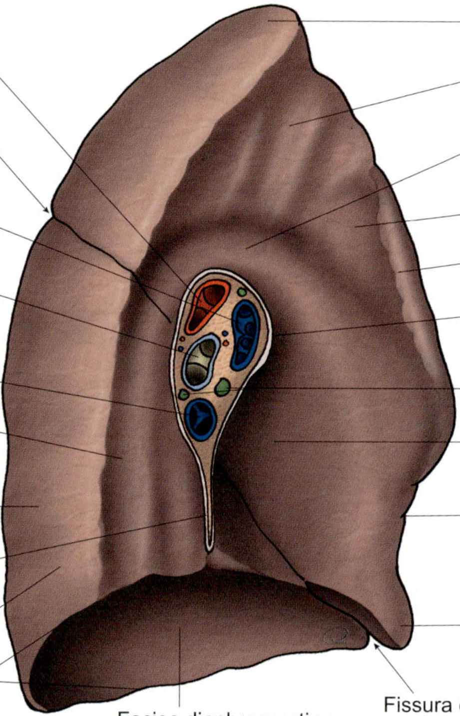

Abb. 17.9 Facies mediastinalis der Lungen mit Lungenhilus der linken Lunge (modifiziert nach [15]). [L295]

der Beweger der Lunge, denen es an Eigenbewegung (Motilität) mangelt. Als **Lungenbeweger** brauchen wir eine realistische Einschätzung des Diaphragma abdominalis, um die Atmungsaktivität der Patienten klinisch einschätzen zu können. In der Welt der manuellen Therapie finden sich viele unzutreffende Vorstellungen über das Diaphragma. Dadurch wird das Verständnis der Atmung und der Organbewegung erschwert (Levin 2021). Eine ausführliche Darstellung der physiologischen Grundlagen mit Anwendung auf die Osteopathie liegt bereits vor (Helsmoortel, Hirth und Levin 2010). Hier eine Zusammenfassung der wichtigsten Aussagen.

1. Es gibt **zwei Seiten** des Diaphragmas: Diese sind mechanisch, vaskulär und nerval „getrennt". Sie können unabhängig voneinander agieren. Es gilt: Die rechte Hand weiß nicht, was die linke tut (➤ Abb. 17.11).
2. Beide Seiten bilden zusammen eine **Doppelkuppel.** Die Kuppel reicht bis auf die Höhe der 5./6. Rippe. Das Zentrum der Kuppel ist fibrös und stabil, d.h. auch bei Bewegung relativ ortsständig. Auf dem stabilen, tendinösen Zentrum sitzt das Herz, das nicht durch Atmung bewegt werden will. Die Ränder der Kuppel sind muskulär und verbinden sich mit den unteren Rippen, der lumbalen Wirbelsäule und dem Sternum (➤ Abb. 17.12).
3. Da es zwischen Thorax- und Bauchraum gespannt ist, agiert es als **Medium,** als **Vermittelndes.** Die Kräfte der rhythmischen Systeme des Thorax- und Bauchraums wirken gleichzeitig auf das Diaphragma und müssen von diesem ständig ausgeglichen werden. Es re-agiert in Form und Aktivität auf die Umgebung. Meist versucht es Probleme anderer zu lösen; sehr selten ist es das Problem.
4. „Gesteuert" wird das Zwerchfell durch viele Kräfte. Hier interessiert seine **rhythmische Aktivität** im Zusammenhang mit der Atmung – die

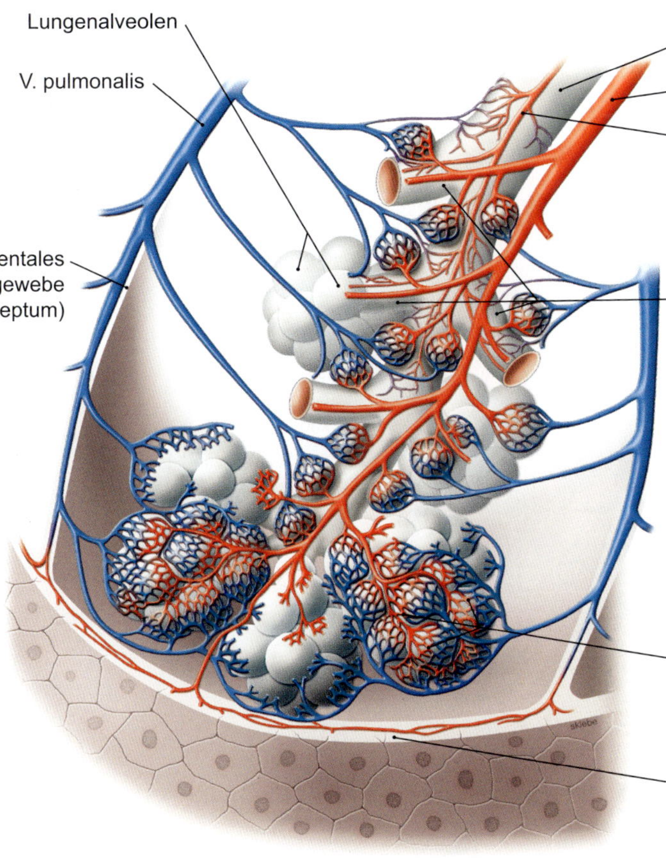

Abb. 17.10 Die Lunge besitzt zwei Gefäßsysteme, deren Endäste in den Wänden der Lungenbläschen (Alveolarsepten) kommunizieren: die Vasa publica und Vasa privata. [S700-L238]

rhythmische Aktivierung. Die Atmung steht unter der Kontrolle von kardiovaskulären und respiratorischen Regulationszentren im Bereich der Medulla oblongata. Dort findet sich ein Netzwerk von Neuronen, von dem zyklische neurologische Aktivitäten ausgehen. Diese oszillierende Aktivität wird über somatische Nerven (N. phrenici) ans Diaphragma weitergegeben.

5. Für das **Diaphragma** und die **Atmung** gelten: Das Diaphragma arbeitet, wie es muss und wie es kann. Wir atmen, wie wir es brauchen und können. Daher atmen wir immer richtig. Nur wenn wir einer pädagogischen, künstlerischen oder spirituell motivierten Atemtechnik folgen, weichen wir davon ab. Dies sind jedoch Sonderfälle und dies entspricht nicht der physiologischen Atmung. Klinisch geht es nur darum zu erkunden, wie ein Patient atmet und warum. Die Not ist der Sauerstoffbedarf des Organismus. Gemessen wird dieser über Veränderung des pCO_2, pO_2 und pH-Wert des Blutes und Liquors. Auf den hier festgestellten Bedarf reagiert das Zwerchfell. Der periphere Sauerstoffverbrauch diktiert also die Aktivität des Diaphragmas. Wie es agiert, hängt an den lokalen Gegebenheiten des Diaphragmas selbst sowie seiner knöchernen und organischen Umgebung.

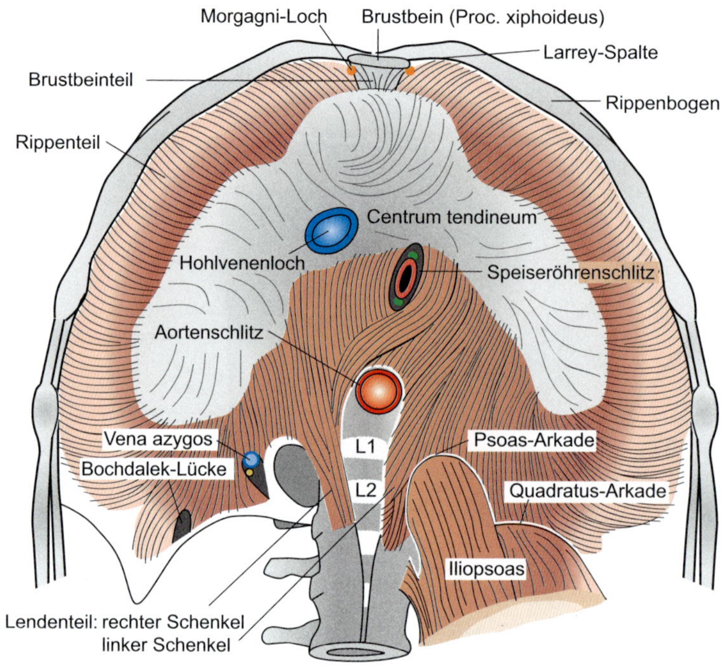

Abb. 17.11 Querschnitt durch das Diaphragma. [L143]

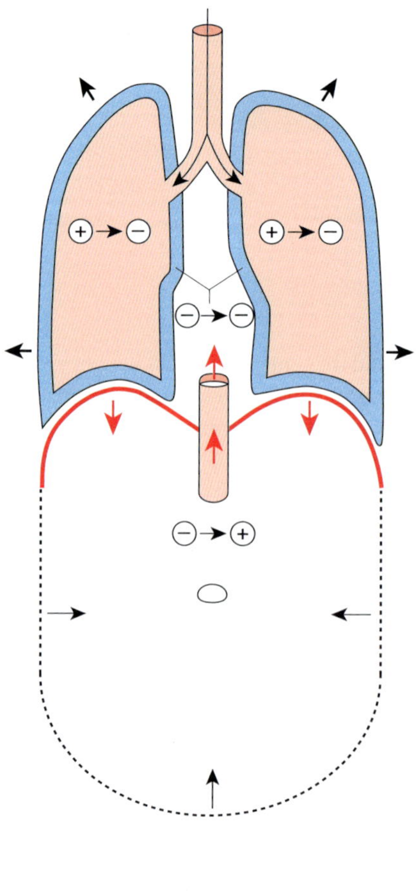

Abb. 17.12 Die Doppelkuppel des Diaphragmas bei Ruheatmung. Die Abbildung zeigt die Veränderung der Druck- und Kompressionverhältnisse. Verstärkte Kompression und Druckzunahme im Bereich der peritonealen Organe durch die Anspannung des Diaphragma und der Bauchwand. Elastische Ausdehnung des Thorax mit Druckabnahme in den Lungen. Beides zusammen erleichtert den venösen Rückfluss aus dem Abdomen zum Herzen.[L143]

17.4 Gewebe und Zellen der Lungen

In der Lunge gehen die Gewebe der Luftwege und des Blutkreislaufs eine enge Beziehung ein. Der innere Aufbau der Lunge wird bestimmt durch die Verzweigung des Bronchialbaums, die Alveolen und die Aufzweigungen der Blutgefäße. Die Alveolen sind dünnwandige Ausstülpungen, die von feinsten Kapillaren umsponnen werden. Benachbarte Alveolen sind durch Septen voneinander abgegrenzt. Gestützt werden die Alveolen durch elastische, kollagene und retikuläre Fasern. Außerdem kommen Fibrozyten, Makrophagen und Mastzellen vor. Das Alveolarepithel besteht aus sehr flachen Deckzellen (Pneumozyten Typ I). Diese bedecken 95 % der Alveolaroberfläche. Die um die Alveolen herum verlaufenden Kapillaren sind nicht fenstriert.

Der **Gasaustausch** findet als **Diffusionsprozess** durch die Zellen statt. Zuallererst ist die Lunge ein Organ des Austauschs, der Kommunikation mit der Umgebung. Daher erwarten wir ähnliche Zellen und Gewebe wie beim Dünndarm. Diese Erwartung wird aber nur teilweise erfüllt. Die Alveolen weichen aber davon ab. Sie haben weder Mukosa noch Muskeln, der Gasaustausch erfolgt über Diffusion. Nur die Atemwege (Leitungsbahnen), die nur für das Bewegen der Luft zuständig sind, lassen die Ausstülpung aus dem Darmrohr erkennen.

GUT ZU WISSEN

Die Alveolen stehen für Volumendynamik und für die Aufnahme und die Abgabe von Gasen. Dieser Gasaustausch erfolgt als Diffusion.

Die Luftwege sind dem Darmrohr vergleichbar: innen Schleimhaut, außen Muskeln. Hier gelten ähnliche Gesetze, die wir bei der Behandlung der Ventilation der Luftwege und der mukosalen Immunität beachten müssen. Die Ähnlichkeiten können aber nicht über bedeutende Unterschiede hinwegtäuschen. Die Bronchialmuskulatur hat keine Schrittmacherzellen und keine Motilität.

Das Gewebe der Atemwege verändern sich kontinuierlich. Wir stellen die Lunge im Folgenden immer wieder von peripher nach zentral – von den Alveolen zu den Bronchien – dar. Das entspricht der Bedeutung der Gewebe und der Regulation der Lunge. Die funktionelle Aktivität der Lunge findet peripher statt und die Peripherie bestimmt diese Aktivität.

17.4.1 Grenzmembran für den Gasaustausch

Die alveoläre Grenzmembran ist eine erstaunlich dünne Epithelschicht, die der Passage der wichtigsten Stoffe nahezu keinen Widerstand entgegensetzt. Tatsächlich war es in der Geschichte der Lungenphysiologie lange ein Rätsel, wie die Aufnahme des Sauerstoffs in den Alveolen stattfindet –, ob es ein aktiver und energieintensiver Aufnahmeprozess oder eine energiearme Diffusion ist. Am Ende war klar. Der Gasaustausch kostet die Lunge keine Arbeit. Die Grenzmembran der Alveolen ist so dünn und passenderweise durchlässig, dass die beiden Stoffe einfach **diffundieren,** während andere zurückgehalten werden. Über diese kurze Strecke wirkt das Konzentrationsgefälle von Sauerstoff im Blut, und der Sauerstoff in der Luft und treibt den Gasaustausch an. Deshalb ist für das lokale Geschehen der **Diffusion-Koeffizient** bzw. das Konzentrationsgefälle der Moleküle zwischen Luft und Blut bestimmend (➤ Abb. 17.13). So kontrahieren pulmonalen Arteriolen in Bereichen geringer Belüftung und Hypoxie. Minderbelüftete Bereiche werden weniger durchblutet – ein Versuch, das Gleichgewicht

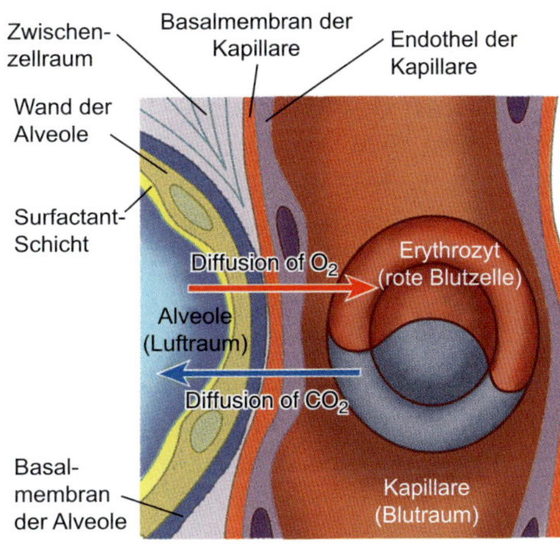

Abb. 17.13 Gasaustausch in den Alveolen durch Diffusion. Alveole mit dichtem Kapillarnetz. [E722-004]]

von Ventilation/Perfusion aufrechtzuerhalten und Energie zu sparen.

Aufgrund dieser **lokalen Regulationsmechanismen** ist ein manuelle Behandlungskonzept der Lunge so schwierig und interessant. Wenn wir ehrlich sind, ist aber das Eis der argumentativen Begründung für wirksame Techniken so dünn, dass wir immer zurückhaltend und versuchsweise formulieren. Wir wollen das lokale Lungengewebe erreichen. Das scheint möglich, aber ob wir auch einen gezielten (nicht nur irgendeinen) Einfluss auf die Balance der am Gasaustausch beteiligten Kräfte haben, ist fraglich und muss demonstriert werden. Veränderungen der Ventilation sind relativ schnell zu erreichen. Die Durchblutung der Kapillare hingegen ist schon schwer zu beeinflussen, aber die Beeinflussung der Balance der Diffusion ist kaum noch zu steuern. Dennoch schlagen wir ein Arbeitsprinzip mit Stamm und Krone vor, das es zumindest erlaubt, den beteiligten Kräfte in einer Balance Rechnung zu tragen.

GUT ZU WISSEN

Es gibt folgende Unterschiede zwischen den beiden Aufnahmeorganen Lunge und Dünndarm

- Der **Dünndarm** nimmt viele Stoffe auf, die er im Prozess der Aufnahme verwandelt. Er ist in hohem Maße diskriminierend und assimilierend. Die Mukosa ist dick und aktiv an der Aufnahme beteiligt.
- Die **Lunge** ist sperrangelweit offen, aber nur für zwei Stoffe. Diese werden ohne Unterschied und Verwandlung in den Lungen auf- und abgegeben. Der Gasaustausch erfolgt über eine sehr dünne und fragile Membran.

17.4.2 Zellen der Alveolen

Für die mechanische Arbeit der Osteopathie ist interessant, dass die Alveolen sowohl für den Gasaustausch zuständig sind als auch die elastische Ausdehnungsfähigkeit der Lunge bestimmen. Veränderungen der Alveolen wirken sich auf die elastische Verformbarkeit der Lunge (Compliance) am stärksten aus. Die Alveolen enthalten unter anderem folgende Zellen und Gewebe: zwei Typen **Pneumozyten, Alveolarmakrophagen** und interstitielles **Bindegewebe** (> Abb. 17.14).

Pneumozyten und Makrophagen

Bei den **Pneumozyten** werden unterschieden:

- Die **Typ-1-Pneumozyten** bilden das dünne einschichtige Plattenepithel der Alveolen. Es sind flache, endothelartige Zellen. Sie sind terminal differenziert (können sich nicht mehr teilen oder verändern).
- Die **Typ-II-Pneumozyten** liegen etwas nach innen versetzt und bilden den Surfactant, ein Phospholipid zur Herabsetzung der Oberflächenspannung, das den Kollaps der Alveolen von innen her verhindert. Diese Zellen sind sehr produktiv: Surfactant hat eine Halbwertszeit von ca. 12–24 Stunden und muss ständig neu gebildet werden.
- **Typ-II-Pneumozyten** sind zudem Reservezellen für Zellerneuerung und Reparatur auch der Typ-1-Pneumozyten.

Die **Makrophagen** im Alveolarbereich sind Phagozyten und antigenpräsentierende Zellen. Sie stammen wie fast alle Makrophagen von den Monozyten (im Blut) ab und sind ein wichtiger Teil des lungeneigenen Immunsystems. Sie schützen die Lunge bei Infektionen und reinigen sie von eingeatmeten Staubpartikeln und Surfactantresten. Somit gewährleisten die Alveolarmakrophagen die ungehinderte Gasdiffusion zwischen Alveolarraum und Blutkapillaren durch die sog. Blut-Luft Schranke.

Bindegewebe – mechanisches Grundgerüst der Lungen

Das interstitielle Bindegewebe ist **hauchdünn** und in der gesunden Lunge selbst mikroskopisch kaum zu erkennen. Daher werden wir in der Palpation immer wieder auf das Bild der zarten Flügel eines Schmetterlings oder eine Libelle zurückkommen. Obschon hauchdünn, bildet das interstitielle Bindegewebe das mechanische Grundgerüst der Lunge. Die Grundsubstanz, die kollagenen und elastischen Proteine des Interstitiums, bilden das Netzwerk, in dem die anderen Zellen ihren Platz finden.

Bei **interstitiellen Lungenerkrankungen** werden die Fibroblasten im Bindegewebe aktiviert. Die elastischen Fasern werden dann von den vermehrt ge-

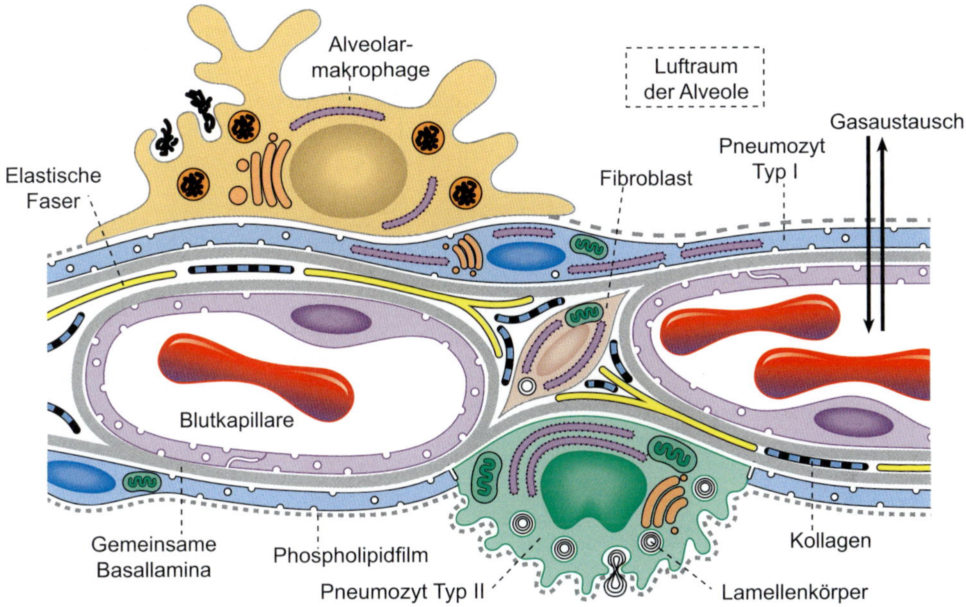

Abb. 17.14 Feinstruktur eines Alveolarseptums (Schema). Die Pneumozyten II bilden in ihren Lamellenkörpern den Phospholipidfilm (Surfactant), der die Alveolen auskleidet. Die Blut-Luft-Schranke (Durchmesser an dünnen Stellen 0,4–0,6 μm, an besonders dünnen Stellen bis 0,2 μm) besteht aus dem Endothel der Kapillaren, den dünnen Pneumozyten I und deren gemeinsamer Basallamina. [S700-L141]/ [R252]

bildeten kollagenen Fasern dominiert. Dadurch wird das periphere Lungengewebe starrer und weniger dehnbar; die eingangs erwähnte, gewebliche Identität von Gasaustausch und elastischer Ausdehnungsfähigkeit wird dann relevant.

17.4.3 Diffusion durch die Blut-Luft-Schranke

Die Blut-Luft-Schranke zwischen Alveolarraum und Lungenkapillare ist im Vergleich zur Schleimhaut-Interface des Dünndarms extrem dünn. Sie ist mit einer Dicke von 0,001 Millimetern eine der dünnsten Grenzmembran des Körpers. Der Diffusionsweg ist kurz und passierbar. Das Gewebe muss einerseits durchlässig für Gase sein, andererseits dicht für die flüssige Bestandteile des Blutes.

GUT ZU WISSEN

Das Ungewöhnlich an der Lunge ist die hauchdünne Grenzmembran der Alveole. Das Epithel besteht aus nur einer Zellschicht. Daran schließt sich die gemeinsame Lamina mit dem Blutgefäß an.

Dass ein derart **lebenswichtiges Gewebe** so **zart** und **durchlässig** gebaut ist, ist neben all der Verwunderung auch ein Hinweis auf eine ernstzunehmende Schwachstelle. Entzündliche und destruktive Prozesse im Bereich der Alveolen haben schnell deutliche Auswirkungen auf die Blut-Luft-Schranke und damit auf die existenzielle Versorgung des Gewebes mit Sauerstoff. Die Membran ist so dünn, dass eine Diffusion von Molekülen wie bei der Zellmembran möglich ist. Wie an der Zellmembran kann nichtpolarer Sauerstoff durch die Phosphorlipidmembran einfach ohne großen Widerstand oder ersichtliche Grenzkontrollen hindurchwandern.

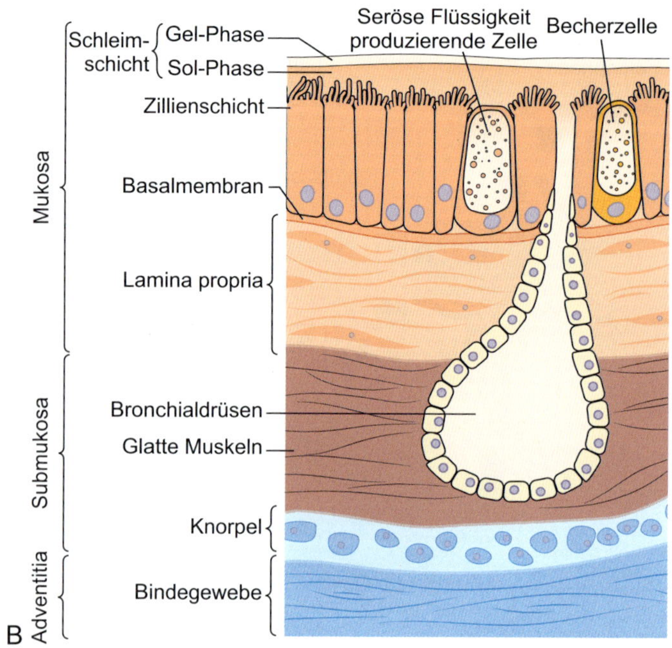

Abb. 17.15 Querschnitt durch die Bronchialwand bestehend aus Schleimhaut, Basalmembran, submuköser Schicht. [E1068]

17.4.4 Zellen der Bronchien

Folgen wir dem Weg des CO_2 von der Alveole in die Bronchien bis zur Luftröhre (Trachea) finden wir die klassische Rohrarchitektur aus Muskeln und Schleimhaut, aber auch einige Besonderheiten der Lungen als Hohlorgan. In der Lamina propria liegt eine kräftig entwickelte, **zirkulär verlaufende Muskelschicht.** Um die Ringmuskelschicht herum verläuft die **Längsmuskulatur** als Tunica fibro-musculo-cartilaginea. Die meisten Bronchienabschnitte enthalten Platten oder Stückchen aus hyalinem Knorpel (➤ Abb. 17.15).

Bronchien haben im Querschnitt ein sternförmiges Lumen, das von Epithel begrenzt wird. Die kleineren **Bronchioli** unterscheiden sich von den Bronchii durch eine niedrigere Zellhöhe des Epithels, einen kleineren Querschnitt und v.a. durch das Fehlen von Knorpel in der Muskelschicht (Tunica fibromuscularis). Die Endbronchien (Bronchioli terminales) haben ein einschichtiges isoprismatisches Epithel, teilweise ohne Kinozilien.

Der Übergang von den Bronchioli terminales zu den Alveolen, den Ductus alveolares, hat keine eigene Wand, sondern wird von den umliegenden Alveolen gebildet. Benachbarte Alveolen sind deutlich durch Alveolarsepten voneinander getrennt.

Zudem befindet sich am Übergang von den Alevolen und Bronchioli terminales eine ringförmige muskuläre Verdickung. Mit diesem Schließmuskel kann der Luftstrom am Übergang (Bronchiole ↔ Alveole) reguliert werden.

17.4.5 Muskeln und Mukosa

Auf dem Weg der Luft von den feinsten Bronchienverästelungen bis zur Trachea ändert sich das Bild Schritt für Schritt. Im Bronchienastwerk, kurz nach den Alveolen, findet sich kaum Schleimhaut, die Muskulatur überwiegt. Im weiteren Verlauf nimmt der Anteil der Mukosa zu, die Muskeln nehmen ab. Langsam kommen immer mehr Knorpelflecken zur Verstärkung der Wand des Hohlorgans hinzu. Je mehr wir uns der Trachea nähern, werden aus verstärkenden **Knorpelflecken** von außen aufgesetzte **Knorpelspangen.** Diese halten, unabhängig von Muskel- oder Schleimhautspannung, den Hohlraum für die Luftpassage offen.

17.5 Gewebliche Aktivitätszustände in Gesundheit und Krankheit

Die funktionelle Aktivität der Lungen für den gesamten Körper ist der Gasaustausch in den Alveolen. In der manuellen Arbeit steht der gewebliche Ausdruck der Aktivitätszustände im Mittelpunkt, der mit dieser physiologischen Aktivität einhergeht. Daher geht es um das Atmen und um mehr als das Atmen.

Als **Hohlorgan** zeigen die Lungen alle palpablen Qualitäten, die auch die Aktivitätszustände anderer Hohlorgane ausmachen, v.a. Elastizität (Compliance) sowie Volumen- und Morphodynamik. Zudem gelten dieselben biodynamischen Gesetzmäßigkeiten, die typisch für viszerale Gewebe sind:

- Inhalt-Wand-Relation
- Rhythmische Volumen- und Druckänderung,
- Elastizität und Rückstellkraft
- Stabilität und Bewegung
- Form und Position
- Aufrichtungskraft und Einfluss des Schwerkraftfelds auf die Funktion

17.5.1 Ruhe, Anstrengung, Erschöpfung

Ruhe- und **Belastungsaktivität** der Lunge zu unterscheiden, ist grundlegend. Beides sind normale Aktivitätszustände. Wir können sie an der rhythmischen Veränderung der Lungenvolumina im Atemzyklus, an der Qualität und Frequenz der Atembewegung und am Gasaustausch, festmachen. Von Letzterem wissen wir, dass er ohne Energieverbrauch entlang eines Konzentrationsgefälles erfolgt. Konzentrationsgefälle ist ein medialer Begriff, er verweist auf eine Vermittlung (Medium) oder Beziehung, die Balance zweier Parameter, hier: Ventilation und Perfusion. Reine Ventilationstechniken sind klinisch wenig sinnvoll, da sie wenig an der O_2-Aufnahme ändern. Wie bei den anderen rhythmischen Organen unterscheiden wir Ruhe- und Aktivitätsrhythmus. Eine geringe Frequenz und Amplitude ist typisch für Ruheaktivität, kein Zeichen der Dysfunktion. Wer in Ruhe gut Luft bekommt und ansonsten gesund und wohl ist, darf langsam und kaum sichtbar atmen.

Die Fähigkeit, **Schleim loszuwerden** und gegebenenfalls abzuhusten, ist eine Aktivität der Lunge. Verliert die Lunge diese Möglichkeit, müssen wir von einer Schwäche der geweblichen Aktivität ausgehen. Der Verlust des schleimproduzierenden Hustens führt zur weiteren Verschleimung und Schwächung der Lungen.

Wie immer ist die **Elastizität** der naheliegende Parameter. Die Veränderung der Lungenelastizität im Krankheitsprozess ist gut beschrieben und spürbar: Zunahme der Resistenz in den restriktiven Erkrankungen, Annahme der geweblichen Stabilität als Folge der obstruktiven Krankheiten (Emphysem).

17.5.2 Abwehr und Reinigung

Die Luftwege und die Lungen müssen mit den in der Atemluft enthaltenen Partikeln und Aerosolen sowie mit Viren und Bakterien umgehen können. Daher zeigen sie Abwehr- und Reinigungsaktivität. Im Bereich der Luftwege übernehmen der Nasenfilter und das Transportsystem der Bronchien die Aufgabe störende Partikel abzufangen oder aus der Lunge abzutransportieren. Neben der Reinigung ist es die immunaktive Mukosa der Bronchien, die mit Fremdstoffen und Keimen umgehen können. Makrophagen sind v.a. in den Alveolen aktiv.

Es gibt **Stoffe,** die den Lungen schaden können und daher im Organ eine **Abwehrreaktion** auslösen, z. B. die im Zigarettenrauch und in verschmutzter Luft enthaltenen Partikel. Es gibt Stoffe, die wir schadlos und ohne Abwehrreaktion über die Lunge aufnehmen und die dem ganzen Körper schaden, beispielsweise Kohlenmonoxid. Kohlenmonoxid entsteht in Verbrennungsmotoren und da es das Sauerstoffbindungsverhalten des Hämoglobins ändert, stört es die Versorgung aller Gewebe. Hier ist der Schaden und die Reaktivität nicht nur oder nicht zuallererst in der Lunge.

Die **Luftwege** und **Lungen** können auf drei **Komponenten** zurückgreifen, auf

- den Nasenfilter, der große Partei abfängt, auf
- das mukosale Immunsystem, das auf Viren und Bakterien reagieren kann, auf
- die mukoziliäre Rolltreppen, die mittlere und kleinere Partikel aus den Lungen heraustransportiert sowie auf
- die Makrophagen in den Alveolen, die Abfallprodukte und kleinste Partikel phagozytieren.

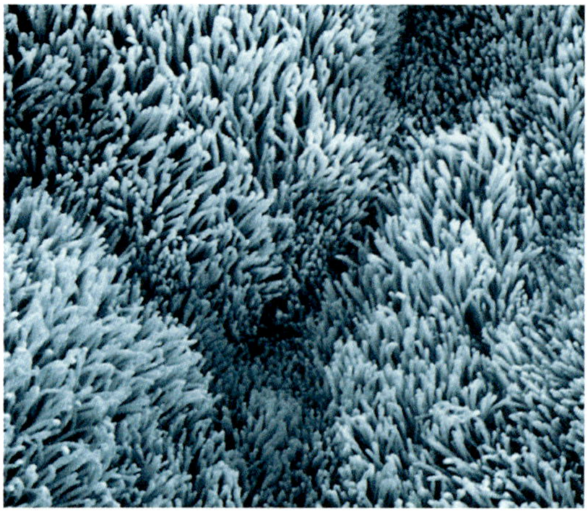

Abb. 17.16 Flimmerepithel der Trachea im Elektronenmikroskop. Die leicht wellenförmige Oberfläche der Trachea ist von einem dichten Flimmerepithel überwuchert. Da alle Oberflächenzellen vollständig mit Härchen bedeckt sind, kann man die Zellgrenzen nicht erkennen. [C160]

So ist der Raucherhusten auch als Reinigungsversuch der Lunge zu betrachten. Teer und Schleim verkleben und bilden einen Belag auf der Schleimhaut. In der chronischen Raucher-Bronchitis wird der Schleim zäher und die teerverklebten Flimmerhärchen schaffen den Abtransport nicht mehr. So ist Husten der angemessene, aber angestrengte Versuch, diesen Schleim abzugeben. Eine müde und hypoaktive Lunge verliert diese Fähigkeit des produktiven Abhustens und verschleimt zusehends.

Ein anderer Hustenreiz liegt vor, wenn saurer Magensaft in den Rachen oder die Bronchien kommt und dort die Schleimhaut reizt. Das kann eine Rachen- und Stimmlippenentzündung auslösen, aber auch zu Reizhusten oder asthmatoiden Symptomen führen. Die **aufsteigende Magensäure** stört besonders Säuglinge, da der Mageneingang in den ersten Lebensmonaten noch nicht ausreichend schließt. So kommt es zu vermehrtem Spucken und Reflux. Wenn die Kinder (viel und zu viel) auf dem Rücken liegen, kommt die Schwerkraft erschwerend hinzu. Durch die Entwicklung zu mehr und mehr Aufrichtung wird der Mageneingang zunehmend stabiler und dichter. Damit verschwinden das Spucken und der Reflux bis zum Ende des ersten Lebensjahrs. Auch Erwachsene kennen das Problem des **vermehren Reflux** in Rückenlage, typischerweise beim Schlafen, sie verhindern das Zurückfließen in Hals und Lunge im Liegen, indem sie leicht erhöht auf Kissen schlafen.

17.5.3 Schleimproduktion und -transport

Die Schleimhaut der Bronchien produziert normalerweise 1–2 Liter dünnflüssigen Schleim pro Tag. Dieser kann durch das schleimhauteigene Transportsystem aus Flimmerhärchen zurück zur Luftröhre geschoben werden. Von dort läuft der Schleim der Bronchien in die Speiseröhre und in den Magen. Im sauren Milieu des Magens werden die Viren und Bakterien abgetötet.

Die **schleimproduzierenden** Zellen werden wegen ihrer Form als **Becherzellen** (goblet cells) bezeichnet. Der Schleim wird von den Zilien des Epithels wie von einem Laufband transportiert (➤ Abb. 17.16). Die Qualität des Schleims ist daher für seine eigene Transportierbarkeit grundlegend. Zäher Schleim macht die Arbeit der Zilien zäh und führt zu einer negativen Rückkopplung.

GUT ZU WISSEN

Tatsächlich müssen sich die Zilien in einer flüssigeren Schicht des Schleimes (Sol-Phase) bewegen können, um dadurch den oberflächlichen und zähen Teil des Schleims (gel-Phase) verschieben zu können.

Zilien sind Ausstülpungen der Epithel-Zellmembran von etwa 7–10 µm Länge. Sie sind motorisch und sensorisch, bewegen und reagieren auf Bewegung. Neben den sensorischen Zilien gibt es Zilien, die sich selbst bewegen können. Diese Eigenbewegung – auch als Motilität bezeichnet – stellt eine rhythmische Beugung (ca. 20 Hz = 20 × sek) dar. Sie wird durch ein mechanisch wirksames Protein (Dynein) möglich, das die Mikrotubuli in den Zivilen verbindet und gegeneinander verschiebt. Je näher wir den Bronchiolen den Alveolen kommen, desto weniger finden sich schleimproduzierende Zellen und kaum noch Zilien.

17.5.4 Mechanische Krankheitslehre

Gewebliche Zustandsänderungen der Lungen können sich auf die Elastizität und Atembewegung der Lungen auswirken. Atmungsbewegungen der Lunge allein

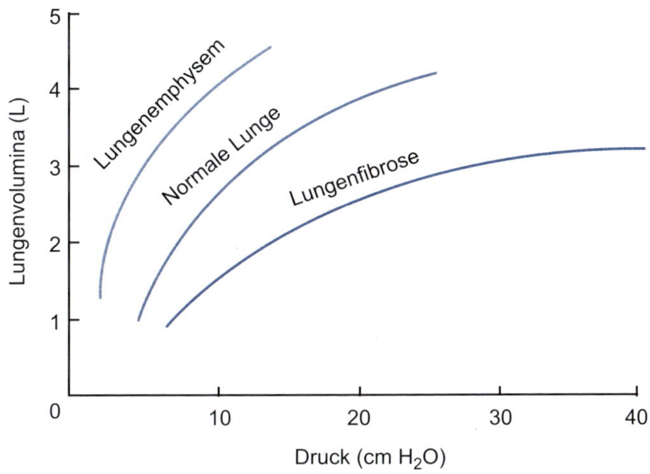

Abb. 17.17 Compliance der Lunge dargestellt als Verhältnis von Volumenänderung zu Druckänderung; gemeint ist der transpulmonale Druck. [G1094]

geben allerdings keinen Aufschluss über die osteopathische und physiologische Lungenfunktion und sind deshalb zur Lungendiagnostik nicht geeignet. Aus dem veränderten mechanischen Verhalten der Lunge ergeben sich irgendwann die Symptome der **Sauerstoffunterversorgung**: Schwäche, Müdigkeit, Schwindel und Luftnot. Diese können zu Beginn noch dezent sein, obwohl die mechanische Veränderung schon spürbar ist.

GUT ZU WISSEN

Osteopathisch halten wir uns wie immer zuerst an die drei Eckpunkte: Volumen, Elastizität, Bewegung.

Bronchialmuskulatur

Gehen wir von den Geweben der Lungen aus können wir – wie bei der Diarrhö und Verstopfung – zwischen Hyper- und Hypoaktivität der Muskulatur und Hyper- bzw. Hypoaktivität der Schleimhaut unterscheiden. Da die Muskulatur der Lungen keine nennenswerte Eigenbewegung aufweist (Motilität), spricht die Physiologie eher vom Spasmus der Muskulatur als von **Hypermotilität.** Dagegen sind **Hypo- und Hypersekretion** beide ein Problem für die Lunge. So können wir die gewebliche und mechanische Definition des Asthma bronchiale verstehen und übersetzen.

Bei **Asthma bronchiale** kommt es zu einem Spasmus der Muskulatur und zu einer Schwellung der Schleimhaut. Da die Bronchialmuskulatur hyperaktiv ist, kann sie sich den rhythmischen Änderungen während der Atmung nicht mehr so gut anpassen. Die geschwollene Schleimhaut verengt das Lumen der Luftwege und die Luft kann nicht so gut ausströmen. Bei der chronischen Bronchitis reagiert die Schleimhaut auf die wiederkehrende Reizung (Rauchen) mit Hypersekretion und Hypertrophie. So kommt es zu einer Zunahme und Vergrößerung der schleimproduzierenden Zellen und zu einer Verengung des Lumens. Eine Behandlung bei Asthma bronchiale müsste sich mit diesen beiden Geweben und deren Aktivitätszuständen auseinandersetzen.

Alveolen

Die gesunde Lunge hat eine große Anpassungsfähigkeit (Compliance ➤ Abb. 17.17). Erst wenn sie erkrankt, verliert sie diese herausragende Fähigkeit der elastischen Verformbarkeit. Dann wird sie restriktiv und widerständig. Compliance ist Elastizität, in der Lunge repräsentiert im Bereich der Alveolen. Die Alveolen verfügen über zum einen über die Fähigkeit, große volumetrische Ausdehnung zuzulassen und zum anderen über die nötige Rückstellkraft bei gleichzeitiger Formstabilität.

- **Hyperaktivität** führt zu mehr Widerstand (siehe die Restriktion gegen die Einatmung bei interstitiellen Lungenentzündungen). Verlieren die Alveolen ihre Formstabilität kommt es zum Kollaps (Emphysembildung). Dagegen wirkt sich eine Aktivitätsänderung der Bronchien

etwas anders aus. So erschwert ihre Hyperaktivität den Luftstrom bei der Ausatmung (= Obstruktion) und es kommt zur einer Überblähung der Alveolen.
- Die **Hypoaktivität** mit dem Verlust der geweblichen Stabilität führt zu einem Kollaps der Bronchienwand und zur Bildung von – ähnlich den Divertikeln im Darm – Bronchiektasen. In der Einatmung und Ausatmung müssen die Luftwege offengehalten werden. Da Zwerchfell und Thoraxwand bei der Einatmung die Bronchien weitzieht, gibt es (außer durch Fremdkörper und massive raumfordernde Prozesse) kaum obstruktive Hindernisse bei der Einatmung. Selbst eine Mukosaschwellung mit Muskelspasmus (Asthma) verschließt den Weg der eingeatmeten Luft nicht. Da die Bronchien aber bei der Ausatmung weniger von außen weit gezogen werden, schlagen die Verengungen im Organgewebe bei der Ausatmung den Luftstrom deutlicher zu Buche. So kommt es zu den typischen Zeichen der Obstruktion, die Überblähung der Peripherie.

Ventilation und Perfusion

Die Steuerung des Gasaustauschs an der Epithelmembran einer gesunden Lunge können wir nur verbessern, wenn wir die **Balance** von **Hohlorgan** (Ventilation) und **Gefäßsystem** (**Perfusion**) regulieren. Behandlungen, die nur auf einen Parameter wirken, sind notwendig beschränkt wirksam, da es um eine Veränderung des Konzentrationsgefälle geht.

Die **Ventilation** beeinflusst das O_2-Angebot in den Alveolen, die Perfusion das O2 Angebot im Blut. Das O_2-Angebot im Blut ist abhängig von der Menge, Viskosität und Geschwindigkeit (Kontaktzeit) des Bluts, aber ebenso von dessen O_2-Bindungs- und Entbindungsfähigkeiten, v.a. aber vom Verbrauch der Peripherie. Daher betonen wir mit Blick auf die Physiologie der Lunge immer wieder: Die Lunge wird von der Peripherie gesteuert.

GUT ZU WISSEN

Obwohl die Durchlässigkeit der Membran insbesondere in Krankheitsprozessen eine Rolle spielt, bleibt die Balance von außen (Luftraum) und innen (Blut) der treibende Faktor des Gasaustauschs.

Atmungs- und Sauerstoffregulation

Wir müssen zwischen Atmungs- und Sauerstoffregulation unterscheiden. Wir atmen, weil wir Sauerstoff brauchen, die Regulation der Atmung und die der O_2-Aufnahme folgt allerdings anderen Gesetzen.
- Die O_2-Aufnahme wird bestimmt durch die Aspekte der am Diffusionsgefälle beteiligten Gewebe.
- In der Regulation der Atmung kommen andere Akteure zum Zug. Es gibt Rhythmusgeber im ZNS, chemische Kontrollen im Blut und Liquor. Gemessen werden die Konzentration von O_2 im Blut sowie die Konzentration von CO_2 und H-Protonen im Liquor. O_2-Rezeptoren im Sinus carotis und Aortenbogen und CO_2/H-Protonen-Rezeptoren im Gehirn schicken Signale an die respiratorischen Zentren in der Medulla oblongata.

Die Atmung steht unter der Kontrolle des autonomen Nervensystems. Die Ventilation der Lunge ist abhängig von periodischen Bewegungen der Atemmuskulatur. Diese, von α-Motoneuronen versorgten Muskeln, werden entsprechend rhythmisch stimuliert. Ursache für diese Stimulation ist eine zyklische neuronale Aktivität, erzeugt durch ein Netzwerk von Neuronen, welches sich im Hirnstamm befindet und Teil des autonomen Nervensystems ist.

Der Rhythmus der Zwerchfellkontraktion und Atmung variiert zwischen 10–14 Atemzügen pro Minute in Ruhe; er kann bis auf 40–50 pro Minute bei starker körperlicher Belastung steigen. Die Frequenz der Ruheatmung eines Neugeborenen und Säuglings ist höher und wird im ersten Lebensjahr langsamer. Die Frequenz wird von Rhythmusgebern (Schrittmacherzellen) im Hirnstamm vor-gegeben und dem Sauerstoffaufnahmebedürfnis bzw. dem Kohlendioxidabgabebedarf angepasst.

17.5.5 Vom richtigen Atmen

Da es viele moralisierende und pädagogische Aussagen darüber gibt, wie „richtig" oder „falsch" geatmet werden kann, wollen wir hier auf die physiologischen Grundlagen hinweisen: Wir atmen, wie wir es brauchen und wie wir es können (Levin 2021).

Atmen ist eine **autonome Aktivität,** sie geschieht fast immer automatisiert ohne willentliche oder bewusste Aktivierung oder Hemmung. Atmen ist beeinflussbar, aber nicht im vollen Sinn und auf längere Zeit willentlich oder bewusst steuerbar.

Menge und Richtung, Frequenz und Kraft der Atmung orientieren sich an der Not und Notwendigkeit. Es gibt Bedürfnisse und Nöte: O_2-Bedarf im Gewebe, CO-Ausatmungsbedarf für die pH-Wert-Regulation. Es gibt sensomotorische Gründe, warum wir im Stehen anders atmen als im Liegen, und es gibt Momente, in denen die Atemform vom Magen oder anderen Organen mitbestimmt wird. Ein Weltklasse-100-Meter Sprinter kann ohne Sauerstoff- und CO_2-Not 100 Meter rennen, atmet aber dennoch heftig – ein Hinweis, dass es unzählige soziale und psychische Situationen gibt, die den Atem verändern.

Therapeutisch gilt die **Regel:** Es geht darum zu ergründen, warum jemand so atmet, wie er atmet. Hierbei sind Hierarchien und Konflikte im Atmen während Diagnostik und Behandlung herauszuarbeiten. Solange die Atmung ausreichend auf die Sauerstoff- und CO_2-Notwendigkeiten reagieren kann, ist sie für weitere Anforderungen belastbar. Im osteopathischen Sinn sind besonders jene zwei Atemaktivitäten interessant, die wir untersuchen – also provozieren und inhibieren – können. Das ist

- zum einen die Atemaktivität, die der Aufrichtung und Stabilisierung der Statik dient und
- zum anderen die Atemaktivität, die andere Organe zur Kompensation in Anspruch nehmen können

17.5.6 Aktivität des Diaphragma abdominalis

Eigentlich sollten wir von zwei Diaphragmen sprechen, einem **linken** und **rechten.** Die beiden Seiten sind funktionell, vaskulär und nerval in großem Maße unabhängig, dass wir sagen könnten: Die linke Hand weiß nicht, was die rechte tut. Gemeinsam bilden sie eine **Doppelkuppel.** Die beiden Kuppeln sind mechanisch verbunden über eine Sehne, das Centrum tendineum. Dieses Arrangement eines Doppelmuskels mit sehniger Verbindung ist auffällig, aber nicht einzigartig im Körper. Das Wort Diaphragma ist gut gewählt: übertragen, dazwischen gespannt, vermittelnd. Es zeigt die Vermittlungsfunktion an und deutet auf die zwei Seiten der Sache: Ort und Aktivität.

Der Satz „Geographie ist Schicksal", passt auf das Diaphragma. Es ist dazwischen gespannt, zwischen **Brust**- und **Bauchraum.** Der Ort ist entscheidend, denn was darüber und darunter liegt, bestimmt das Leben des Diaphragmas. Zugleich ist es nicht nur passiv und unengagiert an diesem Ort. Das Diaphragma ist aktiv in seiner Rolle als Medium, als Vermittelndes. Es vermittelt die Kräfte der wichtigsten rhythmischen Systeme: kardio-pulmonal und gastro-intestinal. In seinen Aktivitäten kommt wenig eigener Wille zu Ausdruck. Das Diaphragma ist bestimmt von seinen vielen Aufgaben und Einflüssen. Es kann viele Ansprüche gleichzeitig bedienen und sich extrem anpassen, ohne sich zu beklagen. Während es als Atemmuskel arbeitet, kann es auf der rechten Seite den Leberschwamm ausdrücken und links den Magen anheben. Es kann durch Druckaufbau die Stabilität des Rumpfes fordern und die Freiheit besitzen zu singen und zu tanzen.

Die meiste Zeit arbeitet das Diaphragma **unbewusst** und **unwillkürlich.** Wir können aber seine Aktivität auch verändern, indem wir unsere Wahrnehmung und unser Bewusstsein auf den Atem richten. Zudem können wir willentlich Frequenz und Atemrichtung variieren. Dieser Grenzgang der Atmung zwischen bewusst und unbewusst, zwischen vegetativ-autonom und dem Willen unterwerfbar, spielt sich im Diaphragma ab. Während Kinder gerne Luftanhalten spielen bis zum Umfallen, kommen Erwachsene auf die Idee, durch Hyperventilieren Bewusstseinszustände zu verändern.

17.6 Verformung und Bewegung bei der Einatmung

Wir können nun zusammenfassend einen Überblick geben, welche Bewegungen und Formveränderungen bei der Einatmung koordiniert werden.

GUT ZU WISSEN

Bewegung und Verformung sind zentrale Aspekte der Biodynamik der Atmung und wichtige Bündnispartner bei der Untersuchung und Behandlung.

Veränderte und pathologische Aktivitätszustände verändern die Elastizität der Gewebe und somit auch deren Verformungs- und Bewegungsqualität.

GUT ZU WISSEN

Auch hier gilt wie immer: Bewegung ist nicht das Ziel, sondern ein Ausdruck der geweblichen Aktivität, den es zu verstehen gilt.

Die **Bewegung** der Atmung ist durch den ganzen Körper hindurch spürbar. Palpabel sind die Bewegungen der Lungen mit Bewegungsapparat und der Oberbauchorgane bei tiefer Atmung, zuweilen auch in Ruheatmung. Die folgenden Aussagen basieren auf der Physiologie Gesunder. Sie stellen ein heuristisches Modell dar, das den Herausforderungen der Klinik Stand hält. Es geht davon aus, dass wir „richtig" atmen in dem Sinne, dass es den situativen Fähigkeiten und Bedürfnissen des Organismus entspricht. Wenn wir Abweichungen von der Physiologie erspüren, ist es die Aufgabe der klinischen Untersuchung herzufinden, warum wir atmen, wie wir atmen. Darauf können wir unsere klinische Hypothese aufbauen und nach der Behandlung überprüfen. Beim Atmen **verformen** und bewegen sich Diaphragma, Lungen, Rippen, Sternum, Wirbelsäule, Oberbauchorgane und Gesicht. In maximaler Einatmung ist diese Kraft nahezu überall im Körper zu spüren. Hier konzentrieren wir uns auf jene Organe und Gewebe, die klinisch bedeutsam und in ihrer Physiologie ausreichend beschrieben sind.

Die Verformung und Bewegung gesunder Gewebe ist abhängig von der **Atemtiefe** und **Atemform.** Wir beginnen immer mit der Beschreibung der Ruheatmung, um dann die schrittweisen Änderungen bei tieferen Atemzügen zu beschreiben. Atemform und der Lage im Raum haben ebenso einen Einfluss. Meist vergleichen wir dies im Stand oder Sitz mit dem Zustand der Rückenlage. Insbesondere bei der Atemform sind pädagogische und therapeutische Formen nicht ganz auszuschließen. Zumal viele Menschen glauben, dass es eine „richtige Atmung" gibt und diese versuchen sie in der Behandlungssituation zu reproduzieren. Am besten wäre es, wir könnten die Lungen und Atmung untersuchen, bevor das Wort „Atmung" überhaupt gefallen ist – das ist aber nicht immer möglich.

Im Folgenden betrachten wir die Einatmung und unterstellen, dass die Ausatmung die Veränderungen der Einatmung zurücknimmt. Die Ausatemkraft liegt in der aktiven Rückstellkraft der verformten Gewebe (= Elastizität) und sollte daher nicht als passiv bezeichnet werden.

Die Darstellung trennt analytisch die Gewebe, die in der Physiologie zusammenarbeiten und sich gegenseitig bedingen. Die Bewegung des Diaphragmas können wir nur verstehen, wenn wir uns den Widerlager- und Stützcharakter der Oberbauchorgane klar machen. An anderer Stelle haben wir dieses Modell ausführlich vorgestellt (Helsmoortel, Hirth und Levin 2010).

17.6.1 Verformung der Lungen bei Einatmung

Die Lungen füllen sich und werden vom Thorax so ausgedehnt, wie ihre innere Architektur aus Stamm und Krone es vorgibt. Die gesunden Lungen bewegen sich dreidimensional volumetrisch innerhalb der Vorgaben ihrer elastischen Verformbarkeit. In der Ruheatmung werden die oberen Lungenanteile mehr belüftet, bei tieferer Atmung kommen die anderen Bereiche dazu, bis bei tiefer Atmung selbst der inferior-posteriore Recessus belüftet wird.

17.6.2 Verformung und Bewegung des knöchernen Thorax

In der **Ruheatmung** bleibt die Bewegung innerhalb der elastischen Verformbarkeit des gesamten Thorax. Das gilt auch für die Rippen. In der Ruheatmung ist daher keine singuläre Bewegungsrichtung dominant, sondern eine minimale Expansion in alle Richtungen zu spüren, sie ist meist nicht mal zu sehen. Bei **tieferer Atmung** kommt es zu einer lateralen Henkelbewegung (dominant im unteren Thorax), zu einer Außenrotation (dominant im mittleren Thorax), und meist nur bei maximaler Einatmung zu einer den anterioren Thorax anhebenden Pumpbewegung (dominant im oberen Thorax). Von diesem ist ein kompensatorisches Anheben der Schultern zu unterscheiden. Dieses ist für die Atemmechanik nicht notwendig. Interessant ist der Vergleich im Stand und in Rückenlage: Das kompensatorische Anheben der Schultern ist oft in Rückenlage nicht mehr notwendig.

Durch die zunehmende Expansion der Lungen wird das Sternum wie die anderen Teile des **Thorax** zuerst verformt, dann mit in die anteriore Ausbreitung einbezogen. Bei maximaler Einatmung nimmt das

Sternum an der Pumpbewegung teil und es entsteht in der Palpation der Eindruck eines anterioren Anheben des Thorax.

Die **Wirbelsäule** wird minimal verformt. Durch die rotatorische Bewegung der Rippen wird bei vertiefter Einatmung die Kyphose der BWS vermindert, da die rotatorischen Kräfte am deutlichsten auf die mittlere Brustwirbelsäule wirken. Zuweilen ist die tiefe Einatmung als leichte „Abflachung" der gesamten Wirbelsäule zu spüren. Die muskulären Ansätze des Diaphragmas an der LWS führen dazu, dass diese möglicherweise in der tiefen Einatmung rigider wird. Bei gesunden Menschen sollte die Verbindung der Lungen zur HWS zu keiner deutlichen Veränderung bei der Atmung führen. Bei Anstrengung und Krankheit sind Veränderungen der HWS und der Atemhilfsmuskulatur sicht- und spürbar.

17.6.3 Verformung und Bewegung des Diaphragmas

An den nachfolgenden Beschreibungen der Bewegungen des Diaphragmas können wir leicht erkennen, wie verwirrend das Wort „Bewegungen" ist, wenn es komplexe Form und Lageveränderungen ausdrücken soll. Das Diaphragma ist ein Muskel und als solcher „bewegt" er nirgendwo hin. Er zieht sich zusammen und lässt die Kontraktion wieder nach. Die daraus resultierende Formveränderung des Muskels führt nur zu „Bewegungen", da die Verkürzung des Muskels im Konzert mit den umliegenden Geweben eine komplexe Gesamtbewegung ergibt. Die räumliche Dimension dieser „Bewegungen" hat nichts mit dem Diaphragma an sich und alles mit der räumlichen Organisation des Zwerchfells zwischen Brust- und Bauchraum zu tun. Schon die Doppelkuppelform des Diaphragmas am Ende der Ausatmung ist nur durch die Volumen- und Druckunterschiede zwischen Bauch- und Brustraum verständlich – nicht aus dem Muskel selbst. So kommen wir immer wieder auf den Vermittlungscharakter des Diaphragmas zu sprechen.

Die Kontraktion des Muskels führt in der **Ruheatmung** dazu, dass aus der Doppelkuppel eine einfache Kuppel wird. Die tendinöse Mitte bleibt, wo sie ist und die lateralen Kuppeln senken und „setzen" sich auf die Oberbauchorgane. So dominiert in Ruheatmung ebenso eine Verformung des Organs.

Bei **tieferer Einatmung** bewegt das Diaphragma nach unten und im Konzert mit den Rippen nach lateral und mit in die Außenrotation. Da die stützenden Oberbauchorgane bei zunehmendem Druck von oben am einfachsten nach anterior ausweichen können, kommt es anfangs zudem zu einer anterior gerichteten Bewegung. Am Ende einer tiefen Einatmung kontrahieren die hinteren Anteile (Crus diaphragma) und es kommt zu einer Posteriorrotation, i. e. das posteriore Diaphragma senkt sich mehr als die vorderen Anteile.

17.6.4 Verformung und Bewegung der Oberbauchorgane

Während sich die Lungen ausdehnen, kommt es in der **Ruheatmung** zu einer Kompression und Einengung der Oberbauchorgane. Auch hier erfolgt die „Bewegung" innerhalb der elastischen Verformbarkeit. Durch den Druck von oben und durch die reaktive Anspannung der Bauchwand und des Beckenbodens werden in Ruheatmung die Oberbauchorgane komprimiert und dadurch verformt. Dies entspricht der normalen physiologischen Entstauung des portalen Systems bei Einatmung:

- Kompression des Abdomens und der Leber, erhöhte Druckdifferenz erleichtern den Fluss zum Herzen,
- während die Kontraktion des Diaphragmas die Öffnung für die Vena cava inferior in tendinösen Anteil offen hält.

Bei **tieferer Atmung** folgen die Oberbauchorgane der Verformung und Kraftrichtung des Diaphragmas: nach unten, nach außen – und da anterior mehr Platz ist, um dem Druck von oben auszuweichen, nach anterior. Auch bei dieser Verformung und Bewegung ist für das einzelne Organ keine physiologische Achse anzugeben. Die Kraft der Einatmung wirkt auf alle Organe und die Bewegung erfolgt entsprechend der Elastizität der Organe und der Organverbindungen. Das kann und darf, je nach Atemtiefe und vielen anderen Gegebenheiten, sehr unterschiedlich ausfallen. Nur in einem idealisierten Modell, das abgelöst von den Nöten und Ansprüchen der besonderen Situation ist, können hier Bewegungsmuster festgelegt werden.

17.6.5 Verformung und Bewegung der Unterbauchorgane

Die Organe des **Unterbauchs** und **Becken** werden **weniger bewegt.** Oft ist nur eine leichte Senkungstendenz bei tiefer Inspiration zu spüren. Eine interessante Mittelposition nimmt der Dünndarm ein. Obwohl dieser ein Organ des unteren Abdomens ist, ist er durch seine enorme Beweglichkeit prädestiniert, Bewegung zuzulassen: Am Dünndarm sind bei tiefer Einatmung die senkenden und außenrotatorischen Kräfte deutlich wahrzunehmen.

17.7 Entwicklung und Biografie der Lungen

Die Lunge wächst aus dem **Mittellinienorgan** des **Darmrohrs** nach links und nach rechts aus. Ihr Wachstum erinnert an das Wachstum der Extremitäten: Das Wachstumsmuster des Bronchialbaumes ist aussprossend – aus einem Spross/Zweig entstehen zwei – und aus den beiden wieder jeweils zwei. Diese dreidimensionale Aussprossung (budding) erfolgt dreidimensional. Am Ende der Bronchienzweige entstehen die Alveolen in großer Vielzahl, wie Trauben am Rebstock.

17.7.1 Erster Atemzug

Der erste Atemzug beginnt mit dem **Auspressen** der **Flüssigkeit** aus den **Lungen.** Bei der Geburt werden die Lungen durch die Kontraktionen der Gebärmutter und die Enge des Geburtskanals komprimiert und ausgepresst. Der erste Atemzug beginnt mit einer „Ausatmung“ von Flüssigkeit. Die Ausatmung der Flüssigkeit bereitet der ersten Einatmung von Luft den Weg, der Kompression folgt die Expansion, Wasser geht raus, Luft rein. Bei manchen Geburten und besonders bei Kaiserschnitten kann es sein, dass das Lungen-Wasser unvollständig ausgepresst wird. Die Geburtshelfer saugen dann das restliche Wasser aus den Lungen ab, um dem Neugeborenen das Atmen zu erleichtern.

Im nachgeburtlichen Leben ist normalerweise kein Wasser in der Lunge. Bei schweren Lungen- oder Herzerkrankungen kommt es zur **Wasseransammlung** im **Lungengewebe** (Ödeme) und zu Wasser in der luftigen Lunge. Dann wird das Atmen schwer und die Sauerstoffaufnahme gestört. Entsprechend malade und erschöpft fühlt sich der kranke Mensch.

17.7.2 Luftkissen für die Aufrichtung

Insbesondere in der **sensomotorischen Entwicklung** des ersten Lebensjahres spielt die Lunge als inneres Luftkissen eine wichtige Rolle. Das Luftkissen trägt das Kind von innen, wenn es im Unterarmstütz die nahe Umwelt erkundet. In der Aufrichtung im Schwerkraftfeld und in der Entwicklung zur Symmetrie ist eine gleichmäßige, beidseitige Unterstützung der Lungen hilfreich. Kommt es hier organbedingt zu Asymmetrien im Wachstum des Brustkorbs oder der Atmung, kann dies Auswirkungen auf die **Symmetrie der Nacken- und Schulterstabilität** haben und entwicklungsdynamisch die entstehende Fokussierung und Konvergenz der Augen stören.

Klinisch interessant ist in diesem Zusammenhang, die **Thoraxform** und **Nackenstabilität** bei frühgeborenen Säuglingen zu beobachten. Eine mangelhafte Ausbildung der Oberflächenspannung (Surfactant wird erst um die 32. Schwangerschaftswoche gebildet) und unvollständiges Expansionswachstum der Lunge kann dazu führen, dass die Unterstützung der Luftkissen in manchen Ausgangslagen unzureichend ist. Ein **Unterarmstütz** ohne die expansive Kraft des Luftkissens ist für das Kind anstrengend, da es den Mangel durch vermehrte Aktivität des Bewegungsapparats kompensieren muss. Meist wird die Position qualitativ ungenügend gehalten oder ganz vermieden. Manche Kinder meiden dann die Bauchlage vollständig, was Auswirkungen auf die gesamte sensomotorische Entwicklung hat. Dem Kind geht die Leichtigkeit des Aufrichtungsprozesses verloren (➤ Abb. 17.18).

Möglicherweise ist der zum Glück recht seltene und spontane **Pneumothorax** bei Jugendlichen ein Hinweis auf die problematische Wachstumsdifferenzen zwischen inneren Kissen und Bewegungsapparat in der Pubertät. Der primäre Spontanpneumothorax betrifft lungengesunde Kinder und junge Erwachsene, deutlich mehr Jungen als Mädchen (Zganjer M et al. 2010). Meist sind schlanke, große, asthenische Körpertypologien betroffen.

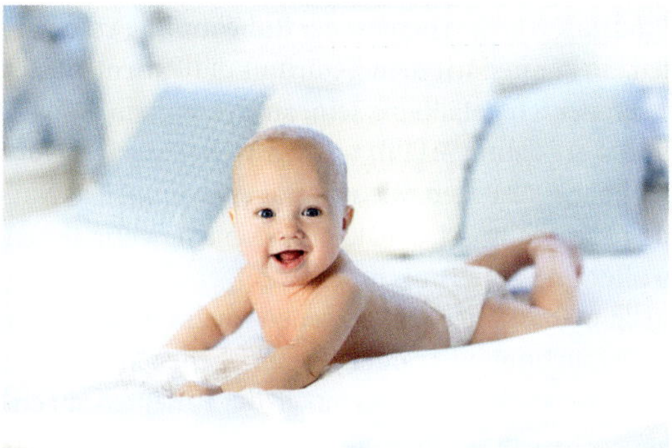

Abb. 17.18 Säugling im Unterarmstütz. [F1080-001]

17.7.3 Bedeutung des Atmens und Saugens für die Gesichtsentwicklung

Diagnostisch geben uns Form und Ausdruck des Gesichts erste Hinweise auf die Vorgeschichte klinischer Probleme. Die Einatmung beginnt im Gesicht. An den **Nasenflügeln** erkennen wir, wie jemand atmet und auch, ob er oder sie lungenkrank ist. Über eine Manipulation der Nasenflügel, das Nasenpflaster, haben Sportler versucht, die Leistung der Lungenflügel zu verbessern. Die Nase bringt 50 % des nötigen Atemwiderstands auf. Widerstand ist nötig, damit der Luftstrom langsam und anhaltend in die Tiefen der Lunge gelangen kann. Die Nasenatmung ist normal. Zu viel oder zu wenig Widerstand verändert den Luftstrom und stört die Atmung. Der Anblick von Kindern mit ständig offenem Mund ist heute fast normal geworden. Dennoch erschwert der fehlende Mundschluss die Sprechentwicklung. Zudem werden die Filter- und Abwehraktivität der Nasenschleimhaut übersprungen. Die Folge ist eine erhöhte Anfälligkeit der Rachenmandeln und Schleimhaut für Infekte. Im Verlauf der Entwicklung kommt die Zunge durch den fehlenden pro-faszialen Tonus und offenen Mund nicht dort zu liegen, wo sie hingehört: Oben am vorderen Gaumen hinter der oberen Zahnreihe. In dieser Position wird die Zunge ihren Beitrag zur Gesichtsentwicklung – vier Tonnen Druck auf den oberen Gaumen pro Tag – nicht erbringen können. Das stört die Form- und Funktionsentwicklung des Gesichts, insbesondere die Entwicklung des Oberkiefers, der Zähne und des Bisses (➤ Abb. 17.19).

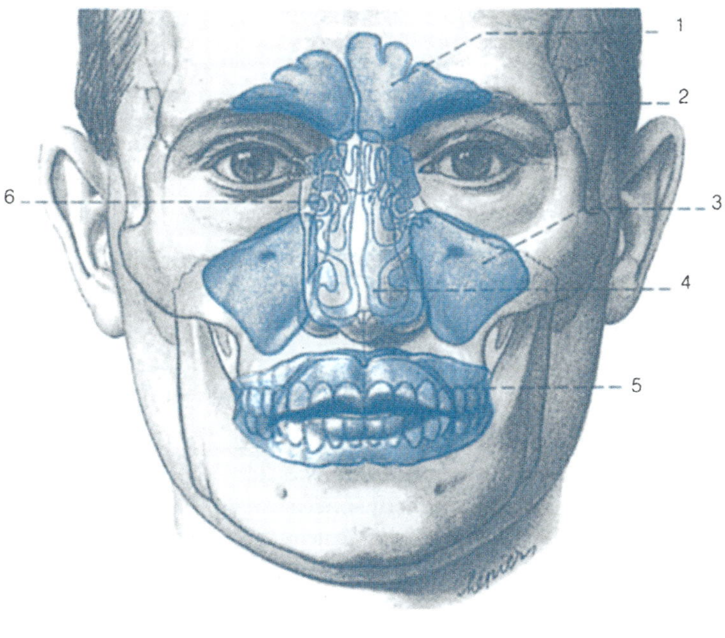

Abb. 17.19 Pneumatisierte Knochen: Die „Lungen" im Gesicht. Nasennebenhöhlen und sonstige Hohlräume des Gesichtsschädels. [L126]

17.8 Diagnostik und Behandlung der Lungen und der Atmung

In der manuellen Diagnostik der Lungen interessieren wir uns für Volumendynamik, Elastizität und intraviszerale Formdynamik. Wir beginnen wie immer mit der Erarbeitung der **Zugangserlaubnis.** Diagnostisch verbinden wir die Lungenuntersuchung mit der Untersuchung aller Gewebe, die an der Atemmechanik beteiligt sind. Noch vor der Wahrnehmung der Volumendynamik und der intraviszeralen Verformungen in Ruheatmung gilt die Aufmerksamkeit dem **muskolo-skelettalen Container** der Lungen. Dieser dehnt die Lungen, wie es ihre innere Architektur aus Stamm und Krone vorgibt. Diese Verformung der Lungen ist bedingt durch die Verformbarkeit und Bewegung des Kontaktes und zudem abhängig von der Atemtiefe, Atemform und der Lage im Raum. Sie kann also sehr unterschiedlich ausfallen.

In der Behandlung der Lungen sollten wir immer gewahr bleiben, was die drei grundlegenden Aktivitäten der Lunge selbst und der Atmung sind, da wir uns sonst Illusionen hingeben, was wir beeinflussen können.

- Durch die Atmungsaktivität des Diaphragmas und Thorax entsteht Unterdruck (Einatmung) und sorgt für Strömung in den Luftwegen. Die Lunge zieht die Luft ein, bewegt diese mit Kraft in die Richtung der Alveolen.
- Aufgrund der Druckdifferenz wird die Luft in der Respirationszone durch Diffusion in die Alveolen (Luftraum) bewegt.
- An der alveolären Grenzmembran findet der Gasaustausch statt. Das Konzentrationsgefälle der Gase zwischen Luft- und Blutraum ist die treibende Kraft der Diffusion.

17.8.1 Vor der Berührung

Wie immer geht es um die Wahrnehmung des Ausdrucks der gesamten Aktivität des Organs, hier der Lungen und ihres Bewegungsapparats. So ist es hilfreich, wenn wir uns schon in den ersten Minuten – vor jeder Frage nach Organen und Atmung – einen ersten Eindruck von der **Qualität** der **Ruheatmung** verschaffen. So können wir dem Bedürfnis der Patienten, uns Therapeuten gefällig zu sein, zuvorkommen. Sobald das Wort „atmen" fällt, werden viele Patienten versuchen so zu atmen, wie sie gesagt bekommen haben, dass es „richtig" ist. Sobald die Patienten richtig atmen wollen, ist eine funktionelle Lungenuntersuchung nicht mehr möglich. Dann gehen wir zur geweblichen Untersuchung über oder lenken ebenso gezielt wie unbemerkt die Aufmerksamkeit der Patienten auf ein anderes Thema, um dem Versuch „bewusst" zu atmen entgegenzuwirken.

Somit beginnt die Untersuchung mit der Wahrnehmung der unbewussten Präsenz der Lungen und dem **Sichtbefund.** Wir richten unserer Aufmerksamkeit auf Form und Volumen, sowie der Veränderung in der Dynamik der Atmung oder Bewegung. Wie bei anderen Organen ist es interessant sowohl Sichtbefund als auch Palpation im Stand, Sitz und in Rückenlage zu vergleichen. Dabei wird schon die Reaktionsfähigkeit auf Provokation und Inhibition erkennbar.

Bei Säuglingen sollten wir uns zudem fragen, ob und wie Thorax und Lungen die stabilen Ausgangslagen unterstützen oder stören.

17.8.2 Organspezifische Anamnese

In der organspezifischen Anamnese erfragen und beobachten wir folgende Aspekte:

- Veränderungen der Atemqualität und Belastbarkeit (schnell außer Puste)
- Form des Thorax: gibt Hinweise auf die Entwicklungsdynamik der ersten Lebensjahre und auf pathologische Veränderungen
- Hilfsaktivität bei Ein- oder Ausatmung (z.B. der Schultern)
- Reizbarkeit der Atemwege bei Luftdruckänderungen, kalter Luft, nach dem Essen oder in Rückenlage (Reflux?), bei bestimmten Speisen (MALT)
- Schleimbildung und Husten: Gibt es Schleim, und wann? Besteht die Fähigkeit abzuhusten?
- Sauerstoffsättigung? Müdigkeit, Schwindel, Kopfschmerz, Haut
- Stimme
- Allergien

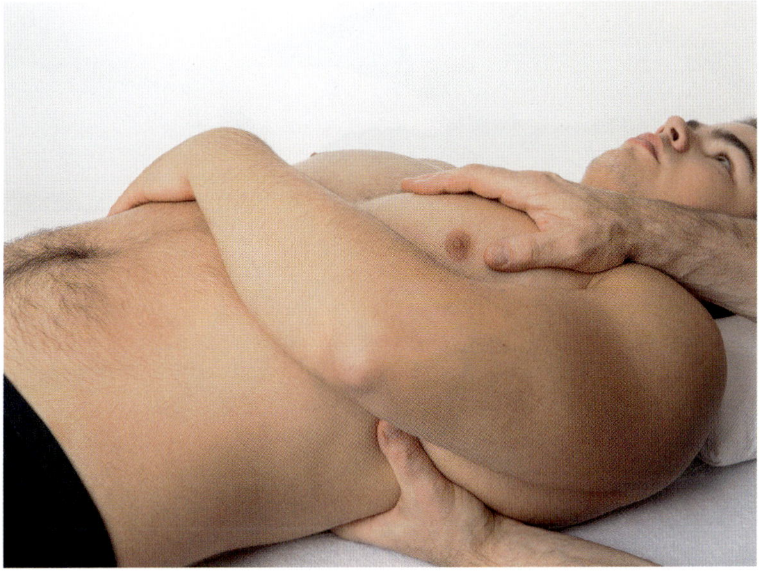

Abb. 17.20 Bi-manuelle Untersuchung und Behandlung einer Lunge. Organspezifische Standardpalpation für Untersuchung und Behandlung der Lunge. Bi-manuelle Palpation eines Lungenflügels und des Thorax: Zugangserlaubnis, Volumendynamik, intra-viszerale Bewegungen, Elastizität, Bewegung und Elastizität des Thorax. [K418]

17.8.3 Besonderheiten der Lungenpalpation

Wie immer würden wir aus Respekt vor der intrinsischen Regulation der Organe beim Organ und seiner inneren Aktivität und Architektur beginnen. So war unser Vorgehen bisher: Zuerst viszeral arbeiten, dann die Umgebungsfaktoren dazunehmen: Das ist allerdings nicht möglich, da die Lunge so sehr durch die Einbettung in den Bewegungsapparat bestimmt wird. Die Besonderheit der Lungen zwingt uns dazu, das übliche Vorgehen vom Organ zur Umgebung auf den Lungencharakter anzupassen und von der Umgebung zum Organ voranzuschreiten. Daher ist das erste „Mantra" der Lungenuntersuchung und Behandlung: **„An den Rändern bleiben"**. Wir bleiben in der organspezifischen Palpation in der nahen Umgebung des Organs: bildlich-anatomisch gesprochen in der wässrigen Phase der pleuralen Flüssigkeit, die eine Einbettung der viszeralen Lunge in den parietalen Container vermittelt. Möglicherweise hilft bei der Palpation das Bild eines Schmetterlingflügels. Dieser ist so zart, dass wir seine Aktivität kaum spüren werden, wenn wir mit Druck unsere Finger auf ihn legen. Nur durch den Kontakt an der Grenze, in der nahen Umgebung am Rande, haben wir eine Chance, die Flügelaktivität wahrzunehmen.

Der starke Bezug der Lungen zum Thorax führt außerdem dazu, dass wir die **Zugangserlaubnis über den Thorax** erarbeiten. Der Elastizitätstest des Bewegungsapparats, insbesondere die Verformbarkeit und Rigidität der Rippen können den Elastizitätsbefund der Lungen überlagern: Unter einem rigiden Thorax kann eine müde Lunge liegen. Daher ist die Einschätzung der geweblichen Aktivität der Rippen und des Diaphragmas vor der manuellen Lungendiagnostik notwendig. Erst die therapeutische Verbindung mit dem Container erlaubt eine Wahrnehmung der Lunge in der Form- und Volumendynamik. Dann ist es möglich, die Elastizität des Organs zu testen und bei leicht vertiefter Einatmung die Verformung der Lungen und die Bewegung des Thorax wahrzunehmen.

GUT ZU WISSEN

Da die physiologische Aktivität der Lungen von der Schwerkraft beeinflusst wird, ist es interessant, die Ausgangslagen zu variieren und zwischen Stand, Rücken- und Seitlage Vergleiche anzustellen.

Die **geweblichen Qualitäten** der Lunge, des Diaphragmas und des Thorax können losgelöst vom Atemzyklus untersucht werden. Sie können aber auch in ihrer Fähigkeit, sich in Volumen, Form und Spannung an die volumetrischen Veränderungen der Atmung anzupassen, sichtbar und spürbar wahrgenommen werden. Das ist ein wichtiges Werkzeug in Anamnese, Untersuchung und Behandlung.

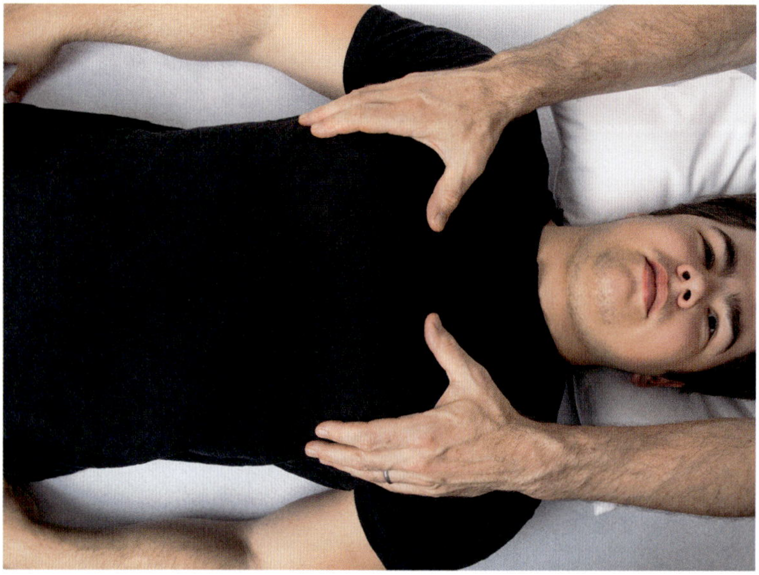

Abb. 17.21 Untersuchung und Behandlung beider Lungenflügel. [K418]

17.8.4 Untersuchung und Behandlung der Aktivität der Lungen

Folgende Abfolge ist bei der Untersuchung und Behandlung der Lungen physiologisch begründet und klinisch sinnvoll:

- Präsenz und Qualität der Atmung und Stimme
- Sichtbefund Thorax und Abdomen: Form, Volumen, Dynamik
- Elastizitätstest des Bewegungsapparats und der Lungen
- Zugangserlaubnis für die Lungenpalpation erarbeiten
- Wahrnehmung der Volumendynamik und intraviszeralen Verformbarkeit der Lungen (Stamm-Krone/inter-lobulär) und des Bewegungsapparats in Ruheatmung.
- Elastizitätstest des Bewegungsapparats und der Lungen
- Wahrnehmung der Volumendynamik und Verformbarkeit der Lungen (Stamm-Krone/inter-lobulär) und des Bewegungsapparats bei vertiefter Atmung (= Provokation)
- Palpation der Dualität von Stamm und Krone
- Aktivität in Beziehung: Inhibition und Provokation der umliegenden Organe (v.a. Oberbauch und Herz)

Wir beginnen mit der **Erarbeitung** der **Zugangserlaubnis,** der Wahrnehmung der Volumendynamik.

- Eine Hand nimmt anterior-superior Kontakt mit den **oberen Anteilen** der **Lunge** auf, die andere inferior-posterior mit den unteren Anteilen (➤ Abb. 17.20). Im Kontakt zur Lunge bleiben wir an den Rändern, im Bereich der Einbettung in die Pleuraflüssigkeit. Hierbei mag das Bild der Libellenflügel helfen, deren Aktivität nur erspürt werden kann, wenn wir Ihnen nahekommen, ohne sie eng zu machen. So vermeiden wir die Gewohnheit uns ins Organ ziehen zu lassen.
- In dieser Position können volumetrische **Verformungen** als auch **Torsionen** zwischen den Lappen erspürt werden.
- Aus dieser Situation heraus testen wir dann die **Elastizität der Lungen**. Falls ein sehr rigider Thorax den Test der Lungenelastizität erschwert muss vorher geklärt werden woher die Rigidität des Thorax kommt und ob wir diese vor oder mit der Lunge behandeln können.

Bei der Untersuchung der Lungen geht es v.a. um die Volumendynamik, Elastizität und intra-viszerale Dualität von Stamm und Krone. Eine gesunde Lunge „bewegt" dreidimensional volumetrisch. Sie verändert ihrer Form. Die Formdynamik wird getragen von der elastischen Qualität der Lunge (Compliance), v.a. die Alveolen erlauben eine beachtliche Ausdehnung der Lunge. Dies kann auch bei beidseitiger Palpation wahrgenommen werden (➤ Abb. 17.21).

Die dreidimensionale Volumen- und Formdynamik der Lungen kann aber am Besten in der bi-manuellen Wahrnehmung erfolgen.

VORGEHEN

Untersuchung und Behandlung der Lunge: Bimanueller Zugang nach dem Elastizitätstest des Thorax

- Zugangserlaubnis erarbeiten: Solidarisieren mit der somatischen Aktivität des Containers.
- Am Rande bleibend halten wir in der nächsten Umgebung der Lungen inne: Der Lungenflügel fungiert als Gesamtorgan in seinem Wasserbett der pleuralen Flüssigkeit.
- Volumendynamik und intra-viszerale Verformungen wahrnehmen.
- Elastizitätstest durchführen.
- Zugangserlaubnis erarbeiten durch das Ausbalancieren von Peripherie und Stamm.
- Intra-viszerale Aktivität von Stamm und Krone differenzieren.
- Expansion und Restriktion sowie von Hypo- und Hypoaktivität behandeln durch intra-viszerale Provokation bzw. Inhibition.

In **Ruheatmung** bleibt die „Bewegung" innerhalb der elastischen Verformbarkeit der Gewebe, wodurch eine Differenzierung von Container (Thorax) und Inhalt (Lunge) unter physiologischen Bedingungen schwer ist. Treten bei Ruheatmung räumliche Bewegung oder Bewegungen um Achsen hervor, ist das ein Hinweis auf eine Kompensation oder eine pathologische Veränderung. Da die Rippen bei tiefer Einatmung eine Henkel-, Rotations- und Pumpbewegung aufweisen, können wir so die dreidimensionale Lungenverformung von der Rippenbewegung differenzieren.

VORGEHEN

Untersuchung und Behandlung beider Lungen

- Zugangserlaubnis über den Container erarbeiten.
- Am Rande bleibend die beiden Lungenflügel palpieren.
- Volumendynamik wahrnehmen und vergleichen.
- Intraviszerale Balance von rechter und linker Lunge sicherstellen.

Beachte: Rechte und linke Lunge sind über die Verbindung zur Trachea und die Gefäße (vermittelt durch das Herz) verbunden.

17.8.5 Behandlung der intraviszeralen Dualität von Stamm und Krone

Nach der Wahrnehmung des volumetrischen Gesamtausdrucks der Lungen und dem Test der Elastizität des Thorax erfolgt in der gleichen Ausgangsposition der **Elastizitätstest** des **Lungengewebes.** Liegt hier ein Befund vor, ist der nächste Schritt die intra-viszerale Differenzierung der Aktivität gemäß der Dualität von Stamm und Krone. Daraus ergeben sich Behandlungsmöglichkeiten.

Im klinischen Bild von Stamm und Krone lassen sich unterschiedliche Lungengewebsaktivitäten palpatorisch differenzieren und die grundlegenden Fragen zum funktionellen und pathofunktionellen Ausdruck der Aktivität der Lunge stellen. Wir können die Dualität von Stamm und Krone im Atemrhythmus oder unabhängig von der Atemphase palpieren. Folgende Fragen leitet uns in der Palpation der **mechanischen Dualität:**

- Wie sieht das Zusammenspiel von Peripherie und Stamm aus?
- Sind beide Partner der intra-viszeralen Dualität verändert, liegt eine periphere Überblähung der Krone oder eine verfestigte Stammaktivität vor.
- Sind beide oder ist nur einer der beiden reaktiv oder betroffen?

17.8.6 Behandlung der Alveolenkrone

Die gewebliche Behandlung erfolgt je nachdem, ob die Peripherie sich in **Expansion** oder **Kompression** befindet. Wir begleiten oder unterstützen die expansive Überblähung oder restriktive Konzentration.

- In der Überblähung würden wir der Expansion Raum geben und danach die Balance der Krone auf den Stamm anstreben.
- Ist die alveloläre Peripherie in restriktiver Aktivität gefangen, begleiten wir diese ebenso und suchen dann die Balance von Krone und Stamm. Realistischerweise können diese sich nur gemeinsam ändern, solange noch regulative Spielräume vorhanden sind.

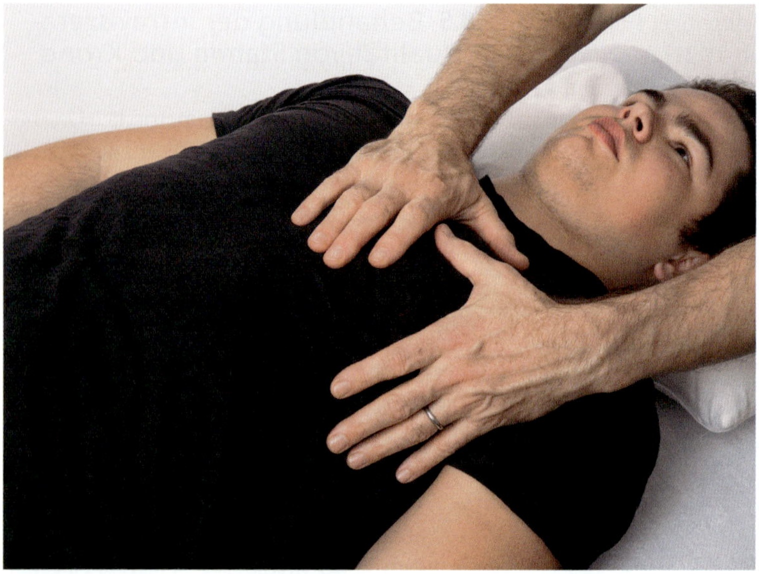

Abb. 17.22 Balance eines Lungenflügels mit dem Herz bezüglich der vermittelnden Aktivität der Gefäße. [K418]

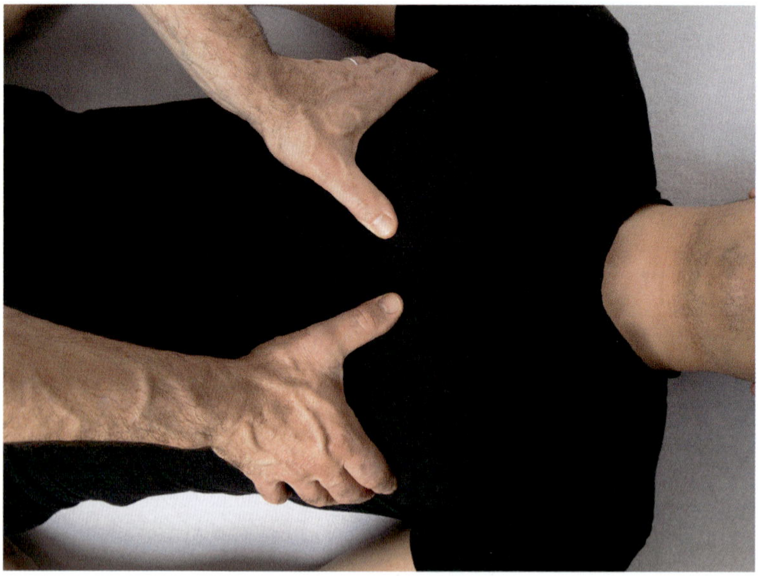

Abb. 17.23 Balance der geweblichen und funktionellen Verbindung der Lungenflügel zur Trachea unter Einbeziehung des Diaphragmas. [K418]

Behandlung des Bronchienstamms

Ist der Stamm in reaktiver Stabilisation, kontraktiler Verengung oder am Kollabieren? In den Atemphasen ist der Stamm im Funktionsmodus muskulär-elastischer Stabilität und kann sich den Dehnungen (durch Volumen- und Druckänderung) anpassen. Es ist aber möglich, dass wir eine Verhärtung der Stammwandfunktion durch einen konstriktiven Muskelspasmus und durch Mukosaverfestigung erfahren

Behandlung der intraviszeralen Verformbarkeit: Lungenlappen, Fissuren

Neben der Dualität von den Bronchien und Alveolen besteht ein weiterer Aspekt der intra-viszeralen Architektur: die Einteilung der Lungen in Lappen, die getrennt durch Fissuren (Pleura) sich gegeneinander verschieben können. Diese Verschiebung ist bei vertiefter Atmung als **Intra-viszerale Verwringung (Torsion)** der Lunge zu spüren. Da die viszerale

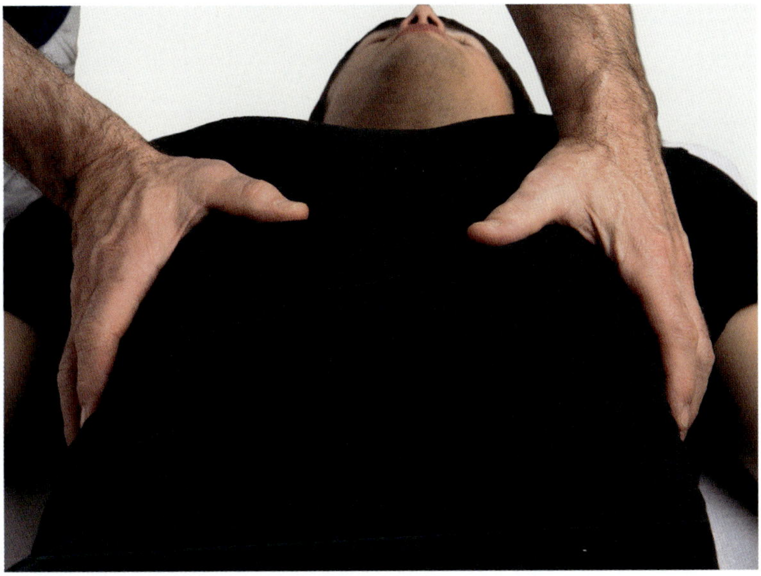

Abb. 17.24 Balance von Lungen und Diaphragma unter Einbeziehung der Organe des Oberbauchs. [K418]

Osteopathie bisher ausschließlich diese Form der Lungenbehandlung entwickelt hat, sei hier auf die vielen und effektiven Techniken verwiesen. Alle bisher verwendeten Behandlungen der Pleura sind relevant – mit einem doppelten, klärenden Hinweis: Es ist keine Behandlung der inneren Lungengewebe, sondern der Faszie; es ist keine Behandlung der Lungenfunktion, nur eine Belüftungstechnik. Die fasziale Behandlung hat keinen viszeralen Effekt. So die Techniken die Ventilation verbessern, sind sie hilfreich, aber sie wirken nicht auf das Lungengewebe.

GUT ZU WISSEN

Durch den Einfluss der Schwerkraft sind die oberen Alveolen etwas weitergestellt und werden in der Ruheatmung etwas mehr belüftet. Im Vergleich dazu sind die unteren Lungenabschnitte besser durchblutet und geringer belüftet. Dieses physiologische Prinzip – oben mehr Ventilation/ unten mehr Perfusion – können wir in Seitlage gezielt therapeutisch zur Verstärkung der Technik einsetzen.

17.8.7 Behandlung der intra-thorakalen Organverbindungen

Wenn wir beide Lungenflügel mit ihren intra-thorakalen Verbindungen behandeln wollen, müssen wir die Flügel entweder

- über die gewebliche und funktionelle Verbindung der Bronchien zur Trachea, oder
- über die gewebliche und funktionelle Vermittlung der großen Gefäße und des Herzens verbinden und balancieren.

Diese beiden Behandlungen erfolgen über die Balance zwischen dem Herz und jeweils einer Lunge bezüglich der vermittelnden Aktivität der Gefäße (➤ Abb. 17.22) oder über die bi-manuelle Palpation der beiden Lungen bezüglich der vermittelnden Aktivität der Trachea (➤ Abb. 17.23). Dabei bleiben wir der drei-dimensionalen, räumlichen Architektur der Organe im Thorax gewahr. Die Organe sind nicht nur über Gefäße oder Luftwege verbunden. Sie nehmen gemeinsam den thorakalen Raum ein, liegen aneinander und beeinflussen sich in ihrem volumetrischen Verhalten wechselseitig.

VORGEHEN

Behandlung der intra-thorakalen geweblichen und funktionellen Organverbindungen am Beispiel Herz und Lunge

- Zugangserlaubnis zu Herz und Lungenflügel über den Container (➤ Kap. 19) erarbeiten.
- Am Rande bleibend die beiden Organe in ihrem Raum unterstützen (Sofa).
- Volumendynamik wahrnehmen und die räumlichen Verbindungen visualisieren.
- Lunge und Herz ausbalancieren.

Beachte: Ähnlich würden wir bei der Balance anderer Verbindungen vorgehen, z.B. der Lungenspitze der Halswirbelsäule.

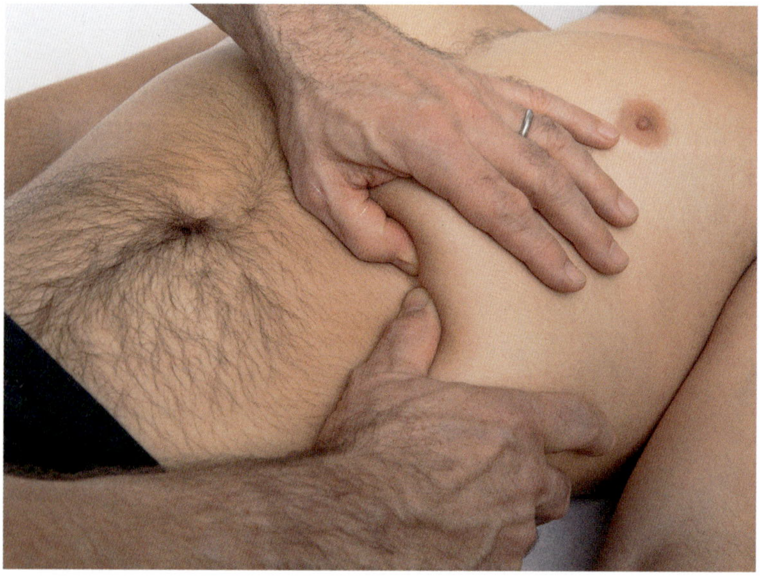

Abb. 17.25 Untersuchung und Behandlung der lokalen Muskelansätze des Diaphragmas im Bereich der Appositionszone. [K418]

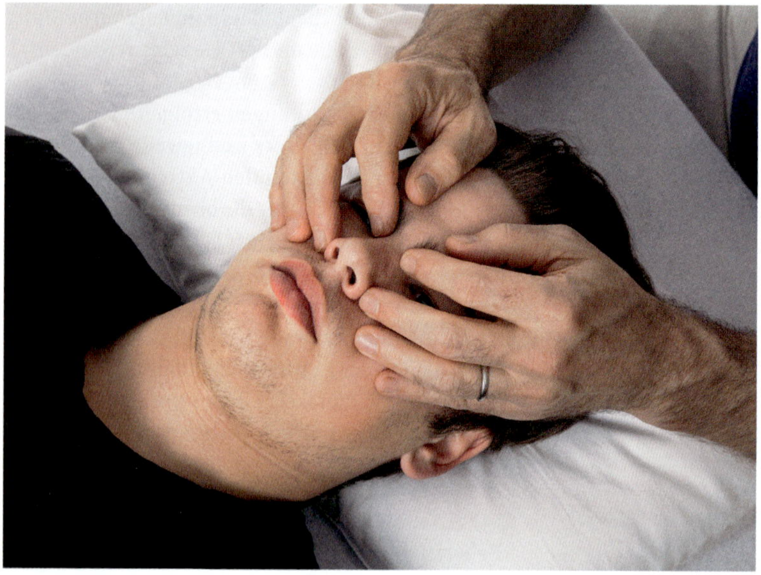

Abb. 17.26 Funktionelle Technik: Kompression der pneumatisierten Knochen zur Beeinflussung der Lungenventilation. Beidseitig oder einseitig mit Kompression eines Nasenflügels. [K418]

17.8.8 Balance von Lungen, Diaphragma und Oberbauch

Die enge gewebliche und funktionelle Verbundenheit von Lungen und Diaphragma erfordert (wie bei der Leber) einen Zugang, der die Balance dieser beiden integriert. Die Balance von Lungen und Diaphragma (wie in ➤ Abb. 17.23 gezeigt) kann durch die Balance der beiden Lungen mit den Oberbauchorganen als Gegenlager erweitert werden (➤ Abb. 17.24). Das Gegenlager der Oberbauchorgane ist zudem bei jeder Behandlung des Diaphragmas als rhythmischem Vermittler zwischen zwei Räumen einzubeziehen.

VORGEHEN

Thorako-abdominaler Aspekt und Vermittlungsaktivität des Diaphragmas in der Behandlung der Lungen

- Zugangserlaubnis im inferioren Bereich der Lungenflügel erarbeiten.
- Das Diaphragma und die Organe des Oberbauchs in ihrem Raum unterstützen.
- Volumendynamik der beiden Räume wahrnehmen
- Balancierung von Lungen und Oberbauch, von pleuraler Kavität und peritonealer Kavität

In diesem Zusammenhang kann es sinnvoll sein, einen Eindruck über die lokalen Muskelansätze des Diaphragmas zu erhalten und diese gegebenenfalls (bei Hyperaktivität) auch geweblich zu behandeln. Die Appositionszone des Diaphragmas dreht sich bei der Einatmung nach unten-außen und wieder nach oben, während sich die Organe nur nach inferior bewegen. So können Diaphragma-Ansatz und Organ unterschieden werden (➤ Abb. 17.25). Die möglicherweise notwendige Behandlung der muskulären Ansätze erfolgt über eine der vielen geweblichen Techniken der manuellen Medizin – z.B. annähern, dehnen, lokaler Druck. Osteopathisch interessant ist eine Inhibition des Muskels bei Hyperaktivität. Wenn eine Unterstützung des Magens, der Leber oder Milz eine Tonusnormalisierung (Ruhetonus) induziert, wäre das ein Hinweis auf die kompensatorische Leistung des Zwerchfells.

VORGEHEN

Inhibition und Provokation der Diaphragma-Aktivität

Während wir mit einer Hand bei der wahrgenommenen Spannung der Muskeln des Diaphragmas verbleiben, wechselt die zweite Hand zu den Organen, die einen direkten Bezug zum Diaphragma haben: Lungen, Herz, Leber, Magen, Milz, Kolonwinkel. Wir unterstützen oder ziehen am Organ und beobachten die Aktivitätsänderung im Muskel.

17.8.9 Funktionelle Technik: Die Lungen im Gesicht

Ein Beispiel für eine funktionelle Technik ist die Behandlung der **Lungenaktivität** über das **Gesicht.** Wir erkennen im Gesicht nicht nur die Kraft der Atmung und die Gesundheit der Lungen. Das Gesicht weist selbst belüftete Knochen auf, also **Knochen,** die zur Höhlenbildung neigen: die Knochen des Oberkiefers, der Stirn, das Os zygoma und Teile des Os temporale sind **pneumatisiert.**

Da der Widerstand gegen den Luftstrom in der Nase für die Einatmung wichtig ist, kann die Ventilation über eine **Kompression der Nase** und der **pneumatisierten Knochen** (Nasennebenhöhlen) beeinflusst werden (➤ Abb. 17.26). Dies kann einseitig und beidseitig erfolgen. Dabei wird die Veränderung der Atmung (Rhythmus, Tiefe, Richtung, Anstrengung) beobachtet. Zuweilen ist diese eine elegante Technik, da sie nicht direkt am Thorax arbeitet und doch die Atmung als Ganzes erreicht.

- Die einseitige Kompression, die gleichzeitig die Nase verengt, zeigt die Anpassungsfähigkeit des Organismus oder offenbart einen Widerstand in einem der Nasenlöcher. Die meisten Menschen atmen sowieso alle 1–2 Stunden abwechselnd vermehrt durch eine Nasenseite. Klinisch kann so auch eine SSB-Dysfunktion ausgelöst oder offenkundig werden.
- Die anhaltende, asymmetrische Belüftung der Nase und der Nasennebenhöhlen übt einen dynamischen und morphologischen Reiz auf die Gesichtsknochen und deren Verbindung zu den Knochen des Neurokranium aus.

17.8.10 Die Lungen im Aufrichtungsprozess

In der sensomotorischen Entwicklung des ersten Lebensjahrs und insbesondere bei frühgeborenen Säuglingen ist es sinnvoll, die Lungen in den verschiedenen Ausgangslagen, die Entwicklung ermöglichen, zu behandeln. Ein entscheidender Schritt ist der **Unterarmstütz,** der mit „Luftkissenhilfe" der Lungen, viel besser erarbeitet werden kann (➤ Abb. 17.27).

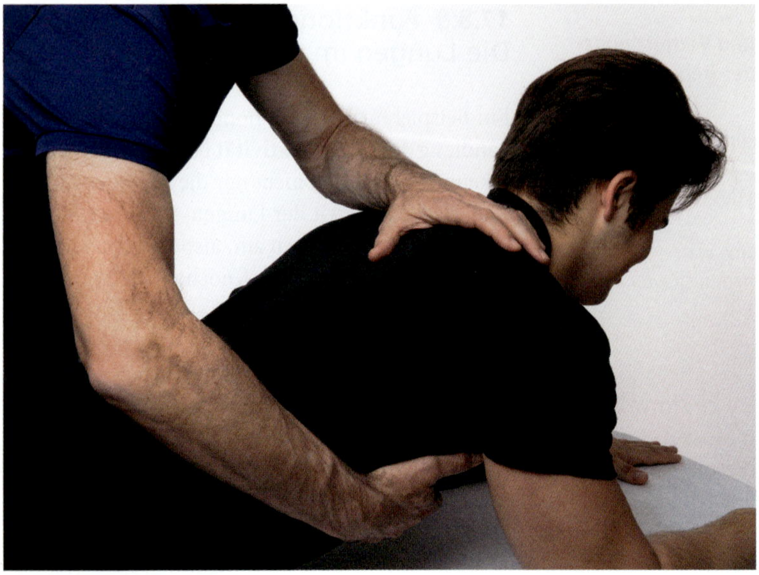

Abb. 17.27 Untersuchung und Behandlung der Lungen im Unterarmstütz. Besonders relevant im ersten Lebensjahr oder bei mangelnder Lungenexpansion und Instabilität der Schulter-Nacken-Region. [K418]

KAPITEL

18 Harnblase

18.1 Funktionen der Harnblase

Die Harnblase ist ein **Hohlorgan.** Sie weist alle dementsprechenden Charakteristika auf: Innen besteht Schleimhaut, außen sind Muskeln, zudem gibt es Motilität und Volumendynamik.

- Die Aufgabe de Harnblase ist es, den Harn zu sammeln, der beständig aus den Nieren in die Blase fließt. Diese Fähigkeit wird Harnverhalt oder Kontinenz genannt.
- Die zweite wichtige Fähigkeit ist die Entleerung einer größeren Menge Harn in kurzer Zeit.

So können wir Menschen den **Ausscheidungsvorgang** auf einige kurze Momente am Tag reduzieren. Füllung und Entleerung sind die grundlegende, mechanische Aktivität der Blase. Probleme dabei haben unangenehme psychosoziale und intime Konsequenzen. Daher kommen mit der Blase auch Peinlichkeit und Scham in die therapeutische Beziehung.

18.2 Organcharakter der Harnblase

18.2.1 Halten und loslassen, ein Leben lang

Biografisch fällt die Blase am Anfang und Ende des Lebens auf, da sie ihre volle Kompetenz noch nicht hat oder langsam schwächer wird. Ansonsten bemerken die meisten Menschen ihre Blase nur, wenn sie „voll" oder entzündet ist.

Die Blase ist mit folgenden Aktivitäten befasst: **sammeln** und **hergeben, halten** und **loslassen, anspannen** und **nachlassen.** Das Füllen und Leeren der Blase ist ein früher vegetativer Rhythmus. Gespeist wird die Füllung durch den beständigen Zufluss aus den beiden Nieren – 1–2 ml pro Minute beim Erwachsenen. Das Halten des Harns wird durch einen Verschlussmechanismus am Blasenausgang möglich. Kontinenz ist eine unbewusste Aktivität, wie so viele der vegetativen Funktionen. Ein Neugeborenes hält den Harn mittels der unwillkürlichen Mechanismen der Blase und des Beckenbodens. Die intrinsische Fähigkeit der Blase, größere Mengen an Flüssigkeiten zu halten, besteht schon; die Fähigkeit eine Entleerung willentlich hinauszuzögern und zu steuern, wird erst noch entwickelt. Am Ende eines langen Lebens wird diese Errungenschaft etwas schwächer. Im Alter lässt die Kraft des externen und internen Sphinkters nach und die Kontinenz wird wieder fragil.

Die Harnblase entwickelt sich aus dem unteren Teil des **primitiven Darmrohrs.** Die Blase hat die Materialien und Hohlraumarchitektur behalten und weist die typischen Fähigkeiten und Probleme der Hohlorgane auf.

- Die **innere Schleimhautschicht** ist in Kontakt mit der Umwelt, sie kann sich durch Erreger entzünden.
- Die **äußere Muskelschichte** aus Ring- und Längsmuskulatur kann zu viel und zu wenig Grundspannung oder mangelhaft in die Anspannung oder Entspannung regulieren. Dann treten Motilitätsstörungen und Koliken auf, die aber blasenentsprechend als Füllungs- und Entleerungsstörungen bezeichnet werden. Inkontinenz und Probleme beim Wasserlassen sind die dazu passenden Symptome.

Die Blase füllt sich langsam und entleert sich auf einen Schlag. Sie verhält sich gerade **umgekehrt** wie der Magen. Dieser füllt sich während einer Mahlzeit in relativ kurzer Zeit und gibt diese Fülle langsam und in nur kleinen Mengen ab. Da im Becken wenig Platz ist und der auf der Blase liegende Dünndarm sehr beweglich ist, steigt der Oberrand der Blase bei Füllung nach oben – die aufsteigende Sonne hinter dem Schambein.

GUT ZU WISSEN

Der Magen kontrahiert sich, um den Inhalt zu vermischen, die Blase, um ihn loszuwerden.

Loslassen kann die Blase, indem sie die Muskeln in ihrer Wand zusammenzieht. Die Blasenmuskulatur sorgt mit einer kräftigen Kontraktion dafür, dass auf einen Schlag die Blase vollständig entleert wird. Die langsam aufgegangene Sonne versinkt in Sekundenschnelle hinter dem Horizont. Der gewebliche Horizont der Blase ist das Schambein.

Die leere Blase ist weitgehend im Becken und nur ihr Oberteil auf der Schambeinhöhe ist palpabel. Ihre Position ist wichtig, da die Blase ihre volle Kontinenz (gezielte Entleerung) nur im guten Zusammenspiel mit den Muskeln des Beckenbodens durchführen kann. Während der obere Blasenrand in der Füllung über den Schambeinrand aufsteigt und bei der Entleerung wieder absinkt, wird die Blase in ihrer Position durch die Verbindung zum Beckenboden stabil.

18.2.2 Dringlichkeit und Peinlichkeit

Die Unfähigkeit, Harn gezielt zu halten und rechtzeitig und am rechten Ort abzugeben, belastet das Zusammenleben in einer Gemeinschaft. **Inkontinenz** führt oft zu peinlichen Situationen und Angst vor Ausschluss. Mit der Kontinenz entsteht die Fähigkeit des Harnverhalts, das Anhalten des Harns bis zum Gefühl der Dringlichkeit. Wird der Druck größer und größer, entsteht das drängende Bedürfnis nach Entleerung. Wie Hunger und Durst zwingt die Dringlichkeit des Harndrangs den Menschen in die Kommunikation von Nöten und Bedürfnissen. In der therapeutischen Situation ist es angebracht, diese Nöte der Patienten anzusprechen und ein Umgehen im Rahmen der Behandlung zu ermöglichen.

Das Harnlassen ist wie das Essen eine soziale Aktivität und deshalb wundert es nicht, wenn sich darin **soziale** und **geschlechtliche Unterschiede** manifestieren. Auch Momente der Scham können in der Anamnese oder Therapie eine Rolle spielen. Bei Frauen kommunizieren die Spannungs- und Volumenänderungen der Blase und Gebärmutter, beim Mann jene von Dünndarm, Blase und Prostata. Die Harnblase der Frauen sitzt direkt auf dem Beckenboden. Die Harnblase des Mannes ruht auf der Prostata. Entsprechend

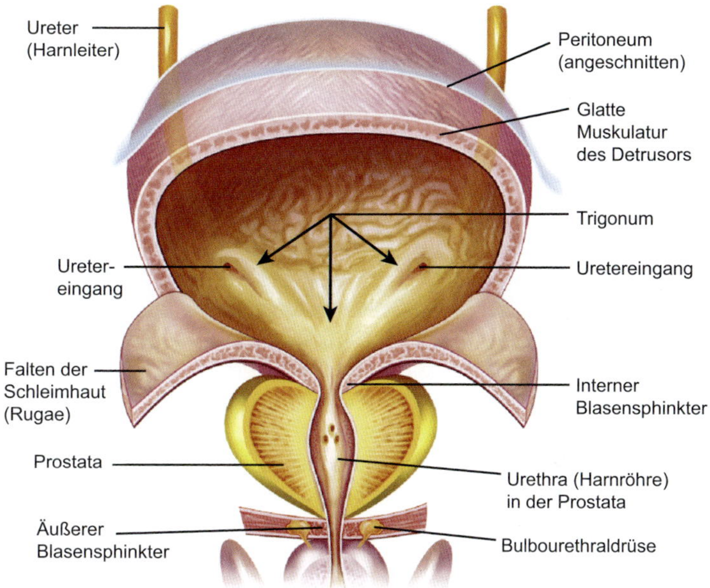

Abb. 18.1 Makroskopische Anatomie der Blase. Trigonum, glatte Muskeln (Detrusor), Eintrittsstellen der Ureter. Interner und externer Sphinkter, Falten der Schleimhaut (Rugae), Prostata. [G970]

unterschiedlich sind die Entstehungsgeschichten von Blasenproblemen wie Restharn und Inkontinenz.

18.3 Anatomie und gewebliche Aktivitätszustände zwischen Füllung und Entleerung

Die Harnblase liegt – relativ symmetrisch – in der Mittelinie. Von oben und hinten treten der rechte und linke Harnleiter in das Organ ein. Die Form ist abhängig von Füllung. ➤ Abb. 18.1 würde einer gefüllten Blase entsprechen und zeigt schematisch die makroskopischen sichtbaren Anteile der Harnblase bei einem Mann, auf die wir zu sprechen kommen: Glatte Muskeln (Detrusor), Eintrittsstellen der Ureter, Trigonum, Interner und externer Sphinkter, Falten der Schleimhaut (Rugae), Prostata.

Als typisches Hohlorgan weist die Harnblase Mukosa und Muskelschicht auf (➤ Abb. 18.2). Besondere Aufmerksamkeit verdienen das Arrangement der Mukosa, welche die Ausdehnung zulassen muss und die Architektur der Muskelfasern, die schließen,

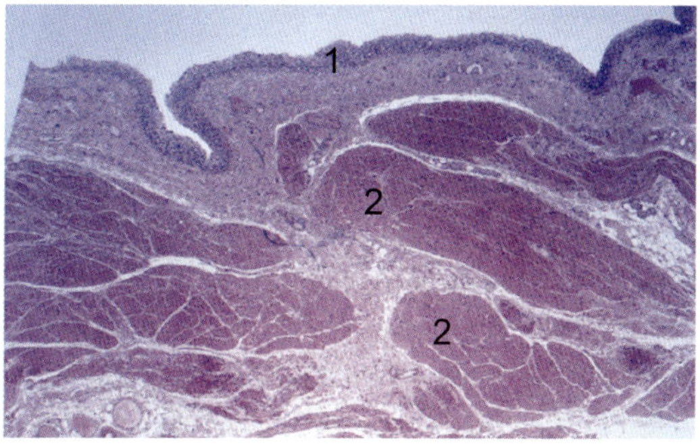

Abb. 18.2 Die Wand der Harnblase bestehend aus Mukosa (1) und Muskeln (2). Die Schleimhaut bildet Falten, die von einem hohen Übergangsepithel bedeckt werden. [M375]]

halten und entleeren können müssen. Die Position der Blase ist funktionell und klinisch relevant, eine Ptose (Senkung) kann die Halte- und Entleerungsfähigkeit der Blase erschweren.

In der Physiologie wird das Funktionieren der Blase durch die Gesamtaktivitätszustände von Muskeln und Mukosa ermöglicht und durch die Position der Blase beeinflusst. Die zelluläre Betrachtung bringt keine weiteren Einsichten für die osteopathische Klinik. Daher verbinden wir hier die anatomische Beschrei-

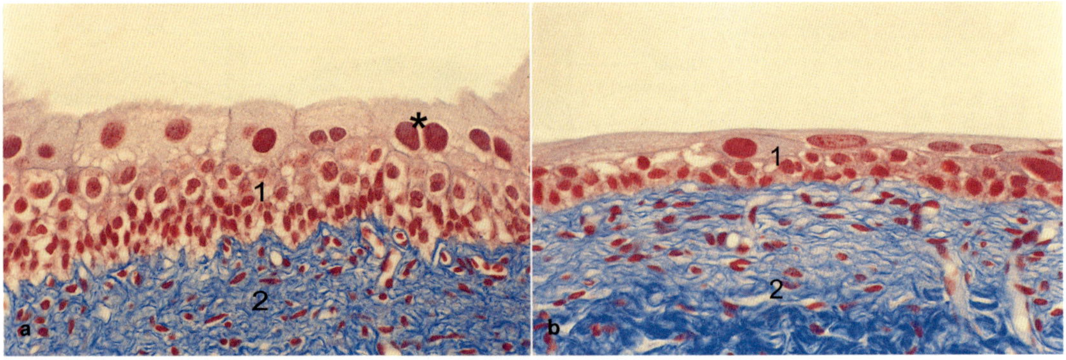

Abb. 18.3 Blasenschleimhaut (Urothel) in verschiedenen Dehnungszuständen a: Ungedehntes Epithel (1) und subepitheliales Bindegewebe (2).b: Gedehntes Epithel (1) und subepitheliales Bindegewebe (2). Das Epithel ist deutlich verschmälert, z. B. durch die Abnahme der Zellschichten und die sehr starke Abflachung der Deckzellen. [T652]

bung direkt mit den biomechanisch spürbaren Aktivitätszuständen.

Ähnlich den Lungen gehört die Blase zu jenen Organen, die direkt mit dem Bewegungsapparat zusammenarbeiten. Die Fähigkeit zur verlängerten Kontinenz und Steuerung der Entleerung erlangt die Blase in Zusammenarbeit mit den Muskeln des Beckenbodens.

18.3.1 Urothel – Harnblasenschleimhaut

Die Mukosa der Harnblase (auch Urothel genannt) besteht aus **mehreren Zellschichten** (➤ Abb. 18.3). Im Gegensatz zur Dünndarmschleimhaut ist sie nicht zur Aufnahme von Stoffen geeignet. Sie muss den folgenden beiden Anforderungen genügen: Sie muss sich der mechanischen Ausdehnung in der Füllungsphase anpassen und den Kontakt mit der chemischen Qualität des Urins aushalten.

Die gesunde Schleimhaut der Harnblase ist für im Harn gelöste Stoffe weitgehend undurchlässig. Nur minimalste Mengen an Wasser und Harnstoff werden aufgenommen. Die Schleimhaut der Harnblase gibt weder Sekrete zur Veränderung des Urins ab, noch nimmt sie Stoffe aus dem Innenraum auf. Die Oberfläche der Deckzellen hat direkten Kontakt mit dem Blaseninhalt und besteht aus einer Glykosaminoglykan-Schicht (GAG), die als mechanische Barriere und antibakterieller Überzug (verminderte Adhärenz) fungiert. Folgende Mechanismen des Urothels schützen die Passage von Urin in die Muscularis: die GAG-Schicht, die dicht schließende Deckzellschicht (4–6 tight junctions), ferner Uroplakin-Proteine in der apikalen Zellmembran sowie der kapillare Gefäßplexus in der Submukosa.

18.3.2 Zusammensetzung des Harns

Was in die Harnblase gelangt, wird weder verändert noch aufgenommen. Die Harnblase sammelt und scheidet ihre innere Fülle aus. Der ankommende Harn enthält die **Endprodukte** der wichtigsten **Stoffwechselvorgänge:** Kreatinin, Harnstoff und Harnsäure (➤ Tab. 18.1). Beim zyklischen, abwehr- und anstrengungsbedingten Zerfall von Muskelzellen entsteht Kreatinin. Am Ende der Eiweißverarbeitung bleibt giftiges Ammoniak übrig und wird in Harnstoff verwandelt.

Beim normalen Absterben von Zellen entsteht **Harnsäure.** Durch die Verbrennung von Kohlenhydraten und durch die Verarbeitung von Eiweißen und

Tab. 18.1 Zusammensetzung des Harns

Substanz	Stoffwechselendprodukt
Harnstoff	Endprodukt des Eiweiß-Stoffwechsels
Harnsäure	Endprodukt des Zellkern-Stoffwechsels
Kreatinin	Endprodukt des Muskel-Stoffwechsels
Urobilinogen (gelbe Farbe des Harns)	
Wasser, Zucker, Salze und Ionen	
Normal pH-Wert: 6,0 bis 7,5. Riecht und schmeckt leicht säuerlich, süßlich bei Diabetes mellitus	

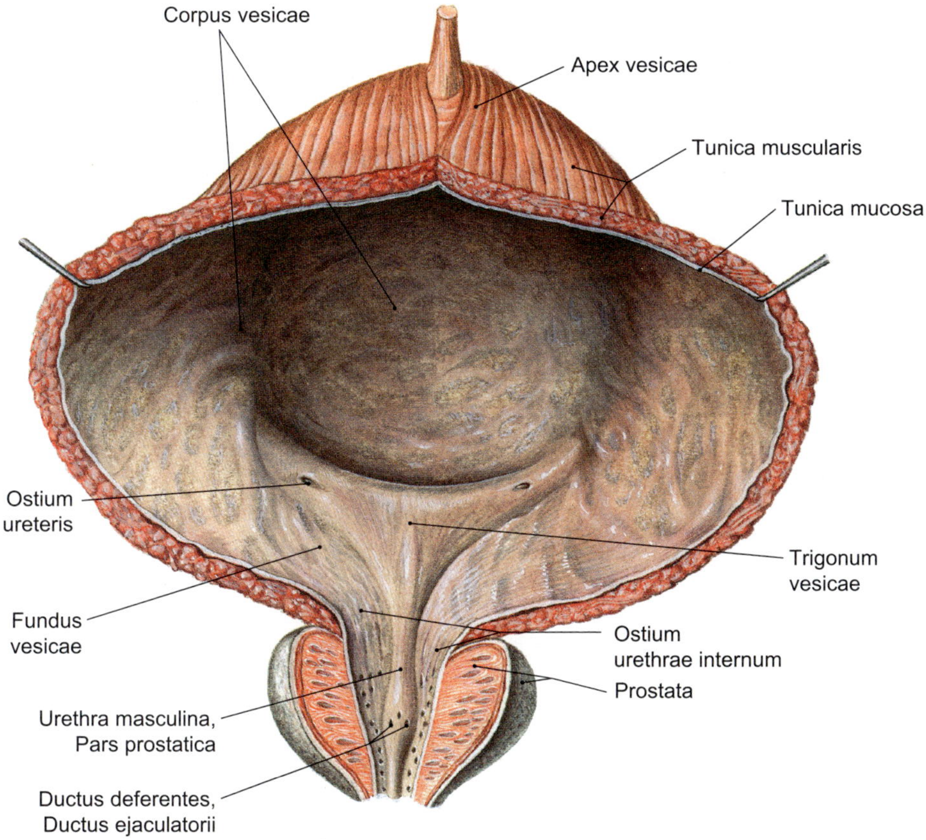

Abb. 18.4 Harnblase beim Mann mit Blick auf das Trigonum und die Eintrittsstellen der Ureter: Corpus vesicae = Blasenkörper, Apex vesicae = Harnblasenspitze, Tunica muscularis = Muskelschicht, Tunica mucosa = Schleimhaut, Trigonum vesicae = Blasendreieck, Ostium urethrae internum = Einlassöffnung der Harnröhre, Fundus vesicae = Blasengrund, Ostium ureteris = Harnleitermündung. [S700]

Fetten bilden sich Harnstoff und Kohlendioxid. Nur Kohlendioxid wird über die Lunge ausgeatmet, die anderen Endprodukte der Stoffwechselvorgänge werden im Harn ausgeschieden. Die typische Farbe des Urins kommt durch Urobilinogen zustande. Dieses entstand am Ende des langwierigen Abbauprozesses der Erythrozyten.

Die **Schleimhaut** hat keine dehnbaren Muskelfasern und muss sich auf andere Weise der Volumenzunahme anpassen. Eine Lösung der Blasenmukosa liegt in der **Faltung.** Im leeren Zustand liegen Schleimhautschichten gefaltet übereinander, bei der Dehnung der Blase entfaltet sie sich und bleibt so gelassen und entspannt trotz großer Fülle.

GUT ZU WISSEN

Neben der Dehnbarkeit der Muskeln und elastischen Fasern wird die Volumenzunahme der Harnblase durch eine Umstellung in der Architektur der Fasern möglich (nylon-stocking-elasticity).

Die **Submukosa** des Urothels besteht aus Bindegewebe (Kollagen-, Elastin- und nicht-fibrilläre EZM-Proteine) und einem dichten Kapillarplexus. Neben der Gefäßversorgung des Urothels kommt diesem auch eine Barrierefunktion zu. So bei Schleimhautverletzungen (Entzündungen), bei denen Stoffe aus dem Harn das Urothel durchdringen und diese abtransportiert werden, um so die Muskelschicht vor harnpflichtigen Substanzen zu schützen.

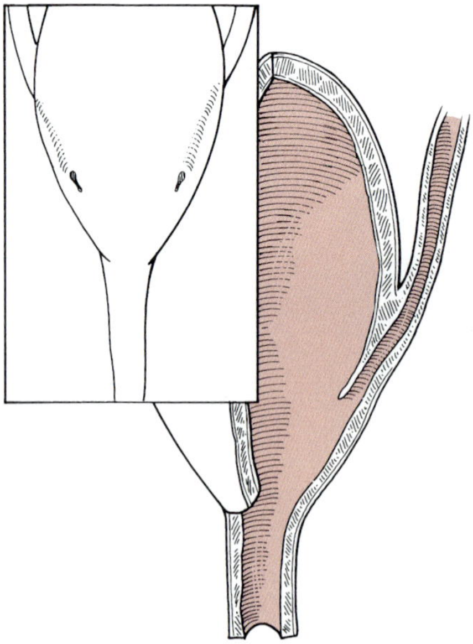

Abb. 18.5 Eintrittsstellen der Ureter: Die Harnleiter dringen normalerweise im dorsolateralen Bereich der kaudalen Oberfläche der Harnblase in diese ein und entleeren sich nach einem kurzen intramuralen Verlauf in das Trigonum vesicae. [G1099]

Die **Muskelschicht** der **Harnblase** wird vom glattmuskulären **M. detrusor vesicae** gebildet. Der Detrusor entsteht aus dem viszeralen Mesoderm, das dem entodermalen Darmrohr anliegt. Die Muskeln sind stark von der sakralen, parasympathischen Innervation abhängig. Die Nervenfasern sind Teil des N. puderndes (S2–4). Zwischen den Muskelfasern besteht ein dehnbares, bindegewebiges Stroma aus Kollagen und Elastin. Das Verhältnis der bindegewebigen Proteine untereinander und das Verhältnis zu den glatte Muskelzellen ist entscheidend für die Dehnbarkeit (Compliance) der Harnblase. Muskelbündel und elastische Fasern halten die Blasenwand unabhängig vom Füllungsgrad gleichmäßig gespannt. Altersbedingte Veränderungen des Blasenwandbindegewebes können die Blasenfunktion beeinträchtigen und z. B. eine erschwerte Entleerung bewirken.

18.3.3 Blasendreieck: Hilfe beim Fluss, Schutz vor Reflux

Die Muskelfasern verlaufen irregulär in alle Richtungen, nur am Blasendreieck entsteht eine **Dreischichtung** der **Muskelfasern** (➤ Abb. 18.4). Das Blasendreieck (Trigonum vesicae) erfüllt eine wichtige Funktion bei der Steuerung des Urinflusses. Die Winkel des Dreiecks werden von den Zuflüssen und dem Abfluss markiert. Zwischen den Mündungen der Ureter und dem Beginn der Urethra (Harnröhre) lassen sich drei Schichten histologisch differenzieren. Das Trigonum ist der stabile Teil der Blase und bildet eine Art von Anker in der Entleerung.

Der **Ureter** tritt schräg durch die Blasenwand (➤ Abb. 18.5). Kurz oberhalb (2–3 cm) der Harnblase lagert sich um den Ureter eine äußere Schicht glatter Muskulatur an. Bei dem Durchtritt durch die Harnblasenwand ist diese Schicht (Waldeyers Sheat) mit Fasern des M. detrusor vesicae verwachsen. Diese Architektur ermöglicht es dem uretero-vesikalen Übergang, wie ein Ventil zu arbeiten. Der langsame und geringe Druckanstieg durch die Füllung der Harnblase verschließt die Ureteren, da der Eintritt der Ureter in die Wand der Harnblase schräg verläuft und zugezogen wird. Die Kontraktion des Trigonum vesicae führt zu einer Verlagerung der Einmündungen nach kaudal zum Harnblasenhals und damit zu einer starken Erhöhung des uretero-vesikalen Widerstands. Damit werden die Ureteren vor Reflux geschützt (Gefahr aufsteigender Infektionen).

Ähnliches ist am **Blasenausgang** zu beobachten. Die Füllungsdehnung verschließt den Ausgang und bildet einen mechanischen Sphinkter, der schon bei Geburt funktioniert. Die Kontraktion des Trigonums bei der Entleerung dagegen senkt gleichzeitig den Widerstand am Harnblasenhals und erleichtert somit die Miktion.

Kontinenzpaket

Zum „integrierten Kontinenzpaket“ (Dorschner, Stolzenberg und Neuhaus 2001) der Harnblase gehören die **Mukosa,** die intrinsischen und extrinsischen **Sphinktere** sowie die **Elastizität** der **bindegewebigen Elemente** mit der longitudinalen glatten Muskulatur (➤ Abb. 18.6). Ebenso spielt der Levator ani, der

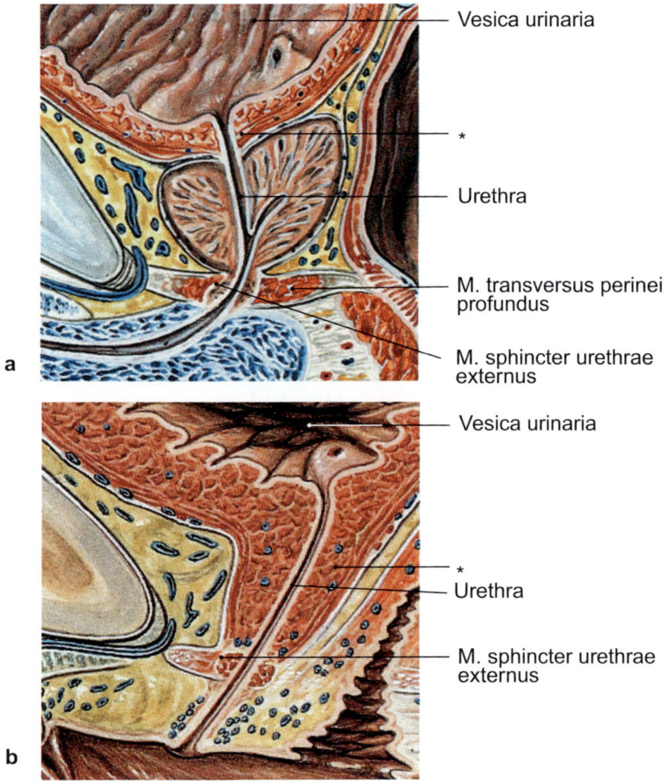

Abb. 18.6 Verschlussmechanismen von Harnblase (Vesica urinaria), und Harnröhre (Urethra), beim Mann (a) und bei der Frau (b) im Medianschnitt. [S700-L238]

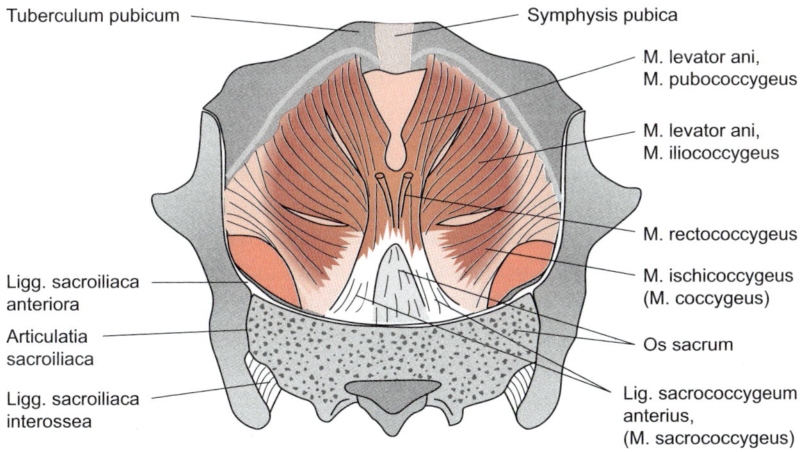

Abb. 18.7 Beckenbodenmuskulatur der Frau von kranial. [K342, L190]

eingerahmt ist von einem Fasziensystem, eine unterstützende Rolle (➤ Abb. 18.7). Selbst die arterielle und venöse Blutversorgung, die eine gewisse Schwellfähigkeit und Spannkraft des Gewebes ermöglichen sowie der allgemeine Gewebedruck, sind nicht zu unterschätzende Faktoren. Sie machen bis zu einem Drittel des Harnröhrenverschlussdrucks aus.

Aktivitätszustände zwischen Füllung und Entleerung

Die osteopathische Klinik braucht wiederum die Übersetzung der physiologischen Organaktivitäten in **palpierbare Aktivitätszustände.** Die physiologischen Funktionen der Blase sind: Kontinenz und Miktion, Steuerung von Flux (Fluss) und das Verhindern von Reflux. Die osteopathisch relevanten Aktivitätszustände sind:

- Dynamik und Regulation der Füllung und Entleerung (Urodynamik, Motilität)
- Formstabilität in der rhythmischen Morphodynamik (Elastizität)
- Positionsstabilisierende Aktivität der umgebenden Muskeln und Bindegewebe (Spannung, Anspannung und Elastizität)
- Mechanische und neuro-vegetative Kompensationsmechanismen

Während der physiologischen **Füllungsphase** gelangen ca. 2 ml Urin pro Minute in die Blase eines Erwachsenen. Die Blasenwand gibt während der Füllung nach und kann ohne Mühe eine halben Liter Harn halten (500 ml), bei Bedarf auch mehr. Beim Verdacht einer Entleerungsstörung denken die Urologen ab einer Füllung von mehr als 600 ml an den Einsatz des Katheters. In der Füllungsphase nimmt das Volumen zu bei geringem Druckanstieg. Die Muskel- und Bindegewebsfasern verlängern und richten sich aus. Die Mukosa wird entfaltet. Dieser Vorgang wird teils über die **sympathische Hemmung** der **Wandmuskeln** und teils über lokale Metaboliten (NO aus M. Detrusor) gesteuert. Der intrinsische Sphinkter regelt den urethralen Verschluss, die Ventilfunktion des ureterovesikalen Übergangs verhindert den Reflux. Über spinale Reflexbögen wird die Kontinenz bei zunehmender Blasenfüllung durch vermehrte Sympathikusaktivität und somatische Impulse aufrechterhalten, die zur Anspannung der glatten und quergestreiften Sphinktere führen. Bei weiter zunehmender Blasenfüllung wird bald ein Punkt erreicht, an dem die vermehrten Afferenzen von den Dehnungsrezeptoren der Blase im Sakralmark eine Umkehr der Situation bewirken: Der Sympathikus und die somatischen Fasern werden gehemmt, der parasympathische „Outflow“ steigt an, bis es zur Miktion kommt.

Auf der Grundlage dieser Reflexe funktioniert die Blase kleiner Kinder. Mit der weiteren Entwicklung zur Kontinenz beim Erwachsenen wird die parasympathische Aktivität im Sakralmark über höhere zentrale spinozerebrale Regelkreise der Willkürregulation zugänglich gemacht. Zudem kontrollieren externe Verschlussmechanismen, wann die Miktion stattfindet.

Bedeutung der neurovegetativen und somatischen Innervation in der osteopathischen Behandlung

Viele manualtherapeutischen Behandlungsansätze setzen auf die Beeinflussung der neurovegetativen und somatischen Innervation in der osteopathischen Behandlung. Obwohl begründete Zweifel bestehen, ob manuelle Behandlungen auf diesem Wege die Aktivität der Blase beeinflussen können, geben wir hier die Grundlagen der neurovegetativen und somatischen Innervation wieder (Hirth 2011). Dabei sei darauf verwiesen, dass in der Erforschung der Blasenregulation in den letzten 25 Jahren immer wieder neue Aspekte entdeckt wurden und das Bild daher vorläufig ist. Auch hier erfolgt die Behandlung der Blase meist mit Bezug zum Sakrum, egal ob die Verbindung mehr mechanisch oder neurologisch relevant ist. Aber wie immer weisen wir darauf hin, dass die extrinsische Innervation für die geweblichen Aktivitätszustände meist nicht dominant ist. Das gilt auch für die Blase mit kleinen Abweichungen.

- Der **sympathische Einfluss** (Beta-Rezeptoren) inhibiert den Detrusor und moduliert die parasympathischen Ganglien. Die glatte Muskulatur des Sphincter internus wird unter Sympathikus-Einfluss (alpha-adrenerg) während der Blasenfüllung angeregt und trägt zur Kontinenz bei. Die sympathischen Fasern kommen aus dem thorakolumbalen Bereich (aus Th11–L2), laufen dann über den Grenzstrang zu den prävertebralen Ganglien im Plexus hypogastricus superior (bilateral), von dort über den N. hypogastricus zum Plexus pelvicus. Postganglionäre sympathische Fasern schließen sich auch den Nn. pudendi und pelvici an. Teilweise gelangen sympathische Fasern auch außerhalb eigentlicher Nerven mit Blutgefäßen zum Erfolgsorgan.
- Im externen Sphinkterapparat besteht eine reiche Innervation aus **autonomen** und **somatischen**

Fasern, die sowohl aus dem Plexus pelvicus als auch aus dem N. pudendus stammen. Der N. pudendus enthält ebenso Nerven aus den sakralen AlphaMotoneuronen des Vorderhorns (S2 bis S4) und innerviert somatisch die quergestreifte Muskulatur des externen Sphinkters.
- **Sensorische Afferenzen** von der Blase und Urethra laufen über die N. pelvicus und N. pudendus zum Rückenmark.

Hyper- und Hypoaktivität: Reizblase, Inkontinenz, Restharn

Die klinisch relevante Hyper- und Hypoaktivität der Harnblase ist der Schleimhaut und Muskulatur geschuldet. Je nachdem, welches Gewebe beteiligt ist, sind die volumendynamischen Parameter verändert: Hyperaktive Muskeln wirken konzentrisch, eine entzündlich geschwollene Mukosa wirkt expansiv, eine entzündete Mukosa erlaubt aber wenig Ausdehnung der Blase. Wiederum zeigt sich das scheinbare Paradoxon von geweblicher Aktivität und Funktion – lokale Schwellung des Gewebes, aber erschwerte Ausdehnung des Gesamtorgans.

Veränderungen der neurovegetativen Innervation oder Position (Ptose) können ebenso zu Änderungen des Aktivitätszustandes und zu Symptomen führen. Diese Symptome sind meist: Reizblase, Inkontinenz, Restharn, Nachtröpfeln.

- Eine **Reizblase** kann wie die entzündete Blase im Elastizitätstest rigide erscheinen.
- Die **schwache** und zur Inkontinenz neigende **Blase** ist oft geweblich hypoaktiv. Hyper- wie hyperaktive Blasen können das Symptome unzureichenden Entleerung (Restharn) hervorrufen. Dann verbleiben nach der Entleerung geringe Harnmengen in der Blase. Diese erhöhen das Risiko von Blasenentzündungen.
- **Entleerungsstörungen** der Blase werden bei älteren Männern oft durch Schwellungen der Prostata verursacht. Prostata-Operationen sind häufige Ursachen männlicher Blasenprobleme, während manche Frauen eine Beckenbodenschwäche nach der Schwangerschaft oder durch Verletzungen bei der Geburt ihrer Kinder erleiden. Diese tritt oft nur bei Belastung durch oder Erschütterung auf (Stressinkontinenz). Manche Frauen und insbesondere Mütter kennen eine weitere Ursache für die unvollständige Blasenentleerung: Eile und Hast beim Pinkeln. Offenbar braucht die Blase ihre Zeit und ihre Umstände, um sich gut zu entlasten.

Bedeutung des Beckenboden: Stabilisator und Helfer in der Not

Die pralle Blase braucht Verschlusshelfer. Wenn die Not am größten ist, kommt Verstärkung aus dem Beckenboden. Die **Muskeln** des **Beckenbodens** sind gute Helfer in der Not. Und wie wir es an Kindern beobachten können, die keine Zeit haben, die Toilette aufzusuchen, werden selbst noch die Beine um Unterstützung gebeten. Zusammenpressen und Innenrotation der Beine unterstützt den Nothelfer Beckenboden bei der Arbeit. Zu guter Letzt hilft es noch, von einem Bein aufs andere zu tippeln, um den Nothelfern alles abzuverlangen, was sie zu bieten haben.

Bei **geringer Blasendehnung** spüren wir die Beckenbodenanspannung kaum. Ohne gezielte Aufmerksamkeitslenkungsstrategien wird diese Aktivität nicht bewusst; erst bei zunehmender Füllung spüren wir den Druck auf den Beckenboden und können gegenhalten. Die Muskeln des Beckenbodens helfen so, bewusst oder unbewusst, beim Halten des Urins und beim Modulieren des Bedürfnisses nach Entleerung mit. Wird der Beckenboden schwach, verliert die Blase ihre Position und senkt sich ab. **Instabile Blasen** mögen weder Frau noch Mann, denn sie neigen dazu, Kontinenz in Frage zu stellen. Die Blase ist ein Organ, das gut arbeitet, wenn sie stabil dort liegt, wo sie hingehört. Senkungen passen nicht zu ihrem Auftrag.

GUT ZU WISSEN

Für die neurovegetative und somatische Behandlung ist ein Blick auf das Faszienskelett hilfreich (➤ Abb. 18.8). Im Becken weicht die Organisation der Faszien (Mesos mit Gefäßen und Nerven) von der im peritonealen Raum ab. Die Gefäße erreichen die Beckenorgane von beiden Seiten, daher entsteht eine bi-laterale antero-posteriore Verbindung, die vom Kreuzbein bis Schambein die Organe umgibt und lateral stabilisiert. Anterior läuft diese Verbindung weiter bis zum Bauchnabel.

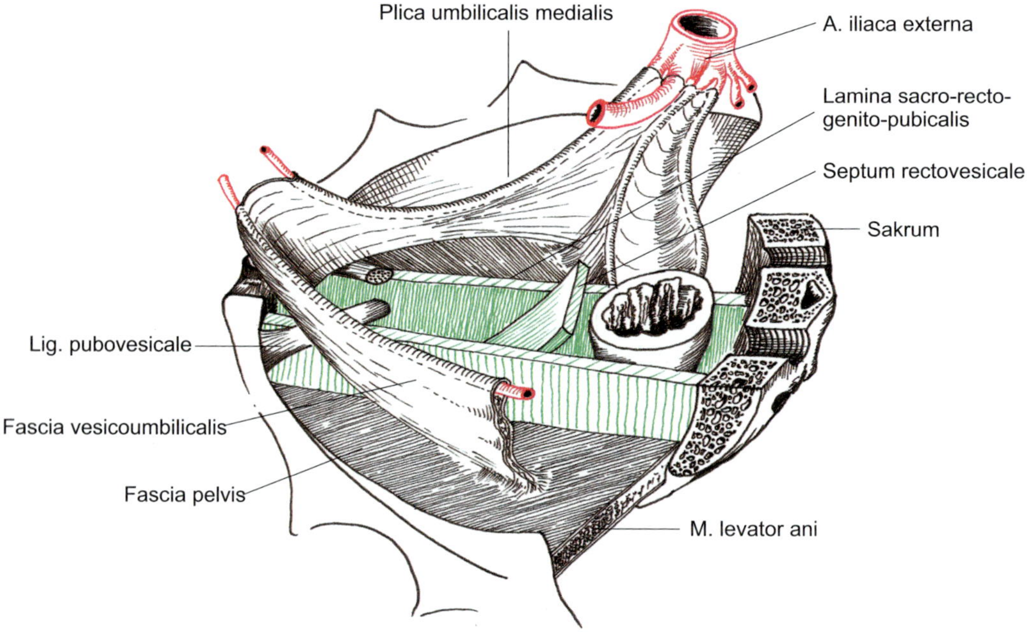

Abb. 18.8 Faszienskelett des Beckens. Beachte die bi-laterale, antero-posteriore Verbindung vom Kreuzbein bis Schambein; die weiterlaufende Verbindung zum Bauchnabel ist angedeutet. Die Mesos mit Gefäßen und Nerven erreichen die Beckenorgane von beiden Seiten. [R321]

18.4 Entwicklung und Biografie der Harnblase

Bei einem **Neugeborenen** liegt die Blase noch oberhalb des recht schmalen Beckens. Erst mit der **Entwicklung** zum **Stehen** und der Vergrößerung des Beckenraumes findet sie Platz im Becken. Das wachsende und der Schwerkraft ausgesetzte Becken vergrößert sich und umfasst dabei die Blase. Sie findet im Laufe der ersten Lebensjahre hinter dem Schambein ihren angestammten Platz.

Erst wenn die Blase hinter dem Schambein ihren Platz gefunden hat, kommt das Thema **Scham** im Zusammenhang mit der Blasenentleerung auf. Mit der Aufrichtung zum Sitzen und Stehen wirkt das Gewicht der Organe auf die Blase ein. Würden wir ab zwölf Monaten auf den Händen gehen, sähe die Lebensgeschichte der Blase anders aus. Das Schicksal der Blase ist davon bestimmt, dass wir im Stehen vermehrt Druck auf den Beckenboden bekommen. Die Muskeln werden dadurch in Vorspannung und vermehrte Anspannungsbereitschaft versetzt. Im Lauf des dritten Lebensjahres ist der Beckenboden aktiviert genug, um der Blase beim Halten des Harns zu assistieren. Dann hat die neurologische Regulation gute Chancen, das Halten und Loslassen zu steuern.

18.4.1 Schwerkraft und Kontinenz

Ein bemerkenswerter Aspekt der sensomotorischen Entwicklung des ersten Jahres ist die einsetzende **Arbeit gegen die Schwerkraft.** Es beginnt mit dem Anheben des Kopfes und der Extremitäten in Bauch- und Rückenlage, geht über mehrere Phasen der Stützmotorik zum Sitzen und dann Stehen. Im stundenlangen Spiel – Kopf angehoben mit den eigenen Füßen im Mund – werden die Organe in Rückenlage stark komprimiert. Ebenso wird in dieser starken Flexion die posteriore Muskelkette durch Vordehnung aktiviert. So baut sich Muskeltonus auf, vom orofazialen Bereich über den Nacken, entlang der ganzen Wirbelsäule bis zum Beckenboden. Ebenso unermüdlich verbringt ein sechs Monate altes Kind mehrere Stunden auf dem Bauch, spielend im **Unterarmstütz** mit Unterstützungsfläche und Druck

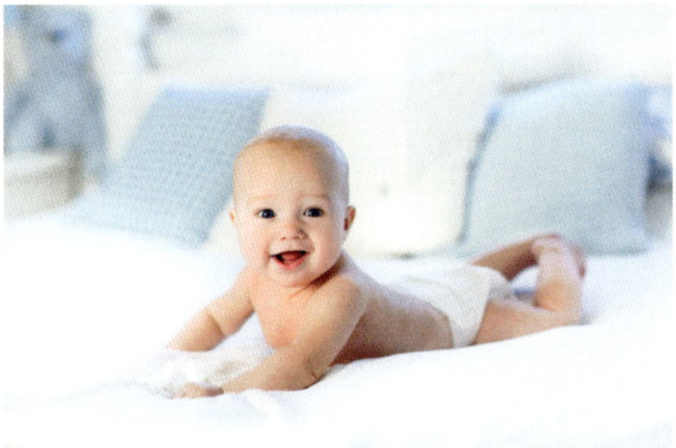

Abb. 18.9 Baby im Unterarmstütz mit sich berührenden Füssen. [[F1080-001]]

im Bereich des Unterbauches und Beckens. Zuweilen drückt das Kind dann auch die Ellbogen ganz durch, eine im Yoga „Kobra" genannte Position. Dabei gerät Druck auf die Handteller und die Auflagefläche und der Druck verschieben sich auf das Schambein und kleine Becken. So werden die Blase und das Becken komprimiert und die umliegenden Faszien und Muskeln unter Zug gebracht (aktiviert). Die typische Position der sich in der Luft berührenden Füße in Bauchlage (➤ Abb. 18.9) erzeugt Stabilität im Becken, zuerst um sicher mit den Händen spielen zu können, aber dann auch, um den Tonus im Becken halten zu können.

Kompression aktiviert und ermöglicht die intensivere Wahrnehmung der gesamten Region. Das gilt insbesondere, wenn Säuglinge erstaunlich lange in Rückenlage mit angehobenem Kopf ihre Füße in den Mund nehmen.

Ab dem 9. Monat verbinden wir mehr Zeit im Sitzen und ab dem Ende des ersten Lebensjahres ebenso im Stehen und Gehen. Mit der zunehmenden Wirkung der **Schwerkraft** auf den **Beckenboden** bildet sich der Tonus der Muskeln so aus, dass vollständige Kontinenz möglich wird.

18.4.2 Stress führt zu Kontinenz

Durch **Entwicklungsverzögerung** oder **störende Einflüsse** der **Umgebung** (viel Tragen, wenig Bauchlage, frühes Hinsetzen) kommt möglicherweise nicht genug Druck auf das Becken in Bauch- und Rückenlage. Ist die Aufrichtung des Beckens im Stehen und Sitzen unvollständig (z. B. zu sehr posterior gekippt beim Sitzen mit rundem Rücken), wirkt die Schwerkraft nicht so, wie sie wirken sollte: senkrecht auf Blase und Beckenboden. Die sensomotorische Entwicklung kann dann nicht in ausreichendem Maße die Organ-Beckenboden-Aktivität anregen. Nächtliches Einnässen (Enuresis Nocturna) bei kleinen Kindern kann dann auch ein Zeichen der Unreife der sensomotorischen Entwicklung sein. Am Anfang des Lebens führt Stress (Dehnung, Kompression) zu Kontinenz. Ziel der osteopathischen Behandlung ist es daher, die sensomotorische Entwicklung gegen die Schwerkraft zu ermöglichen. Das Kind arbeitet gegen den Stress des Gravitationsfeldes und erspart sich so den Stress der Inkontinenz.

18.5 Diagnostik und Behandlung der Harnblase

Hinweise für klinisch relevante Änderungen der Blasenaktivität zeigen sich meist als **Veränderungen** im **Harndrang,** Entleerungsverhalten und in der Sensibilität der Blase und des Beckens. Daher fragt die organspezifische Anamnese nach der Häufigkeit des Wasserlassens, nach der Urinmenge, ebenso nach Schmerz oder Irritation vor oder bei der Entleerung der Blase. Ebenso wichtig sind Symptome der Inkontinenz und mangelnden Entleerung.

Harnwegsentzündungen gehören nach den Atemwegsentzündungen zu den häufigsten Gründen, warum Menschen die Hilfe von Ärzten in Anspruch nehmen. Sie sagen möglicherweise etwas über den Aktivitätszustand der Blase, aber auch über die immunologische Situation des Patienten, aus.

18.5.1 Organspezifische Palpation zur Untersuchung und Behandlung der Harnblase

Innerhalb des Palpationsbefunds folgen wir der inneren Logik der manuellen Arbeit mit dem Gewebe und dem Ziel, die Aktivität und Beziehung des Organs zu erkunden. Vor der Berührung erklären wir den Patienten das Vorgehen und dass sie bei Harndrang jederzeit zur Toilette gehen können. Wir erläutern, dass unsere Finger vom Bauchnabel herkommend auf das Schambein stoßen, dann drücken wir in die Tiefe zur Blase (➤ Abb. 18.10). Wie immer geht es

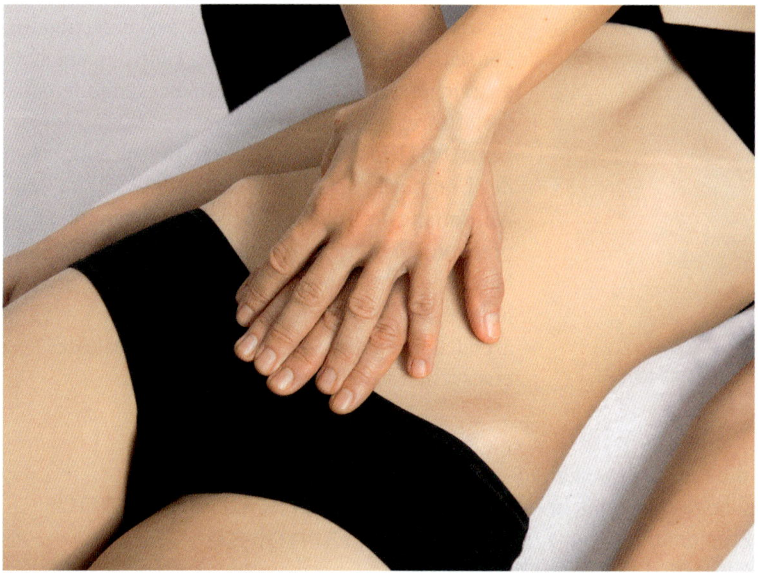

Abb. 18.10 Organcharakter-spezifische Ausgangspalpation für die Untersuchung und Behandlung der Harnblase. Zugangserlaubnis, Volumen, Elastizität, sowie posteriore, laterale und superiore Verschiebbarkeit gegenüber der Umgebung. [K418]

um die Wahrnehmung des Ausdrucks der gesamten Aktivität des Organs, hier insbesondere der Volumenaktivität und Elastizität. Zudem kann aus dieser Position, die laterale und superior Verschiebbarkeit der Blase gegenüber der Umgebung (Darm, M. obturator, Beckenboden) überprüft werden.

Änderungen der Aktivität können in diesem Zugang ebenso behandelt werden wie ein Verlust der faszialen Verschieblichkeit. Mit den Fingern können Verformungen des Organs wahrgenommen und therapeutisch induziert werden.

VORGEHEN

Untersuchung der Harnblase

- Sprachliche Zugangserlaubnis: Wir informieren die Patienten über das geplante Vorgehen – Annäherung der Finger von oben bis zum Schambein, dann erfolgt leichter Druck in die Tiefe – und bitten um Rückmeldung, falls der Druck zu unangenehm ist oder Harndrang entsteht.
- Gewebliche Zugangserlaubnis: Solidarisieren mit der somatischen Aktivität der Bauchmuskeln und des Gewebes um die Blase. Einsinken ins Gewebe zuerst nach superior, dann in der Tiefe nach inferior, um „zwischen" Schambein und Blase zu gelangen.
- Volumenausdruck wahrnehmen.
- Elastizitätstest vornehmen.
- Differenzierung der intra-viszeralen Aktivität (Elastizität der Blase) und der Reaktivität des umliegenden Gewebes: Laterale und superiore Verschieblichkeit der Blase.

Das Anheben der Blase bei Ptose und Hypoaktivität ist mit dem Fingerkontakt, aber nicht mit dem Handteller möglich (➤ Abb. 18.11). Das dehnende Anheben der Blase kann diese selbst stimulieren und zugleich eine Aktivierung der müden Bindegewebe des Beckens induzieren. Im Handtellerkontakt kann die zweite Hand am Sakrum zusätzlich die Veränderung in der faszialen Organisation des Beckens über das Sakrum wahrnehmen oder an der Stimulation mitarbeiten. Letzteres wäre möglich durch ein Widerlager gegen den anterioren Zug über die Blase an den Faszien bis zum Sakrum.

VORGEHEN

Behandlung der Harnblase und ihrer Umgebung

- Volumenausdruck annehmen.
- Hypo- und Hyperaktivität durch intra-viszerale Provokation (Dehnung und Torsion der Blase) bzw. Inhibition (Raum geben).
- Hypo- und Hyperaktivität der umliegenden Gewebe durch die räumliche Verschiebung der Blase behandeln: Annäherung bei Hyperaktivität und stimulierendes Dehnen bei Hypoaktivität.

Ähnliches gilt für die Behandlung im Vierfüßlerstand, bei der zusätzlich der Einfluss der Schwerkraft gegen die Senkungstendenz genutzt wird (➤ Abb. 18.12). Diese Ausgangsposition kann helfen, die Blase nach kranial zu ziehen. Dies kann eine venöse Entstauung der Beckenorgane befördern. Wir verbinden die intra-

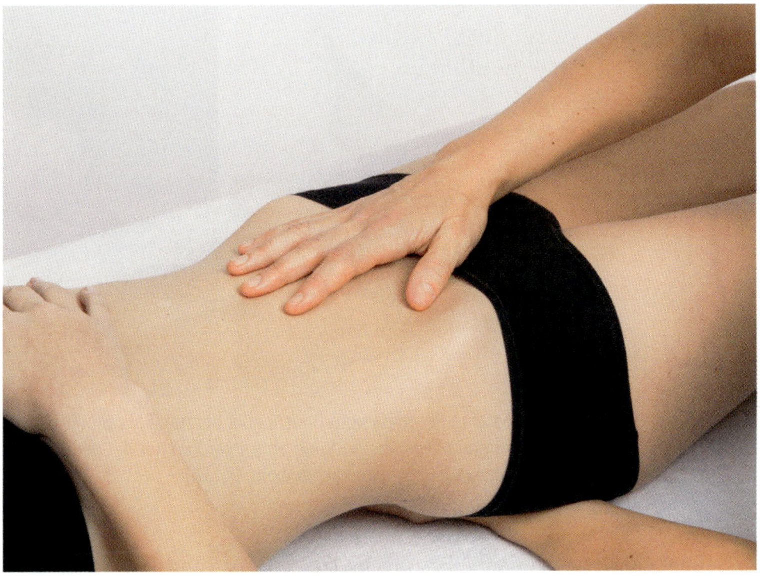

Abb. 18.11 Variation zur organcharakterspezifischen Ausgangspalpation der Harnblase: anteriorer Kontakt mit einer Hand (Handteller) und posterior mit dem Sakrum. [K418]

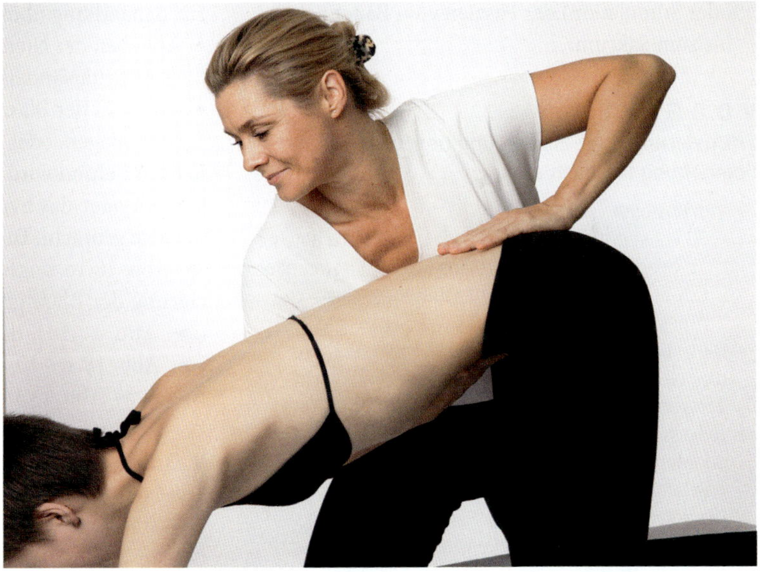

Abb. 18.12 Behandlung der Blasenumgebung im Vierfüßlerstand. [K418]

viszerale mit der positionellen Behandlung. Letztere ist eine Behandlung der Blasenumgebung.

18.5.2 Behandlung der faszialen Harnblasenumgebung in Bauchlage

Eine effektive, aber nicht bei allen Patienten, mögliche Behandlung der Harnblasenumgebung in Bauchlage, sucht die Dehnung oder Balance zwischen Sakrum und anteriorer Blasenfaszien.

- Die Hand (➤ Abb. 18.13) oder die Faust (➤ Abb. 18.13) des Therapeuten nimmt von inferior oder superior kommend oberhalb der Blase Kontakt mit der faszialen Umgebung auf und bringt diese langsam unter Zug, während der Unterarm am Sakrum einseitig oder beidseitig Widerlager gibt.

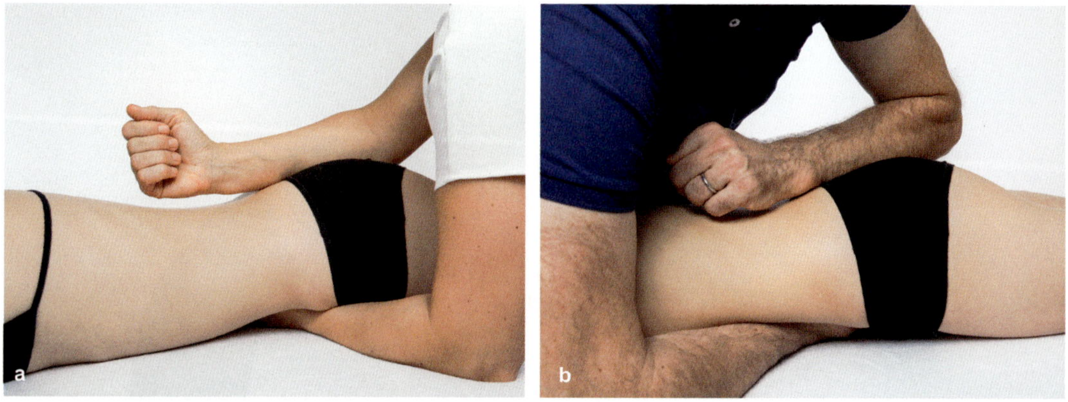

Abb. 18.13 Behandlung der Faszien der Blase vom Bauchnabel bis zum Sakrum: Annäherung oder Dehnung (Inhibition oder Stimulation), Gegenlager im Sakrum. a) Annäherung und anteriorer Zug mit der der flachen Hand über dem Schambein. B) Annäherung und anteriorer Zug mit der Faust über dem Schambein. [K418]

- Gelingt der Zugang, erlaubt diese Technik eine effektive Annäherung oder Dehnung (Inhibition oder Stimulation) der Faszien vom Bauchnabel bis zum Sakrum.

VORGEHEN

Aktivierung oder Inhibierung der Harnblasenumgebung in Bauchlage

- Von posterior …
  - … entweder leichter, entlastender Druck nach anterior
  - … oder Kippen des Kreuzbeins (leichte Flexion oder Extension), belastet und entlastet unterschiedliche Anteile des faszialen Systems.
- Die anteriore Hand geht auf Vorspannung und bringt die faszialen Gewebe bis zum Kreuzbein auf leicht Vorspannung.
- Je nachdem, ob eine Aktivierung oder Inhibierung erforderlich ist, wird geweblich gedehnt (Stimulation) oder angenähert (Inhibition).
- Die anteriore und posteriore Hand erlauben eine ständige Anpassung der Kraftintensität und Orientierung an der Kraftrichtungsorganisation des Faszienskeletts des Beckens.
- Möglicherweise unterstützt die normale Ruheatmung der Patienten in Bauchlage (vermehrte Kompression der Bauchorgane) den therapeutischen Effekt.

18.5.3 Balancierung der Blase gegenüber Nieren, Dünn- und Dickdarm

Die Balancierung der Blase erfolgt einerseits gegenüber den Nieren; andererseits gegenüber dem Dünn- und Dickdarm (Sigma). Wir beginnen mit einer relationellen Aktivitätsdiagnostik und gehen dann zur Behandlung über:

- Anheben der Nieren, des Dünn- und Dickdarms → Aktivitätsänderung der Blase?
- Anheben der Blase → Aktivitätsänderung des Nierenlagers oder des Dünn- und Dickdarms?

Je nach Befund wird dann das hypoaktive Organ behandelt oder das hyperaktive weiterverfolgt bzw. in Balance gebracht. Die ➤ Abb. 18.14, ➤ Abb. 18.15, ➤ Abb. 18.16 zeigen die Untersuchung und Balancierung der Blase gegenüber dem Dünndarmpaket (➤ Abb. 18.14), dem Sigma und der linke Niere (➤ Abb. 18.15) bzw. dem Zäkum und der rechten Niere (➤ Abb. 18.16).

VORGEHEN

Test der relationellen Aktivität und Balancierung der Harnblase mit den Organen der Umgebung

- Nach dem Elastizitätstest bleibt eine Hand in Kontakt mit der Harnblase.
- Der Test der relationellen Aktivität erfolgt über die Unterstützung der anderen Organe in der Region, die eine Hyperaktivität der Blase auslösen können. Dünndarm, Dickdarm, Nieren. Während diese mit der zweiten Hand einzeln unterstützt werden (Sofa), wird die Elastizität der Harnblase erneut getestet.
  - Verändert sich diese hin zur Ruheaktivität würde das für einen reaktive Hyperaktivität der Blase sprechen.
  - Erhöht sich dabei die Blasenaktivität, wäre dies ein Hinweis auf eine zu enge Bindung (mögliche Restriktionen) der beiden Organe.

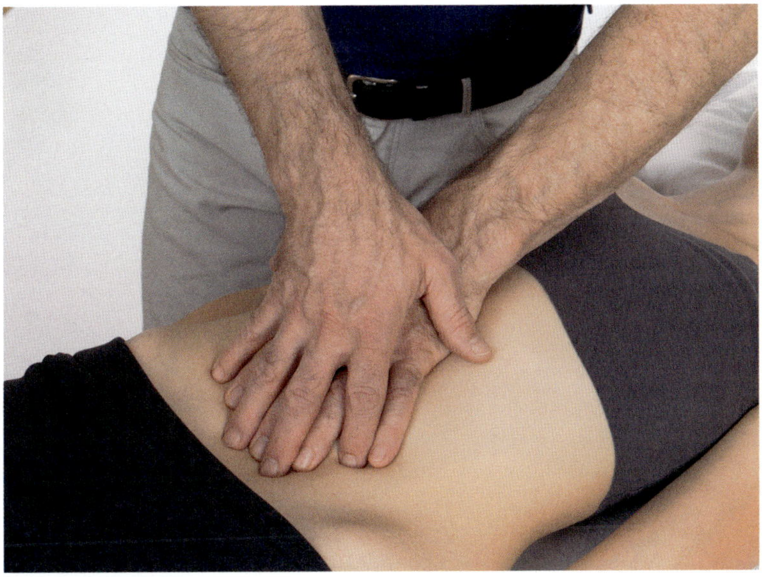

Abb. 18.14 Trennbarkeit und Balancierung der Harnblase gegenüber dem Dünndarmpaket. [K418]

- Dies würde sich möglicherweise im Test der Trennbarkeit bestätigen. Nicht zu vergessen: Ist unsere Unterstützung zu stark und gerät dabei Zug auf die Blase, wäre eine Aktivitätszunahme in der Blase eine völlig normale, gesunde und zu erwartende Reaktion.
- Trennen der Blase vom Dünn- und Dickdarm (➤ Kap 14).
- Harnblase mit den Organen der Umgebung räumlich ausbalancieren.

18.5.4 Behandlung der Harnblase in Verbindung mit dem Beckenboden

Die Behandlung der Harnblase in ihrer funktionellen und geweblichen Verbindung mit den Muskeln des Beckens und Beckenbodens ist klinisch relevant; besonders nach postoperativen oder perinatalen Verletzungen des Beckenbodens. Dabei ist eine Einschätzung der geweblichen Aktivität der, die Kontinenzanstrengung der Blase unterstützenden,

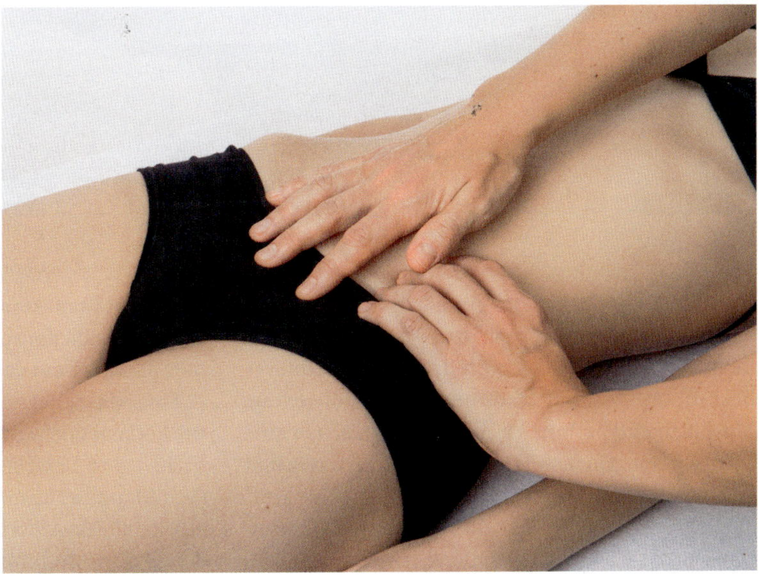

Abb. 18.15 Balancierung der Harnblase gegenüber der linken Niere und dem Dickdarm (Sigma). [K418]

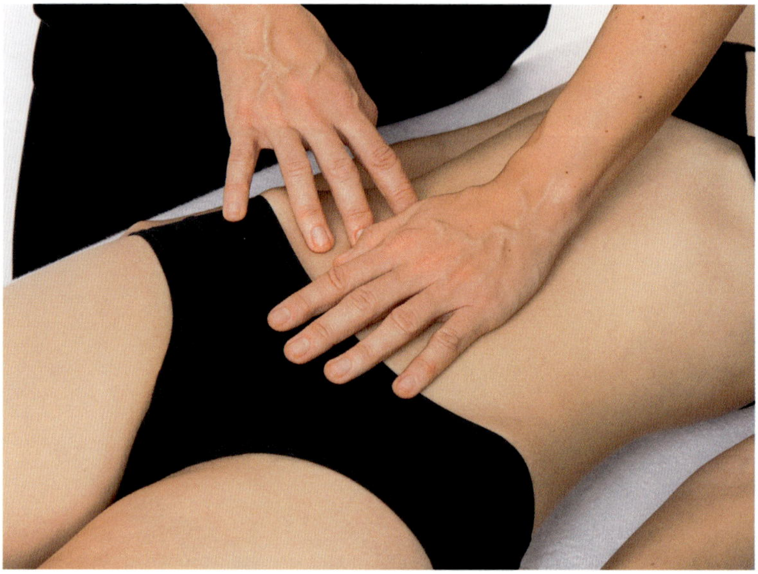

Abb. 18.16 Balancierung der Harnblase gegenüber der rechten Niere und dem Dickdarm (Zäkum). [K418]

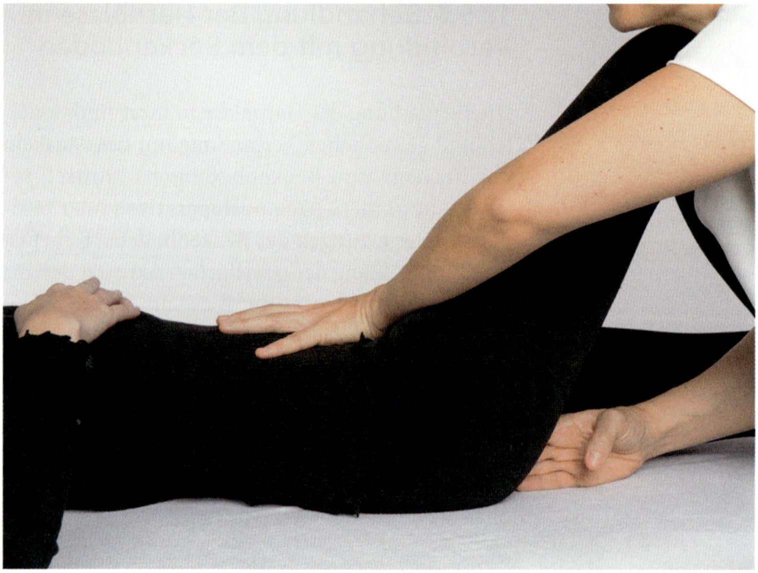

Abb. 18.17 Behandlung der Interaktion der Blase mit dem Beckenboden und dem M. obturatorius. [K418]

Muskeln des Beckenbodens grundlegend für Behandlung der Blase. Diese Einschätzung ist zudem für die Beantwortung der Frage, ob und wie muskuläres Beckenbodentraining stattfinden kann, notwendig. Muskulärer Hypertonus und Narben brauchen eine andere Herangehensweise als eine Überdehnung und Hypotonie der Beckenbodenmuskeln.

Die ➤ Abb. 18.17 zeigt die Therapeutin mit einer Hand an der Blase und der anderen am Beckenboden. Sie nimmt Kontakt mit dem Beckenboden medial des Tuber ischaidicum auf und testet nach superior-lateral die Spannung um das Foramen obturatorius.

Einerseits testet sie die lokale Elastizität der Gewebe des Beckenbodens, andererseits die gewebliche Trennbarkeit und Verschieblichkeit der Blase gegenüber dem M. obturatius internus und den Beckenbodenmuskeln. Zur Anwendung kommen osteopathische Behandlungstechniken der Muskel- und Faszienbehandlung. Zudem die Balancierung zwischen Blase und Umgebungsgewebe. Dabei beachten wir die Logik der geweblichen Reaktivität: Druck und Zug erzeugen eine reaktive Hyperaktivität im Gewebe. Wird dagegen Aktivität abgebaut, weist dies auf eine bereits bestehende Hyperaktivität oder Kompensation hin. Einige typische Beispiele mögen dies untermalen:

- Schieben wir die Blase langsam nach rechts, wäre irgendwann eine gewebliche Reaktion im linken Beckenboden/M. obturatius internus zu erwarten, da an diesen Geweben gezogen wird.
- Schieben wir weit genug und bauen Druck auf die rechte Seite auf, wäre auch dort eine reaktive Gegenspannung normal.
- Reagiert weder der rechte noch der linke Beckenboden/M. obturatius internus, wäre das ein Hinweis auf eine Überdehnung, muskuläre Schwäche und verminderte Ansprechbarkeit

Andererseits können wir mittels solcher Tests auch Verklebungen und Instabilitäten erfahren. Eine nach links instabil geworden Blase würde das Gewebe links belasten und zur Stützreaktion veranlassen. In dem Moment, wo wir die Blase nach rechts schieben, würde der Muskeltonus links nachlassen: ein Hinweis sauf kompensatorische Hyperaktivität für eine hypoaktive Blase.

KAPITEL

19 Herz im Kreislauf

19.1 Vaskuläre Organe

In den letzten beiden Kapiteln verlassen wir die Welt der Hohlorgane und knüpfen an die Grundprinzipien der Behandlung **vaskulärer Organe** an, wie wir sie im Kapitel über Leber und Milz (➤ Kap. 16) entwickelt haben. Während diese beiden Organe, jeweils eine – die venöse oder arterielle – Qualität hervorheben, ist das Herz ein Organ, das diese beiden Qualitäten in sich vereint. Eine der wichtigsten Aufgaben des Herzens ist es, der Fülle des ankommenden venösen Bluts die Qualitäten des arteriellen Systems (Druck) mitzugeben, bevor es wieder in den Blutkreislauf geht.

Die Dynamik des Herzens wirkt **hämodynamisch.** Zugleich wird das Herz durch die Hämodynamik des gesamten Körpers bestimmt. Wir fokussieren auf jene Aspekte, die in einer manuellen Behandlung der Aktivitätszustände Bestand haben. Uns ist bewusst, dass es in der osteopathischen Tradition weitreichende Behandlungskonzepte der Herzdynamik und Hämodynamik gibt. Diese müssen ihren klinischen Nutzen in der Behandlung von Aktivitätszuständen erst noch erweisen.

19.2 Organcharakter des Herzens

Unser Herz bewegt das Blut und wird vom Blut bewegt. Das Herz ist **Rhythmusgeber** und **Zentrum** des **Kreislaufs**; aber es ist nicht nur König, sondern auch oberster Diener, denn die Bedürfnisse des Gewebes der Peripherie geben vor, was das Herz zu leisten hat.

19.2.1 Bewegtes Blut

Das Herz ist neben der Lunge das einzige Organ, das die volle **Blutmenge** des **Körpers** abbekommt. Diese Blutfülle ist venös, da sie aus dem venösen Niederdrucksystem zum Herz läuft. Das ins rechte und linke Herz einfließende Blut unterscheidet sich aber in der Sauerstoffsättigung. Die venöse Fülle des ins rechte Herz fließenden Bluts kommt aus dem ganzen Körper, die venöse Fülle des linken Herzens wurde in den Lungen mit Sauerstoff angereichert und von Kohlendioxid entlastet. Das Blut ist die Substanz, auf die das Herz einwirkt. Das Herz verändert den Druck, nicht die chemische Zusammensetzung des Bluts; mit der Ausnahme eines Hormons, das im Herz gebildet und ins Blut abgegeben wird.

Eine Besonderheit des Herzens gegenüber den anderen vaskulären Organen besteht darin, dass das durchströmende Blut nicht den Herzmuskel von innen mit **Nährstoffen** versorgt. Ein um das Herz herumlaufender Gefäßkranz bringt Blut von außen zum Herzmuskel. Kurz nach dem Austritt des Blutes aus dem linken Herzen gehen die Kranzgefäße (A. coronaria) ab und versorgen das Herz.

Wenn wir im Folgenden über das Herz sprechen, müssen wir immer deutlich machen, welchen Aspekt der Herzaktivität und des bewegten Blutes wir meinen,

- das **rechte Herz,** das die venöse Fülle aus dem ganzen Körper aufnimmt und an die Lungen weiterleitet,
- das **linke Herz,** das die venöse Fülle aus den Lungen aufnimmt, um es mit Kraft unter Druck zu setzen und so in den Körperkreislauf zu schicken
- den **Herzmuskel**, der vom Herzen selbst von außen versorgt wird,
- das Herz als Teil des **Herz-Kreislauf-Systems.**

Volumen und Druck

Wie auch die **Leber** hat das Herz kein Problem mit Fülle. Es kann aber zudem im linken Ventrikel die Blutfülle unter Blutdruck setzen. Es verbindet ein venöses Niederdrucksystem mit dem Hochdrucksystem des arteriellen Teils des Kreislaufs. Der Blutdruck in der Leber ist nur 4 mmHg höher als im rechten Herzen; was Unterschied genug ist, um ein Abflussgefälle zum Herzen aufrechtzuerhalten. Im rechten Herzen herrscht (in der Diastole) der niedrigste Druck im Blutkreislauf; er beträgt Null und ist also so hoch wie der atmosphärische Druck.

Ab der Geburt gelangt das Blut aus dem rechten Herzen nur noch über die **Lungen** ins linke Herz. Diese einzigartige Organisation von Blutfluss in einem Organ macht die Lungen zum „innigsten“ und fast schon inneren Bündnispartner des Herzens

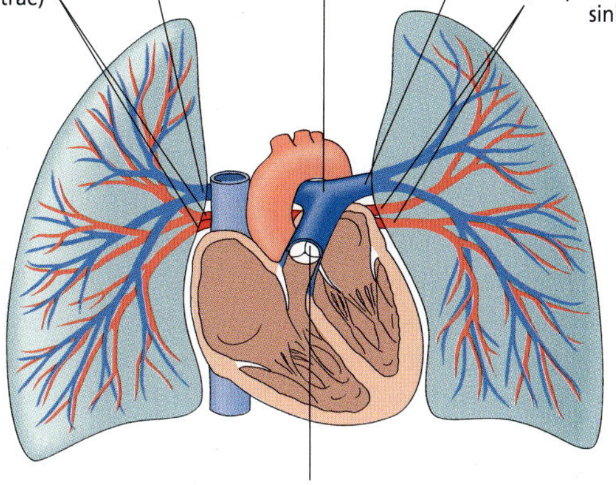

Abb. 19.1 Das Herz mit dem innigsten Organpartner, den Lungen. Diese stellen nach der Geburt den einzigen Weg des Blutes vom rechten zum linken Herz her. Aus dem rechten Herzen kommend verzweigt sich der Truncus pulmonalis (blau) in die Lungenarterien (Aa. pulmonales); das Blut aus den Lungen fließt über die Lungenvenen (Vv. pulmonales, rot) zum linken Herzvorhof. [L190]

(➤ Abb. 19.1). Der Lungenkreislauf wird nach den Umstellungen des ersten Tages nach der Geburt – Belüftung der Lungen, Verschluss der Shunts – zur einzigen substanziellen Verbindung zwischen rechtem und linkem Herzen.

Wahrnehmung der Herzaktivität

Das Herz gehört zu jenen Organen, deren Aktivität wir als rhythmisches Pochen oder Klopfen wahrnehmen können. So spüren wir den eigenen Herzschlag oder ein Klopfen im Ohr bzw. Kopf bei starker körperlicher Aktivität oder bei Angstzuständen. Palpatorisch ist der Herzschlag als Pulswelle an vielen Stellen im Körper spürbar. In der medizinischen Diagnostik können Blutdruck, Pulswelle und Schlagfrequenz relativ einfach bestimmt werden. Die elektrische Aktivität des Herzens ist eine weitere Qualität, die über ein Elektrokardiogramm dargestellt werden kann. Routinemäßig wird also das Herz an seinen drei **grundlegenden Fähigkeiten** beurteilt: **Druck bilden, Rhythmus halten, Erregung bilden und leiten.** Neben dem Gehirn und Darm ist das Herz ein weiteres Organ, dessen Aktivitätszustand durch Messung der elektrischen Signale bestimmt werden kann. Dies fällt nicht mehr in den manuellen Bereich der Osteopathie.

19.2.2 Herzschlag und Herz-Kreislauf

Das Herz schlägt ständig, vom ersten Herzschlag des Embryos bis zum letzten Schlag vor dem Tod. Die blutbewegende Aktivität des Herzens wird oft in einer Analogie als **Pumpvorgang** bezeichnet. Insbesondere Herzkranke und jene, die ihr Herz bis an die Leistungsgrenze belasten, sprechen öfter davon, dass die Pumpe nicht mehr mitmacht.

Die Fähigkeit des Herzens besteht darin, ausreichend Druck aufzubauen, um das Blut in die Peripherie zu bringen, wo es gebraucht wird. Dabei ist das Herz nicht allein. Es kommt physiologisch immer nur als Herz-Kreislauf-System vor.

GUT ZU WISSEN

Während das Herz dem Blut genügend Druck verleihen kann, um sich in den arteriellen Gefäßen zu verteilen, hängt es an diesen Gefäßen, ob das Blut dort ankommt, wo es gebraucht wird. Das Herz macht Angebote an die Peripherie: Der Austausch von Stoffen in den Kapillaren der Gewebe wird vom lokalen Konzentrationsgefälle bestimmt, nicht vom Herz.

Das **kranke** und **schwache Herz** bringt nur noch unzureichend Blut ins Gehirn und andere Organe. Daher machen die Schwäche und Insuffizienz des Herzens müde und schwindelig. Die Belastungsfähigkeit lässt nach. Das wird zuerst an alltäglichen Anstrengungen wie Treppensteigen offenkundig. Die Schwäche zeigt sich daran, dass Patienten klagen, „aus der Puste" zu geraten, was oft nicht an der Lungenfunktion liegt.

Die Physiologie und Pathophysiologie verwendet die typische Aktivitätssprache: **Stark** und **schwach, Hyperaktivität** und **Insuffizienz.** Das kommt dem an Aktivitätszuständen orientierten mechanischen Handlungsmodel der Osteopathie entgegen. Die Herausforderung besteht darin, die dazugehörigen physiologischen Volumen- und Druck-Zustände palpatorisch zu erkennen und Aktivitätszuständen zuzuordnen. Ob dies so einfach möglich ist wie bei den Hohlorganen (Viszera), kann derzeit noch nicht entschieden werden. Gewebliche Aspekte von Hoch- und Tiefdruck, Hypertrophie und Elastizitätsveränderung müssen weiter klinisch erkundet werden

19.2.3 Herzschmerz

Das Herz schlägt die **Brücke** zwischen **Gefühlszuständen** und **Organaktivität** – das haben viele Menschen bereits erlebt. Sowohl bei freudiger Aufregung als auch Angst macht sich das Herz zuweilen durch Herzrasen und Herzflattern bemerkbar. Die Überlagerung psychischer und physiologischer Zustände ist beim Herzen offenkundig. Das reicht vom Herzschmerz der Enttäuschung bis zum Vernichtungsschmerz beim Infarkt. Der dabei entstehende Schmerz wurde von den Betroffenen mit einem Elefanten, der einem auf der Brust steht, verglichen. Die Erforschung und klinische Erkundung des Herzens hat vielfältige Bezüge zur Aktivität des vegetativen Nervensystems (heart rate variability), zu sozialen Konflikten und psychischen Krisen herausgearbeitet. Das Herz ist das einzige Organ, dem eine psychiatrische Diagnose angehängt wird, die Herzneurose.

19.3 Makroskopische Anatomie

Die in der populären Kultur vorkommende **symmetrische Herzform** entspricht nicht der Anatomie. Zwar besteht das Herz aus zwei Seiten, die ähnlich – Vorhof und Kammer – aufgebaut sind; aber sie sind so unterschiedlich groß, dass das anatomische Herz eher einer ausgebeulten Socke gleicht.

- Der linke Herzmuskel ist im Kammerbereich deutlich dicker und kräftiger, denn er arbeitet gegen den hohen Widerstand der Gefäße des Körpers an. Somit stimmt die Symmetrie der populären Herzform mit den unterschiedlichen Anforderungen nicht überein.
- Der rechte Vorhof ist etwas größer, während die linke Kammer deutlich kräftige rund größer ist.

Da das Herz nahezu nur aus **Muskeln** besteht, wird es bei physiologischer Belastung kräftiger und größer. Bei Leistungssportlern und bei Menschen mit Bluthochdruck beobachten wir dieses biologische Prinzip (Beanspruchung führt zu Wachstum); erhöhte Arbeit und führt zu vermehrtem Stoffwechsel und Wachstum der Muskelzellen, i. e. zur Hypertrophie.

Die rechte Herzkammer hat es leichter, da sie nur gegen den niederen Widerstand der Lunge und der Lungengefäße anarbeitet. Bei manchen Lungenerkrankungen steigt der Widerstand im pulmonalen Kreislauf (Lungenkreislauf) an und die rechte Herzseite hypertrophiert, um die vermehrte Belastung zu meistern.

19.3.1 Lage im Brustraum

Würden wir das Sternum und die Thymusdrüse wegnehmen können, läge das Herz in seinem Beutel (Perikard) eingebettet im **Mediastinum,** dem mittelständigen Bindegewebsraum des Thorax, vor uns. Seitlich wird es von den Lungenflügeln umgeben, die sich teilweise und atemabhängig vor das Herz schieben. Der Pleuraspalt, in dem die Gefäße verlaufen, welche das Herz mit den Lungen-verbindet, schiebt sich von beiden Seiten an das Herz.

Das Herz liegt gekippt – **oben rechts** und **unten links** der **Mittellinie** (➤ Abb. 19.2). Der obere Teil (Herzbasis) erstreckt sich rechts etwa zwei Zentimeter über den rechten Rand des Sternums hinaus. Die Herzspitze liegt in der Höhe des fünften Interkostalraums und erstreckt sich nach links bis zu Mitte der Medioklavikularlinie (vgl. große Kurvatur des Magens und linke Leberspitze). Anterior liegen der Herzbeutel und Thymus dem Sternum an, wobei das Herz so „verdreht" ist, dass der rechte Vorhof und rechte Ventrikel nach vorne schauen, während der

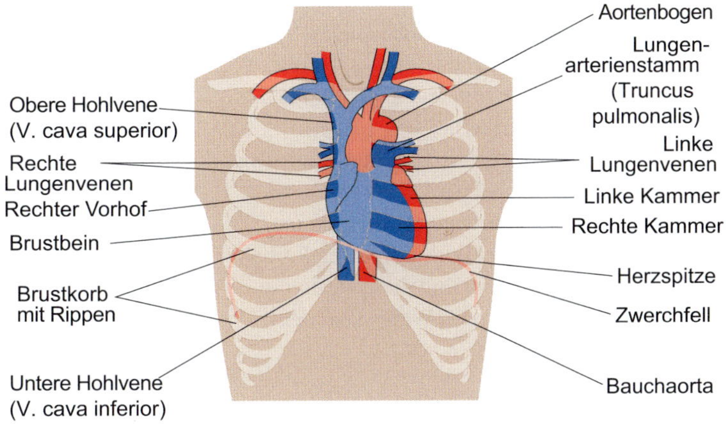

Abb. 19.2 Lage des Herzens. Zwei Drittel des Herzens liegen in der linken Brustkorbhälfte. [L190]

linke Ventrikel kaum sichtbar ist und der linke Vorhof gänzlich nach posterior zeigt. Posterior liegen Gefäße und dann die Wirbelsäule. Kaudal ist der Herzbeutel mit dem Centrum tendineum des Diaphragmas verwachsen. Nach oben ist das Mediastinum offen, hier befinden sich der Aortenbogen mit seinen Abgängen und die Bifurkation der Luftröhre.

19.3.2 Vorhöfe und Kammern

Wenn wir dem Blutfluss folgen, können wir die makroskopische Anatomie von innen her kennenlernen (➤ Abb. 19.3). Wir beginnen bei den beiden Zuflüssen, die im rechten Vorhof (Atrium) landen: der Vena cava inferior und der Vena cava superior.

- Der rechte Vorhof ist – was den Blutdruck anbelangt – der Tiefpunkt des Körpers. Der Druck liegt bei Null, d.h., er entspricht dem atmosphärischen Druck.

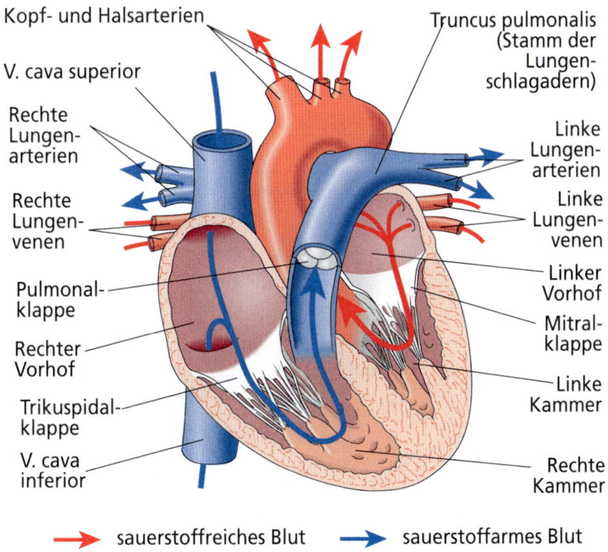

Abb. 19.3 Makroskopische Anatomie: Längsschnitt durch das Herz. Die Pfeile geben die Strömungsrichtung des Blutes an. Sauerstoffarmes Blut (blaue Pfeile) gelangt über die Hohlvenen in den rechten Vorhof und dann über die rechte Kammer in die Lungen. Nach der Sauerstoffaufnahme strömt es als sauerstoffreiches Blut (rote Pfeile) über die Lungenvenen in den linken Vorhof; von dort gelangt es in die linke Kammer, die deutlich kräftiger ist, da sie das Blut in die Aorta gegen Widerstand des Körperkreislauf bewegen. [R403]

- Das rechte Herz zieht durch niederen Flüssigkeitsdruck alle Blutflüsse an, da Flüssigkeit von den Hochdruck- zu den Niederdruckgebieten fließen. Das Blut fließt vom rechten Vorhof in die rechte Kammer (Ventrikel).
- Von dort wird es beim Herzschlag in den Lungenkreislauf gepumpt. Dabei wird der Widerstand der Lungenarterien überwunden. Aus den Lungen kommt das Blut zurück in den linken Vorhof, dann in die linke Kammer und diese wiederum pumpt erfolgreich gegen den Widerstand der Blutsäule in der Aorta an.

19.3.3 Herzklappen verhindern Reflux

Wie im venösen System wird der Blutfluss durch das Herz von Klappen mitreguliert, die den Rückfluss (Reflux) verhindern. Schon die klappenartige **Valvula Eustachii** am Eingang der Vene cava hilft den Rückstrom des Blutes aus dem Vorhof zu behindern. Ebenso sind am Übergang von beiden Vorhöfen zu den Kammern die **Bikuspidal**- und **Trikuspidalklappe** so positioniert, dass ein Rückfluss bei der Ventrikelkontraktion vermieden wird. An den Ausgängen der Herzkammern finden wir **Taschenklappen** (Semilunarklappen), die den hämodynamisch nachteiligen Reflux aus den Lungenarterien (Truncus pulmonalis) und Aorta unterbinden.

Alle letztgenannten vier Herzklappen liegen in einer Schicht (➤ Abb. 19.4), die als **Ventilebene** bezeichnet wird. Hier verdichtet sich das umgebende Bindegewebe zum Herzskelett und die Muskulatur trennt die Vorhöfe von den Kammern – und wie wir unten sehen werden auch die Reizleitung. Die Klappen gehören zur inneren Schicht des Herzens (Endokard). Nach einer Endokarditis sind sie möglicherweise beschädigt und in ihrer Funktion eingeschränkt.

19.3.4 Wand und Inhalt: Aufbau der Herzwand

Die folgenden drei Schichten bilden die Wand des Herzens von außen nach innen: Epi-, Myo-, Endokard (➤ Abb. 19.5):

- Das **Epikard** ist eine dünnen Bindegewebsschicht, unter der sich eine Fettschicht befindet, in der die Herzkranzgefäße verlaufen.
- Das **Myokard,** die Muskelschicht, macht den größten Teil der Wand aus. Die Muskelzellen weisen wie die Skelettmuskulatur eine Querstreifung auf. Die Muskeln entspringen und setzen am Herzskelett an. Das Vorhofmyokard ist vergleichsweise dünn, die Kammermuskulatur ist kräftig und kann wieder in drei Muskelschichten unterteilt werden, die jede für sich ihre eigenen Verlaufsrichtungen verfolgen. Muskelzellen, und damit verbunden Fibroblasten, machen den Großteil der Herzzellen aus.
- Das **Endokard** kleidet das Herz als einschichtige Endothelzelllage von innen vollständig aus. Die Herzklappen sind geweblich gesprochen eine Differenzierung des Endokards.

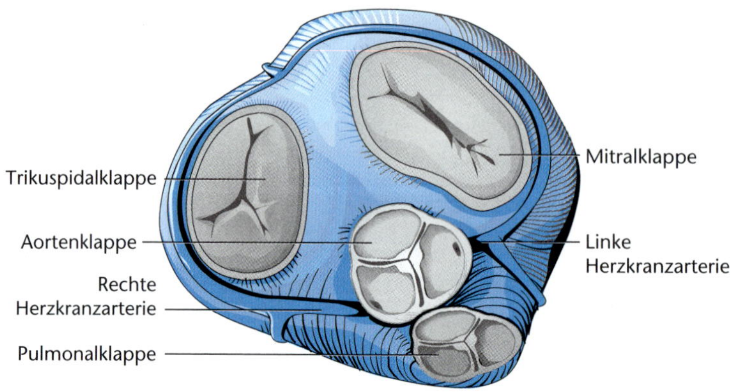

Abb. 19.4 Herzklappen und bindegewebiges Herzskelett: Die vier Herzklappen liegen in einer Ebene. [L136]

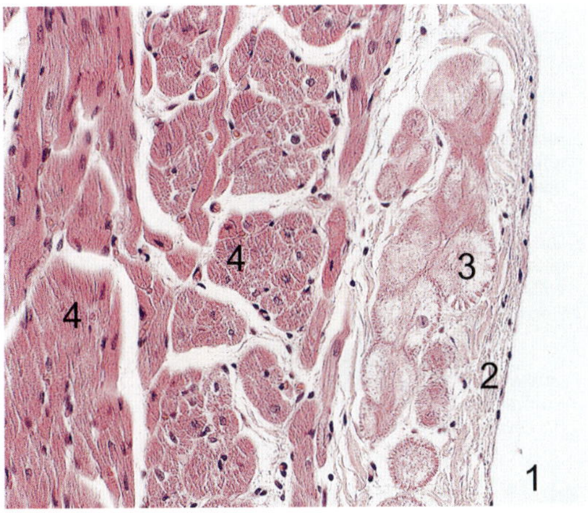

Abb. 19.5 Myokard und Endokard mit Purkinje-Fasern. Abgebildet ist der an das Ventrikellumen (1) grenzende Teil des Septums. An das Endokard (2) angrenzend befinden sich Anschnitte durch Teile des Erregungsleitungssystems (3, Purkinje-Fasern). Sie sind hell (glykogenreich) und enthalten nur spärlich periphere Myofibrillen. Am linken Bildrand sind die Herzmuskelzellen des Arbeitsmyokards (4) zu sehen. (Aus [R252])

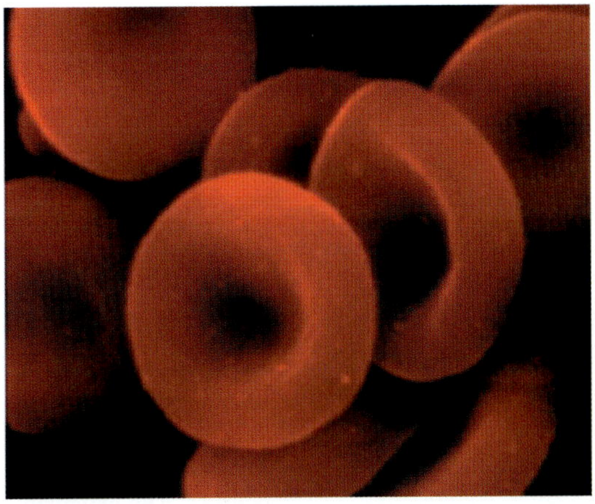

Abb. 19.6 Erythrozyten im Elektronenmikroskop. [J812-008]

19.3.5 Wand und Inhalt: Mechanische Qualitäten des Blutes

Im Vergleich zu den aufnehmenden Hohlorganen (Darm und Lungen) verändert das Herz die Zusammensetzung des Inhalts fast nicht. Die chemischen Qualitäten des Blutes bleiben – abgesehen von der Sauerstoffsättigung des Hämoglobins und einer Hormonbeigabe – zwischen Zufluss und Abfluss gleich. Rheologische Eigenschaften wie Viskosität und Wärme sind nicht berührt. Dagegen ändert sich die **mechanische Qualität** durch den Aufbau von Druck.

Blut verbindet plastische und elastische Elemente. Es fließt und verformt sich als Flüssigkeit; der größte Teil der Zellen ist elastisch und reagiert mit Rückstellkraft und Formerhaltung auf verformende Reize (Erythrozyten-Elastizität). Die Fließfähigkeit des Blutes hängt stark vom Verhältnis der plastischen zu den elastischen Elementen ab (Hämatokrit). Die mechanischen Gesetze von Wand und Inhalt erfordern es, die Qualität des Inhalts zu bestimmen.

Die **Fließeigenschaft** des **Blutes** (rheologische Qualität) ist durch die Mischung aus festen und flüssigen Anteilen bestimmt (Sochi 1988). Das Plasma ist wasserähnlich, es wird als Newton-Flüssigkeit (newtonian fluid) bezeichnet und dominiert die Fließeigenschaft. Zum Wasseraspekt des Blutes kommen zelluläre Anteile dazu, die nicht plastisch-flüssig, sondern elastisch-stabil sind. Die elastische Qualität des Blutes (Viskosität) ist bestimmt durch die Deformierbarkeit (Elastizität) der roten Blutzellen (99 % der Blutzellen). Verlieren Erythrozyten ihre Verformbarkeit werden sie, meist nach 120 Tage, abgebaut (➤ Abb. 19.6). Kurzfristig sind die rheologischen Qualitäten des Blutes durch Flüssigkeitsaufnahme beeinflussbar. Langfristig werden sie aber in der gesunden Physiologie über die Mechanismen der Nieren und Nebennieren reguliert.

GUT ZU WISSEN

Qualitäten des Blutes

Zusammensetzung, allgemeine und mechanische Material- und Fließeigenschaften

- **Zusammensetzung: Plasma und Zellen:**
  - 55 % Plasma: Wasser mit ca. 8 % gelösten Substanzen, wie z.B. Zucker, Eiweiß (Plasmaproteine), Fett, Gerinnungsfaktoren, Vitamine, Gase, Hormone
  - 45 % Blutzellen: davon 99 % Erythrozyten; deren Verformbarkeit bestimmt die Fließeigenschaften
- **Materialeigenschaften und Fließeigenschaften:**
  - Durch den Zellanteil etwas dickflüssiger als Wasser
  - Temperatur: 38°
  - pH-Wert: 7.35–7.45
  - Volumen: 4–6 l bei Erwachsenen
  - Anteil am Körpergewicht: 8 %

Endokard

Dort, wo das **Herz** in **Kontakt** mit dem **Blut** ist, liegt eine circa 0,5–1,0 mm dicke Gewebsschicht, das Endokard. Bisher haben wir diese als Fortsetzung des Gefäßendothels vorgestellt, nun wollen wir sie differenzierter bezeichnen. In direktem Blutkontakt stellt sich aber keine biochemische Kommunikationsfläche wie die Mukosa dar. Ihr oberflächlich gelegenes, einschichtiges Plattenepithel grenzt ab, ohne Austausch zu ermöglichen. Dann folgt eine Schicht aus lockerem Bindegewebe mit wenigen elastischen Fasern, die in einen myoelastische Schicht übergeht. Letztere enthält neben elastischen Fasern auch in manchen Gegenden etwas glatte Muskulatur: v.a. im Bereich der Vorhöfe, in den Kammern fast nicht. Ebenso finden sich viele Kollagenfasern nur vereinzelt Blutgefäße und Nerven.

Das Endokard überzieht die gesamte **Innenfläche** des **Herzens,** – auch die Klappen; das Geflecht aus Kollagen bildet eine Art „Klappengerüst". Die Ernährung des Endokards, das kaum Blutgefäße enthält, erfolgt durch das Blut in den Innenräumen. Ansonsten ist die glatte Oberfläche des Endokards undurchlässig. Es soll so wenig Anlass zum Verbleiben (Stau) oder zur Reibung bieten wie nur möglich. Störungen des Blutflusses laden zur Bildung von Gerinnseln ein. Bei und zuweilen nach der gefürchteten Endokarditis (Streptokokken-Infektion) sind Fließeigenschaft und Herzklappenaktivität beeinträchtigt. Damit besteht die Gefahr einer verminderten Herzleistung und Thrombenbildung.

Herzkranzgefäße

Als Gefäß wird das Herz von **rücklaufenden Gefäßen** versorgt. Eine Versorgung aus dem Inneren, wie bei der Leber, ist zu vernachlässigen und hat höchstens eine Bedeutung für das Endokard. Wie bei der Lunge arbeitet das Herz für die Allgemeinheit (Vasa publica) und versorgt sich aus getrennt davon verlaufenden Gefäßen (Vasa privata). Die Vasa privata sind die Herzkranzgefäße oder Koronargefäße, die sich von außen über das Herz wie einen Kranz liegen (➤ Abb. 19.7).

Die linke und rechte **Koronararterie** entspringen kurz oberhalb der Aortenklappe und versorgen jeweils die beiden Herzseiten. Die Koronararterien sind Terminalarterien, es gibt keine Anastomosen oder überlappenden Versorgungsgebiete. Im Notfall des Verschlusses kommt im terminalten Kapillargebiet kein Blut an und der unversorgte Muskel stirbt ab. Wie immer sind die Kapillaren die entscheidende Endstrecke des Gefäßsystems. Der starke Einfluss des Sympathikus auf die Koronararterie endet hier. Der Austausch in den Kapillaren erfolgt wie immer unter

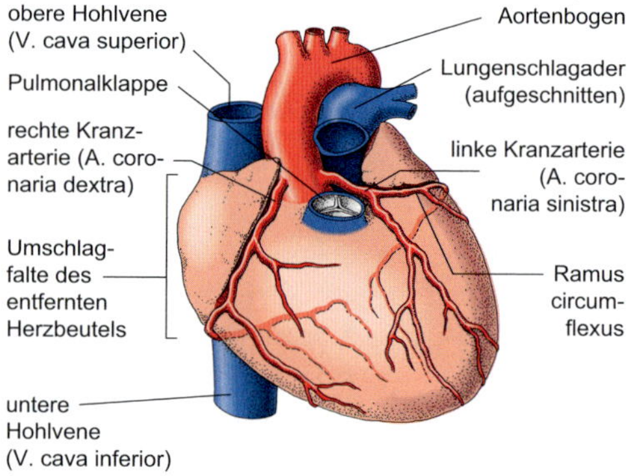

Abb. 19.7 Die Herzkranzgefäße versorgen den Hohlmuskel mit Sauerstoff und Nährstoffen. [L190]

lokalen Konzentrationsgradienten. Beim Ausdauertraining oder bei Aufenthalt in großer Höhe kommt es zu einem physiologischen Wachstum der Kapillaren.

Das Blut aus den Herzgeweben läuft in großen Koronarvenen und mündet über den Sinus coronarius in den rechten Vorhof. Kleinere Koronarvenen münden auch direkt in die Innenräume des Herzens.

Am Beispiel der Herzgefäße wird die Bedeutung des **transmuralen Drucks** deutlich. Der Blutdruck von innen und der Gewebedruck von außen ergeben den transmuralen Druck – der Druck, der über die Gefäßwand hinweg herrscht. Während der Herzkontraktion erschwert der Umgebungsdruck den Blutfluss. Das führt dazu, dass der Herzmuskel in der Diastole besser durchblutet wird. Da sich Druck im Gefäß sehr stark mit dem Gefäßradius verändert, ist eine Änderung der Gefäßwand und Verengung des Lumens bedenklich.

Serosa des Herzens (Perikard)

Das Herz ist wie das Darmrohr eingefaltet in eine doppelblättrige fasziale Hülle, die Platz für Zu- und Abflüsse und deren begleitende Nerven freihält. Zwischen den beiden Blättern befindet sich ein abgeschlossener Raum mit etwa 10–15 ml seröse Flüssigkeit. Wie beim Peritoneum und der Pleura ist das Organ nicht nur umhüllt. Es wird von einem dünnen **Wasserbett** bzw. einer **Wassermatratze** umgeben, gehalten und geschützt, abgegrenzt von und verbunden mit der Umgebung. Eine Seite des Wasserbetts liegt dem Herzen an, die andere ist in die Umgebung des

Herzens gerichtet. Durch dieses Wasserbett des Perikards hat das Herz die Möglichkeit, sich auszudehnen und zusammenzuziehen, ohne dass jede Bewegung gleich im Container (Thorax) ankommt oder durch die Widerständigkeit der Herzumgebung begrenzt wird. Bei der Fibrose des Perikards ist dies der Fall und deutlich spürbar.

Osteopathisch sind die **Verbindungen** des **Perikards** zum Bewegungsapparat relevant, da sie die Bereiche der gerichteten, mechanischen Kommunikationsmöglichkeit anzeigen. Das Perikard (➤ Abb. 19.8) ist faszial in alle Richtungen verbunden,

- **nach unten** straff mit der Sehnenplatte des Diaphragmas,
- **nach hinten** elastisch mit Zwerchfell und Luftröhre, faszial weiterlaufend bis zu den Wirbelkörpern (BWK 5–8),
- **nach vorne** über zarte Bindegewebszüge zum Brustbein und dem Knorpel der 2- bis 6. Rippe,
- **nach oben** bestehen fasziale und neuronale Verbindungen über das Perikard und die Gefäße zum Hals und den Schultern sowie den N. phrenicus rechts und links.

Herz ruht auf dem Diaphragma

Der **Herzbeutel** ist mit dem tendinösen Teil des **Diaphragmas** verwachsen. So ruht es auf dem stabilen Teil des Diaphragmas und wird bei Ruheatmung nicht und bei tiefer Atmung kaum bewegt. Die flache Rückfläche des Herzens, Facies diaphragmatica, liegt mit ihrer größeren Unterfläche dem Zwerchfell auf und ist deshalb nur von kaudal vollständig zu überblicken. Diese Facies liegt hauptsächlich im Bereich des linken Ventrikels. Lediglich eine schmale Zone im Bereich des rechten Ventrikels und Vorhofes, im Bereich der V. cava inferior, ruhen auf dem Zwerchfell.

GUT ZU WISSEN

Im gesamtphysiologischen Kontext wird der Fluss des Blutes vom Druckaufbau im Herzen, den rheologischen Qualitäten des Blutes und dem Widerstand der Gefäße bestimmt.

Durch den letztgenannten Aspekt des peripheren Widerstands für blutbewegende Eigenschaft des Herzens erscheint dieses in der Physiologie immer

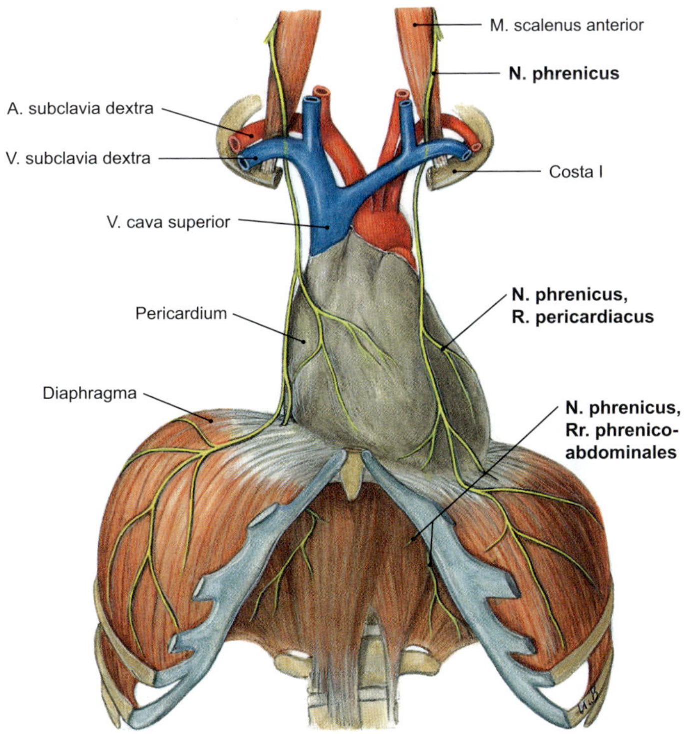

Abb. 19.8 Anheftung des Perikards auf dem sehnigen Zentrum des Diaphragmas. Der Verlauf des rechten und linken N. phrenicus ist ebenso dargestellt. [S700]

mit seinem Partner: dem Kreislauf (> Abb. 19.9). Das **Herz-Kreislauf-System** besteht aus Röhren und Kammern, in denen Blut bewegt wird. Diese Anlage hat immer wieder die Phantasie der Installateure angeregt, Vergleiche mit Pump- und Bewässerungssystemen zu ziehen. Im Unterschied zu einem starren

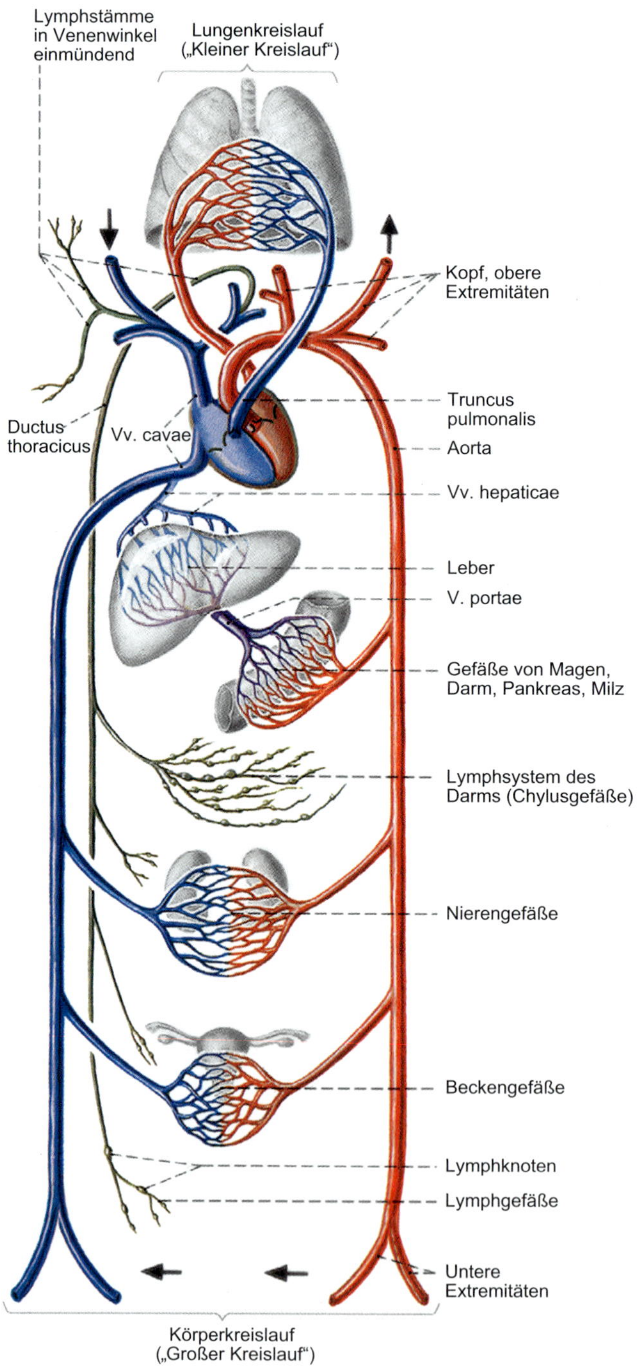

Abb. 19.9 Schematische Darstellung des Herz-Kreislauf-Systems. [S010-2-16]

Röhrensystem besteht das Herz-Kreislauf-System fast ausschließlich aus veränderbaren Röhren, die sich dem inneren Druck anpassen bzw. diesen verändern können: elastische Gefäße, die sich ausdehnen; Gefäßmuskeln, die sich zusammenziehen und entspannen können.

Im Herzen **fließt Blut**, das **Herz** bewegt dieses **Blut.** Es ist ein umgebautes Gefäß. Aus der Röhre hat es ein Gebäude mit Empfangsbereich und Zimmern geformt. So empfängt es die Peripherie in ihren Räumen und versucht deren Bedürfnisse zu erkennen. Lange war nicht klar, was mit dem Blut in der Peripherie der Gewebe geschieht. Erst im 17. Jahrhundert hat der englische Arzt und Forscher William Harvey den geschlossenen Blutkreislauf postuliert. Harvey wurde dafür kritisiert, da gemäß der damals herrschenden Lehrmeinung das Blut im Gewebe verbraucht und neu gebildet wird (Fuchs 1992). Die Kontinuität des Gefäßsystems war noch nicht nachzuweisen, da die Kapillaren im Gewebe zu klein sind, um mit dem bloßen Auge des Anatomen erkannt zu werden. Erst mit den Möglichkeiten des Mikroskops konnte bestätigt werden, dass das Herz und die peripheren Gefäßnetze das Blut in einem Kreisverkehr bewegen. In jedem Kreislaufsystem stellt sich die Frage: Wer bestimmt? Die Antwort ist das für komplexe Regulationen typische Einerseits-Andererseits. Einerseits bestimmt die Vorleistung des Herzens, was im Kreislauf bewegt wird. Andererseits sind es die Bedürfnisse und Nöte der peripheren Organe, die dem Herzen die Aufträge erteilen.

GUT ZU WISSEN

Das Herz ist ein Zentrum, das von der Umgebung gesteuert wird.

19.4 Gewebe und Zellen

Bevor wir die physiologischen Details der Regulation des Herz-Kreislauf-Systems ansprechen, ist es nötig, die Fähigkeiten der **Gewebe** des **Herzens** genauer kennen zu lernen. Da Kontraktion, Erregungsbildung und Erregungsleitung zu den Hauptaufgaben des Herzens gehören, können wir Zellen und Gewebe des Organs danach unterscheiden,

- ob sie kontraktil oder nicht-kontraktil sind,
- ob sie elektrische Reize leiten oder isolierend wirken,
- ob sie elektrische Reize selbst hervorbringen.

So besteht das Herz fast ausschließlich aus **Muskelzellen** und aus **Fibroblasten.** Die ersteren kontrahieren und leiten elektrische Erregung, die weiteren wirken verbindend und isolierend. Zudem gibt es eine **Besonderheit,** der wir im Darm schon begegnet sind: Es gibt Zellen, die sich aus Muskelzellen entwickelt haben, die elektrische Signale bilden und leiten, die Schrittmacher und das Reizleitungssystem des Herzens.

Ansonsten ordnen sich die Gewebe so an, wie wir es von den Hohlorganen bereits kennen: Sie bestehen aus einer inneren Schicht, einer Muskelschicht sowie der äußeren Umhüllung Serosa, die Schutz und Verbindung gibt.

19.4.1 Herzmuskelzellen (Kardiomyozyten)

Das Herz ist ohne Unterlass und Pause am Arbeiten. Die Muskelzellen müssen der Anforderung dieser **Daueraktivität** entsprechen. So wundert es nicht, dass die Anzahl der Mitochondrien in den Zellen sehr groß ist. Im Gegensatz zur Skelettmuskulatur ist eine Querstreifung der Herzmuskeln erkennbar. Die Kardiomyozyten haben aber meist nur einen Kern. Während die Skelettmuskelzellen im embryonalen Wachstum zusammenschmelzen und eine Zelle mit vielen Kernen bilden, bleiben die Kardiomyozyten getrennt und über die sog. „Glanzstreifen" miteinander verbunden. Somit bildet das Arrangement der Muskelzellen des Herzens kein anatomisches **Synzytium** wie die verschmolzenen Skelettmuskelzellen. Sie bleiben morphologisch voneinander getrennt, bilden aber über Zellverbindungen eine **funktionelle Einheit.** Die unterschiedlich gerichteten Zellverbindungen ermöglichen die mechanische **Übertragung** der **Kontraktionskraft** und die **elektrische Kopplung.** Sie sind so angeordnet, dass eine gemeinsame Gesamtkontraktion des Herzens möglich wird. Zudem gibt es Hinweise, dass die Anordnung der Muskelfasern des ganzen Herzens einer Helix folgt, was die Torsion während der Motilitätsbewegung erklären würde (Corno, Kocica und Torrent-Guasp 2006).

Die Glanzstreifen stellen **gap-junctions** dar, die zur Impulsübertragung, zur Stabilisierung des Zellverbands und Kraftübertragung dienen. In den Zwischenzellräumen befindet sich auch das gut verzweigte Kapillarnetz der Herzmuskeln. Die Muskelfasern sind fast nicht regenerationsfähig. Langanhaltende Mangelversorgung führt zu Ischämie und anschließender Nekrose, wodurch bindegewebige Narben entstehen.

Kardiomyozyten sind nicht nur erregbar, sie können auch **elektrische Reize leiten.** Die meisten Zellen ändern eigenständig ihr Membranpotenzial und würden den Ton angeben, wären sie nicht normalerweise unter dem Regiment der zu Knoten angehäuften Schrittmacherzellen. Diese Knoten dominieren das Gesamtorchester der Erregungsausbreitung. In pathologischen Situationen kann es aber vorkommen, dass einzelne Zellen versuchen ihre eigen lokale Partitur zu spielen.

Eine weitere Besonderheit der Herzmuskelzellen besteht darin, dass sie zwar wie Nervenzellen **Aktionspotenziale** bilden, ihre Depolarisierungsdauer ist aber länger als jene der Nervenzellen. Durch spezielle Ionenkanäle, die eine langsame Kalium-Bewegung bewirken, hält die **Depolarisierung** länger an (Plateau-Phase) und eine länger anhaltende Kontraktion der Herzmuskeln wird möglich. Diese Verlängerung der Kontraktion einzelner Muskelzellen ist für den Aufbau von Kraft im gesamten Herzmuskel und damit zur Bildung von Blutdruck hilfreich.

19.4.2 Fibroblasten

Fibroblasten befinden sich im gesamten Herzgewebe. Sie umgeben die Muskelzellen und überbrücken die Hohlräume zwischen den Myokardgewebeschichten. Die Herzmuskelzellen nehmen zwar ca. 75 % des normalen Volumens des Myokards ein, zahlenmäßig sind sie aber in der Minderheit. Sie machen nur 30–40 % der Zellen aus. Die Mehrzahl der verbleibenden Zellen sind Fibroblasten. Sie spielen eine wichtige Rolle bei der **Entwicklung** des **Herzens** und der **Stabilisierung** der inneren **Architektur** des Organs. Zudem unterstützen sie die elektrophysiologische Aktivität des Herzens, indem sie als elektrisch nicht erregbarer **Isolator** wirken. In pathologischen Veränderungen (interstitielle Fibrose) können sie aber auch die geordnete Ausbreitung elektrischer Erregung behindern.

19.4.3 Zellen der Erregungsbildung und Reizleitung

Wie auch der Darm enthält das Herz spezifische Zellen, die ihr elektrisches Potenzial verändern können. Da sich diese Potentialänderungen auf die umliegenden Zellen übertragen und diese auf Trapp und in Synchronizität bringen, werden diese **Schrittmacherzellen** genannt.

Wie im Darm sind diese Schrittmacherzellen (pacemaker cells) nicht aus Nerven, sondern aus Muskeln entstanden. Wenn sie sich im Knoten versammeln, werden sie zu Rhythmusgebern des Herzens – **Sinus-** und **Atrioventrikularknoten.** Eine Besonderheit des Herzens besteht darin, dass elektrischen Impulse nicht über Nervenfasern geleite werden, sondern durch die Muskelzellen. Sowohl Bachmann- und His-Bündel, Tawara-Schenkel und Purkinje-Fasern sind aus Muskeln entstanden. Diese bringen die elektrischen Reize zu den Muskelzellen der Vorhöfe und Ventrikel, die selbst wiederum elektrische Impulse weiterleiten (➤ Abb. 19.10). Daher ist die Schädigung der Herzmuskeln im Infarkt gleichzeitig eine Schädigung der Reizleitung.

19.4.4 Reiz und Erregung im Wahrnehmungsprozess

Inzwischen hat sich das Wort „Reizleitungssystem" eingebürgert und wird auch in Lehrbüchern umgangssprachlich so verwendet, als wären Reiz und Erregung dasselbe Phänomen. In der Physiologie und Im Wahrnehmungsprozess beschreiben sie allerdings unterschiedliche Aktivitäten.

GUT ZU WISSEN

Der Merksatz könnte lauten: Reize sind alles, Erregung ist elektrisch; nur elektrische Potenzialänderungen können „geleitet" werden, Reize nicht. Es werden immer nur die elektrischen Impulse – nicht Reize – von den Nervenfasern weitergeleitet.

Ein Reiz ist alles, was auf ein Gewebe einwirkt. Das könnte Wärme, Druck, Strahlung, Schall auf unsere Ohren oder Licht auf die Haut oder Netzhaut sein. Reize werden von **Rezeptoren** und **Sinnesorganen** aufgenommen und von nachgeschalteten **Nervenzellen**

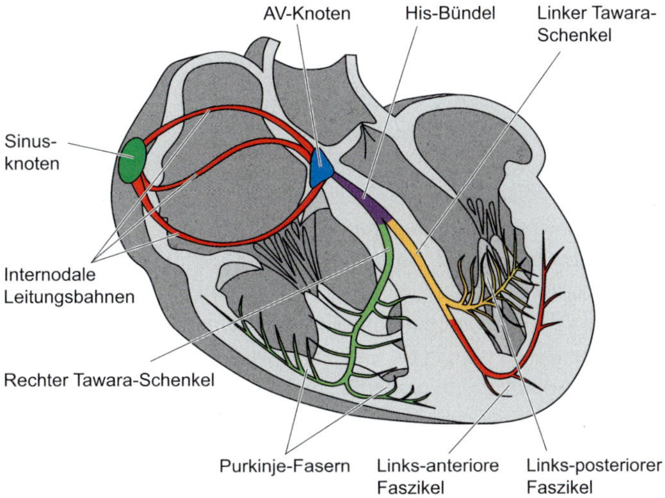

Abb. 19.10 Das Erregungsbildungs- und Reizleitungssystem des Herzens [L143]

in elektrische Impulse übersetzt und weitergeleitet. Die elektrische Seite der Wahrnehmungsprozesse wird als Erregung bezeichnet. Da Wahrnehmung ein aktiver Prozess ist, werden Reize nicht Eins-zu-Eins in Erregung umgewandelt, als würde sich die Umwelt in dem Körper imprägnieren. Wahrnehmung ist ein aktiver Umwandlungsprozess, der Übersetzungen und Interpretationen beinhaltet. Sensorische Aspekte aus dem sensomotorischen Wahrnehmungsprozess heraus zu isolieren, ist nicht möglich. Aufnahme und Umgang mit Reizen bedarf der Übersetzung und Interpretation.

19.5 Gewebliche Aktivitätszustände des Herzens

Die physiologische Aktivität des Herzens ist einfach benannt. Es **kontrahiert** und **dekontrahiert.** Es produziert elektrische Reize und ein Hormon, es wächst anfangs und regeneriert später nur wenig. Da es ständig arbeitet, hat es eine hohe Stoffwechselaktivität in den Muskelzellen. Aus diesen Aktivitäten ergeben sich folgende fünf organische Qualitäten des Herzens:

- Herzfrequenz = Erregungsbildung der Schrittmacher
- Erregungsweiterleitung = Leitfähigkeit und Reizschelle
- Schlagkraft = Kontraktilität der Muskeln
- Verformbarkeit = Elastizität aller Gewebe
- Veränderung/Plastizität = Wachstums- und Regenerationsprozesse

19.5.1 Motilität: Diastole und Systole

Die Herzaktivität ist der Prototyp der intrinsisch motivierten und intraorganisch stattfinden Eigenbewegung, also der Motilität. Diese **Eigenbewegung** wird am Herzen jedoch nicht als Motilität bezeichnet, sondern als Wechsel von Diastole, Systole beschrieben; zwei Begriffe, die für die Aktivitätsphasen im Herzzyklus stehen, die sich bereits vor dem Gebrauch von des Wortes Motilität eingebürgert hatten. In der Diastole füllt sich das Herz und dehnt sich aus, in der Systole kontrahiert es und entleert sich größtenteils. Die Kontraktion erfolgt zuerst in den Vorhöfen dann zeitversetzt in den Kammern. Dabei zieht sich der Container (Herz) zusammen und komprimiert den Inhalt (Blutsäule). Zugleich erfolgt eine Torsion der Vorhöfe gegenüber den Kammern.

Im Sinne der Aktivitätsbetrachtung ist die diastolische Füllung eine aktive Phase. Die Begriffe Anspannung und Entspannung sind missverständlich, wenn assoziiert wird, das Herz wäre jemals „entspannt" und „inaktiv“. Der Herzmuskel hat wie jeder andere Muskel eine aktive Grundspannung, von der ausgehend er sich anspannt. Mit Entleerung ist nicht die völlige Entleerung gemeint, weil das Herz nie ohne eine Restmenge an Blut ist. Außer Blut sollte es im Herz keine Flüssigkeiten oder Gase geben.

An dem **rhythmischen Wechsel** von Diastole und Systole können wir also die Pump- und Druckaktivität des Herzens festmachen. Deren Ausdruck sind die peripher messbaren Qualitäten der Pulsfrequenz und des Blutdrucks. Die Anpassungsfähigkeit des Herzens an die Bedürfnisse der peripheren Gewebe ist das Zeichen seiner Gesundheit. Ein gesundes Herz reguliert seinen Rhythmus und seine Kraft. Dazu stehen wie immer intrinsische und extrinsische Mechanismen zur Verfügung. Zu den extrinsischen Regulatoren gehören v.a. der Parasympathikus und Sympathikus als auch die auf deren Rezeptoren wirkenden Neurotransmitter wie Adrenalin, Noradrenalin und Acetylcholin.

Wie immer unterscheiden wir zwischen **Ruheaktivität** und den verschiedenen Zuständen der erhöhten Aktivität bei **Belastung.** Die Anzahl der Eigenbewegungen pro Minute ist am Anfang hoch und wird im Laufe des Lebens langsamer. In der zehnten Schwangerschaftswoche liegt der Puls eines Embryos bei 160–180 Schlägen pro Minute. Nach der Geburt ist er immer noch recht hoch und pendelt sich in Ruhe bei Erwachsenen bei 50–90 Schläge pro Minute ein.

Die Herzmuskeln zeichnen sich durch lange Kontraktionsphasen aus. Daher ist auch das am besten trainierte Herz in der Zahl der Schläge pro Minute begrenzt. Durch die inneren Gesetze der Herzmuskulatur kann das Herz maximal 240 Schläge/Min. erzeugen.

19.5.2 Erregungsbildung und Weiterleitung

Entsprechend der intrinsischen Mechanik erfolgen der Aufbau und die Weiterleitung der anregenden elektrischen Potenziale. Die **Rhythmusgeber** des **Sinusknotens** im rechten Atrium verteilen die Erregung über die Vorhöfe. Diese werden dann von den His-Bündeln gesammelt und im Atrioventrikularknoten von den Vorhöfen auf die Trennwand zwischen den Kammern übersetzt (Tawara-Schenkel). Nur an dieser Stelle ist die Weiterleitung der Impulse möglich; ansonsten ist die Klappenebene eine elektrische Isolationsschicht. Die Impulse laufen in der Wand der Vorhöfe zum Atrioventrikularknoten und dann in der Herzmitte nach unten, um sich von dort wieder (Purkinje-Fasern) auf die gesamte Muskulatur der Kammern zu verteilen.

Die **Weiterleitung** elektrischer Reize (oft als Reizleitung bezeichnet) erfolgt über spezialisierte Muskelzellen und dann über die Arbeitsmuskulatur des Herzens. Sowohl die Erregungsbildung als auch die Weiterleitung von elektrische Depolarisierungen kann durch extrinsische Regulation moderiert und an die Anforderungen der Belastung angepasst werden. So wird Hyperaktivität durch veränderte elektrische Aktivität möglich.

Elastizität des Herzens

Als Blutgefäß mit Muskeln und Bindegewebe ist das Herzgewebe prädestiniert für eine Elastizitätsdiagnostik. Die klinischen Forschungen zur Elastografie des Herzens sind im Gegensatz zur Gefäßelastizität noch nicht entwickelt genug, um hier für die manuelle Therapie Ableitungen zu wagen. Zudem sind der manuellen Elastizitätsdiagnostik durch das Thoraxgewebe ganz andere Grenzen gesetzt als der teils invasiven teils mit Ultraschall arbeitenden medizinischen Forschung (Sinkus 2014, Tzschatzsch H et al. 2013, Zile et al. 2004). Jeder osteopathische Versuch hier Neuland zu betreten, muss begrüßt werden. Offensichtlich ist die **elastische Verformbarkeit** – sie wird als **„stiffness“** gemessen – für ein gesundes Herz ebenso bedeutsam wie für den Rest des Gefäßsystems. Die Pulswelle ist in der Peripherie nur als Welle zu spüren, weil sich der Gefäßbaum an den Impuls des Herzens anpassen kann. In einem starren Röhrensystem würde das rhythmische Pumpen zu einer Beschleunigung des gesamten Blutes ohne Verformung der Rohre führen. Durch die Elastizität der Blutgefäße wird ein Teil der Druckschwankungen aufgefangen. Das Hook-Gesetz beschreibt hier die grundlegenden Zusammenhänge elastischen Verhaltens: Je größer die verformende Kraft, desto größer die Verformung, die bei Wegnahme der Kräfte wieder zurückgenommen wird. Da die Blutgefäße und das Herz aus elastischem und kollagenem Bindegewebe sowie aus glatter Muskulatur bestehen, ist die Rückstellkraft nicht nur elastisch (Hysterese). Die Verformung der Gefäße entsteht durch die Verformung des Herzens im Wechsel von Systole und Diastole und durch den Druck der Pulswelle.

GUT ZU WISSEN

Beim momentan Stand der klinischen Elastizitätsdiagnostik verwenden wir sowohl die Parameter des provokativen Elastizitätstest als auch der intrinsischen Verformung des Herzens in der Motilität. Beide Möglichkeiten geben einen Eindruck der geweblichen Aktivität zwischen „stiffness" und Kraftverlust. In der Anwendung geht es darum, den im Darmrohr gut beschriebenen Qualitäten der Ruhe-, Hyper- und Hypoaktivität möglichst nahe zu kommen.

Hyper- und Hypoaktivität

Wie immer suchen wir nach mechanisch spürbaren Zeichen der Hyper- und Hypoaktivität, insbesondere Änderungen der elastischen Gewebequalität. Wie oben ausgeführt, muss die klinische Erfahrung die Elastizitätsdiagnostik so entwickeln, dass sie – ähnlich wie bei Darm oder Leber – in die **Begriffe** der **kardialen Hyper-** und **Hypoaktivität** übersetzt werden kann. Die Qualitäten Pulsfrequenz und Druckbildung sind weitere zugängliche Parameter, um Hyper- und Hypoaktivität zu bestimmen. Die vermehrte kardiale Aktivität drückt sich als Zunahme der Bewegung und der Kraftanstrengung aus. Meist ist diese Hyperaktivität des Herzens eine regulatorische Antwort auf die Not anderer Organe oder Gewebe, selten für das Herz selbst. Daher bleibt die Unterscheidung des Aktivitätsausdrucks in Ruhe und Belastung entscheidend, um die intrinsische Aktivität der Herzgewebe einzuschätzen.

Bei einer anhaltenden Zunahme der hämodynamischen Belastung kommt es zu einer **Hypertrophie** der **Herzmuskelzellen**, aber in der Regel nicht zu einer Hyperplasie. Das Herz ist zu einer deutlichen und langanhaltenden Zunahme der Belastungsaktivität fähig, braucht aber dazu eine intakte Durchblutung und ausreichend Energie. Eine regulatorische Starre stellt das Extrem des Herzinfarkts, meist ausgelöst durch Minderperfusion, dar. Nach dem Infarkt sind oft Muskeln in ihrer Kontraktions- und Leitfähigkeit gestört. Das Herz wird insuffizient und schwach, da es die geforderte Leistung nicht mehr bringen kann. Diese Schwäche ist meist irreversibel. Aus der Herzinsuffizienz resultieren die Symptome der peripheren Minderversorgung, zuerst in Belastung und dann in Ruheaktivität. Durch die Pumpschwäche kann es zum Stau im linken Herzen kommen. Der Stau im rechten Herzen ist dagegen meist einer Zunahme des Gefäßwiderstands im Lungenkreislauf zugeordnet. Das kann über längere Zeit zu einer Hyperaktivität (Hypertrophie des Herzens) und dann Hypoaktivität (Insuffizienz, Stau) führen.

Die englischsprachige Literatur spricht weniger von Herzinsuffizienz, hat aber den Begriff **„Congestive Heart Failure (CHF)"** geprägt, der das Versagen der **Herzleistung** mit **Staubildung** verbindet. Dann kann der Stau im rechten Herzen wegen Schwäche oder Widerstand im Lungenkreislauf vom Stau im linken Herzen unterschieden werden. Die Schwäche des linken Herzens führt andererseits zum Rückstau in die Lungen, dem lebensbedrohlichen Lungenödem.

Eine häufige Ursache für einen Stau im linken Herzen hat wenig mit dem Herzen selbst zu tun: Die oft krankhafte und anhaltende Veränderung der Elastizität der peripheren Gefäße, die zu einem erhöhten Widerstand (after load) gegen die Auswurfleistung des Herzens führt. Trotz vermehrten Aufwands (Hyperaktivität) und erst recht bei Ermüdung und Erschöpfung (Hypoaktivität) bleibt am Ende der Systole zu viel Blut im Herzen.

Eine der Herausforderungen der biomechanischen Krankheitslehre bezüglich des Herzens besteht darin, eine noch reversiblen Hypoaktivität von einer irreversiblen Insuffizienz abzugrenzen. Die grundsätzliche Frage zukünftiger Forschungsvorhaben wird sein, ob wir palpable Qualitäten von Stauungsphänomenen und Elastizitätsänderungen ausarbeiten können, welche die regulative Starre in Hyperaktivität und Erschöpfung (Hypoaktivität) von pathologischen Phänomenen differenzialdiagnostisch abgrenzen.

Energiequelle und Energieverbrauch

Das Herz arbeitet fast nur im **aeroben Bereich**, was an der großen Zahl der Mitochondrien zu erkennen ist. Als Organ mit den höchsten Energieanforderungen ist es zugleich flexibel in der Nutzung verschiedener Quellen. Es kann sich auf wechselndes Angebot und schnelle Verfügbarkeit von Energieträgern einstellen. In der Ruheaktivität dominiert, wenn verfügbar, die Energiegewinnung aus Fetten (➤ Tab. 5.2).

Das Herz gehört zu jenen Organen, die unter Anstrengung ihre **Energiequelle ändern** und sich auch an die wechselnde Verfügbarkeit von Energieträgern anpassen können. Ein gesundes Herz deckt in Ruheaktivität seinen Energiebedarf gleichmäßig aus Glukose, Fettsäuren und Laktat (alle um die 30 %). Bei Anstrengung (Hyperaktivität) und extremen Stress geht es dazu über, vermehrt auf Laktat als Energieträger zurückzugreifen (ca. 60 %). Laktat entsteht bei der anaeroben Glykolyse. Diese findet teilweise in den Muskeln statt, wenn zu wenig Sauerstoff für die aerobe Verbrennung da ist. Die Erythrozyten produzieren ständig Laktat, da ihnen – ohne Zellorganellen (Mitochondrien) – nur die anaerobe Glykolyse möglich ist. So entsteht bei körperlicher Belastung durch die Energieproduktion (in Muskel und Erythrozyten) Laktat, das wiederum von Myozyten zur Energiegewinnung verwendet wird. Neben den Herzmuskeln können die Leberzellen Laktat verwenden, die anderen Zellen des Körpers nicht (Wahl, Bloch und Mester 2009, Pascual und Coleman 2016).

Vorgeburtlich ist das Sauerstoffangebot des Blutes geringer und das fetale Herz greift auf die schnelle Glykolyse zurück. Kurz nach der Geburt verändert sich der Herzmetabolismus: neben Glukose und Laktat verbrennt das Herz nun auch energiereichere Fette.

Erneuerungsrate und Heilungschancen

GUT ZU WISSEN

Die Regeneration der Herzmuskulatur ist so schlecht, dass nach einer Schädigung der Muskulatur wie im Infarkt, die geweblichen Heilungschancen gering sind. Bei einer jährlichen Erneuerungsrate (turn over) von 0,5–1 % der Zellen werden zu wenige Zellen erneuert, um ernsthafte Gewebeschäden auszugleichen. Das konnte bisher trotz vieler wissenschaftlicher Anstrengungen nicht durch pharmakologische Interventionen verbessert werden (Bergmann et al 2009).

Hormonbildung

Lange wurde angenommen, dass das Herz dem Blut außer Druck nichts zufügt. Seit einiger Zeit ist aber ein Hormon bekannt, das vom Herzen gebildet wird und dem Blutstrom zugeführt wird (de Bold 1985). Dieses Hormon wird in den Vorhöfen des Herzens von besonders differenzierten, endokrinen Myokardzellen gebildet und entsprechend **atriales Natriuretisches Peptid (ANP)** genannt. Ein adäquater Reiz für die Freisetzung dieses Peptids ist die Dehnung der Vorhöfe infolge einer Steigerung des Blutvolumens. ANP wirkt auf die Nieren: Natrium wird ausgeschieden und damit die Wasserausscheidung gesteigert.

19.6 Regulation und Integration des Herzens im Gefäßsystem

Das Herz ist klinisch immer als Teil des Kreislaufs und mit Blick auf die regulatorischen Leistungen des kardiovaskulären Systems zu betrachten. Ungefähr 6 Liter Blut zirkulieren durch ungefähr 20.000 km Gefäßsystem. Das Herz ist die entscheidende **Kraftquelle** der **Blutbewegung,** aber nicht die alleinige. Die Fließgeschwindigkeit nimmt auf dem Weg vom Herz in die Peripherie ab, da der Querschnitt der Blutgefäße geringer wird. Während der Querschnittsfläche der Aorta (ca. 3 cm^2) eine mittlere Strömungsgeschwindigkeit von ca. 30 cm/s ermöglicht, verlangsamt sich das Blut in den sehr kleinen Kapillaren auf ca. 0.06 cm/s. Die Verlangsamung des Blutstromes ist für den Gas- und Stoffaustausch in den Kapillaren notwendig.

19.6.1 Ziel der Regulation

Das **Herz** ist Teil der **kardiovaskulären Regulation.** Deren Aufgabe oder Ziel ist es, Blut überall im Körper zu verteilen und die Peripherie ausreichend mit Sauerstoff und allen wichtigen Produkten für den Zell- und Gewebestoffwechsels zu versorgen bzw. Abbauprodukte abzutransportieren. Die mangelnde Versorgung mit Sauerstoff ist eine der Hauptursachen für physiologische Kompensationen und pathophysiologische Veränderungen der Gewebe und somit der wichtigste Mechanismus in der Entstehung von Krankheiten. Die berühmte Trias Rudolf Virchows zur Trombenentstehung gibt schon eine gute Idee, was alles schief gehen kann: Blutflussänderung, Viskositätsänderung, Gefäßwandschäden.

Die eigentliche Endstrecke der Zirkulation ist der Übergang ins Gewebe im Bereich der Kapillaren. Die **Energie**- und **Sauerstoffbedürftigkeit** des **Gewebes** ist die treibende Not für die Zirkulation. Das Herz gibt dem Blut Druck, dass es fließt und den Widerstand der Peripherie überwindet. Autoregulation und Regulation der Durchblutung der Gewebe und Organe zielen darauf, den Blutfluss aufrechtzuerhalten.

Der Körper hat die Möglichkeit systemische und belastungsabhängige **Druckänderungen** lokal **auszugleichen.**

- Dies geschieht intra-vasal und intrinsisch, also im Gefäß durch lokale Autoregulation.
- Zudem kommen systemisch produzierte und wirkende Hormone (z. B. der Nieren und Nebennieren) und extrinsisch-neuronale Regulationsmechanismen (Sympathikus), die von innen und außen auf das Gefäß einwirken, hinzu.

All diese intrinsischen und extrinsischen Mechanismen wirken am Ende auf eine kleine Anzahl von lokalen Akteuren: die glatten Muskeln in der Gefäßwand und die präkapillären Sphinkter, die eine Rekrutierung der Kapillargebiete erlauben.

GUT ZU WISSEN

Egal, ob es um Substanzen des Endothels (NO), um lokale Substanzen des Stoffwechsels oder systemisch wirkenden Hormone wie Adrenalin geht, – der Haupteffekt der Steuerung ergibt sich aus der Kontraktion und Dekontraktion der Muskeln in der Gefäßwand. Diese Muskeln kommen nur in manchen Gefäßen, vorzüglich den Arteriolen vor.

Es ist schwer, die tatsächliche Übergangszone der Gewebeversorgung (die Kapillaren) zu erreichen, da dort die Durchlässigkeit der Gefäßwand von lokalen Konzentrationsgefällen abhängt.

Veränderung des Blutflusses, Blutdrucks und der Herzfrequenz

Die **Veränderung** des **Gefäßdurchmesser** durch Anspannung der glatten Gefäßwandmuskulatur hat Einfluss auf den Druck in den Gefäßen und den Blutfluss. Kurzfristige Veränderung des Gefäßwandtonus sind relativ schnell über neuro-vegetative und hormonelle Wege möglich. Eine physiologische Veränderung des Blutvolumens ist dagegen relativ langsam über die Volumenregulation der Nieren möglich.

Gemessen werden **Volumen**- und **Druckänderungen** und die Konzentration von CO_2 bzw O_2 im Blut. Es gibt keine Messstation für Flussgeschwindigkeit oder Sauerstoffsättigung. Chemo- und Barorezeptoren (Barometer = Druckmesser) finden sich im Sinus carotis, Aortenbogen und der Niere. Barorezeptoren reagieren auf mechanische Dehnung. Ein Abfall des Blutvolumens führt zu weniger Dehnung, was als Druckabfall wahrgenommen wird. Also werden Volumenänderungen als Druckänderungen interpretiert. Kurzfristig können die Herzfrequenz (N. vagus) und der periphere Widerstand durch eine Veränderung des Gefäßradius (Sympathikus) verändert werden. Das Poiseuille-Gesetz macht die Bedeutung des Gefäßradius und der Gefäßwandmuskeln, die diesen verändern können, deutlich. Es setzt den Fließwiderstand R (resistance) in einem Gefäß in ein Verhältnis zum Gefäßradius (r): $R = 8\eta L/\pi r^4$. Klinisch bedeutsam ist die vierte Potenz, in welcher der Radius erscheint; selbst eine minimale Änderung des Gefäßdurchmessers wirkt sich in der Viererpotenz deutlich aus. Der Radius der Gefäße ändert sich von 1 cm in der Aorta zu 0,01 cm in den Arteriolen.

Somit sind die **Arteriolen** die eigentlichen **Widerstandsgefäße**, die den Fluss verringern. Da die glatte Muskulatur der Arteriolen zudem den Radius verengen kann, ist hier ein effektiver Mechanismus zur Veränderung des lokalen Blutflusses und des systemischen Blutdrucks gegeben. Aufgrund der Viererpotenz im Poiseuille-Gesetz bewirken nur 16 % Verengung des Radius eine Halbierung des Blutflusses.

Mechanismen der Autoregulation im kardiovaskulären System

Da unsere osteopathische Behandlung auf die lokale Regulation der Gewebsaktivität wirken will, werden wir hier besonders auf die Autoregulation eingehen. Zu den Mechanismen der **lokalen Autoregulation** gehören:

- Konzentrationsgradient in den Kapillaren
- Myogene und metabolische Autoregulation der Arteriolen
- Rekrutierung von Kapillarnetzen

Die lokalen Mechanismen garantieren auch bei **systemischen Änderungen** (z. B. Druckabfall) die Gewebeversorgung. Die Endstrecke zwischen Kapillare und Zelle ist nur durch lokale Konzentrationsgradienten bestimmt. Die autoregulatorischen Mechanismen sind für die osteopathische Behandlung interessant, da sie bei normaler Physiologie dominant sind und es klinisch wenig Gründe gibt, die zentralen Mechanismen zu bearbeiten. Wenn die lokale Autoregulation noch funktioniert, ist sie der Bündnispartner der geweblichen Arbeit.

In der **myogene Autoregulation** reagieren die Muskeln der Gefäßwand auf den sich ändernden transmuralen Druck (Druckdifferenz innen – außen). Wenn der intra-vasale Druck (RR) größer wird, erweitert sich das Gefäß. Die meisten Arteriolen (auch zerebrale Arterien) reagieren nach einer kurzen Erweiterung mit Kontraktion. In der metabolischen Autoregulation sind es lokale Gewebsstoffwechselprodukte wie CO2 oder ATP-Spaltprodukte, die auf die Gefäße wirken. Metabolische Autoregulation ermöglicht dem Organismus, sich auf lokal unterschiedliche Notwendigkeiten einzustellen. In der metabolischen Autoregulation können über die präkapillaren Sphinkter Gefäßnetze zu- oder abgeschaltet werden. Da in Ruhe nur Teile der Kapillaren durchblutet werden, erlaubt die Rekrutierung von Kapillarnetzen die gewebliche Aktivität zu erhöhen. In Skelettmuskeln sind in Ruhe nur 5 % der Kapillaren durchblutet, was ihre Anpassungsfähigkeit unterstreicht.

Motilität der Gefäße: Vasomotion

Die **autorhythmische Eigenbewegung** (Motilität) der Gefäße wird **Vasomotion** genannt. Die rhythmischen Kontraktionen der Gefäßwand entstehen ohne den auslösenden Reiz der Druckänderung und der extrinsischen Steuerung. Dieses Phänomen wird wahrscheinlich durch spontane Depolarisierungen des Ruhemembranpotentials der glatten Muskelzellen in der Gefäßwand ausgelöst. Noch ist strittig, ob die Vasomotion der physiologischen Normalität von lokalen Schrittmachern entspricht oder ob diese rhythmischen Entladungen vielmehr durch lokale Hypoxien entstehen, sie also kompensatorischer Natur sind.

GUT ZU WISSEN

Osteopathisch haben wir an anderer Stelle erwogen, ob die Vasomotion der Gefäße in den Organfaszien eine Ursache für die räumliche Verlagerung sein könnte, die anfangs fälschlicherweise als Organ-Motilität gedeutet wurde (Barral und Mercier1988).

Volumen und Druck in der osteopathischen Behandlung

In der manuellen Arbeit ist der biomechanische Unterschied zwischen arteriell und venös zentral. Biomechanisch ist
- venös als Volumenkapazität zu übersetzen,
- arteriell als Druckbildung.

Für die osteopathische Behandlung mit dem Ziel der Regulation und Integration des Herzens im Gefäßsystem ist die **unterschiedliche Zugänglichkeit** von **Volumen** und **Druck** entscheidend. Verkürzt gesagt, ist es einfacher, mit Volumen als mit Druck regulativ osteopathisch zu arbeiten.

Volumendynamik ist rhythmisch und gemächlich. Sie erlaubt langsame, venöse Anpassungsprozesse. Der Rhythmus vermittelt zwischen den Extremen der Starre und der Stase. Die Arbeit mit venösen Volumen gibt den intrinsischen Mechanismen ausreichend Zeit und erlaubt diesen, in der Regulation die Führung zu übernehmen.

19.6.2 Regulationsmodelle zwischen Biologie und Ideologie

Von biologischer Regulation und Autoregulation zu reden, impliziert meist Vorstellungen und Begriffe eines kybernetischen Regelkreises. Das ist insofern hilfreich, als wir uns klar machen können, was **Zweck** und **Ziel der Regulation** ist und welche Mittel dazu bereitstehen. In der Sprache der Kybernetik können wir nach der geregelten Qualität (Regelgröße) fragen.
- Was wird eigentlich reguliert: Wärme, Druck, Volumen, Fluss oder Zusammensetzung des Blutes?
- Dann folgt die Frage, ob es für die regulierte Qualität eine Normeinstellung (Sollwert) gibt, und ob dieser von einem Rezeptor oder Wahrnehmungsorgan (Messfühler) gemessen wird.

Manche Qualitäten im Körper werden ständig gemessen und in einem engen Schwankungsbereich gehalten, z.B. der CO_2/pH-Wert des zerebralen Liquors. Andere, wie die Sauerstoffsättigung des Blutes, werden lokal durch die Konzentrationsdifferenz in den Alveolen reguliert ohne jegliches Messinstrument. Auch für Stoffe wie Eisen und Vitamin D scheinen keine Messstellen und Normwerte im Körper installiert zu sein. Bestehen Messstellen und Normwerte, wird meist mit sehr komplexen Regulationsmechanismen versucht, die Balance zwischen **Veränderung** und **Normwert** zu halten.

GUT ZU WISSEN

Der Körper braucht innere Stabilität (Homöostase) und die Fähigkeit, mit innerer Entwicklung (Lernen aus Erfahrung) und äußeren Veränderungen (Fragilität und Anti-Fragilität) umgehen zu können.

EXKURS

Konstanz und Homöostase des inneren Milieus, wie sie von Claude Bernard oder Walter Cannon (Cooper 2008) postuliert wurden, kann das Problem der eingebetteten Physiologie nicht erfassen. Das Allostase-Modell (Sterling 2012, 2020) und die Thematisierung der Fragilität/Antifragilität (Taleb 2012) wird unserer existentiellen Situation eher gerecht: Wir sind Natur in Natur, aber dieses Naturverhältnis ist nicht „natürlich", sondern gesellschaftlich vermittelt. Das haben die herausragenden Gelehrten der Entwicklungsbiologie (Jean Piaget), der Sozialanthropologie (Helmuth Plessner) und Religionswissenschaft (Klaus Heinrich) in ganzer Breite herausgearbeitet. Sie haben ebenso auf die damit verbundene Gefahr hingewiesen: In dieser gesellschaftlichen Vermittlung sind wir offen und gefährdet für Ideologisierungen. Zu schnell werden dann der biologischen Natur-Prinzipien unterstellt, die ihr teilweise fremd sind. Der biologischen Natur scheint es nicht um Vermeidung von Arbeit oder moralische Wertungen zu gehen, auch nicht ums Überleben um jeden Preis. Das evolutive Ziel, möglichst viele Nachkommen zur Erhaltung der Spezies bereitzustellen, wird heute gerne auf den Kopf gestellt. Auch für die seltsame Bereitschaft der Menschen, sich für die Belange anderer und am anderen Ende der Welt wohnenden mehr zu interessieren als für ihren eigenen Garten, ist nicht in Biologie, sondern in der Menschen- und Medienpsychologie begründet.

Auch in der osteopathischen Tradition gibt es Tendenzen, sich für **Fernursachen** und **Fernwirkungen** mehr zu interessieren als für die lokalen Regulationsmechanismen. Biologische Systeme funktionieren dann gut, wenn sie sich von lokal nach regional und dann erst national und international (systemisch) organisieren. Wir könnten auch zusammenfassend sagen: Wenn sie in Kontakt mit sich selbst, ihrer Umgebung und ihrer eigenen, eingebetteten Biografie sind. Wer diesen Kontakt verliert, verliert schnell den Bezug zu dem, was für das eigene System wichtig und überlebensnotwendig ist. Das biologische und psychische Leben erlaubt langfristig weder Illusionen noch propagandistische Ignoranz gegenüber der Realität. Der Biologe und Entwicklungspsychologe Jean Piaget hat beobachte wie Kinder im Spiel aus diesem Kontakt mit sich selbst und den Anderen und durch die Erfahrung der sensomotorischen Interaktion hochkomplexe Regelsysteme und moralische Prinzipien entstehen lassen (Piaget 1969). So entsteht selbst moralisches Verhalten lokal in der Interaktion und mit den Bündnissen der Akteure. Biologische Regulation hält die schwierige Balance zwischen lokaler Autonomie und der Erfahrung der Bedingtheit und Begrenztheit in der Einbettung.

19.7 Entwicklung und Biografie des Herzens

Das große Ereignis in der Entwicklungsgeschichte des Herzens ist die **Umstellung** der **Flussrichtungen** und die **Beziehung** zur **Lunge** direkt nach der Geburt. Dies geschieht schnell und führt zu Veränderungen die den Rest des Lebens bestehen bleiben.

Vorgeburtlich wird die Vasa publica der Lungen nicht durchblutet, der Widerstand in den Gefäßen ist zu hoch und die Lungen sind noch nicht expandiert. Durch die Belüftung der ersten Atemzüge expandieren die Lungen und der Widerstand im Lungenkreislauf wird geringer. Damit entsteht der kleine Herz-Lungen-Kreislauf zwischen rechtem und linkem Herzen mit der Lunge dazwischen. Die Lunge wird die Flüssigkeitsverbindung zwischen rechtem und linkem Herzen und „gehört" nun mit zum Herzen dazu. Von nun an bestimmen die Lungen das rechte Herz, es kann sich die Pathologie des pulmonalen Herzens (Cor pulmonale) entwickeln. Vorgeburtlich floss Blut vom rechten ins linke Herz über eine Öffnung im Septum der Vorhöfe (Foramen ovale). Zudem hatte das Blut des rechten Ventrikels direkten Zugang zur Aorta (Ductus arteriosus). Zuerst werden diese Wege funktionell (durch Druck) verschlossen, dann wächst es geweblich zu.

Nach dem Abschluss dieser Prozess am Ende des **ersten Lebenstages** kann Blut nur noch von dem rechten Herzen in die Lunge fließen. Das linke Herz bekommt ausschließlich Blut aus den Lungen. Diese kardiopulmonale Organisation steht für den Rest des Lebens. Die Lungen als Organ und insbesondere der Widerstand der Lungengefäße gehören nun zur inneren Kommunikation des Herzens dazu – ein erstaunliches und einzigartiges Arrangement, in der die innere Organisation direkt mit der Beziehung zu einem anderen Organ verknüpft ist. Klinisch hat das Konsequenzen, da wir das Herz meist mit ihrem inneren Vermittler – der Lunge – behandeln.

Im Lauf des **postnatalen Wachstums** müssen Herz, Lungen und knöcherner Container ständig die unterschiedlichen Wachstumsintensität ausgleichen. Besonders in Phasen schnellen und ungleichen Wachstums können physiologische Veränderungen erkennbar werden – z.B. ein dritter Herzton oder eine leichte Skoliose der Brustwirbelsäule. Diese sind meist reversibel, können aber in ihrem Verlauf osteopathisch unterstützt werden. Dazu wäre eine genauere Auseinandersetzung mit den Auswirkungen der Wachstums- und Entwicklungsdynamik nötig (Naik 2014).

19.7.1 Lebendige Morphogenese

Intra-organische Wachstumsdifferenzen führen in der embryonalen Phase zur Ausbildung einer typischen Form des Organs. Die Embryologin Dorothea Liebermann-Meffert (Liebermann-Meffert 1970) hat daher vom **„formbildenden Wachstum"** gesprochen, im Englischen: morpho-genetic growth. Damals, 1970, war „genetic" noch die Adjektivform von „Genese", noch nicht von „Genen" abgeleitet (Vgl. auch Piaget 1973). Morphogenetische Wachstumsdifferenzen im Organ sind meist vorgeburtlich; nachgeburtlich führen die Wachstumsdifferenzen zwischen den Organen zu veränderten Lagebeziehung – ein räumlicher aber nicht mehr morphogenetischer Effekt.

Die formbildende Entwicklung des Herzens beginnt – ähnlich wie die Leber – mit **Flüssigkeitsbewegungen** in plexusförmigen und kapillarähnlichen Gebilden (Freeman 2010). Gefäße in diesem Sinne bestehen noch nicht. Aus diesen Flüssigkeitsbewegungen entsteht dann ein erster Schlauch mit zwei Zuläufen von unten und einer superioren Verzweigung für die beiden Abflüsse zum Gehirn. Der Herzschlauch wächst stark in die Länge und formt dabei nach anterior zur einer Omega-Schlaufe (von der Seite besehen) aus. Das Längswachstum ist so stark, dass diese Omega-Schlaufe rotiert und so die Verwringung des Herz-Schlauchs einleitet (➤ Abb. 19.11). Das Herz rotiert und „verschraubt" sich in sich selbst. Diese lebendige Morphogenese führt zur endgültigen Form des Herzens (De la Cruz und Markwald 1998).

Die nachgeburtliche Physiologie bearbeitet in der Morphodynamik der Herzzyklen diese Form, ohne auf die Vorstufen der Formentwicklung zurückzugreifen. Die lebendige Morphodynamik des Herzens ist der Bezugspunkt der osteopathischen Behandlung, die Motilität des Wechsels von Diastole und Systole.

19.7.2 Arbeit stärkt, Alter schwächt das Herz

Im Laufe des weiteren Lebens reagiert das Herz auf starke und anhaltende physiologische **Belastungen** (körperliche Arbeit, Leistungssport) mit Wandverdickung und Vergrößerungen. Im Alter nimmt die Größe des Herzens zu, die Elastizität und Aktivität nehmen eher ab. Wie bei anderen Organen führt der Alterungsprozess der Gewebe zu einem langsamen Nachlassen der Aktivität. Sowohl in Ruhe als bei Anstrengung kann die Herzfrequenz geringer werden.

Altersbedingt verändert sich die Elastizität der Arterien und des Herzens; sie werden steifer und sind dann weniger resilient. Alltägliche Anpassungsprozesse wie die orthostatische Regulation beim Übergang vom Liegen ins Stehen können dadurch langsamer werden und es kann Schwindel oder Ohnmacht bei schnellen Übergängen entstehen.

19.8 Diagnostik und Behandlung des Herzens

Die osteopathische Diagnose und Behandlung des Herzens fokussiert sich auf drei Aspekte:

- Morphodynamik in der Motilität
- Elastizität der Gewebe

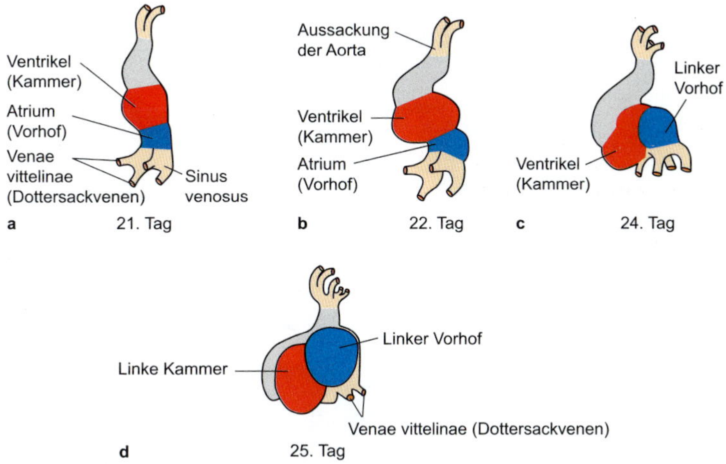

Abb. 19.11 Morphogenes Herz. [L143]

- Integration und Einbettung im Thorax und im Gefäßkreislauf

Die osteopathische Anamnese zielt darauf, Zeichen und Symptome einer **Abweichung** von der normalen **Ruhe-Belastungsaktivität** zu erkennen, die dann palpatorisch überprüft werden können. Ätiologisch interessant sind Zustände der Ischämie sowie Reaktionen auf mechanische Traumata. Aufmerksam zuhörend versuchen wir einen Eindruck der Lebensumstände des Patienten zu bekommen: Der herzlose Ausschluss aus der Gemeinschaft ist einer der häufigsten psychosozialen Faktoren bei der Genese von Herzerkrankungen.

Da Herz und Lunge die offenkundig rhythmischen Organe sind, spielt die Wahrnehmung der **rhythmischen Anpassung** – Pulswelle, Druckveränderung und Atemrhythmus – eine entscheidende Rolle in Diagnostik und Behandlung.

GUT ZU WISSEN

Das Herz ist Vermittler im Kreislauf. Es braucht venöse Fülle und macht arteriellen Druck. Daher ist einer der Hauptsätze der Herzdiagnose und Behandlung: zuerst venös dann arteriell.

Die **Organbehandlung** beginnt mit der intrinsischen Aktivität des Herzens und bezieht schrittweise die extrinsischen, peripheren Einflüsse und Regulatoren mit ein. Wir bringen das Herz in Beziehung zu seiner mechanischen Einbettung zwischen Lungen und Zwerchfell, venösem Zufluss und arteriellem Ausstoß.

19.8.1 Intrinsische Aktivität des Herzens

Die organcharakterspezifische Ausgangspalpation für die Untersuchung und Behandlung des Herzens zeigt ➤ Abb. 19.12.

In dieser Position der Hände erarbeiten wir die **Zugangserlaubnis,** indem wir die gewebliche Aktivität verschiedener Schichten des Containers (Sternum, Rippen, intra-thorakale Faszien bis zum Perikard) solidarisch annehmen.

Die wahrnehmbaren Qualitäten der intrinsischen Aktivität sind meist die Verformung (Torsion) und möglicherweise die Volumenschwankung. Die Verformbarkeit wird zudem im Provokationstest der Elastizität evaluiert. Die Hyper- und Hypoaktivität werden entsprechend mit intrinsischer Stimulation oder intrinsischer Inhibition (Balancierung) behandelt. Der Fokus kann dabei mehr auf der Torsion (➤ Abb. 19.12) oder auf der Längsrichtung liegen (➤ Abb. 19.13).

GUT ZU WISSEN

Wie bei jedem volumendynamischen Organ sind die volumetrischen Aspekte von Expansion oder Konzentration bei jedem Schritt der Diagnose und Behandlung einzubeziehen.

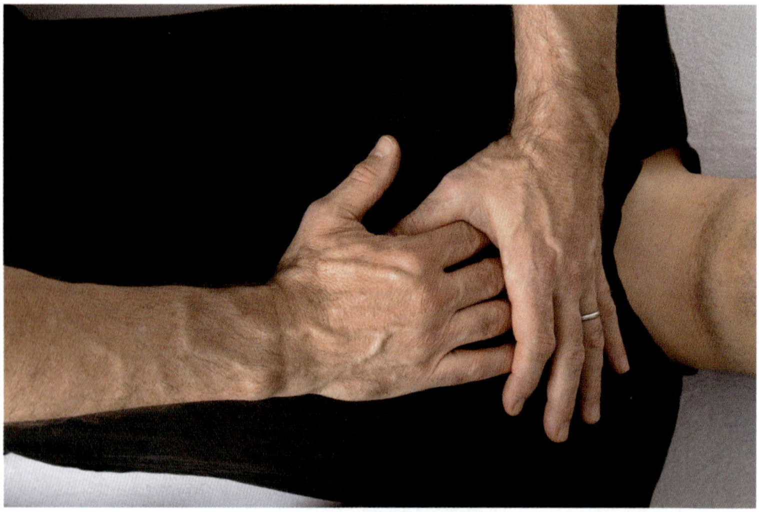

Abb. 19.12 Organcharakter-spezifische Ausgangspalpation. [K418]

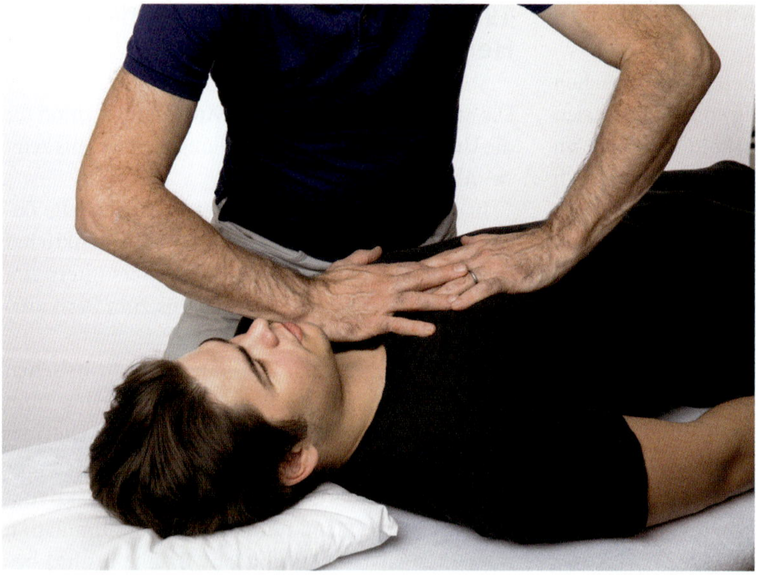

Abb. 19.13 Variation zur organcharakterspezifischen Ausgangspalpation. [K418]

VORGEHEN

Untersuchung der Herzaktivität

- Gewebliche Zugangserlaubnis über den Thorax erarbeiten: Solidarisieren mit der somatischen Aktivität des Brustbeins und der Rippen. Der Ort des Einsinkens kann sehr unterschiedlich sein.
- Wahrnehmen des Volumenausdrucks und der intrinsischen Torsion des Herzens.
- Balancierung des Herzens im Gefäßkreuz und zwischen den Lungenflügeln mittels des Elastizitätstest.

Beachte: Wie bei der Lunge muss der Zugang zum Herz unbedingt dieses in seiner Einbettung und in seinem Wasserbett (Perikard) belassen. Auch hier gilt das Motto: An den Rändern bleiben!

19.8.2 Räumliche Balance mit Lungen und Leber

Die Lungen sind **vaskulär-geweblich** und substantiell über das **Blutvolumen** engstens mit dem Herzen verbunden. Daher ist eine Balancierung der Organverbindungen zwischen Lungen und Herz oft unter-

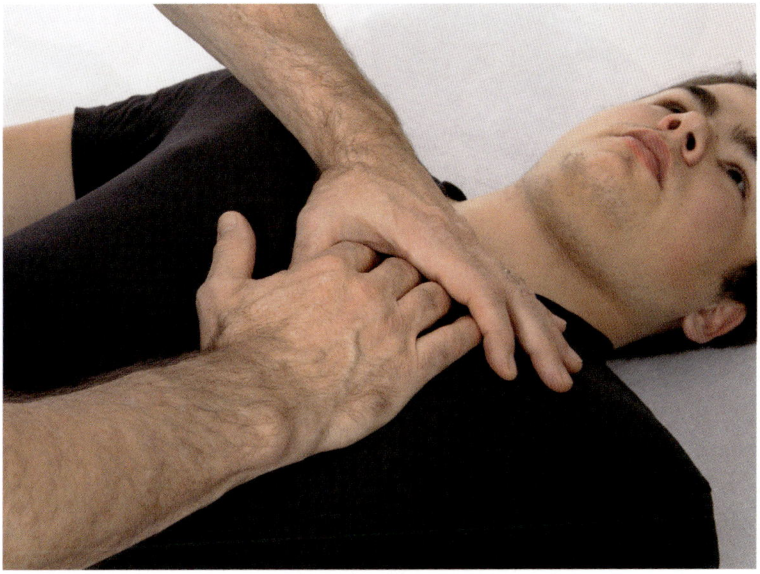

Abb. 19.14 Balancierung der Interaktion von Herz und Leber: venös, mechanisch (Gefäß, Diaphragma). [K418]

stützend bei der Erarbeitung der Zugangserlaubnis und bei der Behandlung von Hyperaktivität. Die Balance kann beidseitig oder einseitig – z. B. bei einseitiger Lungenproblematik – erfolgen (➤ Abb. 17.22, ➤ Abb. 17.23).

Die osteopathische Balancierung zwischen dem Leberabfluss, der Vena cava inferior und dem rechten Herz (➤ Abb. 19.14) passt sich dem physiologischen Rhythmus der Herzaktivität und der venösen Drainage und Kompression durch das Diaphragma an. Die räumliche Balancierung hat einen geweblichen und einen hämodynamischen Effekt. Bei bestehender Rechtsherzinsuffizienz wäre diese Herangehensweise nicht indiziert.

VORGEHEN

Balance zwischen Herz und Leber

- Gewebliche Zugangserlaubnis für Herz und Leber erarbeiten.
- Wahrnehmen des Volumenausdrucks und dessen rhythmische Änderungen.
- Balancen anbieten und begleiten.

Beachte: Venöse Veränderungen sind langsam und rhythmisch. Starke Reaktionen und Kopfschmerz sind ein Hinweis auf unzureichende Indikation. Sinnvoll ist es, mögliche Stauungszeichen der Vena jugularis zu erkennen.

Balance zwischen Perikard und Oberbauch

Über die fasziale Hülle des Perikards ist das Herz mit dem Diaphragma und den Oberbauchorganen verbunden. Insbesondere **starker Zug** oder **expansiver Druck** kann der Atmung und dem Herz zu schaffen machen. Physiologisch entsteht expansiver Druck auf das Herz in der Schwangerschaft; pathophysiologisch beim Roemheld-Syndrom, das Herzbeschwerden durch übermäßige Expansion im Magen-Darm-Trakt beschert. Der Zug des müden Magens im Stehen oder provokativer Zug eines Therapeuten am Magen mag eine Reaktion des Herzens hervorrufen.

Die osteopathische Balancierung stabilisiert den Magen und das Querkolon, sodass die Expansion zum Herzen (➤ Abb. 19.15) nicht verstärkt oder gar reduziert wird. In der Balance nehmen wir dann den physiologischen Rhythmus der Herzaktivität und den Atemrhythmus auf, um den beiden Bereichen wieder ihre Unabhängigkeit zu ermöglichen.

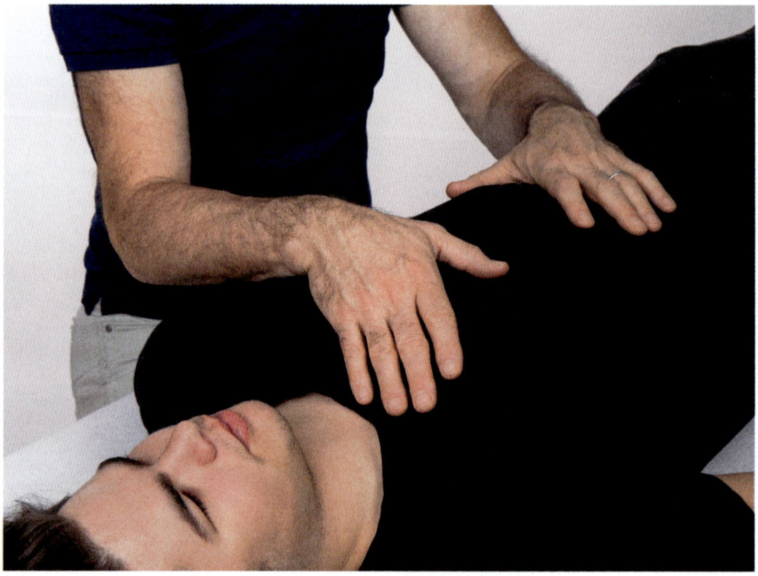

Abb. 19.15 Balancierung der Interaktion von Herz/Perikard und Oberbauch. [K418]

VORGEHEN

Balancen zwischen Herz/Perikard und Oberbauch

- Druck und Zug aus dem Bauchraum kann eine gewebliche Reaktion im Herz und Perikard auslösen. Wir setzen das Herz in Balance zu einem oder (wenn technisch möglich) mehreren Organen des Oberbauchs: Magen, Milz, Querkolon.
- Sic: Auch der Dünndarm und die Nieren sind – myofaszial über das Diaphragma – mit dem Perikard verbunden.

19.8.3 Behandlung des Perikards

Da es sich beim Perikard um eine **somatische Faszie** handelt, gelten hier die Grundprinzipien der indirekten Behandlung von Bindegeweben, wie sie in der osteopathischen Tradition vielseitig entwickelt wurden. Dias Erarbeiten der Zugangserlaubnis und die Behandlung können, wie in ➤ Abb. 19.12, ➤ Abb. 19.13 dargestellt, vorgenommen werden.

Dabei geht es einerseits um die **intrinsische Elastizität** der **Faszien** selbst, andererseits um den Erhalt der **Verschieblichkeit** zwischen **Organ** und **Umgebung** (Pleura, Thymusdrüse, Faszien, Sternum). Nach Traumen oder Operationen kommt es manchmal zu einer veränderten Sensibilität dieser Region. Es können auch Verklebungen die Freiheit der faszialen Verbindungen, die als Züge oder Fixationen das Herz mit dem Bewegungsapparat verbinden, stören.

Wie andere seriöse Häute somatischer Natur wird das Perikard von einem somatischen Nerv innerviert, einem Ast aus dem linken und rechten **Nervus phrenicus**. Diese Innervation ist für den übertragenen Schmerz auf Schulter und Arm bei Herzproblemen mitverantwortlich. Die gewebliche Elastizität des Perikards und seiner mechanischen Verbindungen sind klinisch relevant bei

- post-inflamatorischen Verklebungen (Perikarditis),
- post-traumatologischen Irritationen (nach offener Herzoperation) und bei
- traumatischen Krafteinwirkungen (z. B. Airbag).

KAPITEL

20 Die Nieren: Aufrichtung und Stabilität

20.1 Organcharakter der Nieren

Was die Nieren dem Körper als Qualität anbieten, brauchen sie auch für sich selbst: Wärme und Stabilität. Das Gegenteil – Kälte und übertriebene Dynamik – irritiert sie in ihrem abgesicherten Nierenlager. Hinter dem sehr dynamischen Dünndarm liegen die Nieren über mehrere Gewebsschichten, die sich wie Bodyguards schützend um sie legen, sie wärmen und stabilisieren. Der Pionier der Organ-Osteopathie, Jérôme Helsmoortel, sprach von den „Mänteln" der Niere. Die osteopathische Zugangserlaubnis muss daher höflich anbieten, die Mäntel abzunehmen, die ausdrücklicher Zustimmung der Bodyguards einholen, um in diesen Schutzraum des Nierenlagers eingeladen zu werden.

Das Paradox der manuellen Nierendiagnostik und Behandlung ist damit bestimmt: Die funktionelle Organisation der Nieren ist wie bei den anderen Organen von innen nach außen; die funktionelle Annäherung muss aber bei den Nieren von außen nach innen erfolgen. Wir werden uns mit der Umgebung der Nieren

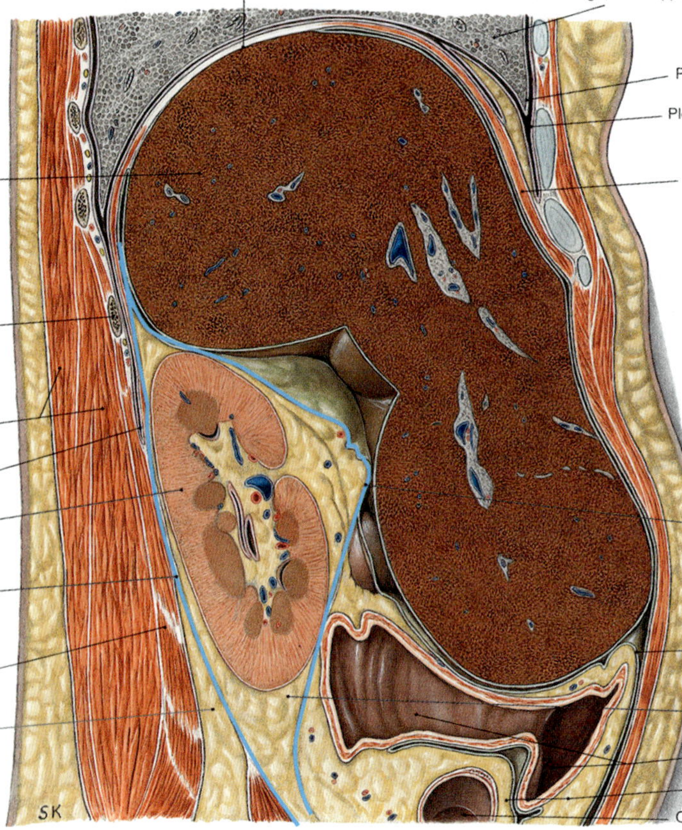

Abb. 20.1 Die Niere in ihrem Lager. [S700]

beschäftigen, um von der Aktivität der Umgebung Rückschlüsse auf das Organ zu formulieren.

Die Nieren sind **zurückhaltend** und **standorttreu.** Sie lieben Stabilität und Wärme (➤ Abb. 20.1). Sie haben viel zu tun und das nomadische Leben der vorgeburtlichen Entwicklung passt nicht zu ihren Aufgaben. In der embryonalen Phase waren sie viel unterwegs, sind vom Nacken ins Becken „gewandert" und von dort in den retroperitonealen Raum „aufgestiegen".

Einmal in ihrem „Lager" angekommen, ist die Wanderschaft der Nieren beendet. Sie richten sich ein und gedenken zu bleiben (➤ Abb. 20.1). Eingebettet in einem Fettkörper und stabilisiert durch kräftige Arterien zeigen die Nieren sich als **bodenständig stabil.** Zerrüttungen und Rüttelungen sind ihnen unangenehm, ebenso stört sie große räumliche Verlagerung. Hypermobile Nieren oder Wandernieren sind anfällig für eine Abklemmungen des Harnleiters und dem daraus resultierendem Nierenstau. Bei Stau oder Entzündung im Nierenbecken werden diese zuweilen extrem druckempfindlich und schmerzhaft. Schmerzhafte Nieren zeigen wiederum Unruhe und übermäßige Bewegung ohne Lösung: Oft gibt es keine Position, in welcher der Schmerz nachlässt (antalgische Position), was dazu führt, dass Patienten sich immerzu bewegen und die Position ändern.

20.1.1 Stabilisierende Gefäße und Hüllen

Nieren sind **stabil** in **Form** und **Position.** Kaum ein Organ ist so dicht gebaut und unverkennbar in seiner Form. Das ist v.a. dem dicht gebauten Nierengewebe, einer starken Kapsel und einer haltgebenden Arterie geschuldet. Innerlich ist das Nierenparenchym im Vergleich zur venösen Leber von der arteriellen Stabilität bestimmt. Eine kurze und straffe Nierenarterie erlaubt wenig Exkursion, links noch weniger als rechts. Dazu kommen der stabilisierende und wärmende Fettkörper und die Nierenfaszie, die diesen hält.

Während die Lungen nur Kohlendioxid abgeben, scheiden die Nieren aufgenommene Gifte sowie Stoffwechselendprodukte aus. Schafft es die Niere nicht mehr, ihre **Ausscheidungsfunktion** ausreichend auszuführen, sammeln sich Gifte und Stoffwechselendprodukte im Gewebe an. Es kommt zur Übersäuerung mit Schmerzen in den Gelenken und Muskeln. Die Nieren sind **stille Ausscheider.** Insuffiziente Nieren sind nicht schmerzlich und Nierenschädigungen werden oft erst entdeckt, nachdem ein erdenklicher Teil der Nierenfunktion verloren ist.

Die **Flüssigkeitsbilanzen** der Nieren sind erstaunlich: Um die 1500 Liter Blut fließen am Tag durch sie hindurch; daraus produziert sie im ersten Schritt ca. 150 Liter Primärharn und bewegt ca. 1,5 Kilogramm Salze und Zucker hin und her. Am Ende werden um die 1,5 Liter Urin in die Blase abgegeben. Äußerlich stabil in Form und Position, bewegt die Niere große Mengen an Flüssigkeit und Stoffen.

20.1.2 Lebensfreude und Lebensmüdigkeit

Über ihre Hormone sorgen die Nieren für **Wachstum** und **Stabilität**, dass genügend Blut gebildet wird und dieses großzügig und mit ausreichend Druck in der Organfamilie verteilt wird. Nierenhormone wirken auf die Bildung und Stabilität unserer Knochen und noch weitergehend auf die Stabilität unseres Gemüts. Nierenfröhlichkeit und Nierenmüdigkeit sind zwar keine klinischen Begriffe, aber Freude und Müdigkeit durchaus Lebensqualitäten, die Kliniker mit der Aktivität der Nieren verbinden. Während das Herz das Blut in Bewegung hält, reinigen und beleben die Nieren dieses. Sie geben dem Blut den Esprit und den Knochen die Stärke. Werden sie müde, werden wir schwermütig und kraftlos.

20.2 Makroskopische Anatomie der Nieren

Die Form der Niere ist so stabil, dass sie sprichwörtlich geworden ist. Nierenförmig sind in der Umgangssprache nicht nur die Nieren selbst, sondern auch modische Tische oder Bohnen (*kidney beans*). Dass die Niere diese **eindrückliche** und v.a. **stabile Form** aufweist, liegt an ihrer inneren Organisation und an ihrer straffen Kapsel. Im Gegensatz zu den Blutschwämmen Leber und Milz ist die Niere kompakt mit straffen Röhrensystemen aus Arterien, Venen und Sammelrohren durchbaut.

GUT ZU WISSEN

Der innere Aufbau der Nieren ähnelt keinem der bisher dargestellten Organe. Daher tauchen neue morphologische Konzepte (Rinde/Mark) und Begriffe der Organarchitektur auf (Pyramiden, Gefäßknäuel, Kelche).

20.2.1 Morphologische Konzepte

In der Beschreibung der Nieren vermischen sich oft gewebliche, funktionelle, embryologische und anatomische Gesichtspunkte. Dies ist ein Hinweis auf die lange Geschichte und wechselnden Konzepte der Erforschung der Nierenaktivität. Es rät sich diese, über den begrenzten Rahmen unserer Darstellung, ausführlicher zu studieren

Makroskopisch sind einzelne **Mark-Rinden-Zonen** als **Lappen** zu erkennen (➤ Abb. 20.2). Da diese Verschmelzung der Rindenregion nicht immer vollständig geschieht, sind auf der Nierenoberfläche **Furchen** erkennbar. Insbesondere die kindliche Niere ist noch deutlich gefurcht. So zeichnen sich die einzelne Nierenlappen anfangs deutlich ab und verschwinden im Lauf der ersten vier Lebensjahre. Die Lappen der Niere sind nicht wie die Lappen der Lunge mit einer räumlichen Trennschicht versehen (Pleura).

Die Papille der **Mark-Pyramiden** endet in einem **Kelch** (Kalix). Aus dem Zusammenfluss der Kelche entsteht das **Nierenbecken.**

- Kalixe und Nierenbecken sind typische Hohlorgane mit muskulärer Wand und Übergangsepithel (Urothel). Das Nierenbecken wird zum Hilus schmaler und geht in den Ureter über.

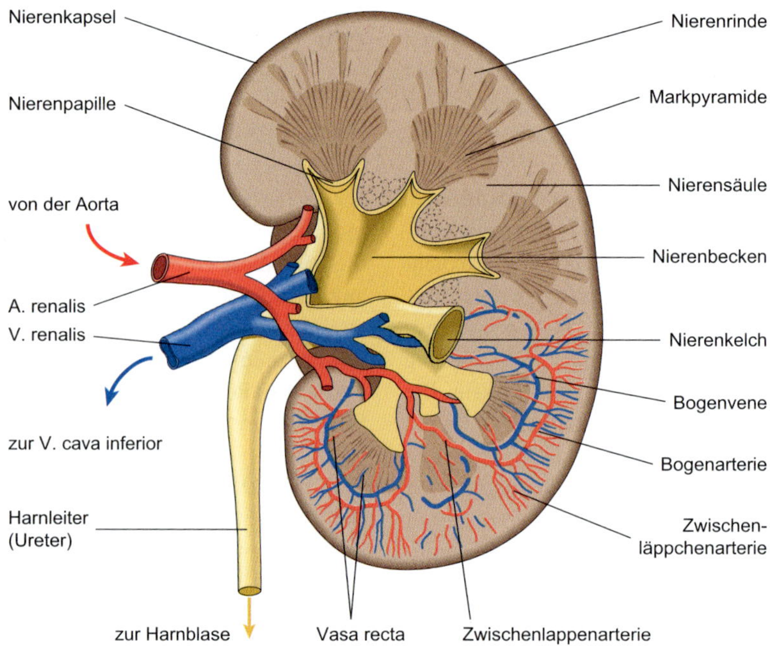

Abb. 20.2 Form und makroskopische Anatomie der Nieren. [L190]

- Der Hilus ist Ein- und Austrittspforte, in ihn gelangen oder verlassen die zu- und ableitenden Strukturen (Harnwege, Gefäße, Nerven) die Niere. Der Begriff Hilus wurde erstmals an der Niere benützt und später auf andere Organe übertragen.

20.2.2 Lage, Form, Gewicht

Die Form der Niere ähnelt einer **Bohne,** da sie medial im Bereich des Hilus eine Einziehung erkennen lässt. Der Hilus ist bis 45° nach anterior gerichtet; dass wir von vorne leicht schräg in den Hilus sehen können.

Die Nieren liegen im **retroperitonealen Raum,** der mit Binde- und Fettgewebe ausgefüllt ist. Dieser Raum wird von manchen Anatomen auch Tela urogenitalis genannt, um einen „Bindegewebskörper" zu bezeichnen, der im ganzen Bereich der urogenitalen Organe stark entwickelt ist.

Bei der Geburt ist die Form und Lage-Entwicklung der Niere noch nicht völlig abgeschlossen. Das **relative Gewicht** der Nieren nimmt ab; während beim reifen Foeten das Verhältnis Nierengewicht/Körpergewicht 1/80 beträgt, ist beim Erwachsenen diese Relation 1/240; ein „relativer Verlust" von 300 %. Diese Wachstumsdifferenzen sind auch die Ursache für relative **Lageveränderungen nach der Geburt.** Während die kindliche Niere sich von ca. 5 cm auf 11 cm verdoppelt, bleibt sie doch im Verhältnis zum gesamten Längenwachstum zurück. Dagegen ist das Ureterwachstum um ein Vielfaches größer. Am Ende der Positionsentwicklung ist der untere Pol der rechten Hier ungefähr auf Höhe LWK3, der der linken auf LWK2.

20.2.3 Der Raum der Nieren in der osteopathischen Palpation

Mehrere Gewebsschichten umgeben die Nieren. Die Nieren liegen tief und versteckt, beschützt und stabilisiert. Die Gesamtheit dieser Organisation verweist auf ein Organ, das sich der Palpation entzieht. Mehrere gewebliche Schichten umgeben die Nieren; wir nennen sie Bodyguards, um deutlich zu machen, dass die **osteopathische Annäherung** an die Nieren nur gelingen kann, wenn die Bodyguards uns abtasten und passieren lassen. Daher ist die Kenntnis der Nierenumgebung die wichtigste Voraussetzung der Nierenpalpation. Die **Zugangserlaubnis** kommt aus der Umgebung. Klinisch werden wir es umdrehen: Je stärker die Umgebung die Niere schützt, desto dringender braucht sie es.

Innerhalb des Bindegewebekörpers der Tela urogenitalis finden sich Verdickungen, die als getrennte Strukturen beschrieben werden. Da unsere Palpation der Nieren entlang der Bodyguards von außen nach innen fortfährt, folgt die Beschreibung diesem Weg:

- Anteriores Kissen und posteriore Muskeln und Faszien
- Perirenaler Sack: Nierenfaszie
- Perirenaler Raum: Fettkörper
- Nierenkapsel

Anteriores Kissen und posteriore Muskeln

Die Bedeutung des anterioren Dünndarmkissens wurde bereits in ➤ Kap. 14 beschrieben. Beim Verlust der Dünndarmstabilität verlieren die Nieren einen der anterioren Bodyguards. Posterior-lateral werden die Nieren durch den **M. quadratus lumborum** und die **Faszie** des **M. lattisimus dorsi** gestützt. Im Raum von Greenfeldt liegt die Niere relativ oberflächlich. Unter der Lattisimus-Faszie befinden sich die Fascia transversalis, reichlich lockeres Bindegewebe sowie Fett, dann aber bereits die posteriore Nierenfaszie, auch Fascia von Zuckerkandel genannt. Eine Palpation der Nierenumgebung von posterior ist zuweilen einfacher; die Schmerzempfindlichkeit auf Druck zeigt sich hier aber auch besonders deutlich.

Perirenaler Sack (Nierenfaszie)

Die nächste Schicht auf dem Weg zur Niere stellt die **Fascia renalis** dar, ein fibröser Sack der den perirenalen Fettkörper umgibt (➤ Abb. 20.3). Die Nierenfaszie bezieht die Nebenniere mit ein und fusioniert mit der unteren Faszie des Diaphragmas. Der Nierensack ist nach oben und nach lateral verwachsen. Medial gehen die anterioren und posterioren Blätter in die Adventitia der Gefäße über. Somit verbindet sich der Sack der Niere mit der Aorta und V. cava. Im Bereich des Hilus finden sich gewebliche Verbindungen der posterioren Faszia renalis mit der Faszie des M. psoas und des Crus Diaphragma.

Perirenale Fettkörper

Der perirenale Fettkörper besteht aus **Baufett,** das eine **Stützfunktion** übernimmt. Es ist von stärker gewebten Bindegewebsbündeln durchsetzt, die lose Verbindungen zur Fascia renalis und zur Kapsel herstellen. Diese Verbindungen sind keine Aufhängung, aber Verstrebung des Fettkörpers, die eine Unterstützung der Niere ermöglichen. Es handelt sich um braune Fettzellen (brown fat). Sie sind kleiner und enthalten mehr Mitochondrien. Ihre Vaskularisierung ist stärker als in normalen Fettgeweben. Es kann, im Gegensatz zu sonstigem Fett das ATP/Energie produziert, Wärme produzieren (nonshivering thermogenesis). Da der Fettkörper im Herbst und Winter zunimmt, sieht die Physiologie in ihm einen wichtigen Schutzmechanismus der Nieren, ableitenden Harnwege und womöglich des gesamten Organismus.

Die starke sympathische Innervation legt einen **neurovegetativen Wirk- und Steuerungsmechanismus** nahe: Bei Kälte erhöht die sympathische Aktivität die cAMP-Konzentration in den Fettzellen, was die Mitochondrien-Aktivität steigert, zu Lipolyse und Vasodilation im Fettgewebe führt. So entsteht Wärme, die gleich über die erhöhte Durchblutung wegtransportiert wird und zu einer Erhöhung der Kerntemperatur führt. Die sympathische Aktivität scheint teilweise vom ventromedialen Hypothalamus reguliert.

Arteria renalis und Nierenkapsel

Auf der Oberfläche der Nieren verdichtet sich das Bindegewebe der Tela urogenitalis und beteiligt sich an der Bildung der Nierenkapsel. Sie bildet die äußere Schicht der Nierenkapsel und ist mit dem Parenchym der Niere eng verwoben. Zwischen den beiden Kapselschichten befindet sich lockeres Bindegewebe mit Gewebsspalten, denen eine lymphatische Funktion zukommt. Auch als Gleitraum ist die Verschieblichkeit funktionell von Bedeutung (Narbenbildung). Für die normalerweise minimalen Volumenschwankungen im funktionellen Bereich ist das Gleiten zwischen den

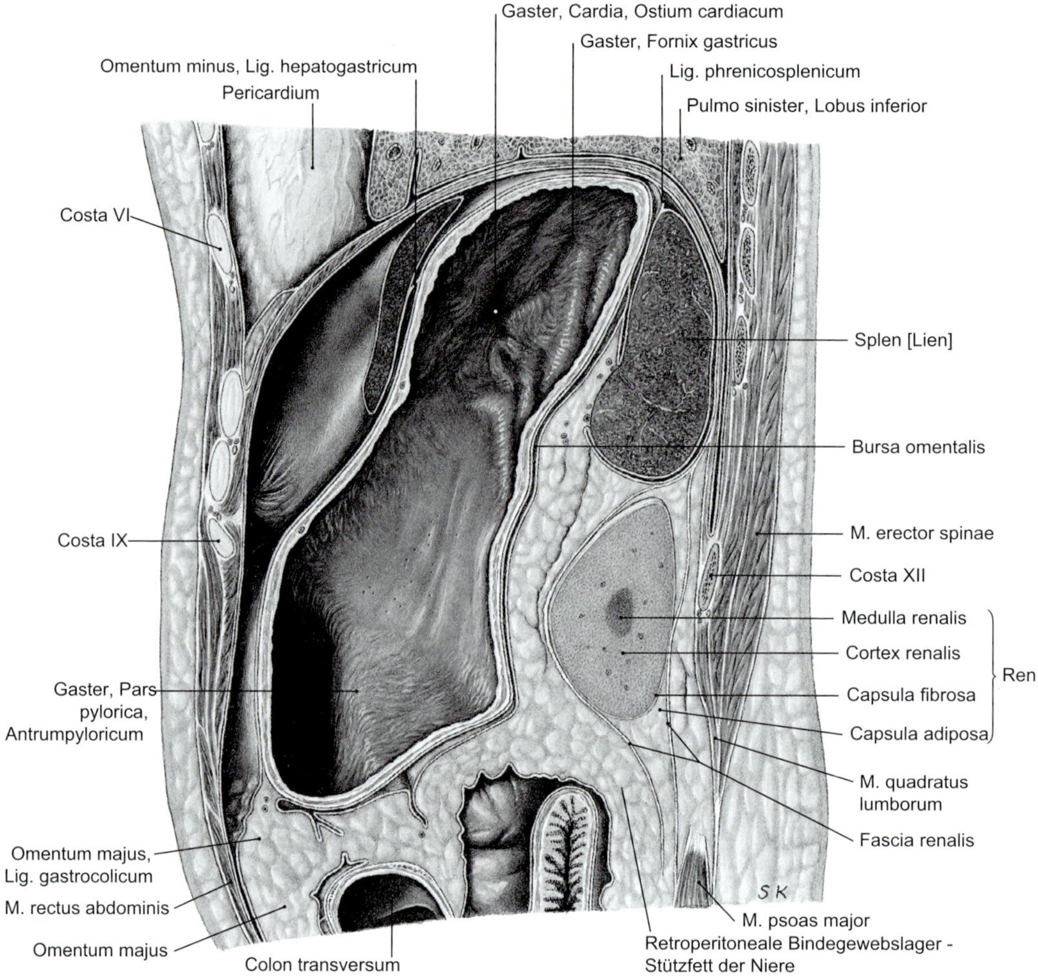

Abb. 20.3 Faszien und Fettkörper der Niere. Zwischen Niere und Nierenfaszie besteht kein geweblicher Kontakt. Die Verbindung zum M. quadratus lomborum und M. psoas sind erkennbar. [L238]

beiden Kapselschichten relevant. Beide Kapselschichten biegen am Hilus um und kleiden den inneren Hohlraum (Sinus renalis) aus.

- Die **äußerer Kapselschicht** setzt sich in den Sinus, aber auch in das umgebende Bindegewebe der Nierengefäße fort.
- Die **innere Kapselschicht** setzt sich ins intrarenal Bindegewebe der Sinus fort.

Ähnliche Übersetzungen der Kapselkräfte auf das innere Bindegewebe haben wir schon an anderen Blutorganen (Leber, Milz) kennengelernt.

GUT ZU WISSEN

Osteopathisch spricht eine solche Architektur immer dafür, mit dem Organ als Ganzes zu arbeiten, um eine Übertragung der Kräfte zwischen innen und außen zu ermöglichen.

Die stärkste **stabilisierende Kraft** entfaltet die **Arteria renalis.** Sie sorgt für die Verbindung der Niere nach medial. Die A. renalis verbindet mit der sehr stabilen Aorta. Sie ist kurz und straff, besonders links. Ihre muskulären Anteile verhindern eine Dehnung und halten die Position der Niere. Zudem wirken die Kontinuität der Gefäßwand nach innen und der arterielle Druck stabilisierend.

20.3 Physiologische Aktivität der Zellen und Gewebe

Die Nieren übernehmen **vielfältige Aufgaben**, die auf das innere Wohlbefinden und dynamische Gleichgewicht im ganzen Menschen einwirken: Säure-Basen-Regulation und Blutdruckanpassungen, Harn- und Blutbildung. Wahrnehmung und Aktivität der Nieren sind auf das Innere bezogen, vornehmlich auf das Blut. Insofern sind sie in ihrer Introversion geradezu das Gegenteil des extrovertierten Dünndarms, der mit seiner Mukosa auf die Außenwelt bezogen ist.

Neben den Lungen und der Harnblase ist die Niere das dritte Organ, das einen starken Bezug zum somatischen System (Bindegewebe, Muskeln, Blut) aufweist. Manche Anatomen (Lierse u a.) beschreiben den gesamten **retro- und infra-peritonealen Raum** des Urogenitalsystems als **Bindegewebs**- und **Fettraum.** So betonen sie die Kontinuitäten und Metamorphosen der dort befindlichen Gewebe und Organe.

Die Nieren sind die **Zwillinge** unter den **Blutorganen** und als solche mit dem somatischen System assoziiert. Zugleich bringen sie aus Blut Harn hervor, sammeln diesen im Nierenbecken und transportieren ihn im Harnleiter. Die Nieren bilden ein Bindeglied zwischen der inneren Blutseite und den mukosalen Hohlorganen der Harnwege. Die Nieren sind neben den Lungen die wichtigsten Ausscheidungsorgane. So werden wir die physiologische Aktivität der Nieren dreifach erkunden: vaskulär, somatisch, urologisch-viszeral – die Nieren

- als Blutorgan und Regulator im Gefäßsystem, als
- paariges Organ, das stark mit dem Bewegungsapparat verbunden ist und als
- Ort der Harnbildung und Beginn der Urodynamik.

20.3.1 Gewebe der Nieren

Wenn wir die Gewebe der Nieren differenzieren, können wir die Aktivität der Blutseite von der Harnseite unterscheiden. Die intrinsische, dynamische sowie form- und positions-stabilisierender Kraft der Niere, ihre Gewebeaktivität, ist mit folgenden Geweben und Flüssigkeit vergesellschaftet:

- Gefäße und Glomeruls, Blut
- Harnwege, Harn
- Interstitium zwischen Gefäßen, Tubulussystem und Harnwegen, Interstitielle Flüssigkeit

In der geweblichen Betrachtung können wir analytisch die drei Aspekte trennen, in der Aktivität und Palpation nehmen wir deren Gesamtausdruck wahr. Das gilt auch für die inneren Rhythmen der Niere (Motilität). Sie wird von der Rhythmizität des Blutflusses, der Vasomotion, der Urodynamik der Harnwege und den rhythmischen Änderungen im Interstitium getragen. Ein einheitlicher Rhythmus und eine Zuordnung zu klinisch relevanten Aktivitätszuständen sind nicht bekannt und daher kein Bezugspunkt der osteopathischen Klinik.

Parenchym: Mark und Rinde

Funktionell werden die Ansammlung von Kapillaren (Glomerulus) und das Tubulussystem zum **„Nephron“** zusammengezogen (➤ Abb. 20.4). Dieses Nephron filtert, resorbiert und sekretiert. Aus dem Kapillarblut wird Primärharn abgefiltert, in einem Auffangbehälter (Bowman-Kapsel) aufgefangen und in den sich anschließenden Tubuli durch raffinierte Rückresorption und Sekretion zum Endharn umgearbeitet. Dieser fließt dann in der Papille ins Nierenbecken.

Neben der funktionellen Einteilung werden die Nieren aufgrund morphologischer Aspekte in **Mark** und **Rinde** unterschieden. Die Rindensubstanz ist matter und körniger strukturiert als die gestreifte Marksubstanz. Das Nierenmark hat Pyramiden-Form: Die Spitze der Pyramide zeigt als Papille zur Mitte und endet in einem Kelch (Kalix), der ein Teil des Nierenbeckens ist.

Wände und Inhalte

Das schiere Ausmaß des **Blutvolumens,** das die Nieren durchfließt, ist erstaunlich und erheblich, um sich ein Bild ihrer inneren Beschaffenheit und Aktivität zu machen. Ungefähr 20 % des Herzminutenvolumens (HMV) fließen durch die Nieren. Bei einem HMV von 5 l wären das immerhin 1 l, also 0,5 l Blut das in einer Minute der Niere zugeführt wird. Für ein Organ, das selbst nur 125–150 g wiegt, ist das ein

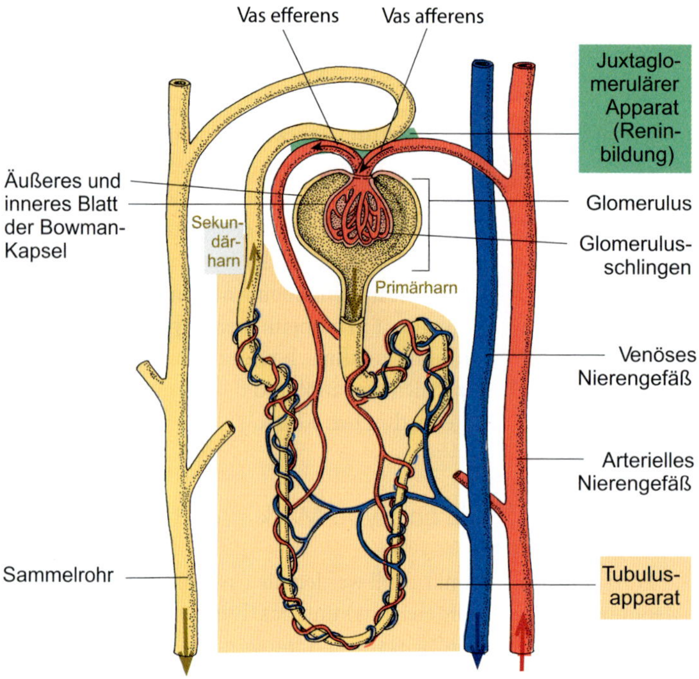

Abb. 20.4 Schematische Darstellung des Feinbaus der Niere. Zu sehen sind das Nephron mit Glomerulus und zu- und abführender Arteriole, Bowman-Kapsel und Tubulussystem mit peritubulären Kapillaren sowie dem Verbindungstubulus und dem Sammelrohr. [A400-190]

Menge, die ins Gewicht fällt. Es spricht für die enorme Passageleistung – diese großen Volumen durchlaufen die Nieren, ohne dass es zu nennenswerten Volumenschwankungen kommt. Würden wir einem Magen in 5 Minuten 2,5 Liter Flüssigkeit zumuten, würde das die Form des Magens und dessen Wandspannung stark verändern.

Wenn wir die für die biomechanische Betrachtung der Organe zentrale Überlegung zum **Verhältnis** von **Wandspannung** und **Inhaltsdruck** anstellen, fällt diese prozentuale Verteilung ins Gewicht: Das Blutvolumen macht einen großen Anteil der Niere aus. Wenn wir über Inhaltsdruck und Aufrichtungskraft der Nieren spekulieren, sind Blutmenge und Blutdruck ein zentraler Aspekt (Zeisberg und Kalluri 2015).

20.3.2 Lokale Autoregulation der Vaskularisation und Filtration

Ziel der Autoregulation ist es, die Balance von hämodynamisch bestimmter Filtrationsmenge und metabolisch bestimmter Harnmenge zu halten bzw. herzustellen. Hier spielen die **lokalen Mechanismen**, die den Blutdruck im Glomerulus und die tubuläre Sekretion bzw. Absorption regulieren, eine zentrale Rolle (➤ Abb. 20.5). Neben den bekannten Mechanismen verfügt die Niere über spezialisiertes Gewebe zwischen den Kapillaren und um den Glomerulus (Mesangium), das den lokalen Blutdruck regulieren kann. Mesangiumzellen können auch auf die Arteriolen einwirken und so die Durchblutung des Nierengewebes sichern (Sterzel 2000). Die Durchblutung des Nierengewebes ist recht fragil, das Gewebe anfällig für Ischämie (Schock). Daher ist auch bei der Nierendurchblutung zwischen Privatinteresse und Allgemeinwohl zu unterscheiden: Die Filtration im Glomerulus dient dem Wohl des Ganzen, die Vaskularisation des Parenchyms dem Wohl der Niere.

Arterieller Druck und Gefäßbaum der A. renalis

Der Inhaltsdruck der arteriellen Verzweigungen der A. renalis (120 mmHg) kommt bis an die afferenten Arteriolen in den Glomeruli an. Dieser Blutdruck und

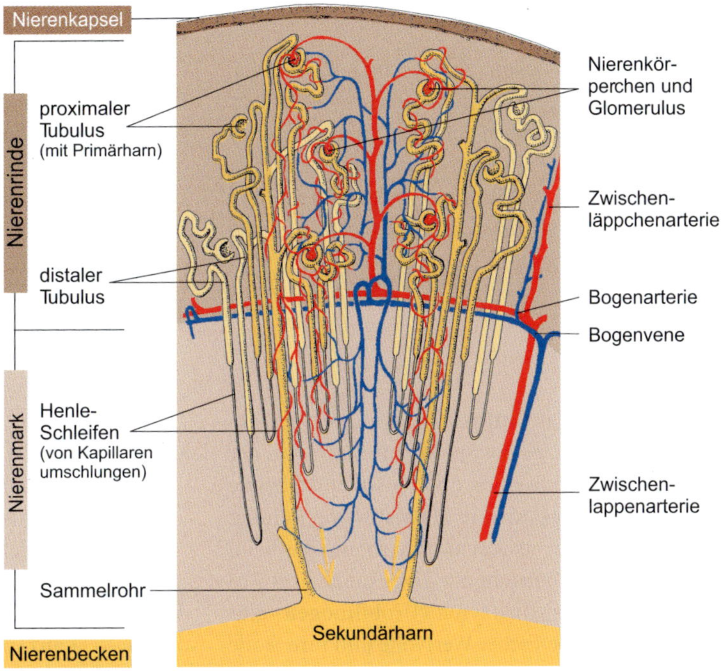

Abb. 20.5 Gefäßmuster der Niere. [A400–190]

die stabile Architektur der arteriellen Gefäße sind eine der bedeutsamsten intrinsisch-geweblichen Kräfte der Nieren.

Die **A. renalis** geht unterhalb der A. mesenterica superior aus der Aorta ab.

- Die linke Arterie ist kurz und verläuft meist senkrecht oder leicht ansteigend von der Aorta zur linken Niere.
- Die rechte A. renalis ist länger, da die Aorta etwa links der Mitte liegt.

Oft verläuft sie leicht schräg nach unten zur etwas tiefer liegenden rechten Niere. Über die Einstrahlung der Nierenfaszie in die Adventitia der Nierengefäße wird eine Stabilisierung des Pedikels erreicht. Kurz vor dem Nierenhilus teilt sich die A. renalis in zwei Äste, die sich dann in der Niere vielfach weiter verzweigen. Nach Eintritt ins Parenchym gelangen die Gefäße ins Mark und lassen die afferenten Arteriolen der Glomeruli entstehen. Die afferente Arteriole weitet sich zum Kapillarknäuel des Glomerulus und verlässt diesen über die efferente Arteriole. Nomenklatorisch wird hier angezeigt, dass ein weiteres kapilläres Netz folgt und nicht das venöse System.

Die efferenten Arterien lassen das peritubuläre Kapillarnetz entstehen. Somit liegen hier zwei hintereinander geschaltete Kapillarnetze vor. Wir könnten das mit dem portalen Kreislauf vergleichen, der ebenso zwei Kapillarnetzte hintereinanderschaltet.

Doppelte Kapillarnetz: extra stabil

Dieses doppelte Kapillarnetz zeigt eine Besonderheit der inneren Architektur der Niere an. Die **Gefäße** ziehen **von innen nach außen** und **dann wieder zurück.** Nehmen wir den Druck des darin befindlichen Bluts dazu, könnten das Bild eines Gartenschlauch- oder Springbrunnenmusters heranziehen (➤ Abb. 20.5). Alle Arterien ziehen zuerst zum Mark, um dann radial als Aa. corticales radiata nach außen zu strahlen und wie beim hochsteigenden Strahl des Springbrunnens dort umzubiegen und ins Mark zurückzuregnen.

Entlang dieser **intra-renalen Gefäßarchitektur** breitet sich der Blutdruck von innen nach außen aus. Die Kombination aus Gefäßstabilität und Flüssigkeitsdruck bildet und trägt die Niere von innen.

Interstitium und Tubuli

Das Interstitium ist klein, aber wichtig, da hier alle **Transportvorgänge** zwischen **Tubulussystem** und **peritubulären Kapillaren** ablaufen. Es spielt zudem eine Rolle in der Produktion von Erythropoetin (Epo). Volumen- und Druckänderungen im Interstitium sind minimal, beeinflussen aber die Reninfreisetzung und die Elektrolytverteilung.

Arbeit am Blut und Harn

Die Niere reinigt das **Blut** von nicht wiederverwertbaren Abfallprodukten des Stoffwechsels. Das bei der Verarbeitung von Eiweißen und Fetten entstehende (giftige) Ammoniak wird in **Harnstoff** verwandelt und von den Nieren ausgeschieden; ebenso das beim Zerfall von Zellen entstehende **Harnsäure.** Das Abbauprodukt der Erythrozyten (Urobilinogen) gibt dem Harn die gelbe Farbe. Wertvolle und rare Stoffe werden behalten oder in der Niere resorbiert und im Körper recycelt.

Der **Arbeitsprozess** der **Nieren** ist erstaunlich, da sie zuerst nahezu alles filtrieren und in einem langen Prozess der Feinjustierung entscheiden, was resorbiert oder ausgeschieden wird. Die Niere bearbeitet nahezu das ganze Blut in der Filtration. Es ist, als würde sie beim Reinemachen zuerst alles aus dem Haus werfen und dann die Möbel und Stoffe, die doch bleiben sollen, wieder ins Haus holen. Ein aufwendiger Prozess, der die Niere ebenso als Ausscheidung- wie Resorptionsorgan erweist. Es nimmt sozusagen alle wichtigen Dinge zweimal in die Hand.

- **Harn der Nieren:**
  - Wasser: 95–99 %
  - Feste Stoffe: 1–5 %
- **Organische Stoffe:**
  - Harnstoff: Endprodukt des Eiweiß-Stoffwechsels
  - Harnsäure: Endprodukt des Zellkern-Stoffwechsels
  - Kreatinin: Endprodukt des Muskel-Stoffwechsels
- **Anorganische Stoffe:** Zucker, Salze und Ionen

20.3.3 Harnleitendes Hohlorgan: Mukosa, Urodynamik

Der Harn wird in den Nieren von Harnwegen transportiert. Damit sind wir wieder im Feld der Hohlorgane angelangt, aber immer noch in den Nieren. Die beiden Erkennungsmerkmale der Hohlorgane kommen ins Spiel: Mukosa und Eigenrhythmizität; bzw. die typischen Störungen derselben: Mukosareizung und Koliken.

- **Reizungen** und **Entzündungen** der urogenitalen und respiratorischen Mukosa gehören zu den Hauptursachen, warum Menschen einen Arzt aufsuchen.
- Die **Motilitätsstörung** der Nieren (Koliken) ist sehr schmerzhaft, da die Harnwege stark vegetativ involviert sind. Bei der Harnbildung kommt noch ein Problem hinzu, das die Nieren mit der Galle gemein haben, die Steinbildung.

An der Spitze der Nierenpyramide fließ der Harn in den Kelch (Kalix) und dann in das Nierenbecken. Die Kalixe weisen eine beständige rhythmische Eigenaktivität auf, die wiederum als Motilität oder Urodynamik bezeichnet wird. Während die Kalix-Motilität ein beständiges Melken der Niere (milking action) darstellt, sind die Kontraktionen des Nierenbeckens abhängig vom Harnfluss (flow rate). Das entspricht dem histologischen Befund, dass die Pacemakerzellen von den Kalixen zum proximalen Ureter (➤ Abb. 20.6) hin weniger werden. Die viszerale Motilität der Harnwege – Nierenbecken und Ureter – wird also sowohl durch die Urinproduktion als auch der Eigenaktivität der Kalixe ermöglicht.

Erwartungen an eine osteopathische Nierenbehandlung

In der Nierenbehandlung werden wir auf die **innere Aktivität** der Niere wenig Einfluss haben. Das liegt einerseits an dem besagten Paradoxon der Nierenpalpation: Wir erkennen die Niere an der Aktivität der Umgebung. Es liegt aber auch an der Niere selbst. Diese ist so stabil in Form, Position und Volumen, dass es vermessen erscheint, diese Parameter für eine klinische Herangehensweise zu nutzen. Ihre intrinsische Aktivität ist enorm, wenn wir damit die Bildungsprozesse von Harn und die Produktion von

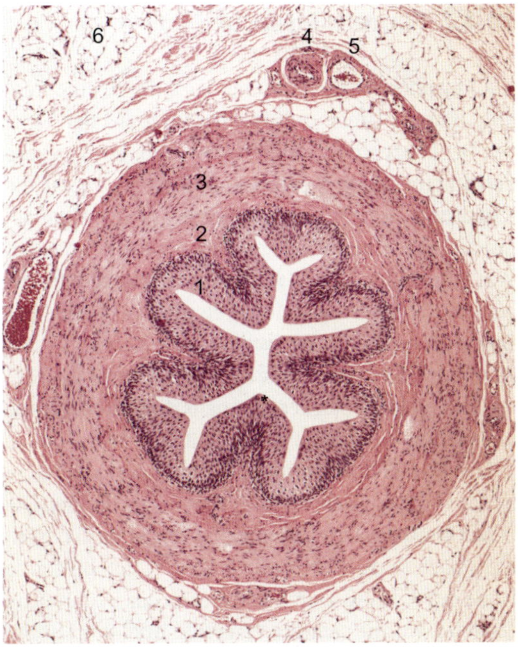

Abb. 20.6 Ureter im Querschnitt. Urothel (1), subepitheliales Bindegewebe (2), Tunica muscularis (3), begleitende kleine Arterie (4), begleitende kleine Vene (5), Fettgewebe (6). [R252]

Hormonen meinen. Dennoch führt diese Aktivität zu keiner manuell spürbaren Veränderung.

Intrinsische Nierenbewegung (Motilität) mag z.B. als minimale Expansion bestehen, allerdings sind die Nieren so geschützt, dass es nicht realistisch ist, diese Volumenschwankung manuell zu erspüren. Der **Test** der **Elastizität** ist ebenso nahezu unmöglich, da die Palpation nicht dreidimensional-volumetrisch erfolgten kann. Die räumlichen Bewegungen der Niere entsteht nicht aus der Nierenaktivität selbst.

Wenn wir im klinischen Vorgehen die Aktivität der Niere aus ihren Umgebungsfaktoren konstruieren, ist konzeptuell Zurückhaltung und angesagt: Die Niere ist ein hervorragendes Beispiel für eine intra-organische Autoregulation, die eine Grenze der Osteopathie markiert. Auch wenn wir ihre Mantelaktivität wahrnehmen und therapeutisch ändern können, kann es sein, dass wir wenig an ihrer inneren Aktivität verändern.

Schock und Organdurchblutung

Eine besondere Herausforderung der Nieren stellt der **Schock** dar. Im Schock kommt es zu einer Minderperfusion der Gewebe und Organe. Durch die Umverteilung in der „Zentralisation" des Kreislaufs werden manche Organe bevorzug geschützt, andere benachteiligt. Bevorzugt werden: Gehirn, Herz, Nebenniere, Hypophyse. Relativ benachteiligt werden die Hohlorgane und der Bewegungsapparat, zudem die Nieren. Möglicherweise ein Grund, warum die Nierenbehandlung nach Trauma und Schock besonders interessant ist.

Wenn die lokale Gegenregulation ausgeschöpft ist, reagieren die Nieren empfindsam auf die **Hypoxie,** während sie selbst bei der Wiederherstellung von Druck und Volumen helfen. Es kann im Schock zu einer gewebezerstörerischen Unterversorgung kommen, aber auch die wiedereinsetzende Durchblutung mag Schaden anrichten („reperfusion injury").

20.4 Entwicklung und Biografie der Nieren

Bis zur Geburt haben die Vorfahren der Nieren bereits eine lange Geschichte hinter sich. Es gab schon mehrere Generationen an nierenähnlichen Gebilden oder an Gebilden, die nierenähnliche Arbeit geleistet haben. Embryonal bildet sich die Nierenfunktion im somatischen Segment, um dann zwei Nieren herauszubilden, die für das ganze Soma arbeitet. Das Wichtigste, was wir aus der Embryonalgeschichte mitnehmen, ist die Einsicht, dass die **Nieren** im **Mesoderm** entstehen, dessen segmentale Schichtung durchlaufen und am Ende überwinden. Insofern sind die Nieren **somatische Organe,** die aber nicht der segmentalen Organisation des Mesoderms folgen.

Andere Berufsgruppen wundern sich und bewundern zuweilen die detaillierte Kenntnis der Embryologie in der Osteopathie. Hinsichtlich der sehr aufregenden und vielfältigen Veränderungen der embryologischen Entwicklungen, die am Ende zur Niere führen, ist diese Verwunderung tatsächlich angebracht. Einerseits besteht die Gefahr, triftige Fragen in einer fremden Fachdisziplin nicht ausreichend zu würdigen. Andererseits muss der Nachweis der klinischen Relevanz dieser Vorgeschichte erbracht werden. Embryologie als ursprungsmythische Deutungshorizont zu postulieren, ist den Anforderungen der Entwicklung entgegengesetzt. Entwicklung heißt Morphogenese und Verkörperung. Die Nieren verkörpern somatische und viszerale Aspekte.

20.4.1 Nieren, somatisch

In der intrauterinen Frühgeschichte sind die ersten Nierenversuche segmental angeordnet: zwei Nieren, rechts und links im Segment. Diese Vorformen sind lokal aktiv, entlasten das Gewebe von Abfallprodukten des Stoffwechsels und geben diese in die Peritonealhöhle ab – ein Weg, den Dialysemethoden später wieder benutzen. Erst mit der Geburt übernehmen die nun bleibenden Nieren ihre volle Funktion. Die enge Verbindung der Nieren zum mesodermalen, somatischen System bleibt aber durch ihre Funktionen und ihre Einbettung klinisch relevant.

20.4.2 Nieren, viszeral

Die Morphogenese der Nieren wird durch eine Aussprossung der Ureterknospe aus dem viszeralen Rohr der Beckenregion getragen (➤ Abb. 20.7). Diese **dreidimensionale Aussprossung** lässt den Ureter, die Kalixe und die Papillen entstehen. Das Verzweigungsmuster stellt einen wichtigen Teil des formbildenden Wachstums der Niere dar. Die Endstücke der letzten beiden Aufzweigungen des Ureterbaumes bilden das Sammelrohr für die angeschlossenen Nephrone. Der viszerale Wachstumsimpuls trägt und formt die Nieren und bildet neben der A. renalis die entscheidende intrinsische Kraft für die Stabilität der Nieren.

Der fälschlicherweise sog. „Aszensus" der Niere ist dem Längenwachstum des Ureters geschuldet. Die Ureterknospe wächst in der Höhe von S1 nach dorsal, biegt nach kranial um und verlängert sich bis in die Höhe des 3. LWK. Dort wächst er in das nephrogene Gewebe, womit sich die viszerale und somatische Kraft verbindet.

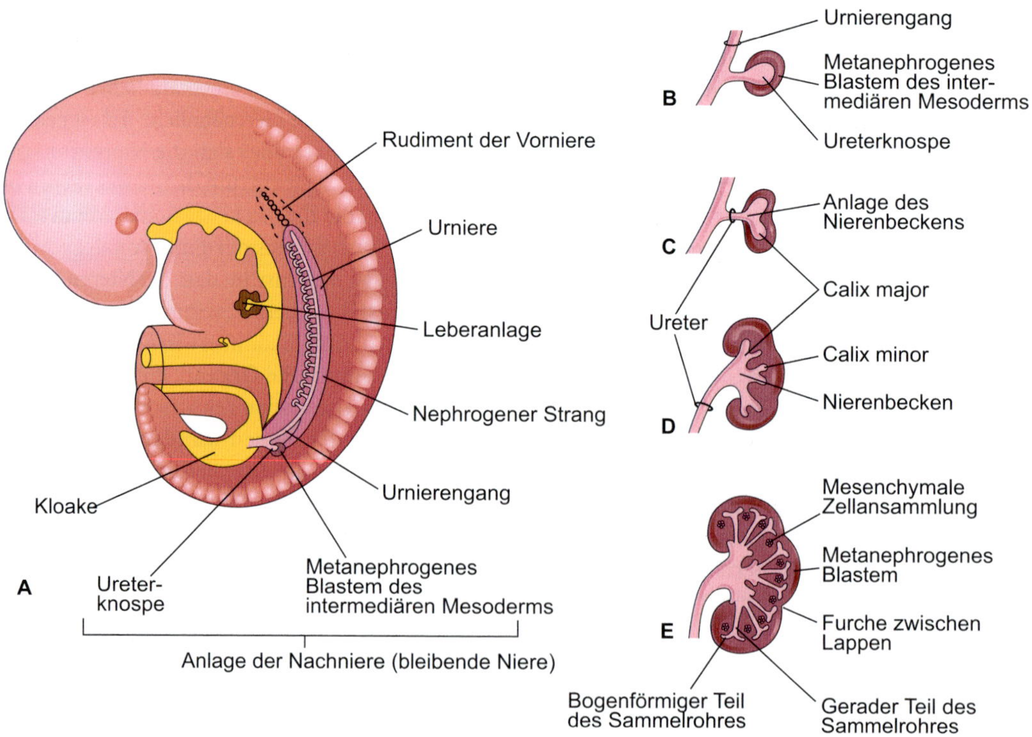

Abb. 20.7 Entwicklung der bleibenden Niere. A: Seitenansicht eines fünf Wochen alten Embryos mit metanephrogenem Blastem. B–E: Schematische Darstellung der Entwicklungsstadien der Ureterknospe (fünfte bis achte Woche). [E347-09]

20.4.3 Nieren zwischen Soma und Viszera

Auch in späteren Wachstumsphasen ist das Zusammenspiel der **viszeralen** und **somatischen** Seite, inklusive der diese beiden verbindenden Gefäße und Nerven, relevant. Die Hypothese des biomechanisch denkenden Embryologen Erich Blechschmidt könnte auch postnatal interessant sein. Blechschmidt nahm an, dass die **Nieren** in einem **Sograum** entstehen, der durch die Wachstumsdifferenz zwischen dem schnellen Wachstum des Neuralrohrs und den langsamen wachsenden Gefäßen hervorgebracht wird. Die Gefäße sind Verbindungsstrukturen zwischen Organ und somatischer Körperwand bzw. Aorta. Auch in späteren Phasen der Entwicklung, in der Pubertät, führen Wachstumsdifferenzen zu mechanischen Feldern mit Zug- und Sogwirkung.

Osteopathisch arbeiten wir mit der **Hypothese,** dass die Nierenentwicklung einen Einfluss auf die Lordosenbildung und -erhaltung hat. Bei skoliotischen Veränderungen im Bereich der LWS und des thorakolumbalen Übergangs sind Einflüsse des Ureter- und Nierenwachstums ebenso in Betracht zu ziehen, wie urogenitale Wachstumsimpulse aus dem Becken. Bemerkenswert war hier auch der Unterschied zwischen lordotischen und kyphotischen Komponenten in der Skoliosenbildung (➤ 12.4).

20.5 Diagnostik und Behandlung der Nieren

Die osteopathische Diagnostik und Behandlung der Nieren **orientiert** sich an den **Nierenqualitäten:** Stabilität und Wärme.

- Die **Zugangserlaubnis** erfolgt über die umgebenden somatischen und viszeralen Stütz- und Wärmegewebe. Ziel der Behandlung ist, dass die Nieren stabil und dynamisch in ihrem Fettkörper sind. Eine Niere, die in ihrem Fettbett „tänzelt", ist das mechanische Äquivalent zu einer Niere, die ihre Aktivität regulieren kann.
- Die **osteopathische Anamnese** erkundet neben erkennbaren Zeichen der Nierenfunktionsstörung (Urinfrequenz, vorliegende Harn- und Blutwerte) auch mögliche Hinweis auf eine Hyper- oder Hypoaktivität der stabilisierenden Faktoren: Lumbalprobleme, Hüft und Kniegelenks-Problematik, Harndrang, kalte Füße, wiederkehrende Blasenentzündungen, Ödeme oder venöser Stau im Gewebe (auch Hoden), Dünndarmhyperaktivität. Nierenschmerz ist teils unerträglich, weil keine analgetische Position gefunden werden kann.
- **Inspektion:** Im Stand untersuchen wir die lumbale Symmetrie in Muskeltonus und Haltung und beachten Ruhe oder Unruhe beim Stehen. Durch eine Unterstützung der Nierenregion kann möglicherweise Ruhe oder Unruhe entstehen oder verschwinden. Die funktionelle Anspannung der Atmung durch das „Hochziehen" des retroperitonealen Raumes bei der Einatmung ist besonders deutlich am Tonus des zerviko-thorakalen Übergangs und der ersten Rippe zu erkennen, auch hier kann eine Inhibition in einer deutlichen Veränderung der Atemform oder des Muskeltonus resultieren.

Die **Zugangserlaubnis** wird Schicht für Schicht erarbeitet. Dabei gibt die Elastizität der Bodyguard-Gewebe (Mäntel) die gewebliche Referenz ab. Die Palpation will die Integration und Einbettung der Niere in ihrem Fettkörper evaluieren.

- Die anteriore Hand (➤ Abb. 20.8) nähert sich von unten nach oben an, falls sich die Nieren tiefer als normal befinden oder eine hyperbewegliche Niere vorhanden ist. Schicht für Schicht übernehmen wir die Aktivität der Mäntel, um bei der Faszie um das Fettbett der Niere anzukommen. Wir stützen das Fettbett, um den Tanz der Niere darin wahrzunehmen.
- So kann die Niere stabilisiert und gewärmt die Aktivität der Mäntel verringern. Mögliche Verklebungen der Niere mit der Faszie können gelöst und hypermobile Nieren stabilisiert werden.
- Insbesondere in Verbindung mit Lumbago oder bei Schwangeren ist die Behandlung in Seitlage eine wichtige Variation (➤ Abb. 20.9)

VORGEHEN

Gewebliche Zugangserlaubnis in der Nierenbehandlung

Nieren brauchen Wärme und Stabilität, auch in der Behandlung und v.a. durch die Hände der Therapeuten. Erst die Bereitschaft der Hände diese Grundbedingungen

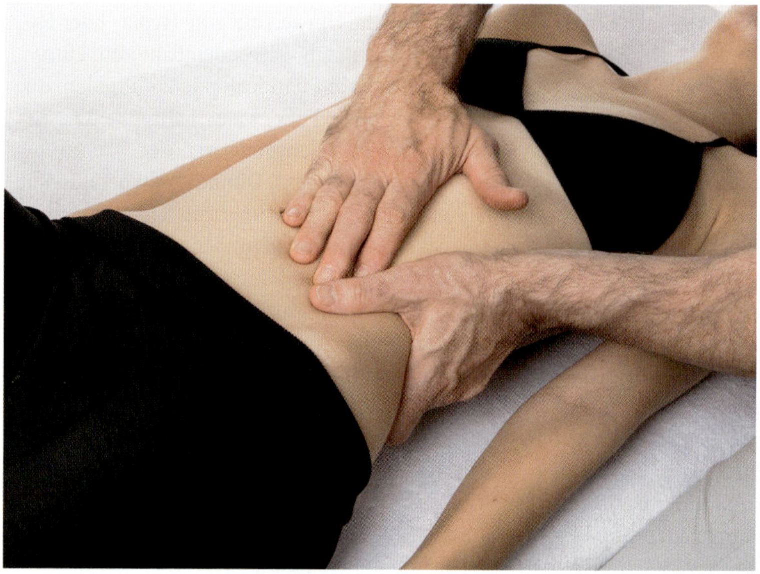

Abb. 20.8 Organcharakterspezifische Ausgangspalpation für die Untersuchung und Behandlung der Niere: Zugangserlaubnis und räumliche Balance der Niere in ihrem Fettbett. [K418]]

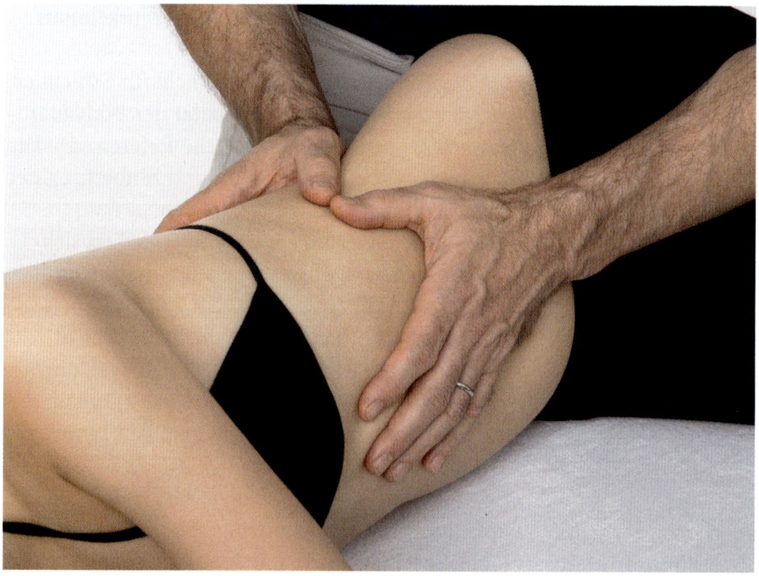

Abb. 20.9 Untersuchung und Behandlung der Niere in Seitlage: Ausgangspalpation für Schwangere oder bei Lumbago. [K418]]

einer Niere herzustellen, erlaubt den geweblichen Zugang. Dieser erfolgt immer über die Mäntel und Bodyguards, niemals an diesen vorbei. Die stützende Wärme der posterioren Hand ist ebenso wichtig wie die Einsinkbereitschaft der anterioren. Der Ort des Einsinkens kann sehr unterschiedlich sein. Ziel der organcharakterspezifische Ausgangspalpation für die Untersuchung und Behandlung der Niere ist es, dieser ihrem Fettbett zu begegnen.

20.5.1 Nieren und Hilus: A. renalis, Nierenbecken und Ureter

In einem nächsten Schritt werden die **wichtigsten Faktoren** der **Nierenstabilität,** also die Kontinuität der A. renalis und die tragende Aktivität des Nierenbeckens und Ureters, einbezogen (➤ Abb. 20.10).

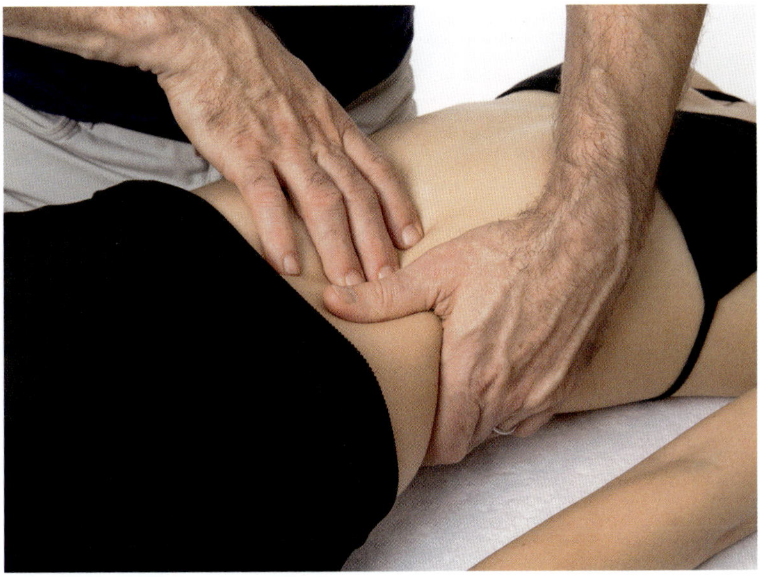

Abb. 20.10 Untersuchung und Behandlung der Beziehung von Nierenbecken, Hilus und Ureter. [K418]]

- Dazu „holt" die posteriore Hand die Niere nach anterior und verbindet sich mit der anterioren Hand, die sich den Geweben des Hilus annähert.
- Je nach der lokalen geweblichen Antwort (anteriore Hand) wird eine Stimulierung, Indizierung und Balancierung der Niere gegenüber diesen Geweben angeboten.
- Auch bei einer Verklebung der Harnleiter nach Entzündungen oder Abknickung der Niere gegenüber dem Ureter, ist dies die Technik der Wahl, die normale Verschieblichkeit für die Urodynamik wieder herzustellen.

20.5.2 Nieren und ihre Umgebung

Oft ist es für die Zugangserlaubnis nötig, zuerst Schicht für Schicht die Elastizität der Mäntel zu behandeln. Daher ändert sich das übliche Vorgehen und die **Behandlung** der Nierenumgebung ist der erste Schritt.

- Die Behandlung kann in Bauchlage geschehen, wenn Rückenlagen schmerzbedingt nicht möglich ist (➤ Abb. 20.11).
- Im Raum von Grynfeldt werden die Gewebe des Nierenlagers gleichzeitig mit dem lumbosakralen Bereich von posterior gestützt. Oft ist nach diesem ersten Schritt eine Behandlung in Seit- oder Rückenlage möglich. Zudem können in dieser Handposition minimale Bewegungen der lumbosakralen Wirbelsäule induziert werden. So diese den Muskeltonus und Schmerz deutlich verringern, wäre dies ein Hinweis auf die Dominanz des Bewegungsapparats im klinischen Bild.

VORGEHEN

Behandlung des Nierenhilus

Die von medial wirkenden, stabilisierenden Kräfte werden durch lokale, gewebliche Annäherung oder Entfernung provoziert und behandelt. Dabei bringen wir die Niere näher an den Hilus heran bzw. entfernen die beiden. Hier sind Kraftrichtungen, nicht Amplituden, gemeint. Wie immer folgen wir der Logik geweblicher Reaktivität:

- Wird das Hilusgewebe bei minimaler Dehnung aktiviert, so liegt eine normale Physiologie vor.
- Wird bei Annäherung die lokale Aktivität vermindert, handelt es sich um den Zustand der Kompensation.

Eine Indikation zur Behandlung liegt nur dann vor, wenn die lokale Reaktivität verloren (Hypo) ist oder die Hyperaktivität nicht reduziert werden kann.

Die Beziehung der Psoasfaszie zur Umgebung der Nieren (Fascia renalis) kann effektiver mit einem Bein im progressiven Überhang behandelt werden (➤ Abb. 20.12).

- Die Hände stabilisieren die Niere in ihrem Raum, während die Dehnung der Psoasfaszie über das überhängende Bein erfolgt.
- Eine mögliche Verstärkung wäre eine modifizierte und organgemäße Muscle-energy-Technik: Die

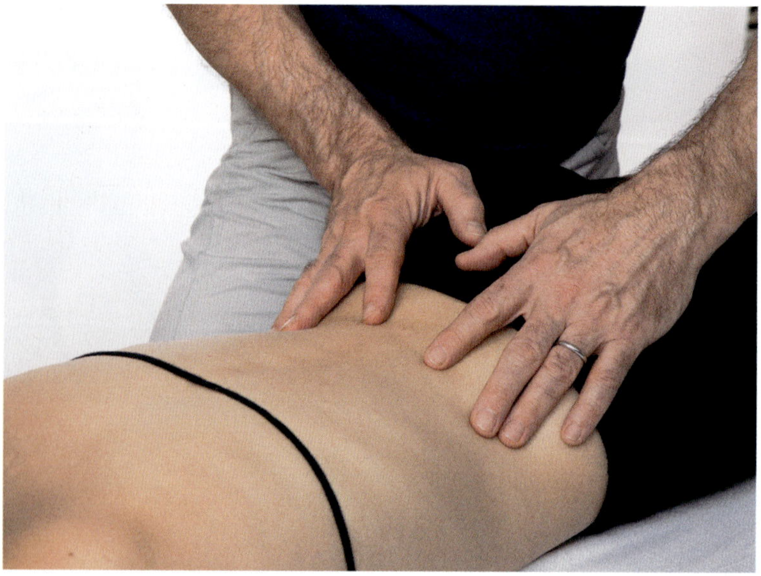

Abb. 20.11 Untersuchung und Behandlung der Nieren in ihrer Umgebung, in Bauchlage: Unterstützung der posterioren „Mäntel" im Raum von Grynfeldt. [K418]]

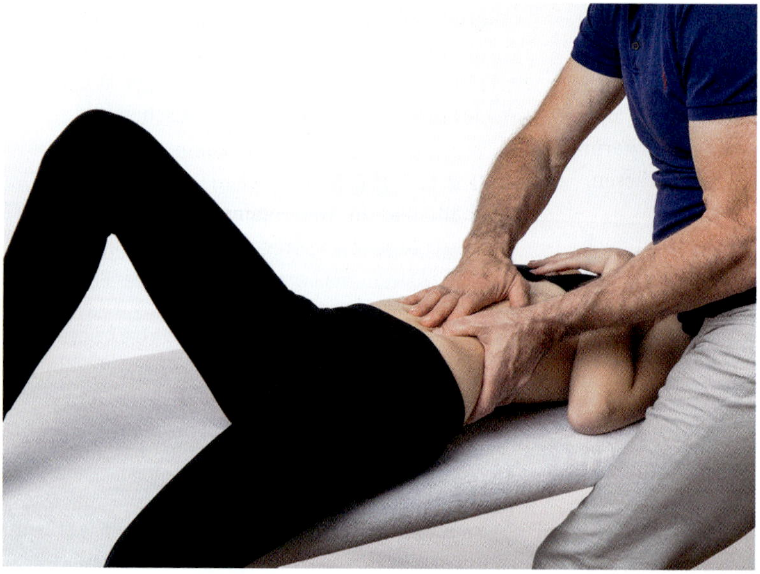

Abb. 20.12 Untersuchung und Behandlung der Nieren in ihrer Umgebung mit Bein im Überhang: Aktivierung des M. psoas und Verspannung der Psoasfaszie. [K418]]

Patientin versucht das Hüftgelenk in Gedanken zu beugen, dies ist oft schon genug, um die Psoas-Aktivität zu induzieren.
- Ansonsten kann der Therapeut einen Widerstand gegen die minimale Anspannung am Oberschenkel gegen die Hüftflexion setzen.

In beiden Fällen beobachtet die Nieren-Hand die entstehende Freiheit (das Tänzeln) der Niere gegenüber ihrer faszialen Umgebung. So können Verklebungen der Nierenumgebung gelöst werden, aber auch über die Spannungsübertragung der Psoasaktivität auf die Fascia renalis, die Hülle des Fettbetts der Niere aktiviert werden.

VORGEHEN

Behandlung der Nieren in Bauchlage

Die Behandlung in Bauchlage birgt große Möglichkeiten. Die Nieren sind durch diese Position gut von anterior geschützt und gestützt. Unsere Hände können posterior und beidseitig den Nieren ein warmes Sofa anbieten.

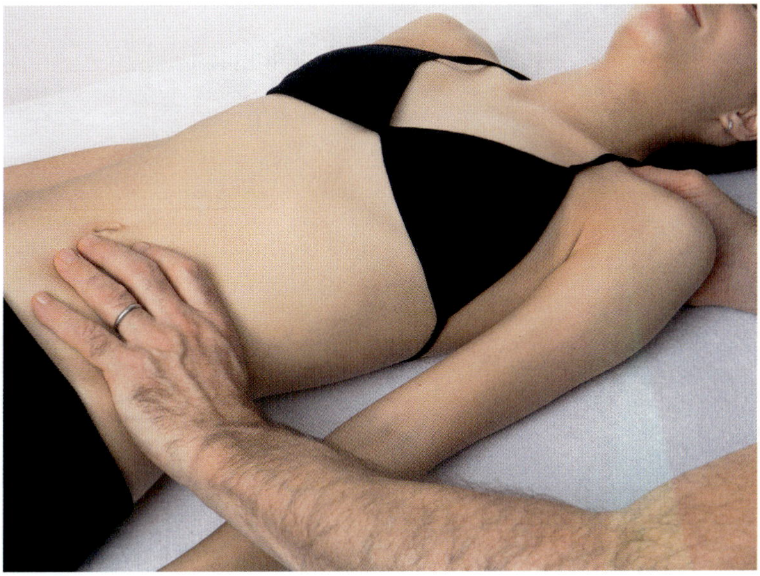

Abb. 20.13 Untersuchung und Behandlung der Nieren in Beziehung zur funktionellen Aktivität der Aufrichtung: Atemaktivität, HWS und erste Rippe. [K418]]

Zugleich erlaubt diese Position, die neurologische Innervation im Bereich des thorako-lumbalen Übergang mit einzubeziehen und auf Reaktionen im Ansatzbereich des Diaphragmas zu achten.
Beachte: Der Zugang ist immer großflächig und räumlich, niemals punktuell oder gegen Widerstand.

20.5.3 Zusammenhang von Nierenaktivität und Aufrichtung bzw. Atmung

Möglicherweise ist eine Behandlung der HWS und ersten beiden Rippen in Beziehung zur Aktivität des Nierenlagers hilfreich. Wird durch die funktionelle Aktivität der Aufrichtung (posteriore myo-fasziale Ketten) und Atmung die HWS und die ersten Rippen in der Pumpbewegung oder beim Hochzehen der Schultern besonders beansprucht, bietet sich eine Behandlung dieser funktionellen Beziehung an.

- Dabei unterstützt die eine Hand das Nierenlager, während die andere die geweblichen und rhythmischen Änderungen in der HWS und ersten Rippen begleitet oder lokal verstärkt (➤ Abb. 20.13).
- Dieser Zugang ist möglichweise auch nach einem Schleudertrauma oder Schock hilfreich. Die Nieren mögen keine Beschleunigungen – das teilen sie mit der HWS. Zudem werden sie im Schock auch noch von der zentralisierten Durchblutung benachteiligt.

Anhang

Glossar: Begriffe der osteopathischen Organbehandlung

Aktivität, Aktivitätszustände

Die Gewebe- und Organphysiologie beschreibt Organe in Aktivitätszuständen. Die Organaktivität äußert sich in vielfältigen Formen: z.B. chemisch, elektromagnetisch, thermisch, mechanisch, geistig, psychisch. Der Bezugspunkt der Osteopathie sind die manuell spürbaren, mechanischen Qualitäten: Volumen, Elastizität, Form, Bewegung, Position.

Die Regulationsmedizin kennt mindestens **vier Aktivitätszustände** und deren Übergänge:

1. Gesunde Ruheaktivität
2. Gesunde Hyperaktivität bei Belastung und Stress
3. Kranke oder krankmachende Hyperaktivität
4. Kranke Hypoaktivität (Erschöpfung)

Behandlung von Aktivitätszuständen

Aktivitätszustände zu behandeln heißt stimulieren,: inhibieren, balancieren. Da Aktivität und Elastizität keinen Richtungsvektor kennt, entfällt die Einteilung in „direkte" und „indirekte" Techniken. Das Entscheidende ist, ob mehr oder weniger Aktivität entsteht.

- Behandlung bei **Hypoaktivität** = Stimulieren. **Stimulation** braucht Gewebe- und situationsgerechte Widerstände und Herausforderung; meist mehrere Behandlungen.
- Behandlung bei **Hyperaktivität** = Inhibieren. Zur **Inhibition** kompensatorischer Hyperaktivität muss das müde Organ gestützt werden. Bei allen anderen Formen der Hyperaktivität wird das Organ entsprechend der mechanischen Qualitäten in seiner Anstrengung unterstützt, ohne es zu irritieren.
- Das räumlichen **Balancieren** wird je nach dem Aktivitätszustand des Organs unterschiedliche Ergebnisse erbringen. Ein hyperaktives Organ wird dankbar das Angebot der Balance annehmen, wenn dadurch Anstrengung abgenommen wird. Die Balance, die wir meinen, ist ein Gleichgewicht der Kräfte, das spannungsreich und mit Arbeit und Anstrengung verbunden ist. Balance ist kein Spannungsausgleich, vielmehr geht es darum, in der Balance neue Heilungschancen zu aktivieren; Wege zu eröffnen, die den einzelnen Kräfte bisher nicht möglich waren.

Biomechanik, biomechanische Krankheitslehre

Die Silbe **„bio"** verweist auf Lebendiges und Organisches und beinhaltet: Stoffwechsel, Wachstum, Triebhaftigkeit, Selbstreproduktion, Sterblichkeit, Umweltbezug, Anpassungsfähigkeit und Selbstregulation.

In der Mechanik geht es um Kräfte und Bewegungen im Organismus. Aus diesen Kräften entstehen Formstabilität und Metamorphose, Momentum und Richtungsorganisation. **Mechanik** ist Stabilität (Statik) und Dynamik, das Wort bezeichnet das weite Feld von der Newton-Planetenmechanik bis zur Quantenmechanik, von der Thermodynamik zur Flüssigkeitsdynamik, von der Verformung zur räumlichen Bewegung.

Die **biomechanische Krankheitslehre** beschreibt mechanische Änderungen der lebendigen Gewebe im gesunden Wechsel von Ruhe- und Hyperaktivität und im Krankheitsprozess.

Bewegungen: Einteilung und Interpretation

Für die Osteopathie waren bisher die Wahrnehmung und Interpretation von Bewegung zentral. Zur Interpretation ist es notwendig, die funktionelle Bedeutung von Bewegungen zu verstehen. **Bewegungen im Organ** unterscheiden sich von räumlichen Bewegungen, im Ausdruck und in der klinischen Bedeutung. **Eigenbewegungen** werden als Motilität bezeichnet und sind ein direkter Ausdruck der Organaktivität. Die Kraftquelle ist im Organ und die Bewegung verformt dieses. So zeigt sich Motilität als Volumen- und Formveränderung. Eine Veränderung des Volumens und der Form ähnelt der Wachstumsdynamik darin, dass sie eine dreidimensionale ungleichmäßige Ausdehnung darstellt. Naturgemäß gibt es in der Volumendynamik und im Wachstum keine Achsen.

Ratsam ist eine genaue phänomenologische Beschreibung der **erspürten Bewegung.** Die klinische Zuordnung erfolgt dann entlang folgender Fragen:
- Bewegt das Organ oder wird es bewegt?
- Ist die Bewegung eine Volumenzunahme und Verformung oder (und zugleich) eine räumliche auf- und ab- oder seitwärts-gerichtete Verlagerung. Verlagerungen des Organs sind die Auswirkungen externer Kräfte wie der Atmung.

Lange wurde Bewegung undifferenziert als gut und gesund angesehen. Die klinische Erfahrung lehrt aber, dass Bewegungen auch als Kompensation dienen können und dass bei Instabilität vermehrte Beweglichkeit entsteht.

Beziehung und Bindung, Bündnis und Balance

Beziehung führt zu Entwicklung, Anerkennung und Liebesfähigkeit; **Bindung** zu Abhängigkeit und in Konflikten zu regressiver Rückbindung an den Ursprung. Das Ziel der therapeutischen Beziehung ist es, ein **Bündnis** zwischen Patient und Therapeut zu ermöglichen, das den Heilungsprozess im Patienten unterstützt. Bündnisse sind **Balancen** in uns und zwischen uns und unseren Patienten. Wir brauchen zur Bündnisfähigkeit die Bereitschaft, Ambivalenzen anzuerkennen und zu ertragen. Eine der wichtigsten Ambivalenzen, die es auszuhalten gilt, ist die Asymmetrie im therapeutischen Prozess: Therapeuten und Patienten haben unterschiedliche Rollen und Verantwortungsbereiche. Viele der professionellen Fehler und iatrogenen Schäden entstehen durch bewusste oder unbewusste Versuche, diese Asymmetrie aufzulösen. Unsere Versuche der Asymmetrie zu entgehen, sind der Gegenstand der therapeutischen Selbstreflexion und Supervision.

Elastizität, Plastizität

Die normale **Elastizität** eines Organs entspricht seiner intrinsischen, formbewahrenden Aktivität. Daher ist der Elastizitätsbefund für die Osteopathie von großem Interesse. Die mögliche Korrelation von Elastizität und Aktivität begründet die Sonderstellung der Elastizität innerhalb der palpablen, mechanischen Qualitäten. Die normale Ruheaktivität entspricht der normalen Elastizität, die Hyperaktivität kommt einer rigid-verringerten Elastizität gleich. Der Zustand der Hypoaktivität symbolisiert die kraftlos-verlorene Rückstellkraft. Verliert ein Organ die elastische Rückstellkraft vollständig, wird es plastisch.

Plastizität zeigt eine Verformung an, die nicht rückgängig zu machen ist. Die Form wird instabil. In der bildenden Kunst verweist Plastizität auf die Fähigkeit eines Materials, eine neue Form entstehen zu lassen. Wird ein Material so rigide, dass es keine Verformung mehr zulässt, bricht es. Dies kann infolge eines Traumas oder eines fortgeschrittenen Verhärtungsprozesses sein.

Erfahrung und Ereignis, Erfahrungs- und Ereignismedizin

Erfahrungen machen wir in einem langwierigen und folgenreichen Prozess der Auseinandersetzung mit uns selbst, den anderen und der uns umgebenden und durchströmenden Welt. Durch Arbeit an Widerständen werden Erfahrung und Verkörperung möglich. Osteopathie als Erfahrung erfordert Langmut und Geduld, im zähen und mühevollen Prozess der Behandlung, im Vor und Zurück zwischen mir selbst und meinem Patienten, bewusst und aufmerksam zu sein. Zu diesem Prozess gehört auch die Reflexion, jene Vermittlungsarbeit, durch die Erfahrung und Bewusstsein erst zu ihrer stabilen Form gelangen. Reflexion ermöglicht das Aushalten und Balancieren widerstreitender Kräfte. Erfahrung ist kein ruhender Zustand, sondern ein beständiges Hin und Her des Über-Setzens zwischen den Welten. Diese besondere Form der Aufmerksamkeit für Verwandlung und Entwicklung prägt daher die **Erfahrungsmedizin.**

Das **Ereignis** hingegen kommt von außen auf uns zu, es ergreift uns und löst die Begrenzungen von Raum und Zeit auf. Das Ereignis wird gefürchtet und erhofft. In der **Ereignismedizin** gleicht Heilung einem

Wunder oder einer Offenbarung, aber auch einem Trauma oder einem Schock. Als Therapeuten der Ereignismedizin sind wir wissende Manipulatoren. Als Patient oder Therapeut sind es besonders die Momente der Verzweiflung und des Leidens, in denen wir uns Heilung als plötzlich einsetzendes Ereignis, das alle bisherigen Begrenzungen oder Chronifizierungsprozesse überwindet, erhoffen. Ganz gleich wie wirksam Ereignismedizin ist, ihre Wirklichkeit unterstellt ein Modell der therapeutischen Beziehung, das die Basis der Osteopathie – Gesundung als Entwicklung und wechselseitiger Prozess – zerstört.

Funktion, somatische Dysfunktion

Das Konzept der **Funktion** und Dysfunktion wurde in den manuellen Therapien am Beispiel des Bewegungsapparats entwickelt. Im Kern ist es binär und polar. Es gibt zwei somatische Qualitäten: Bewegung und Spannung. Dazu ein polares Interpretationsschema: Bewegung ist Funktion; Spannung ist Dysfunktion, da diese mit Bewegungsverlust verbunden ist.

Der Übertrag der **somatischen Dysfunktion** auf die Welt der Organe hatte insbesondere schwerwiegende Konsequenzen für diese. Organe wurden mobilisiert, um sie beweglicher zu machen; Widerstand galt als Zeichen der Dysfunktion und Entspannung als Behandlungsauftrag. Für viele Organe war diese Behandlung irritierend.

Ganzheitlichkeit

Die Idee der Ganzheitlichkeit wird oft als allseitige Verbundenheit, als körperliche Einheit („body as a unit"), interpretiert. Da aber Biologie und Physiologie immer nur in Bezug zur Umwelt bestehen, ist Ganzheitlichkeit die **Gleichzeitigkeit** von **lokaler Autonomie** und **Einbettung** in die **Umgebung.** Osteopathisch bieten sich drei Konkretisierungen der Ganzheitlichkeit an, als

1. die Dreigliederung von Berührung, Beziehung Biomechanik,
2. der klinische Weg von den spürbaren Qualitäten, über deren Deutung als regulierte Aktivitätszustände bis zur Verkörperung,
3. die Integrationsleistung der sensomotorische Entwicklung.

Inhalt und Wand, viszeral-organisch, geistig-psychisch

Viszerale Aktivität ist bestimmbar durch die Interaktion der Dynamik von **Wand** und **Inhalt.** Organbehandlung ist nur nachvollziehbar, wenn wir die drei-dimensionalen Verformungen und Volumenänderungen erspüren und deuten. Balance und Widerlager von Wand und Inhalt, von expansiven und kompressiven Kräften machen diese Stabilität und Dynamik aus. Je nach dem Gewebe und der Qualität der Wand können wir das Organ klinisch sinnvoll unterscheiden. Die Biomechanik eines Hohlorgans ist in Stabilität und Dynamik geprägt von der Wand aus Mukosa und Muskeln und der mechanischen Qualität des jeweiligen Inhalts: Luft, Nahrung, Urin, Galle. Blutorgane sind ebenso durch diese Interaktion von Wand und Inhalt bestimmt. Ihnen fehlt allerdings die Mukosa; außerdem ist Luft keine physiologische Füllung im Blutsystem. Der Inhalt der Blutorgane ist Blut in seinen verschiedenen Qualitäten. Die Qualität der Wand variiert, vom bindegeweblichen Leberschwamm bis zur muskulären Wand der Herzkammern.

Klinisch relevant sind Ähnlichkeiten zwischen der organischen Dynamik von Wand und Inhalt und der geistig-psychischen Entwicklungsdynamik, die in der englischen Literatur oft als **„container** and **contained"** (Behälter und Gehaltenes) bezeichnet wird. Grundlegende Entwicklungsschritte zur psychischen Stabilität und zur Fähigkeit des Denkens werden in der Dynamik von Denkapparat und Denkinhalt, psychischem Apparat und psychischem Inhalt wiedergegeben. Auch in der geistig-psychischen Entwicklung geht es um Aufnahme- und Umwandlungsleistungen, die ohne die Rahmen-Funktion des Kontainers nicht möglich sind. Entwicklungsstörungen und Krankheiten führen dann zu Ängsten oder Spaltungen, zur regressiven Verhinderung von Entwicklung. Diese zeigen sich dann aber nicht nur geistig-psychisch, sondern auch leiblich und körperlich.

Körper und Leib

Im therapeutischen Prozess begegnen wir nicht einer lehrbuchgetreuen Anatomie oder Physiologie; wir nehmen vielmehr Anteil an der Erfahrung des Leidens und werden unserer eigenen Leidensfähigkeit bewusst. Die deutsche Sprache erlaubt es, den Unterschied zwischen unseren eigenen Körpererfahrungen und dem distanzierten Blick der Medizin mit zwei verschiedenen Worten auszudrücken: Leib und Körper. Die uns erfüllende und ausfüllende Erfahrung des eigenen Körpers, bei der wir unwiderruflich mit unserem Körper verbunden sind, können wir Leib nennen. Davon dürfen wir sprachlich und analytisch den von außen kommenden und zerschneidenden Blick der Anatomie und Physiologie abheben. Das hat Sozialanthropologen dazu veranlasst, die typisch menschliche Position in dieser Gleichzeitigkeit zu sehen: Wir stecken drin, sind nicht-hintergehbar selbst Leib und wir können uns von außen betrachten, als wären wir es nicht selbst, den wir zerschneiden und analysieren. Oder als Gleichzeitigkeit von Sein und Haben ausgedrückt:

- Wir haben einen **Körper**, den wir analysieren können; und wir sind gleichzeitig **Leib** in der Erfahrung des eigenen Körpers und in der Begegnung mit anderen.
- **Körper-haben** und **Leib-Sein** sind zwei völlig verschiedene Beziehungsaspekte. Daher hat die Gleichzeitigkeit von Leib und Körper im klinischen Konzept und in der klinischen Situation der Osteopathie eine große Bedeutung. Sie schützt uns vor Entleiblichung und Entsinnlichung, aber auch vor der Willkür und Erfahrungslosigkeit spiritueller oder wissenschaftlicher Setzungen. Erfahrungen machen zu können und aus Erfahrung zu lernen, ist das größte Gut und ehrenwerte Ziel der Palpation.

Palpation ist Deutung des medizinisch-biologischen Körpers und der mitgeteilten Erfahrung des Leibes. Klinische Wahrheit in der Osteopathie entsteht nur in der therapeutischen Situation und in der therapeutischen Beziehung, also immer im Kontext des Wissens über den Körper und der kommunizierten Leiblichkeit – niemals darf ein Aspekt die alleinige Wahrheit reklamieren.

Organcharakter

Der Organcharakter beschreibt die typischen **Eigenarten** und **besonderen Fähigkeiten** des Organs. Um den Organcharakter für die osteopathische Klinik herauszuarbeiten, befragen wir die entsprechenden Wissenschaften nach folgenden **fünf Aspekten** eines Organs: Wahrnehmungs- und Handlungsmöglichkeiten, nach

- spürbaren Qualitäten,
- innerer Architektur und Form,
- Modalitäten der Beziehung,
- verkörperte Aktivität,
- erfahrungskonstitutive Aktivität.

Den Charakter zu kennen und zu respektieren, erleichtert die Diagnose und Behandlung, da er eine Gewichtung der Palpation erlaubt. Zudem gibt der Organcharakter Hinweise darauf, wie und wann ein Organ behandelt werden kann. Ein Organ, das seinen Charakter verstärkt ist weniger gefährdet als eines, das seinen Charakter völlig „verloren" hat.

Der Organcharakter ist eine **heuristische Kategorie.** Sie bleibt bewusst analytisch und synthetisch zugleich, denn sie soll das Denken öffnen, nicht schließen. Im Organcharakter kommen anatomisch-physiologische, entwicklungsdynamische und geistig-psychische Aspekte ebenso zum Ausdruck wie bio-chemische und manuelle Qualitäten. Diese Gleichzeitigkeit zu halten und nicht reduktionistisch zu verengen, ist eine schwierige wissenschaftstheoretische und klinische Aufgabe. Sie lädt zur künstlerischen Darstellung des Organcharakters ein. Diese sind eine mögliche Realisierung der Ganzheitlichkeit. Die Aufgabe der Organbehandlung in der Osteopathie ist es, Ganzheitlichkeit in der Behandlungssituation real werden zu lassen – der Organcharakter ist dabei eine **Erinnerungsstütze.**

Qualitäten, spürbare mechanische

Die klinische Frage der Medizin ist: Wie drückt sich die **gesunde** oder **kranke Aktivität** eines Gewebes oder Organs aus? Die klinische Frage der manuellen Medizin und damit der Osteopathie ist: Welche Aspekte der gesunden oder kranken Aktivität eines Gewebes oder Organs kann ich erspüren? Die Antwort der allgemeinen Krankheitslehre verweist hier auf Symptome und Zeichen. In der mechanischen Medizin sind die Zeichen mechanischer Natur: Zug oder Schub, Volumen- oder Druckschwankung, verformende oder verlagernde Bewegung oder stabile Ruhe. Klinisch interessant sind jene Zeichen, die manuell wahrnehmbar und deutbar sind, die spürbaren

Qualitäten. Die Krankheitszeichen zu deuten, ist die Aufgabe der biomechanischen Semiologie (Krankheitszeichenlehre).

Hier lässt sich auch die Bedeutung der Osteopathie innerhalb der manuellem Medizin und der Anteil der manuellen Medizin an der großen Anstrengung der gesamten Medizin bestimmen. Medizin kann so breit sein wie die unterschiedlichen Aktivitäten des Menschen und der Gewebe: z.B. chemisch, genetisch, elektro-magnetisch, mechanisch, thermisch, radiologisch, psycho-sozial, geistig, photonisch, rhythmisch, informationell. Innerhalb dieses riesigen Meeres medizinischen Handelns ist die mechanisch agierende Medizin eine kleine aber wichtige Lagune; die Osteopathie sollte das Schmuckstück der Lagune sein, da sie deren Engführung auf Bewegung und Spannung (somatische Dysfunktion) überwinden und alle fünf spürbaren, mechanischen Qualitäten klinisch entwickelt: **Elastizität, Volumen, Form, Bewegung, Position.**

Regulation, Rhythmus und Starre

Die Mechanismen der Anpassung an die sich verändernde Umwelt und die inneren Mechanismen der Homöostase und Allostase gehören zur **Regulation.** Biologische Regulation kennt intrinsische Autoregulation und regulierte Systeme. Letztere werden meist als kybernetische Regelkreises verstanden. Systeme haben ein Innen und Außen; eine Grenze, die beide trennt. Das Problem der kybernetischen Betrachtung liegt gerade darin, dass biologische Systeme eben keine Systeme im strengen Sinne sind: Konstanz und Homöostase des inneren Milieus ist nur als eingebettete Physiologie zu erfassen. Die existentielle Situation des Menschen geht über die systemische Abgeschlossenheit hinaus: Wir sind Natur in Natur, unser Naturverhältnis ist nicht „natürlich", sondern gesellschaftlich vermittelt. **Biologische Regulation** hält die schwierige Balance zwischen lokaler Autonomie und der Erfahrung der Bedingtheit und Begrenztheit in der Einbettung. Eine der vermittelnden Instanzen zwischen diesen Polen ist die rhythmische Aktivität der Organe. **Rhythmus** kann die Pole verbinden und die erstarrende Polarisierung – die gefürchtete Erstarrung der Rhythmizität in der chronischen Erkrankung (Chronifizierung) – verhindern. Die Auflösung jeglicher Polarität und Rhythmizität im Chaos oder in der Katastrophe hat ebenso destruktive Folgen.

Sensomotorik

Die Vermittlung von Welt und Innenwelt wird meist als Sensomotorik beschrieben. Der Begriff betont die **Einheit** von **Wahrnehmen** und **Handeln,** wie sie in der Entwicklungsbiologie und Wahrnehmungspsychologie von Jean Piaget und Viktor von Weizsäcker nachgewiesen wurde. Sensomotorik beschreibt, wie sowohl Wahrnehmen und Handeln als auch innere und äußere Welt untrennbar und zirkulär verbunden sind. Die Gestaltpsychologie hat früh formuliert, was die aktuelle Neurowissenschaft belegt: Wahrnehmen ist Handeln, Handeln ist Wahrnehmen. Handelndwahrnehmend wirken wir auf die Außenwelt und organisieren dadurch unsere innere Physiologie, wie das Beispiel der anwendungsabhängigen Gehirnleistungen zeigt. Die neurophysiologischen Regelkreise kennen die Organisation von Erfahrung in der zirkulären Kopplung von sensorischen und motorischen Neuronen; motorische Areale sind bei wahrnehmenden und kognitiven Prozessen auch aktiv.

Die Bedeutung der **Sensomotorik** für die **pädiatrische Osteopathie** liegt darin, dass sie die Einbettung der Entwicklungsprozesse in die natürliche und soziale Umgebung beschreibt.

Tonus und Tension, Spannung, und Anspannung

Der Begriff **Tonus** wird meist verwendet, wenn es um muskuläre Kraftentwicklung (Anspannung) oder Grundtonus (Spannung) geht. In der englischen Literatur wird der Ursprung dann entweder als „myogenic tone" oder „neurogenic tone" bezeichnet. Der myogene Tonus ist dem Muskelgewebe inhärent – „gen" im Sinne von Genese. Wir könnten ihn auch als Grundspannung bezeichnen. Bei Muskeln ist es diese **Grundspannung** des Gewebes, die seine elastische Verformbarkeit und Rückstellkraft ausmacht. Eine Dehnung des Muskels wird durch diese elastische Grundaktivität ermöglicht, beantwortet und begrenzt (unabhängig von nervaler Innervation). Neben dieser geweblichen Verformbarkeit des myogenen Tonus gibt es die neurologischen Tonus, der mittels Sehnen- und Muskelrezeptoren in Reflexbögen unter Einbeziehung des Rückenmarks reguliert wird. Diese Regulation baut auf dem myogenen Tonus auf, kann diesen aber nicht herabsetzen. Auf jeden Fall gilt: All tone is active. Tonus ist immer ein **aktiver Zustand,** Ent-Spannung als Spannungslosigkeit ist keine muskuläre Qualität und im Übrigen auch kein erstrebenswerter Zustand.

Durch den Einfluss des Französischen und Englischen gibt es in der Osteopathie eine verwirrende Gleichsetzung von Tonus mit **Tension** und **Druck.** Dadurch werden phänomenologische Differenzen verwischt. Tension wird in der Medizin meist für Druck verwendet (Hypertension = Bluthochdruck) und sollte nicht für Muskeltonus oder Elastizität herhalten.

Volumen und Druck

Volumen und Druck sind physikalisch verbundene Größen. Bei Hohlorganen und Blutorganen interagieren Inhaltsdruck und Wandspannung und bestimmen das **Volumen** und den **Druck** des Organs. Volumen ist manuell leichter zu erspüren, daher halten wir uns in der Palpation an das spürbare Volumen. Volumen kann expansiv oder kompressiv sein, sich rhythmisch ändern oder konstant bleiben. Änderungen der elastischen Organeigenschaften führen zu Änderungen der volumetrischen Anpassungsfähigkeit. Elastische Veränderungen der Lungen-Compliance sind im Volumendruckdiagramm darstellbar.

Wachstum und Entwicklung

Wachstum und Entwicklung sind gute Beispiele für ganzheitliche Prozesse. Sie sind arbeits- und energieintensiv. Wachstum lässt Form entstehen, Entwicklung integriert und verkörpert diese als Ganzheit. Auch wenn Menschen in den Zwanzigern nicht mehr wachsen, müssen sie sich dennoch weiterentwickeln, wenn sie nicht „zugrunde" gehen wollen. Entwicklungsprozesse bestimmen das gesamte Leben, von der Konzeption bis zum Tod. Stagnation frustriert und tut weh, Vermeidung und Kompensation ist anstrengend.

Die **Entwicklung** der Gesundheit folgt einer inneren Logik und Chronologie. Die sensomotorische Entwicklung ist mehr als nur ein Wachstums- oder Reifungsprozess. Sie ist selbstregulativ und daher störungsanfällig; sie ist getrieben von Neugier, getragen von einer sorgenden und liebenden Umwelt und braucht die harte Arbeit des Erfahrungsprozesses – das Kind bildet und entwickelt sich an Widerständen.

Verkörperung, Entkörperung

Erfahrung und **Verkörperung** sind zwei Seiten einer Münze. Die Auseinandersetzung mit unsere inneren und der vorgefundenen äußeren Natur braucht den Körper und wirft uns immer wieder auf diesen zurück. Verkörperung ist die existentielle Tätigkeit des gesamten Menschen. Verkörperungsprozesse sind unvollständig und notwendig unabgeschlossen, sie widersprechen der Idee der Repräsentation. Wir bleiben immer involviert und in Kontakt, wir können die Aufgabe der Verkörperung nicht an Repräsentanten abgeben. Ebenso wenig können wir uns therapeutisch nur an Organrepräsentationen in anderen Bereichen (z.B. Reflexzonen) abarbeiten. Wir brauchen den geweblichen Kontakt zum Organ selbst, um dieses zu behandeln.

Verkörperungsprozesse brauchen physiologische Kräfte, basieren allerdings ebenso auf Willens- und Bewusstseinsbildung. Toleranz für irritierende Ambivalenzen und Reibung mit den Kräften der biologischen und sozialen Umwelt gehören notwendigerweise dazu. Daher sind die Angebote der Entkörperung so entlastend und verführerisch. Entkörperungsdiskurse sind auch in der Osteopathie vielfältig zu finden, von den szientistischen Übertreibungen bis zu den Überhöhungen der spirituellen oder psychodynamischen Osteopathie. Oft geht in osteopathischen Konzepten der Körper als Gegenstand und Ort der Erfahrung verlassen und verloren. Entkörperung als Ausweg oder Flucht in die entsinnlichte, körperlose Gesundheit spielt auch eine Rolle in den klinischen und pathologischen Prozessen. Ziel der osteopathischen Behandlung ist es, Erfahrung und Verkörperung zu ermöglichen.

Zugangserlaubnis und Arbeitsbündnis

Die Zugangs- und Behandlungserlaubnis muss auf **allen Ebenen** erfolgen – gestisch, geweblich, sprachlich und ethisch. Nur so kann ein wechselseitiges Arbeitsbündnis entstehen. Dieses ist die Voraussetzung für eine Behandlung, deren Erfolge sowohl erfahrbar als auch anhaltend sind. Geweblich ist der Zugang über die Kontaktregulation mit dem Organ und das Balancieren der Gewebe zu erarbeiten. Entsteht keine gewebliche Zugangserlaubnis, sollte die Behandlung abgebrochen werden, oder es sollten andere Zugänge gesucht werden. Im Krankheitsgeschehen kann die Regulation der Aktivitätszustände so sehr verändert sein, dass der Ort und das Gewebe der Zugangserlaubnis nicht mit dem zu behandelnden Gewebe übereinstimmt.

Literatur

Adlerberth I, Wold AE. Establishment of the gut microbiota in Western infants. Acta paediatrica 2009; 98: 229–238.

Aiyagari SR, Greenwood J, Seshadri A. Efficient investment in children. J Econ Theory 2002; 102: 290–321.

Akoev G, Alekseev NP, Krylov BV. Mechanoreceptors. Berlin: Springer, 1988.

Anselm S. Angst und Solidarität. Frankfurt am Main: Syndikat, 1985.

Anselm S. Vom Ende der Melancholie zur Selbstinszenierung des Subjekts. Freiburg: Centaurus, 1990.

Antonowsky A. Health, stress, and coping. New perspectives on mental and physical well-being. San Francisco: Jossey Bass, 1979.

Anzieu D. Das Haut-Ich. Frankfurt am Main: Suhrkamp, 1991.

Arendt H. Vita activa. Oder vom tätigen Leben. München: Piper, 2008.

Arney WR. Power and the Profession of Obstetrics. Chicago: University of Chicago Press, 1982.

Arney WR, Bergen B. Medicine and the Management of Living. Taming the Last Great Beast. Chicago: University of Chicago Press, 1984.

Ayres AJ. Bausteine der kindlichen Entwicklung. Berlin: Springer, 2002.

Badinter E. Die Mutterliebe. Die Geschichte eines Gefühls vom 17. Jahrhundert bis heute. München: Piper, 1981.

Barral JP, Mercier P. Visceral Manipulation, Seattle: Eastland Press, 1988.

Barrett LF. How Emotions are Made: The Secret Life of the Brain. Houghton Mifflin Harcourt, 2017.

Bein-Wierzbinski W: Räumlich-konstruktive Störungen bei Grundschulkindern. Dissertation, Frankfurt 2004.

Berg JM, Tymoczko JL, Stryer L. Biochemistry. 5th ed. New York: W H Freeman; 2002.

Bergmann O, Bhardwaj RD, Bernard S, et al. Evidence for cardiomyocyte renewal in humans. Science. 2009; 324 (5923): 98–102.

Bion WR. Lernen durch Erfahrung. Frankfurt am Main: Suhrkamp, 1992.

Blankenburg W (Hrsg). Biographie und Krankheit. Stuttgart: Thieme, 1989.

Blechschmidt E. Humanembryologie – Prinzipien und Grundbegriffe. Stuttgart: Hippokrates, 1974.

Blumenberg H. Die Legitimität der Neuzeit. Frankfurt am Main: Suhrkamp, 1966.

Blumenberg H. Die Lesbarkeit der Welt. Frankfurt am Main: Suhrkamp, 1979.

Böhme G. Leibsein als Aufgabe. Kusterdingen: Graue Edition, 2003.

Bowlby J. Attachment and Loss. New York: Basic Books, 1969.

Bowlby J. Separation: Anxiety and Anger. London: Hogarth Press, 1973.

Britton E, McLaughlin JT. Ageing and the gut. The Proceedings of the Nutrition Society 2013; 72: 173-177.

Busch T. Therapeutisches Berühren als reifungsfördernde Intervention. In: Marlock G, Weiss H (Hrsg.) Handbuch der Körperpsychotherapie. Stuttgart: Schattauer, 2006.

Butler DS. Mobilisation des Nervensystems. Heidelberg: Springer, 1995.

Canguilhem G. Wissenschaftsgeschichte und Epistemologie. Frankfurt am Main: Suhrkamp, 1979.

Campbell NA, Reece JB, et al. Campbell Biology. 9th ed. San Francisco: Benjamin Cummings, 2010.

Chen L, Yu B. Telocytes and interstitial cells of Cajal in the biliary system. J Cell Mol Med. 2018; 22 (7): 3323–3329.

Ciaccia L. Fundamentals of Inflammation. Yale J Biol Med. 2011; 84 (1):64–65.

Clark A. Being There: Putting Mind, Body, and World Together Again. Cambridge: MIT Press, 1997.

Cooper SJ. From Claude Bernard to Walter Cannon. Emergence of the concept of homeostasis. Appetite. 2008; 51 (3): 419–4227.

Corno, AF; Kocica MJ, Torrent- Guasp F. The helical ventricular myocardial band of Torrent-Guasp: potential implications in congenital heart defects. Review. Eur J Cardiothorac Surg. 2006; 29 Suppl. 1: S61–S68.

Couinaud C: Le Foie. Etudes anatomiques et chirurgicales. Paris: Masson & Cie, 1957.

Deacon TW. Incomplete Nature: How Mind Emerged from Matter. New York: W. W. Norton, 2011.

de Bold AJ. Atrial natriuretic factor: a hormone produced by the heart. Science 1985; 230 (4727): 767–70.

De la Cruz MV, Markwald RR (Ed). Living Morphogenesis of the Heart. Boston: Birkhäuser, 1998.

de Marées H. Sportphysiologie. 9. A. Köln: Sportverlag Strauß, 2003.

Berg JM, Tymoczko JL, Stryer L. Biochemistry. 5th edition. New York: W H Freeman; 2002.

Dorschner W, Stolzenberg JU, Neuhaus J. Structure and function in the bladder neck. In: Dorschner W, Stolzenberg JU, Neuhaus J. Advances in Anatomy and Cell Biology. Vol. 159. Heidelberg: Springer; 2001.

Duden B. Geschichte unter der Haut. Ein Eisenacher Arzt und seine Patientinnen um 1730. Stuttgart: Klett-Cotta, 1991.

Duden B. Entkörperung im Dienst der Gesundheit. Thesen zur Veränderung der Selbstwahrnehmung von Frauen zwischen Nachkriegs- und Jetztzeit. In: Beiträge zur Feministischen Theorie und Praxis 1998; 49/50: 119–127.

Enlow DH. Facial growth. Philadelphia: Saunders, 1990.

Esfeld M. Holismus in der Philosophie des Geistes und der Philosophie der Physik. Frankfurt am Main: Suhrkamp, 2002.

Finet G, Williams Ch. Biométrie de la dynamique viscérale et nouvelles normalisations ostéopathiques. Limoges: Edition Jollois, 1992.

Fischer M, Fadda HM. The Effect of Sex and Age on Small Intestinal Transit Times in Humans. J Pharm Sci 105, 682-686, 2016.

Flehmig I. Normale Entwicklung des Säuglings und ihre Abweichungen. Stuttgart: Thieme, 2007.

Flick U (Hrsg.). Alltagswissen über Gesundheit und Krankheit: Subjektive Theorien und soziale Repräsentationen. Heidelberg: Asanger, 1991.

Foucault M. Die Heterotopien. Der utopische Körper. Frankfurt am Main: Suhrkamp, 2005.

Freeman B. Human Embryology from a Biodynamic Perspective. Books and Bones, DVD 4, Lectures July 3rd and 4th., 2010.

Freud S. Schriften zur Behandlungstechnik. Frankfurt am Main: Fischer, 1975.

Fuchs T. Die Mechanisierung des Herzens. Harvey und Descartes. Der vitale und der mechanische Aspekt des Kreislaufs. Frankfurt am Main: Suhrkamp, 1992.

Fuchs T. Leib, Raum, Person. Entwurf einer phänomenologischen Anthropologie. Stuttgart: Klett-Cotta, 2006.

Fung YC. Biomechanics: mechanical properties of living tissue. New York: Springer, 1993.

Gershon M. The Second Brain. New York: HarperCollins, 1999.

Gindler E. Von ihrem Leben und Wirken; Wahrnehmen, was wir empfinden. Textauswahl und Darstellung von Sophie Ludwig. Bearbeitet im Auftrag der Heinrich-Jacoby/Elsa-Gindler-Stiftung von Marianne Haag. Hamburg: Christians, 2002.

Glenberg AM, Kaschak MP. Grounding language in action. Psychonomic Bulletin & Review 2003; 9: 558–565.

Glenberg AM, Kaschak MP. The body's contribution to language. In: B. Ross (ed.). The Physiology of Learning and Motivation, V43. New York: Academic Press 2003. S. 93–126.

Gregersen H, Kassab GS. Biomechanics of the gastrointestinal tract. Neurogastroenterol Motil 1996; 8: 277–297.

Grüny C. Zerstörte Erfahrung. Eine Phänomenologie des Schmerzes. Würzburg: Königshausen und Neumann, 2004.

Hall J. Textbook of Medical Physiology. Saunders Elsevier, 2011.

Heckman JJ, Pinto R, Savelyev PA. Understanding the mechanisms through which an influential early childhood program boosted adult outcomes. Am Econ. Rev. 2013; 103: 2052–2086.

Heine H: Lehrbuch der biologischen Medizin. Stuttgart: Hippokrates, 1997.

Heinrich K. Dahlemer Vorlesungen 4. Religionsphilosophie: Vom Bündnis denken. Frankfurt am Main: Stroemfeld, 2000.

Heinrich K. Sucht und Sog. Zur Analyse einer aktuellen gesellschaftlichen Bewegungsform. In: Heinrich K.: Anfangen mit Freud, Reden und kleine Schriften 1. Frankfurt am Main: Stroemfeld, 1997.

Heinrich K. Sprung ins Zentrum / Hausverlassen / Revolutionärer Quietismus. Zu aktuellen Formen der Faszination östlicher Meditation und Askese. In : Vernunft und Mythos. Frankfurt am Main: Stroemfeld, 1992.

Heinrich K. Versuch über die Schwierigkeit nein zu sagen. Frankfurt am Main: Stroemfeld, 1985.

Heinrichs B. Forschung am Menschen. Elemente einer ethischen Theorie biomedizinischer Humanexperimente. Berlin: Walter de Gruyter, 2006.

Helsmoortel J, Hirth T, Levin P. Visceral Osteopathy. The Peritoneal Organs. Seattle: Eastland Press, 2010.

Helsmoortel J, Hirth T, Levin P. Autonomie der Viszera und ihre Konsequenzen für die osteopathische Praxis. Osteopathische Medizin 2002; 3/4: 4–10.

Hinrichsen KV (Hrsg). Humanembryologie: Lehrbuch und Atlas der vorgeburtlichen Entwicklung des Menschen. Berlin: Springer, 1993.

Hirth T. Morphologische und funktionelle Aspekte der Harnblase. Deutsche Zeitschrift für Osteopathie 2011; 1: 15–19.

Huxley J. Problems of relative growth. Baltimore: John Hopkins University Press, 1932.

Illich I. Die Nemesis der Medizin. Die Kritik der Medikalisierung des Lebens. München: Beck, 1995.

Kesselring T. Entwicklung und Widerspruch. Ein Vergleich zwischen Piagets genetischer Erkenntnistheorie und Hegels Dialektik. Frankfurt am Main: Suhrkamp, 1981.

Klein M. Das Seelenleben des Kleinkindes und andere Beiträge zur Psychoanalyse. Stuttgart: Klett-Cotta, 2001.

Klein M. Envy and gratitude and other works 1946–1963. London: The Hogarth Press, 1984.

Kleinstreuer C. Biofluid Dynamics: Principles and Selected Applications. Abingdon: Taylor and Francis, 2006.

Kruschinski C, Zidan M, Debertin AS, von Hörsten S, Pabst R. Age-dependent development of the splenic marginal zone in human infants is associated with different causes of death. Hum Pathol. 2004 Jan;35(1):113-21.

Kuchera ML, Kuchera WA. Osteopathic Considerations in Systemic Dysfunction, 2nd edn. Columbus: Greyden Press, 1994.

Kükelhaus H. Fassen – Fühlen – Bilden. Organerfahrungen im Umgang mit Phänomenen. Köln: Gaia, 1975.

Lachmund J. Der abgehorchte Körper. Zur historischen Soziologie der medizinischen Untersuchung. Opladen, 1997.

Laughlin R. A Different Universe. New York: Basic Books, 2005.

Laughlin R. The crime of reason: and the closing of the scientific mind. new York: Basic Books, 2008.

Lederman E. Die Praxis der manuellen Therapie, Physiologie, Neurologie und Psychologie. München: Elsevier, 2007.

Le Fanu J. The rise and fall of modern medicine. London: Little Brown, 1999.

Liedtke D, Senn E, Strebel W. Die Tastdiagnostik als Technik zur Kontrolle der physiotherapeutischen Arbeit an einem algodystrophen Fuss. In: Physikalische Medizin, Rehabilitationsmedizin, Kurortmedizin 1998; 8 (3): 96–99.

Levik JR. Physiologie des Herzkreislaufsystems. Heidelberg: Barth, 1998.
Levin P, Strebel W. Das osteopathische Labor, Erfahrung ermöglichen. In: Osteopathische Medizin. 2020; 21 (4): S. 20-25.
Levin P, Levin VA. Gesundheit entsteht? Die Bedeutung der sensomotorischen und psychischen Stabilität in der Entwicklung von Gesundheit. In: Osteopathische Medizin. 2020; 21 (1):.13–17.
Levin P. Der Schatz der Osteopathie. Berührung, Beziehung, Biomechanik. Norderstedt: BoD, 2019.
Levin P. Die Zukunft der Osteopathie liegt in der Aktivität. In: Osteopathische Medizin. 2018; 19 (4): 21–25.
Levin P. Chronologie von Krankheitsgeschehen, Therapie und Forschung in der Osteopathie. In: Osteopathische Medizin. 2017; 18 (3): 22–27.
Levin P. Deine Organe, dein Leben. Norderstedt: BoD, 2017.
Levin VA, Levin P. Sensomotorische Entwicklung und pädiatrische Osteopathie. In: Osteopathische Medizin. 2016; 17 (2): 21–25.
Levin P. Osteopathischen Universität - ein Entwurf. In: Osteopathische Medizin. 2015; 16 (3): 14–17.
Levin P. Organcharakter in der viszeralen Osteopathie. In: Osteopathische Medizin. 2014; 15 (4): 4–8.
Liebermann-Meffert D. Form und Lageentwicklung des menschlichen Magens und seiner Mesenterien. Acta anat. 1969; 72: 376–410.
Lorenzer A. Szenisches Verstehen. Zur Erkenntnis des Unbewußten. Hrsg. von Prokop U und Görlach B. Marburg: Tectum, 2006.
Lukianoff G, Haith J. The coddling of the american mind: how good intentions and bad ideas are setting up a generation for failure. London: Penguin Books, 2018.
Madsen JL, Graff J. Effects of ageing on gastrointestinal motor function. Age and ageing 2004; 33: 154-159.
Magoun HI (Hrsg.): Osteopathy in the cranial field- Kirksville: Osteopathic Cranial Academy; 1951.
Magoun HI (Hrsg.): Osteopathy in the cranial field. Winchester: Sutherland Cranial Teaching Foundation, 1966.
Maturana HR (Hrsg.). Erkennen: Die Organisation und Verkörperung von Wirklichkeit. Braunschweig, Wiesbaden: Vieweg, 1985.
Merleau-Ponty M. Phänomenologie der Wahrnehmung. Heidelberg: Springer, 1966.
Mersch D. Was sich zeigt. Materialität, Präsenz, Ereignis. München: Fink, 2002.
Naik RJ, Shah NC. Teenage heart murmurs. Pediatr Clin North Am. 2014; 61 (1):1–16.
Neubaur C. Übergänge. Frankfurt am Main : Athenäum, 1987.
Newton JL. Changes in upper gastrointestinal physiology with age. Mech Ageing Dev 2004; 125: 867–870.
Pascual F, Coleman RA. Fuel availability and fate in cardiac metabolism: A tale of two substrates. Biochim Biophys Acta. 2016; 861 (10): 1425–1433.
Patriquin DA. Chapman reflexes. In Ward RC (ed.). Foundations for Osteopathic Medicine. 2nd ed. Baltimore: Lippincott, Williams & Wilkins, 2003: 1051–1055.
Northoff G. The Spontaneous Brain: From the Mind-Body to the World-Brain Problem. Cambridge, MA: MIT Press, 2018.
Penfield W: Cytology and cellular pathology of the nervous System. Reprint von 1932. New York: Hafner, 1965.
Piaget J. Nachahmung, Spiel und Traum. Die Entwicklung der Symbolfunktion beim Kinde. Stuttgart: Klett-Cotta, 1969.
Piaget J. Einführung in die genetische Erkenntnistheorie. Suhrkamp. Frankfurt am Main, 1973.
Piaget J. Meine Theorie der geistigen Entwicklung. Frankfurt am Main: Fischer, 1983.
Piaget J. Biologie und Erkenntnis. Über die Beziehungen zwischen organischen Regulationen und kognitiven Prozessen. Frankfurt am Main: Fischer, 1983.
Porges SW. The Polyvagal Theory: Neurophysiological foundations of emotions, attachment, communication, and self-regulation. New York: W.W: Norton, 2011.
Pörnbacher T. Sprach-, Sprech-, Stimm- und Schluckstörungen Band 2: Therapie. München: Urban & Fischer Stuttgart, 2006.
Pischinger A. Das System der Grundregulation. Heidelberg: Haug, 1998.
Plessner H. Conditio humana. In: Plessner H: Gesammelte Schriften VIII. Frankfurt am Main: Suhrkamp, 2003.
Plessner H. Die Einheit der Sinne. Grundlinien einer Ästhesiologie des Geistes. (1923) In: Plessner H: Gesammelte Schriften III. Frankfurt am Main: Suhrkamp, 2003.
Polanyi M. The tacit Dimension. Doubleday, Garden City: New York, 1966.
Preußler O. Krabat. München: Deutscher Taschenbuch-Verlag, 1980.
Rather LJ. Disturbance of function (functio laesa): the legendary fifth cardinal sign of inflammation, added by Galen to the four cardinal signs of Celsus. Bull N Y Acad Med. 1971.
Rodriguez de Romo AC, Borgstein J. Claude Bernard and pancreatic function revisited after 150 years. Vesalius. 1999; 5 (1): 18–24.
Sarimski K. Ordinalskalen zur sensomotorischen Entwicklung. Manual und Auswertungsbogen. Weinheim: Beltz, 1986.
Schemann M, Mazzuoli G. Multifunctional mechanosensitive neurons in the enteric nervous system, Autonomic Neuroscience 2010; 153 (1–2): 21–25.
Seewald J. Leib und Symbol – ein sinnverstehender Zugang zur kindlichen Entwicklung. Fink, München 1992.
Selye H. The Evolution of the Stress Concept. The originator of the concept traces its development from the discovery in 1936 of the alarm reaction to modern therapeutic applications of syntoxic and catatoxic hormones. American Scientist 1973; 61 (3): 692–669.
Shannon C (1948) A mathematical theory of communication. The Bell System Technical Journal 1948; 27: 379–423, 623–656.
Shapiro L. Embodied Cognition. New York: Routledge, 2011.
Shay J: Cell and Muscle Motility, New York: Plenum Press; 1985.

Sherrington C. Endeavour of Jean Ferne. Cambridge: Cambridge: University Press, 1946.
Sochi T. Physical properties of flowing blood. Biorheology, 1988; 25 (1–2): 319-328.
Sommer G, et al. Mechanical Properties of Healthy and Diseased Human Arteries – Insights into Human Arterial Biomechanics and Related Material Modeling. Graz: Verlag der Technischen Universität Graz, 2010.
Sontag S. Illness as Metaphor. New York, Farrar, Strauss & Giroux, 1978.
Sperber GH. Craniofacial development. London: Hamilton and Decker, 2001.
Stamenovic D, Wang N. Cellular response to stress. J Appl Physiol. 2000; 89: 2085–2090.
Stelzner F. Symbolische Chirurgie. Akt Chir, 1991; 26: 157–161.
Stelzner F. Chirurgie an viszeralen Abschlusssystemen, Stuttgart: Thieme, 1999.
Sterling P: What is health? allostasis and the evolution of human design. Cambridge; MIT Press, 2020.
Sterling P: Allostasis: A model of predictive regulation. Physiol. Behav. 2012; 106 (1): 5–15.
Sterzel B, Hartner A, Schlötzer-Schrehardt U, et al. Elastic fiber proteins in the glomerular mesangium in vivo and in cell culture. Kidney International Oct; 58 (4): 1588-602.
Straßburg HM, Dacheneder W, Kreß W. Entwicklungsstörungen bei Kindern. München: Urban & Fischer Verlag, 2008.
Strebel W. Die Behandlungserlaubnis. Rehabilitation SUVA 1993; 6 (12): 26–32.
Suess GJ. Missverständnisse über Bindungstheorie. München: Deutsches Jugendinstitut München, 2011.
Sutherland WG. Teaching in the Science of Osteopathy. Fort Worth, Texas: Sutherland Cranial Teaching Foundation, 1990.
Sutherland WG. Contributions of Thought. Portland: Rudra, 1998.
Taleb NN. Antifragile: Things that gain from disorder. New York: Random House, 2012.
Thompson D. Über Wachstum und Form.: Frankfurt am Main: Suhrkamp, 2012.
Treusch-Dieter G. Von der sexuellen Rebellion zur Gen- und Reproduktionstechnologie. Tübingen: Konkursbuch, 1990.
Tschan W. Missbrauchtes Vertrauen. Grenzverletzungen in professionellen Beziehungen. 2. A. Basel: Karger, 2005.
Turner VM, Mabbott NA. Influence of ageing on the microarchitecture of the spleen and lymph nodes. Biogerontology, 2017; 18, 723–738.
Tzschatzsch H, et al. Isovolumetric elasticity alteration in the human heart detected by in vivo time-harmonic elastography. Ultrasound Med Biol. 2013; 39: 2272–2278.
Wahl P, Bloch W, Mester J: Moderne Betrachtungsweisen des Laktats: Laktat ein überschätztes und zugleich unterschätztes Molekül. Schweizerische Zeitschrift für Sportmedizin und Sporttraumatologie 2009; 57 (3): 100–107.
Waldenfels B. Das leibliche Selbst. Vorlesungen zur Phänomenologie des Leibes. Frankfurt am Main: Suhrkamp, 2000.
Weischenk J. Traité d'osteopathie viscérale. Paris: Maloine, 1982.
Wieland W. Diagnose. Überlegungen zur Medizintheorie. Warendorf: Bibliothek des skeptischen Denkens; 2004.
Winnicott DW. Vom Spiel zur Kreativität. Stuttgart: Klett-Cotta, 1998.
Winnicott DW. Human Nature. London: Free Association Books, 1998.
Zganjer M, et al. Primary spontaneous pneumothorax in pediatric patients: our 7-year experience. J Laparoendosc Adv Surg Tech A. 2010; 20 (2): 195–198.
Zollinger B. Die Entdeckung der Sprache. 7. A. Bern : Haupt, 2007.
Zukunft-Huber B. Die ungestörte Entwicklung des Säuglings: das erste entscheidende Lebensjahr. Stuttgart: Trias 1990.
Zile MR, Baicu CF, Gaasch WH. Diastolic heart failure–abnormalities in active relaxation and passive stiffness of the left ventricle. N Engl J Med. 2004; 350: 1953–1959.
zur Lippe R. Sinnenbewusstsein, Grundlegung einer anthropologischen Ästhetik. Hamburg: Rowohlt, 1987.
Zweedijk R, Tylleman C, Schwind P. Skoliose und Osteopathie. Osteopathische Medizin, 2020; 21 (2): 13–17.

Register